D1694745

Cygnus Programm
Geschichte der Medizin

Peter Theodor von Leveling
Pragmatische Geschichte der Heilkunst

Prof. Dr. med. Dr. h. c. mult. Heinz Goerke
zum 75. Geburtstag

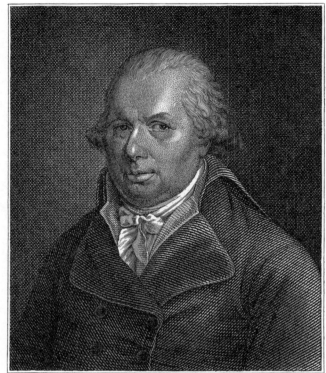

Gemahlt von Bachrenstecher

Abbildung:

Peter Theodor von Leveling
in Kupfer gestochen
nach einem Gemälde von Bachrenstecher
(Familienarchiv Armin von Leveling, München)

Peter Theodor von Leveling

Pragmatische Geschichte der Heilkunst

Manuskript einer Vorlesung an der Universität Landshut
aus dem Jahre 1803

herausgegeben, erläutert und mit einer
Einleitung versehen von

Paul U. Unschuld
und
Wolfgang Locher

Cygnus Verlag München
1992

Eine Veröffentlichung des Instituts für Geschichte der Medizin der Universität München (Vorstand Prof.Dr.Paul U.Unschuld), gefördert durch das Herausgeberkollegium der Münchener Medizinischen Wochenschrift und durch die MSD Sharp & Dohme GmbH

© 1992 by Cygnus Verlag, Sonnblickstraße 8, D-8000 München 70
Satz und Druck: Peradruck Matthias GmbH, Lochhamer Schlag 11 D-8032 Gräfelfing
Printed in Germany
ISBN 3-926936-07-X

Inhalt

Vorwort

Bislang unbekannt und unbeachtet befindet sich in den reichen Beständen der Bayerischen Staatsbibliothek eine Handschrift, die in der vorliegenden Monographie erstmals ediert und erläutert wird. Es handelt sich um das mit 1803 datierte Skript der medizinhistorischen Vorlesung, die Peter Theodor von Leveling als Professor an der bayerischen Landesuniversität zu Ingolstadt und Landshut zu Beginn des 19. Jahrhunderts den Studenten der medizinischen Fakultät vorgetragen hat. Zu dieser Zeit fand die Geschichte der Medizin in vielen Universitäten als akademisches Lehrfach Eingang in das ärztliche Studium.

Dieses Manuskript ist somit ein wichtiges Dokument aus der Geschichte der Ludwig-Maximilians-Universität Ingolstadt-Landshut-München. Zwar sind aus der Übergangszeit vom 18. zum 19. Jahrhundert mehrere umfangreiche Abhandlungen zur Geschichte der Medizin in gedruckter Form zugänglich, darunter auch solche, die speziell für den Vorlesungsbetrieb gedacht waren, die Bedeutung des Levelingschen Manuskriptes, und die Rechtfertigung seiner Edition knapp zwei Jahrhunderte nach der Niederschrift, liegen jedoch in der Tatsache, daß hier zum einen das seltene, getreue Bild einer tatsächlich gehaltenen Vorlesung aus jener Epoche vermittelt wird, zum anderen sich aber auch exemplarisch zeigt, wie im Unterricht von der im Druck erschienenen Literatur Gebrauch gemacht wurde.

Darüberhinaus erlaubt Levelings medizinhistorische Vorlesung einen Einblick in Teilbereiche des Erscheinungsbildes der Medizin in einer wissenschaftsgeschichtlich höchst aufschlußreichen Zeit und gibt dem heutigen Leser eine Vorstellung von den gesellschaftlichen Problemen, mit denen sich der akademische Ärztestand als Ganzes in seiner Abgrenzung zu anderen Gruppen von Heilern konfrontiert sah.

Die hier edierte Niederschrift erlaubt darüberhinaus einen tieferen Einblick in die Weltanschauung des Peter Theodor von Leveling selbst und gibt Anlaß, eine aus der Sicht der Herausgeber unzutreffende Bewertung in früheren biographischen Skizzen dieses Mannes zu berichten.

Peter Theodor von Leveling lehrte in einer krisenhaften Übergangszeit. Das in Folge der Renaissance mühevoll aus arabischen und antiken Quellen rekonstruierte Ideensystem der Humoralpathologie und des Galenismus hatte in weiten Bereichen seine Überzeugungskraft verloren; ein neues Grundparadigma, auf das sich die gesamte wissenschaftliche Medizin geeinigt hätte, stand noch nicht zur Verfügung. Levelings Vorlesungsmanuskript bietet daher willkommene Belege für den Standpunkt des Verfassers in dem damaligen Widerstreit unterschiedlicher heilkundlicher Ideensysteme. Dies ist umso bedeutsamer, als vom Autor dieser Vorle-

sung, gleichwohl er über viele Jahre an den Universitäten Heidelberg und Ingol-
stadt-Landshut Lehrstühle innehatte, keine nennenswerten wissenschaftlichen
Veröffentlichungen vorliegen.

Eine Beschreibung des Manuskriptes, eine kurze Einführung in die Perspektive
einer sogenannten pragmatischen Medizingeschichte und ein Aufsatz über den Autor bereiten im Folgenden auf die Lektüre des 1803 an der Universität in Landshut
gehaltenen Lehrvortrags vor. Levelings Schicksal trägt exemplarische Züge für viele
seiner Kollegen aus dem Landshuter Lehrkörper in einer Zeit, als die Ludwig-Maximilians-Universität in den Stürmen der Aufklärung und der Säkularisation sowohl personell als auch institutionell ein neues Gesicht erhielt.

München,   Paul U. Unschuld
Dezember 1992   Wolfgang Locher

Die Handschrift und ihre Edition.

Das hier herausgegebene Manuskript mit der von Peter Theodor von Leveling seit dem Jahre 1803 an der Universität Landshut gehaltenen Vorlesung über „Pragmatische Geschichte der Heilkunst" wird in der Handschriftenabteilung der Bayerischen Staatsbibliothek in München unter der Signatur cgm 4674 aufbewahrt.[1] Zusammen mit einer Reihe anderer handschriftlicher Aufzeichnungen Peter Theodor von Levelings wurde es im Jahre 1839 von Johann Jacob Rott der damaligen Hof- und Staatsbibliothek geschenkt.[2] Wie die Handschriften in den Besitz des von 1807 bis 1839 als Custos an der Staatsbibliothek tätigen Rott gelangten, ist nicht mehr feststellbar. Verwandtschaftliche Verbindungen zwischen Rott und Zweigen der Familie Leveling konnten in dem von Armin von Leveling in München aufgebauten Familienarchiv nicht festgestellt werden.

Das Vorlesungsmanuskript ist ein sogenanntes Octavformat in den Maßen 21,5 x 17,5 cm (h x br.) mit einem Umfang von 219 beidseits in Kurrentschrift beschriebenen Blättern sowie dem Titelblatt (s. Anhang 3, Abb. 1 u. 2). Da bei der später mit Bleistift durchgeführten Paginierung das zwischen Bl. 204 und 205 liegende Blatt übergangen wurde, zählt die Paginierung nur 218 Blätter und das Titelblatt. Mehrere unbeschriebene Blätter wurden gleichwohl in die Paginierung einbezogen.[3] Die ursprünglich ebenfalls unbeschriebenen Blätter 121 und 122 fanden in der Zählung zwar Berücktsichtigung, fehlen jedoch. Von Leveling selbst stammt die rechts oben angebrachte Kennzeichnung der Quaternien, der jeweils gefalteten und ineinander gesteckten vier Doppelblätter, deren Reihefolge er mit arabischen Ziffern von Nr. 1 bis 53 festlegte. Wann die Blätter mit Fadenheftung gebunden wurden, läßt sich nicht mehr feststellen. Für den größten Teil des Manuskriptes benutzte Leveling ein Papier mit weißer, aber auch zart gelber und blauer Tönung. Im Unterschied hierzu weisen die Blätter 75 und 76 sowie die den Blättern 139 – 216 entsprechenden Bogen Nr. 33 bis 52 eine um 1800 häufig anzutreffende intensivere bläuliche Einfärbung auf. Das Papier enthält kein Wasserzeichen.

Zu erwähnen bleibt, daß die Handschrift mit der Signatur cgm 4674 im Unterschied zu den anderen von Rott der Staatsbibliothek geschenkten Lebenszeugnissen des Peter Theodor von Leveling kein eingeklebtes Exlibris besitzt.[4]

---

[1] Die Signatur cgm steht für Codices Germanici Monacenses, d.h. sie bezeichnet das Fach, in dem die deutschen Handschriften aufgestellt sind.

[2] BSB, Repertorium der deutschen Handschriften, Sign. Cbm. C. 55/VI. S. 239.

[3] Bl. 3 u. 3 v., 75 u. 75 v., 76 u. 76 v., 105, 120 v., 121 u. 121 v., 122 u. 122 v.

[4] Vgl. Anhang 3, Abb.3.

Daß es sich bei dem Autor des Vorlesungsmanuskriptes tatsächlich um Peter Theodor von Leveling handelt, ließ sich leicht durch einen Schriftvergleich mit anderen sowohl in der Bayerischen Staatsbibliothek aufgestellten Autographen[5] als auch mit Schriftstücken im Universitätsarchiv oder im Bayerischen Hauptstaatsarchiv bestätigen. Das zunächst etwas rätselhafte feinere, spitzer erscheinende Schriftbild[6] auf den Blättern 146 bis 149 bzw. dem Bogen Nr. 35 ließ sich dem Schreibstil des jungen Leveling zuordnen, wie er uns in seinen Aufzeichnungen aus der Studentenzeit begegnet.[7]

Insgesamt verleiht der vor der Einführung der harten Stahlfeder damals gebräuchliche Gänsekiel dem in seinem Duktus schräg liegenden Schriftbild einen weichen Charakter.

Levelings Handschrift besitzt einen für die Übergangszeit vom 18. zum 19. Jahrhundert kennzeichnenden Ausdruck, der in seinen Schriftzügen noch vom 18. Jahrhundert geprägt ist.[8] Gegenüber den weichen Rundungen der Barockschrift hat sich das Schriftbild gestreckt und, damit verbunden, die Längsschleifen der Ober- und Unterlängen schmaler zusammengedrückt. Die Oberlängen sind höher hinaufgezogen als die Unterlängen unter die Zeilen ragen. Zur Klarheit des Schriftbildes trägt insgesamt wesentlich bei, daß sich die Ober- und Unterlängen auch nicht mehr wie vordem in verwirrender Enge in den Zwischenzeilenräumen treffen.

In zeittypischer Weise zeigt beispielsweise das lange s noch die alte und erst im Laufe des 19. Jahrhundert verlassene Form, in welcher der Buchstabe von der Mitte aus zuerst nach unten gezogen und dann langgestreckt über Unter- und Oberlänge hochgezogen wurde. Bei nachfolgendem t beispielsweise entfällt der auslaufende Bogen und geht direkt in die obere t-Spitze über. Das Beispiel, daß sich das r von dem Buchstaben e häufig nur durch den Druck der Feder unterschiedet, zeigt einen gesteigerten Schreibfluß an. Obgleich das Bemühen erkennbar ist, die Buchstaben auf kürzestem Weg zu verbinden, bleibt die Schriftform aber doch noch sehr differenziert, was sich beispielsweise darin zeigt, daß beim sch das in der Mitte liegende c voll ausgeführt wird. Ein weiteres Merkmal der Levelingschen Handschrift ist auch der weitgehende Verzicht auf Schnörkel am Wortschluß, doch kurvt das am Wortende verwendete runde s in eine nach links eingerundete Oberlänge aus.

Die Gestalt der Großbuchstaben steht bisweilen der im 16. Jahrhundert entwickelten Fraktur der Druckschrift nahe, so etwa im Falle des A, F, K oder H.

[5] Neben den bereits erwähnten Handschriften mit der Signatur cgm 4669 bis 4673 bewahrt die gut erschlossene Autographensammlung der Bayerischen Staatsbibliothek in J. Schereriana IV noch zwei Briefe Peter Theodor v. Levelings auf, dat. Landshut 3. Mai 1803 und Landshut 10. November 1806, beide den Kauf und die Lieferung von Büchern betreffend.

[6] Vgl. Anhang 3, Abb. 5 u. 6

[7] Vgl. BSB cgm 4669 oder 4671.

[8] Zum folgenden bei Sturm 1961, 104 – 113. Vgl. Anhang 3, Abb. 6 u. 7.

Um gewisse Textstellen, Eigennamen oder lateinische Zitate[9] besonders kenntlich zu machen, bediente sich Leveling mitunter der damals noch seltenen und meist nur in kirchlichen Kreisen gebrauchten Lateinschrift.

Daß sich vor dem Leser keine kunstvolle Syntax entfaltet, ist zum einen sicher aus dem Umstand zu erklären, daß es sich bei dem Manuskript nicht um einen zur Publikation vorgesehenen Text handelt. Zum anderen aber klingt möglicherweise auch ein Stilmerkmal pragmatischer Geschichtsschreibung an, die bewußt auf einen literarisch anspruchsvollen und ästhetischen Stil verzichtete und den Verfasser zugunsten des objektiven Wahrheitsgehaltes zurücktreten ließ. Schließlich ist darauf hinzuweisen, daß das Geschriebene in diesem Falle als Gesprochenes zu lesen ist.

Für den Druck wurde das Manuskript transskribiert und mit ausführlichen Erläuterungen versehen.

Zwar bediente sich Leveling keiner sehr kleinen, unleserlichen Schrift, doch bot das individuelle Schriftbild bei der Transskription der Handschrift die üblichen Schwierigkeiten. Unlesbares mußte oft aus dem Zusammenhang erschlossen werden. Die bisweilen sehr undeutlichen, dafür umso zahlreicheren Personen- und Ortsnamen, aber auch wissenschaftliche Begriffe vergangener Zeit konnten häufig mit Hilfe der von Leveling seinerzeit als Vorlage und Quellen benützten medizinhistorischen Werke bzw. mittels alter zeitgenössischer Fachlexika identifiziert werden. Alte medizinische Sachlexika halfen weiter bei der Erklärung heute nicht mehr geläufiger Fachtermini. Trotzdem mußten zahlreiche Wörter bei der ersten Durchsicht mit Leerstellen versehen werden und konnten erst in weiteren Durchgängen entschlüsselt werden.

Aus Gründen der Lesbarkeit haben wir auf eine strenge originalgetreue Widergabe des Manuskriptes verzichtet und den Text in einer leicht modifizierten Version den heutigen Lesegewohnheiten angepaßt. Dies betrifft sowohl die Rechtschreibung als auch die Interpunktion.

Ziel des von uns gewählten Mittelweges war es, einerseits den Text soweit wie nötig an die heutige Orthographie anzupassen, um dem Leser das Schriftbild vertrauter zu gestalten, andererseits wurde jedoch zugleich darauf geachtet, Anklänge an die vor 200 Jahren übliche Rechtschreibung zu wahren und die historische Distanz nicht völlig aufzuheben.

Da Levelings Interpunktionssystem nicht immer die Deutlichkeit erkennen ließ, die angesichts des bisweilen einen langen Atem erfordernden Satzbaues wünschenswert gewesen wäre, haben wir in dieser Hinsicht ebenfalls auf eine originalgetreue Publikation des Manuskriptes verzichtet und die Satzzeichen weitgehend den heutigen Interpunktionsregeln angepaßt. So war es beispielsweise nicht immer ganz klar, welche Bedeutung der Autor des Manuskriptes dem zu heute vergleichsweise häufig eingesetzten Doppelpunkt verliehen hat, bei dem es sich möglicherweise auch um einen rudimentären Strich und Punkt gehandelt haben könnte, der

---

[9] Vgl. Anhang 3, Abb. 6. Für die uns freundlicherweise bei der Übersetzung lateinischer Textstellen gewährte Unterstützung danken wir Herrn Friedrich Lauter, Studiendirektor i. R.

13

im Gegensatz zu heute in früherer Zeit eine starke Interpunktion markierte.[10] So haben wir uns etwa in den Fällen, bei denen dieses Satzzeichen einen vollen Gedankenabschluß markierte, für den heute üblichen Punkt auf der Grundlinie entschieden. Selbstverständlich wurde bei der Modifikation der Interpunktion darauf geachtet, keine Mißverständnisse zu erzeugen und den ursprünglichen Sinn des Satzes nicht zu verändern.

Einer kurzen Anmerkung bedarf auch der semantische Wandel von heute noch aktuellen Begriffen. Da der Vorlesungstext nahezu zweihundert Jahre alt ist, und die deutsche Sprache sich in dieser Zeit weiterentwickelt hat, haben manche Wörter heute eine andere Bedeutung als damals. So bedeutet „merkwürdig" noch „des Merkens würdig", also „bemerkenswert". Insgesamt ist aber der Wortsinn in all den betreffenden Fällen kontextuell verständlich, so daß Fehlinterpretationen oder größere Mißverständnisse nicht möglich scheinen. Daß Leveling viele von uns heute anders verstandene Begriffe noch mit ihrer ursprünglichen Bezeichnung gebraucht, scheint uns eine eher zum Nachdenken über die Sprache anregende reizvolle Leseerfahrung zu sein.

Peter Theodor von Leveling hat in seinem Manuskript verschiedentlich Passagen unterschiedlicher Länge durchgestrichen und somit entweder gänzlich aus dem Text genommen oder aber durch andere Formulierungen ersetzt. Alle diese durchgestrichenen Textpassagen wurden in die vorliegende Edition übernommen und sind durch Kursivdruck gekennzeichnet. Das von Leveling selbst verfaßte ursprüngliche Inhaltsverzeichnis des Vorlesungsskriptes entspricht nicht der tatsächlichen Abfolge der einzelnen Abschnitte seiner Ausführungen. Wir haben es aus Gründen der Vollständigkeit als Anhang des Skriptes wiedergegeben und dem Skript selbst ein korrektes Inhaltsverzeichnis vorangestellt.

Leveling selbst hat bereits dem Haupttext bibliographische Anmerkungen und Quellenverweise hinzugefügt. Diese erscheinen in der vorliegenden Edition am Fußende der jeweiligen Seite des Textes. Da Levelings Anmerkungen bisweilen in stark abgekürzter Form gehalten sind, erschien es uns wünschenswert, diese Abkürzungen aufzulösen und gegebenenfalls zu ergänzen. Die entsprechenden Hinzufügungen unsererseits sind durch eckige Klammern gekennzeichnet.

Zusätzlich haben wir einen eigenen Anmerkungsteil verfaßt, der nach den Abschnitten des Vorlesungsskriptes unterteilt ist und dem Haupttext nachgestellt ist. Wir verweisen auf diese Anmerkungen mit arabischen Ziffern in runden Klammern. Die Erklärungen im Anmerkungsteil tragen dem Umstand Rechnung, daß wir die hier vorgelegte Edition des von Peter Theodor von Leveling verfaßten Vorlesungsmanuskripts über die „Pragmatische Geschichte der Heilkunst" nicht nur medizinhistorischen Fachleuten zugänglich machen möchten, sondern einen weiteren interessierten Leserkreis ansprechen. Die Anmerkungen sind daher so gestaltet, daß sie auch dem Leser, der weder über eine besondere medizinisch-historische Bildung noch über Kenntnisse in der antiken Mythologie noch über eine einschlä-

---

[10] Vgl. Leyh 1952, 98 – 99.

gige Spezialbibliothek verfügt, das Verständnis des Textes erleichtern und mögliche entstehende Fragen in knapper Form beantworten.

Diesem Ziel dient auch eine kurze Übersicht über die in dem Vorlesungsmanuskript benutzten Apothekergewichte und die in früheren bibliographischen Notizen üblicherweise genannten Buchformate, die wir in einem Anhang aufgeführt haben.

Soweit die in den Anmerkungen gemachten Erläuterungen auf den gängigen allgemeinen, medizin- und fachhistorischen Nachschlagewerken beruhen, ist dies nicht im einzelnen nachgewiesen. Lediglich auf spezielle Quellen zurückgreifende Erklärungen sind eigens bibliographisch notiert. Summarisch erschließt das Literaturverzeichnis dem interessierten Leser in einer kurzen Übersicht die zu Rate gezogenen älteren Nachschlagewerke.

Quellen und Vorlagen der Handschrift

Die Analyse des Manuskripts machte schnell deutlich, daß es sich bei Levelings Vorlesung im wesentlichen um eine nicht nur im Duktus der Gedanken, sondern über große Strecken auch immer wieder um eine wortwörtliche Kompilation aus Sprengels „Versuch einer pragmatischen Geschichte der Arzneykunde" und Metzgers „Skizze einer pragmatischen Literärgeschichte der Medicin" handelte. Weiteres Material, insbesondere aus antiken Quellen, fügte Leveling aus Schulzes „Historia medicinae" hinzu. Schließlich profitierte Leveling auch von Blumenbachs Vorarbeit.

Der in Göttingen lehrende Johann Friedrich Blumenbach (1742 – 1840) hatte mit seiner „Introductio in Historiam Medicinae Litterariam" ein Werk vorgelegt, welches sofort nach seinem Erscheinen 1786 als willkommene Basis für die medizinhistorischen Vorlesungen an den Universitäten Eingang fand, sofern ein solcher Unterricht bereits im Lehrplan vertreten war.

Daß es sich im Grunde nur um ein chronologisch arrangiertes, knapp kommentiertes Namen- und Schriftenverzeichnis der bedeutenden Ärzte handelt, ist Blumenbach nicht vorzuwerfen, sondern lag, wie seinem Vorwort zu entnehmen ist, geradezu in seiner Absicht. Blumenbach hatte in seinen Vorlesungen über die medizinische Wissenschaftsgeschichte das Fehlen eines unterrichtstauglichen Kompendiums als äußerst lästig empfunden. Dieser Umstand, so Blumenbach, zwinge den Lehrer, seinen Zuhörern alle Ärztenamen und Büchertitel in die Feder zu diktieren und nötige ihn damit in der Regel, den Redefaden zu unterbrechen. Diesem Mangel wünschte Blumenbach mit seinem kleinen Handbuch abzuhelfen.[11]

Für den Erfolg von Blumenbachs Kompendium war zum einen die Tatsache verantwortlich, daß es mit seinen bis 1785 herangeführten bibliographischen Angaben über die bedeutendste medizinische Literatur und deren Druckausgaben eine überaus nützliche Grundlage für jede wissenschaftlich literarische Abhandlung auf allen Gebieten der Medizin bildete. Dies gehörte durchaus zu dem frühen Aufgabenkatalog des medizinhistorischen Unterrichts, der sich um etwa 1800 in eine auch in unserem heutigen Sinne verstandene geschichtliche Vorlesung und eine eigentliche medizinische Literaturgeschichte teilte und in dieser Doppelrolle bis weit in das 19. Jahrhundert üblich war.

An Blumenbachs Handbuch knüpfte auch Johann Daniel Metzger (1739 – 1805) an, als er in Königsberg über Medizingeschichte zu lesen begann.[12] Metzger er-

---

[11] Blumenbach 1786, Praefatio VII – VIII.
[12] Metzger 1792, Vorerinnerung.

gänzte Blumenbachs Vorlage um eigene Quellen und Materialien und verband das in seinen Augen allzu Bruchstückhafte zu einer fortlaufenden Darstellung mit dem Ziel, seinen Hörern und Lesern kurz und knapp eine Vorstellung von dem Entwicklungsgang der Medizin als Wissenschaft zu vermitteln. Um diesen Gedanken sichtbar in den Vordergrund zu rücken, befreite er den eigentlichen Text von allen den Gedankenstrom störenden Unterbrechungen und setzte die bio- und bibliographischen Daten in textbegleitende Anmerkungen.

Metzger mußte aber einräumen, daß er mit seiner knappen „Skizze" die von den Befürwortern einer damals zeitgemäßen Geschichtsschreibung angemahnten Ideale, nämlich für die Ereignisse plausible Erklärungen beizubringen und – wie von Metzgers großem Vorbild Hensler eingefordert – die Bedingtheit des medizinischen Denkens von den allgemeinen Geistesrichtungen aufzuzeigen,[13] nicht in dem erwünschten Maße realisiert hatte.[14] Gleichwohl eignete sich sein Werk wie keines seiner Zeitgenossen für einen medizinhistorischen Unterricht. Daß Metzgers „Skizze einer pragmatischen Literärgeschichte der Medicin" zu einem der erfolgreichsten und beliebtesten Lehrbücher jener Zeit wurde, beweist diese Eignung.

Das ebenfalls in großem Umfang in das Vorlesungsmanuskript Levelings eingeflossene mehrbändige Werk von Kurt Polykarp Sprengel (1766 – 1833), für den Leveling große Bewunderung hegte,[15] war insgesamt wohl zu umfangreich angelegt, um als Leitfaden für einen in der Regel einsemestrigen Unterricht im Fach Geschichte der Medizin tauglich zu sein. Daß Sprengel gleichwohl in vielen, von Metzger vernachlässigten Kapiteln, in seinem akribischen Quellennachweis und als detailreiche Schatzkammer für den Lehrer im Fach Geschichte der Medizin eine unverzichtbare Quelle darstellte, macht das Vorlesungsmanuskript Peter Theodor von Levelings in beispielhafter Weise deutlich.

Kurt Polykarp Sprengel, der als eine Ausnahmeerscheinung in die Geschichte der medizinischen Historiographie eingegangen ist,[16] hatte das neue Konzept in einer bis heute Bewunderung verdienenden Weise umgesetzt. Als profunder Geschichts- und Mythenkenner der antiken Medizin stellte er 1792 den ersten Band seiner pragmatischen Geschichte der Arzneykunde vor. Der sich in drei Auflagen widerspiegelnde Lebenszyklus dieses Werkes zeugt davon, daß Sprengels Arbeit über die Jahre hinweg von einem ständigen Findungsprozeß begleitet war.[17]

Freilich ahnte Sprengel selbst bereits, daß ob der überwältigenden Materialfülle der Leser bisweilen der Gefahr ausgesetzt war, den Blick auf das übergeordnete Ganze des historischen Prozesses aus den Augen zu verlieren.[18] Da Sprengel der Versuchung widerstand, zugunsten einer Straffung des Textes auf die Wiedergabe

---

[13] Vgl. S. 21; hierzu auch Heischkel 1949, 219.

[14] Metzger 1792, Vorerinnerung.

[15] Vgl. S. 112.

[16] Vgl. Heischkel 1949, 221 – 222.

[17] Versuch einer pragmatischen Geschichte der Arzneykunde. Theil 1 – 5. Halle 1792. 93. 94. 99. 1803. – Zweite umgearb. Auflage Th. 1 u. 2. 1800, Th. 3 umgearb. – Th. 4. unverändert. – Th. 5 neu hinzugekommen. – Dritte umgearb. u. erweit. Auflage ab 1821.

[18] Sprengel 1792 I, Vorwort.

des mannigfaltigen Quellenmaterials zu verzichten, blieb sein Werk auch für spätere Medizinhistoriker eine reiche Fundgrube und verleiht ihm selbst heute noch einen heuristischen Wert.

Eine weitere Quelle, aus der Leveling reichlich – vor allem in Form von Zitaten – schöpfte, war Johann Heinrich Schulzes (1687 – 1744) „Historia medicinae.“[19] Es war 1728 in Leipzig gedruckt worden. Der deutlich um sichere Quellen bemühte Schulze, nach Heischkel „der konsequenteste Vertreter der gelehrten Medizingeschichte,“[20] konnte sein ambitiös angelegtes Geschichtswerk nur bis zum Beginn des dritten nachchristlichen Jahrhunderts führen. Das „sorgfältig gearbeitete" Werk bot mit vielen im Original ausführlich zitierten Quellenauszügen eine Fülle von Material, auf das nachfolgende Medizinhistoriker des 18. Jahrhunderts zurückgriffen.[21]

Gerade ein Vergleich von Levelings Ausarbeitung und Schulzes Werk ist geeignet, Levelings Umgang mit den Quellen und Zitaten aus antiken Schriftstellern deutlich zu machen. So zeigt seine Behandlung antiker Textzitate, daß Leveling in der Regel wohl nicht direkt auf die antiken Quellentexte zurückgriff, sondern sie aus den vorhandenen Bearbeitungen übernahm oder abschrieb. Ein längeres Zitat aus Valerius Maximus,[22] beispielsweise, stimmt nicht mit dem Originaltext überein, sondern es findet sich Schulzes Umschreibung.[23] Auch das Zitat aus Catos Brief an seinen Sohn[24] übernahm Leveling direkt von Schulze.[25] Nicht zuletzt erklärt dies auch die etwas verwunderliche Tatsache, daß Leveling in beiden Fällen – wie sein Vorbild Schulze auch – keine nähere Literaturstelle angibt.

Aber selbst wenn Leveling sein Vorlesungsmanuskript über weite Teile aus den Werken von Sprengel und Metzger zusammentrug, so erschöpfte es sich keineswegs allein darin. Mit Blick auf den genius loci der bayerischen Landesuniversität illustrierte Leveling den übergreifenden Gang der Historie auch immer wieder mit geeigneten Beispielen aus der bayerischen Landesgeschichte, wenn er etwa die Erinnerung an die Geschichte der Baderstochter Agnes Bernauer wachruft, um seinen Zuhörern beispielsweise von der sozialen Stigmatisierung und den Eigenarten eines in Konkurrenz zu den Ärzten stehenden, gering geachteten Berufsstandes zu erzählen.

---

[19] Zu Schulze vgl. Kaiser/Völker 1980.
[20] Vgl. Heischkel 1949, 214.
[21] ebd.
[22] Vgl. S. 87.
[23] Vgl. Schulze 1728, 430.
[24] Vgl. S. 91.
[25] s. Anm. 23, 435 – 436.

Pragmatische Geschichtsschreibung der Medizin

Die Einführung eines bestimmten Wissensschatzes als Unterrichtsfach an den Universitäten hängt wesentlich von dem Bestehen einer entsprechenden Wissenschaftsdisziplin ab. Zu dem Zeitpunkt, als Peter Theodor von Leveling sein Vorlesungsmanuskript über die „Pragmatische Geschichte der Heilkunde" abfaßte, blickte die medizinische Historiographie bereits auf eine lange Tradition zurück, in der sich Zweck und Form der geschichtlichen Darstellung mehrfach gewandelt hatten.

Bis zum Aufkommen der pragmatischen Geschichtsschreibung in der zweiten Hälfte des 18. Jahrhunderts hatten sich grundsätzlich drei Wiedergabeformen geschichtlicher Sachverhalte entwickelt.[26]

Nach dem Vorbild der allgemeinen Geschichtsschreibung hatten Humanismus und Renaissance den Typus der Ärztebiographien entwickelt. Das von Boccaccio entwickelte Muster der Künstlerbiographie übernahm Filippo Villani 1382 in die Geschichtsschreibung. Da sich unter den geschilderten Persönlichkeiten der Stadt Florenz auch Ärzte befinden, muß Villanis Darstellung der berühmten Florentiner zugleich als älteste abendländische Ärztebiographie angesehen werden.[27] Als Hauptwerk dieser Literaturgattung mit großem Einfluß auf die weitere Entwicklung der medizinischen Biographie gilt das im Jahre 1506 von dem Franzosen Symphorien Champier (1472-1535/40) erschienene Werk „De claris medicinae scriptoribus veteribus et recentioribus."[28]

Da sich die Leistungen der berühmten Persönlichkeiten im wesentlichen aus deren literarischen Produkten ergaben, wurde die Lebensschilderung der Ärzte in der Folge durch die bibliographische Richtung erweitert.

Die in der zweiten Hälfte des 16. Jahrhunderts einsetzenden Bemühungen, das Studium der alten Autoritäten und insbesondere des Hippokrates neu zu beleben, ließen die bisherige literarische Überlieferung in einem kritischen Licht erscheinen und förderten die Suche nach den ursprünglichen Quellen.[29]

In diese Epoche fallen die Bemühungen eines Hieronymus Mercurialis (1530-1606), der sich in seiner „Censura et dispositione operum Hippocratis" (Venedig 1583) mit der Echtheit hippokratischer Schriften befaßte; dem Anutius Foesius (1528-1591) verdankte diese Zeit eine der besten Hippokrateseditionen (Frankfurt

---

[26] Vgl. hierzu Diepgen 1925 u. 1938, Heischkel 1931, 1938 u. 1949.
[27] Diepgen 1938,10.
[28] Diepgen 1938,11.
[29] Diepgen 1938,18.

19

1588). Mit ebenfalls viel beachteten Celsus- und Hippokratesausgaben (Leyden 1657 u. 1665) war in der zweiten Hälfte des 17. Jahrhunderts beispielsweise der Leydener Medizinprofessor Johann Antonides van der Linden (1609-1664) hervorgetreten.

Aus dieser skeptischen Einstellung zur Tradition entwickelte sich im 17. Jahrhundert die von einem kritischeren Quellenumgang gekennzeichnete sogenannte gelehrte medizinische Historiographie. Nach Paul Diepgen orientierten sich die Historiker dabei methodisch an dem Rationalismus des 17. Jahrhunderts: „Wie man in der Naturforschung das Experiment, in der Philosophie das eigene Denken an die Stelle der traditionellen Autorität setzen lernte, so begann der Geschichtsforscher auf die ältesten Quellen, gewissermaßen auf die Natur selbst zurückzugehen (und) schärfere Unterschiede zwischen den historischen Zeugen zu machen."[30]

Die neue geschichtliche Denkart erschöpfte sich jedoch keineswegs in dieser wissenschaftlichen Methode, sondern setzte sich darüberhinaus das Ziel, die vergangenen Jahrhunderte in größeren Zusammenhängen zu erfassen und eine Periodisierung des historischen Stoffes vorzunehmen.[31]

Besonderes Lob in dieser Hinsicht ernteten bei ihren Zeitgenossen in der ersten Hälfte des 18. Jahrhunderts der Genfer Arzt Daniel Le Clerc (1654-1728), der mit sicherer Gelehrsamkeit in einem bis zu Galen reichenden Werk medizinische Geschichte festgehalten hat.[32] Eine Fortsetzung bis in das 16. Jahrhundert legte mit kritischem Scharfsinn Johannes Freind (1674-1728) vor, der sich bereits zuvor eingehend mit den Epidemiebüchern des Hippokrates auseinandergesetzt hatte.[33] Als „gelehrt und gründlich" im Urteil des ausgehenden 18. Jahrhunderts[34] galt vor allem die bereits mehrfach erwähnte „Medizingeschichte," mit der Johann Heinrich Schulze eines der repräsentativsten Werke dieses historiographischen Typus gelungen war.[35]

Eine wertvolle Ergänzung fanden die ambitiösen Gesamtdarstellungen in der geschichtlichen Bearbeitung von einzelnen Fächern der Arzneiwissenschaft. Der in Königsberg lehrende Philipp Jacob Hartmann (1648-1707),[36] der soeben genannte Johann Heinrich Schulze,[37] oder auch Antoine Portal (1742-1832)[38] und Pierre Lassus (1741-1807)[39] in Frankreich beschäftigten sich beispielsweise mit der Geschichte der Anatomie, der Physiologie und der Chirurgie. Viele wichtige Lücken in der Er-

---

[30] Diepgen 1925,453.

[31] Diepgen 1938,18.

[32] Histoire de la Medecine. Genf 1699.

[33] History of Physik from Galen to the 16th Century. II Vol. London 1725.

[34] Vgl. Metzger 1792, 349.

[35] Historia Medicinae a rerum initio ad annum Urbis Romae DXXXV deducta. Leipzig 1728.

[36] Disquisitiones historicae de re anatomica veterum. Königsberg 1693.

[37] Historiae anatomicae speciminae I. u. II. Altdorf 1721 bis 1723.

[38] Histoire de l'Anatomie et de la Chirurgie Tom I – VI. P.1 u. 2. Paris 1770 – 73.

[39] Essai ou Discours historique et critique sur les déscouvertes faites en Anatomie par les anciens et modernes. Paris 1783.

forschung der meisten Hauptgebiete schloß Albrecht von Haller (1708 – 1777), der seine „Bibliotheken"[40] mit dem aus allen Jahrhunderten gesammelten historischen Material ausdrücklich als Arbeitsgrundlage einer noch zu schreibenden Geschichte der Medizin verstand.[41]

Aufmerksame Beobachter und weitgereiste Ärzte wie Andreas Cleyer (1665 – 1697),[42] Willem ten Rhyne (1647-1700)[43] oder Willem Piso (1611-1678)[44] brachten die Kunde von der Medizin anderer Völker nach Europa.

Auch einzelne Krankheiten wurden zum Gegenstand geschichtlicher Darstellung gemacht. Besonders der seit biblischen Zeiten bekannte Aussatz, die schreckliche Pest, die neuartige „Lustseuche" oder andere gefürchtete Infektionskrankheiten, mit denen Mediziner und Laien traumatische Sterbeerfahrungen verbanden, zogen zunächst das historische Interesse gebildeter Ärzte auf sich. Mit ihren Veröffentlichungen zur Geschichte der Syphilis und des Aussatzes wurden Jean Astruc (1684-1766)[45] und Philipp Gabriel Hensler (1733-1805)[46] zu wichtigen Autoren auf diesem Forschungsgebiet.

Blickt man von der Warte des ausgehenden 18. Jahrhunderts zurück, so standen folglich die Vorarbeiten einer nicht geringen Anzahl von Autoren zur Verfügung. Neben den bereits genannten sind insbesondere noch Hermann Conring (1606-1681),[47] Johann Conrad Barchusen (1666-1723),[48] Andreas Ottomar Goelicke (1671-1744),[49] aber auch der Historiker Gottlieb Stolle (1673-1744),[50] Christian Wilhelm Kestner (1694-1747)[51] und freilich auch Blumenbach[52] hier zu nennen. Die von der sogenannten gelehrten Geschichtsschreibung mit großem Fleiß zusammengetragenen Materialien bildeten nun die Grundlage, auf der die folgende Generation

---

[40] Bibliotheca Anatomica. Tom. I u. II. Zürich 1774/1777. – Bibliotheca Chirurgica. Tom. I u. II. Bern u. Basel 1774. – Bibliotheca Botanica. Tom. I u. II. Zürich 1771/72. – Bibliotheca Medico-Practica. Tom. I – II. Bern u. Basel 1776/77. – Wichtig hierzu aber auch Hermann Boerhaave Methodus Studii Medici emaculata et accessionibus locupletata ab Alb. ab Haller Tom. I u. II Amsterdam 1751.

[41] Vgl. Diepgen 1938, Albrecht Haller und die Geschichte der Medizin.

[42] Cleyer: Specimen Medicinae Sinicae s. Opuscula medica ad mentem Sinensium. Frankfurt 1682.

[43] De arthritide et acupunctura London 1683 (dt.: Beschreibung, wie die Chineser vermittelst des Moxabrennens und Nadelstechens das Podagra curiren. Leipzig 1690).

[44] De utriusque Indiae historia naturali et medica. Amsterdam 1658. cum Bontii De medicina Indorum Lib. I.

[45] De morbis venereis. II Vol. Paris 1740.

[46] Geschichte der Lustseuche. 1.Bd. Altona 1783. 2.Bd. Hamburg 1789. und: Vom Abendländischen Aussatze im Mittelalter. Hamburg 1790.

[47] In universam artem medicam introductio. Helmstädt 1651.

[48] Historia medicinae. Amsterdam 1710. – In einer erweiterten und verbesserten Aufl. 1723 unter dem Titel De medicinae ortu et progressu dissertationes.

[49] Historia medicinae universalis. Frankfurt 1717.

[50] Anleitung zur Historie der medicinischen Gelahrheit. Jena 1731.

[51] Kurzer Begriff der Historie der medicinischen Gelahrheit. Halle 1744.

[52] Introductio in historiam medicinae litterariam. Göttingen 1786.

von Historiographen in kritischer Auseinandersetzung mit dem historischen Stoff das Bild von der Geschichte unter neuen Aspekten und aus veränderter Perspektive in anderer Weise zusammensetzen konnte.

Die bisherige Aufbereitung des historischen Stoffes war bereits durch zwei der angeführten, Medizingeschichte schreibenden Ärzte infragegestellt worden. Hinweise auf eine neue Richtung sind schon bei dem Helmstädter Medizinprofessor und Rechtsgelehrten Hermann Conring (1606-1681) zu finden, der in seiner 1651 erschienenen „Introductio in universam artem medicam" erstmals in der Medizingeschichte auf den möglichen Nutzen einer pragmatischen arzneiwissenschaftlichen Literärgeschichte aufmerksam gemacht hatte. Aber erst nachdem 100 Jahre später Philipp Gabriel Hensler seinen Zeitgenossen die Notwendigkeit und die Nützlichkeit einer derartigen „Medizingeschichte" erneut eingeschärft hatte und 1783 in seiner „Geschichte der Lustseuche" die Forderung erhob, von den aneinandergereihten Bruchstücken der alten Autoren doch nun zu einer charakteristischen Epochendarstellung der Medizingeschichte vorzustoßen und vor allem die enge Verschränkung der Geschichte der Medizin mit der Geschichte der Philosophie aufzuzeigen,[53] erst dann wurde die nunmehr zeitgemäße Aufforderung verstanden.

Einen besonderen Zeitpunkt in der medizinischen Geschichtsschreibung markiert fraglos das Jahr 1792/93. Fast gleichzeitig ließen vier Autoren ihre Werke in Druck gehen: Johann Christian Gottlieb Ackermann (1756 – 1801) veröffentlichte die „Institutiones historiae medicinae" (Nürnberg 1792) und Johann Daniel Metzger seine „Skizze einer pragmatischen Literärgeschichte der Medicin" (Königsberg 1792). August Friedrich Hecker (1763 – 1811) trat 1793 mit seinem Buch über die „Allgemeine Geschichte der Natur- und Arzneykunde" (Leipzig 1793) vor das Publikum. Und Kurt Sprengel legte den ersten Teil seines „Versuch(es) einer pragmatischen Geschichte der Arzneykunde" vor.[54]

Mit der pragmatischen Historiographie gewann die Medizingeschichte ein völlig neues Aussehen. Es ist die genuine Leistung der im Werke Kurt Sprengels zum Höhepunkt gelangten pragmatischen Medizingeschichtsschreibung, die Einheit von quellenkritischer Geschichtsforschung und einer im modernen Sinne verstandenen Geschichtsschreibung hergestellt zu haben.

Sprengel hatte in seiner Medizingeschichte Begriff, Wege und Ziel einer pragmatischen Geschichte definiert. Danach konnte es der Medizinhistoriker „nicht bloß" mit Ärztebiographien, „nicht bloß" mit Verzeichnissen und Rezensionen derer Schriften zu tun haben. Die genaue Kenntnis der äußeren Lebensumstände und der gelehrten Abhandlungen der alten Ärzte als der Schlüssel zu deren Meinung und Lehrgebäuden bildete nur die selbstverständliche Voraussetzung zu einer Geschichtsschreibung, die sich mit der wissenschaftlichen Erkenntnis und Behandlung der Krankheiten, mit dem Schicksal der einzelnen medizinischen Fächer, mit

---

[53] Heischkel 1949, 219.
[54] s. Anm. 17.

dem Wandel der medizinischen Theorien und der Behandlungsmethoden im Laufe der Jahrhunderte zu befassen hatte.[55]

Was aber eine solche allgemeine, d.h. umfassende Medizingeschichte zu einer sogenannten pragmatischen machte, waren zwei eng miteinander verbundene Kriterien, nämlich – ganz im Sinne der Aufklärung – die Rekonstruktion einer möglichst objektiven Wahrheit mit dem Ziel, aus der Geschichte zu lernen.

Zum einen gelte es in der wissenschaftshistorischen Betrachtung der Medizin nach den Ursachen und den Gründen für die jeweils zu beobachtende Entwicklung zu fragen. Die allfälligen Bezüge zwischen ärztlicher Tätigkeit und Medizin mit Gesellschaft und Politik erforderten es aber, die gesellschaftlichen Grundlagen und die politischen Hintergründe der verschiedenen Epochen mitzuberücksichtigen und damit der Suche nach den Ursachen und Auswirkungen ein solideres Fundament zu geben. Das hieß in der Terminologie des 18. Jahrhunderts, Medizingeschichte ist nur aus der Geschichte der Kultur zu verstehen.

Eine auf Zeitgeschichte bezogene Medizingeschichte, so drückte es Gottfried Gruner (1744 – 1815) einmal treffend aus, sei nicht als „Privatgeschichte" verstehbar, wichtige politische Ereignisse, die kirchlichen Verhältnisse, die das öffentliche Leben regelnden Gesetze, der Wandel der Denkrichtungen und der Gang der philosophischen Denksysteme, der Stand der übrigen Wissenschaften, aber auch die unterschiedlichen Grade von Denk- und Schreibfreiheit – all dies müsse als Materialien berücksichtigt werden, wolle man den Auf- und Niedergang der medizinischen Wissenschaft in der Geschichte verstehen.[56]

Neben dieser nach hinreichenden Erklärungen und Gründen strebenden analytischen Leistung als der ersten Besonderheit pragmatischer Historiographie galt es eine zweite, für die Aufklärung ebenso charakteristische Grundforderung zu erfüllen: Aus der kritischen Erforschung der Vergangenheit mit ihrer komplexen Wahrheitssuche mußte auch ein Erkenntnisgewinn resultieren. Oder anders ausgedrückt mit den Worten Sprengels: Eine Historie ist dann pragmatisch, wenn sie den Leser „klug macht." Und, so Sprengel weiter, „sie macht uns aber klug, wenn sie uns Anlaß gibt zu Betrachtungen über die stufenweise Entwicklung des menschlichen Verstandes, zum bessern Verstehen der medizinischen Lehrgebäude, zur Benutzung auch der vergeblichen Versuche die Wahrheit zu erforschen, und zur Berichtigung unseres eigenen Systems."[57]

Mit dem Gedanken, für ihre eigene Zeit nützlich und belehrend zu sein, griffen Historiker und Medizinhistoriker im 18. Jahrhundert auf ein bereits in der antiken Geschichtsschreibung geläufiges Muster zurück.

Erstmals in der Geschichte der Historiographie hatte Polybios (ca 200 – 120 v. Chr.), der den weltgeschichtlichen Übergang von der hellenistischen Perspektive zu einem romzentrischen Weltbild erlebte und beschrieb, sein universalhistorisches Werk im Sinne einer pragmatischen Geschichtsschreibung verstanden und

---

[55] Vgl. Sprengel 1792 I, 3 – 12.
[56] Almanach für Ärzte und Nichtärzte 1794, 12 – 13.
[57] Sprengel 1792 I,7.

mit diesem „militärpolitischen Handbuch" das Ziel verfolgt, die Staatsmänner praktisch zu belehren.[58]

Einen ähnlichen Anspruch hatte bereits Thukydides in seiner Erzählung des Peloponnesischen Krieges mit dem Wunsch erhoben, durch die bekannte Schilderung der Athener Seuche einen dauerhaften Erkenntnisbeitrag zu leisten.[59]

Nützen und belehren wollte auch Plutarch, der seine Biographien von berühmten Persönlichkeiten und Staatsmännern als Beispiele für einen moralisch guten oder verwerflichen Lebenswandel verstanden wissen wollte. In seiner Lebensbeschreibung des römischen Kaisers Servitius Sulpicius Galba (5 v.-69 n. Chr. – Reg. 68/69) bediente er sich wohl erstmals ausdrücklich des Begriffes einer „πραγματικη ἱστορια" in der Bedeutung einer zur nützlichen Belehrung gedachten Geschichte.[60]

Aus den drei Beispielen läßt sich leicht erkennen, daß es im Verständnis vom Nutzen der Geschichte durchaus „Abstufungen der Bedeutung" gibt. Doch immer, so faßte der mit der Geschichte der Historiographie besonders vertraute Arnaldo Momigliano (1908 – 1987) den Sachverhalt einmal zusammen, bot der Historiker eine „Beschreibung der Veränderungen in der Vergangenheit, welche die Ursachen ähnlicher Veränderungen in der Zukunft zu erkennen und die Folgen vorherzusehen erlaubte."[61]

Es ist dies der bekannte Topos von der Geschichte als magistra vitae, der anders ausgedrückt lautet: Frühere Ereignisse sind für das gegenwärtige Handeln und Verstehen nicht bedeutungslos.

Den Gedanken von der Geschichte als der Lehrmeisterin des Lebens ausdrücklich aufgegriffen hat auch Johann Daniel Metzger, als er in seiner „Skizze" den methodischen Ansatz der pragmatischen Historiographie, nach hinreichenden Erklärungen und Gründen zu suchen, verdeutlichte.

Medizinische Wissenschaftsgeschichte, so Metzger, ist „nicht trockne Literatur, kahle Kenntnis alter Schriften, ehemaligen Hypothesenkrams und alter Thorheiten – nicht Erzählung des Privatlebens der Ärzte, ihrer Heirathen und Kinderzahl oder trockne Aufzählung ihrer Schriften; sondern Licht der Wahrheit und Lehrerin des Lebens – philosophische Darstellung des Ursprungs der Arzneywissenschaft und ihrer verschiedentlichen systematischen Einkleidungen – Studium des Geistes, der jede Epoche schuf; der Masse der Kenntnisse, die in jeder Periode vorräthig waren; der Beyträge, welche jeder achtungswürdige Arzt hinzusetzte; des Einflusses der Philosophie auf die Arzneywissenschaft in jeder Periode. (Und nur) beyläufig der brauchbarsten Werke und ihrer Ausgaben."[62]

Es erklärt sich aus dem pädagogischen Ansatz der pragmatischen Medizingeschichte, daß das Aufkommen dieser historischen Darstellungsform an vielen Uni-

[58] Bruch/Müller 1991, 241 – 242.
[59] Landmann 1976, 150.
[60] Sprengel 1792 I, 7
[61] Momigliano 1991, 29.
[62] Metzger 1792, 2 – 3.

versitäten die Integration des Lehrfaches „Medizingeschichte" in das Medizinstudium maßgeblich beschleunigt hat.

Mehr als Zufall kann daher auch in dem Umstand erblickt werden, daß Hermann Conring nicht nur ein früher Vertreter der pragmatischen Medizingeschichtsschreibung war, sondern daß er mit der Eingliederung medizinhistorischen Lehrstoffs in seine zwischen 1639 und 1644 an der Universität Helmstedt gehaltene ärztliche Einführungsvorlesung auch zum Wegbereiter eines medizinhistorischen Unterrichts an den deutschen Universitäten wurde.[63]

Der Beginn eines eigenständigen Kollegs über die „Historie der Medicin" ist unseres Wissens dann um das Jahr 1717 anzusetzen, als der im gleichen Jahr zum Dozenten ernannte Johann Heinrich Schulze (1687-1744) an der Universität Halle neben der Physiologie, Anatomie und Chymie auch die „Historie der Medicin" vorzutragen begann.[64]

Die Ziele und die charakteristischen Merkmale der pragmatischen Geschichtsperspektive spiegeln sich auch in dem hier präsentierten Vorlesungsmanuskript wider. Seinem Vorbild Sprengel nacheifernd zeichnet Peter Theodor von Leveling in einer für die Aufklärung charakteristischen Weise von der Heilkunde das Bild einer aus dem Dunkel an das Licht strebenden Wissenschaft. Symbolisiert am Übergang der Arzneikunde von dem Monopol einer Priesterkaste zu einer wissenschaftlichen Kunst zieht sich dieser emanzipatorische Gedanke leitmotivisch durch Levelings Vorlesung. Ebenso bemühte sich Leveling auch, den inneren Zusammenhang zwischen dem wissenschaftlichen Fortschritt und den politischen und kulturellen Rahmenbedingungen einer solchen Entwicklung deutlich zu machen. So etwa, wenn sich nach Leveling im 15. Jahrhundert Faktoren politischer Natur synergistisch mit eigenständigen Entwicklungen in Kunst und Handwerk verbanden und damit die Renaissance einer wissenschaftlichen Heilkunde förderten.

Ganz im Sinne der pragmatischen Blickrichtung verstand Leveling Geschichte immer auch mit dem Bezug auf die Gegenwart. Wiederholt regte er seine jungen Zuhörer an, Vergleiche zwischen den entlegenen Epochen und dem Heute zu ziehen und die eigene Zeit wie in einem „fernen Spiegel" zu erblicken, um daraus für die Gegenwart und Zukunft zu lernen. Exemplarisch hierfür steht die als Warnung an die Gegenwart verstandene Erzählung von den Ein- und Quacksalbern im römischen Reich, die sich, so Levelings Meinung, ganz nach dem Muster zeitgenössischer Bader unrechtmäßig ärztliche Tätigkeiten anmaßten und damit in den Augen Levelings nicht nur in dem fernen Zeitalter zu einer bedrohlichen Gefahr für den um sein Ansehen bangenden Ärztestand wurden.

---

[63] Diepgen 1925,452.
[64] Kaiser/Piechocki 1970,899.

Peter Theodor von Leveling – biographische Skizze

Herkunft

Peter Franz Theodor von Leveling wurde am 20. Juli 1767 als zweiter Sohn des Heinrich Palmatius von Leveling (1742 – 1798) in Trier geboren. Die Linie seiner väterlichen Ahnen läßt sich bis in das 14. Jahrhundert zurückverfolgen; der Familienname erinnert an die Ortschaft Levelingen im heutigen Südbelgien, die einer der Vorfahren zu Anfang des 16. Jahrhunderts auf der Suche nach wirtschaftlichem Erfolg verließ.[65]

Seine Vornamen verdankte Peter Theodor von Leveling seinem Großvater. Der im belgischen Arlon geborene Peter Theodor Leveling (1707 – 1774) hatte sich zunächst als Arzt in der Stadt Luxemburg niedergelassen, die ihm zusätzlich das öffentliche Amt eines Bürgerkapitäns übertrug.[66] Später folgte er einer Einladung des erzbischöflichen Hofes in Trier und erlangte dort als Stadtphysikus und Professor (seit 1735) an der 1473 gegründeten Trierer Universität mit dem Titel eines kurfürstlichen Hofrates hohes Ansehen.[67] Seinen Sohn Heinrich Palmatius, den späteren Vater Peter Theodor von Levelings, ließ er in Pont à Mousson, Trier und Straßburg ebenfalls Medizin studieren und verschaffte ihm Mitte der sechziger Jahre eine Universitätsprofessur in Trier.[68]

1771 berief die bayerische Landesuniversität Heinrich Palmatius Leveling in Folge einer Fürsprache des kurfürstlichen Leibarztes und bayerischen Protomedicus Johann Anton von Wolter (1709/11 – 1787),[69] der seit 1754 die Geschicke der medizinischen Fakultät lenkte, als Professor nach Ingolstadt und betraute ihn dort zunächst mit dem Lehrstuhl für Anatomie und Chirurgie.[70] Der aus Luxemburg stammende Wolter war Levelings Eltern in Freundschaft verbunden und übertrug dieses Wohlwollen auf deren Sohn Heinrich Palmatius.[71]

Die Leistungen des Heinrich Palmatius Leveling, der durch die Mitgliedschaft in mehreren wissenschaftlichen Akademien ausgezeichnet wurde und als Leibarzt das

---

[65] Familienarchiv Armin von Leveling, Fasz. 1.

[66] ebd.

[67] vgl. Bley 1940, 40.

[68] Goerke 1972, 203 – 204.

[69] Zu Wolter vgl. Joseph Schuster: Protomedikus Dr. Johann Anton Edler von Wolter. Das Bayerland 23 (1911/12) 344 – 347 u. 366 – 369 u. 25 (1913/14) 190 – 191.

[70] BHStA GL 1482/III Nr. 44, Dekret v. 18.1.1771.

[71] Vgl. hierzu das Vorwort in H. P. Leveling: Anatomische Erklärung der Originalfiguren von Andreas Vesal. Ingolstadt 1783.

Vertrauen des Fürstbischofs in Freising und der Fürsten von Thurn und Taxis in Regensburg gewann, erfuhren im Jahre 1790 mit der Erhebung in den erblichen Adelsstand durch den bayerischen Kurfürsten Karl Theodor eine endgültige Würdigung.[72]

Heinrich Palmatius von Leveling erwarb sich nicht allein große Verdienste um die Verbesserung der anatomischen und chirurgischen Ausbildung an der bayerischen Landesuniversität,[73] in ihm begegnet uns auch der erste Fachvertreter der Medizingeschichte an der Universität Ingolstadt.[74] Zwar hatte bereits die Ingolstädter Studienreform vom 9. Oktober 1774 ein Kolleg über „Historia medica" in den Lehrplan eingeführt,[75] doch der tatsächliche Beginn des medizinhistorischen Unterrichts in Ingolstadt verzögerte sich bis zum Studienjahr 1777/78.[76]

Studienzeit

Nach dem Besuch der vorbereitenden Schulen schrieb sich Peter Theodor von Leveling im Herbst 1781 an der Universität Ingolstadt ein, wo sein Vater seit nunmehr zehn Jahren wirkte.[77] Entsprechend dem damals üblichen Studienaufbau mußte er sich als Propädeutikum zur Medizin zunächst der Philosophie widmen und Vorträge über Rhetorik, Logik und Physik hören.[78] Mit der Promotion, mit der man seit Mitte des 18. Jahrhunderts in Ingolstadt das philosophische Propädeutikum üblicherweise beendete,[79] schloß Peter Theodor von Leveling im Jahre 1785 sein Philosophicum ab.[80]

Seit 1784 besuchte Peter Theodor von Leveling auch medizinische Vorlesungen.[81] Nach Abschluß des damals dreijährigen Medizinstudiums zog er 1787 gemeinsam mit seinem älteren Bruder Heinrich Maria (1766 – 1828), der ebenfalls in Ingolstadt Medizin studiert hatte, nach Wien. Die dortige medizinische Fakultät lehrte die angehenden Ärzte in einer sogenannten Medicina clinica, die während des Studiums erworbenen pathologischen und theoretischen Kenntnisse nunmehr am Krankenbette anzuwenden. Eine solche praktische Unterweisung am Patienten wurde den

---

[72] Familienarchiv Armin v. Leveling. Fasz. 1. Darunter das Diploma Nobilitatis (Original) v. 22.10.1790.

[73] Vgl. Locher 1991, 33 – 35.

[74] Vgl. Unschuld/Locher 1989, 11.

[75] ebd.

[76] UAM G III/1/1. Anzeige der Medicinischen öffentlichen Vorlesungen v. 1. November 1777 bis den 8. September 1778.

[77] Die Matrikel der LMU Ingolstadt – Landshut – München. Hrsg. v. G. v. Pölnitz. Bearb. v. R. A. Müller. T. I, Bd. III/2. München 1979. S. 194.

[78] Vgl. Rainer A. Müller 1974, 191 u. 203.

[79] ebd., 203.

[80] Verzeichnis der Doktoren und Dissertationen der Universität Ingolstadt – Landshut – München. Hrsg. v. L. Resch u. L. Buzas. Bd. 7. München 1977. S. 13.

[81] s. Anm. 77.

Studenten in Ingolstadt zu jener Zeit noch nicht angeboten. Die bayerische Landeshochschule verfügte damals weder über ein dem Unterricht dienendes eigenes Krankenhaus noch über sonstige stationäre Einrichtungen in einem Stadt- oder Militärspital. Daher war es durchaus üblich, daß die Ingolstädter Absolventen gegen Ende ihrer Studienzeit an die Wiener Universität wechselten, um sich dort in dem nach dem Vorbild des im holländischen Leyden errichteten „Clinicum" unter der Anleitung erfahrener Ärzte in der Krankenbehandlung zu üben.[82]

Mehrere aus seinen beiden letzten Studienjahren erhaltene Skripten und Vorlesungsnachschriften erlauben uns einen guten Einblick in Levelings Ausbildungsweg. Neben seinem Vater, der zweifelsohne den medizinischen Werdegang seiner Söhne in den von ihm vertretenen Lehrfächern wie Anatomie, Physiologie, Pathologie und Chirurgie lenkte, führte Ludwig Rousseau Peter Theodor von Leveling in das für ein tieferes Verständnis der praktischen Materia medica so bedeutsame Gebiet der Chemie ein. Georg Ludwig Claudius Rousseau (1724 – 1794) war 1776 auf den Ingolstädter Lehrstuhl für Chemie und Materia medica berufen worden. Er hatte durch den Ausbau des Laboratoriums seiner Apotheke für Unterrichtszwecke dem Chemieunterricht an der bayerischen Landesuniversität ein neues Gesicht gegeben und durch anschauliche Versuche und beispielhafte Demonstrationen angereichert.[83] Levelings Nachschrift der Rousseauschen Chemievorlesung, deren Kern das Lehrbuch von Johann Christian Erxleben (1744 – 1777) bildete,[84] füllen zwei Bände.[85] Auch seine Kenntnisse in der praktischen Arzneikunde trug Leveling nach der Vorlesung Rousseaus zusammen, der damals Christoph Jacob Mellins (1744 – 1817) „Praktische Materia medica" (Altenburg 1771) erläuterte.[86] In Wien ergänzte Leveling sein Wissen über Chemie und Naturgeschichte bei dem berühmten Botaniker Nicolas Joseph Jacquin (1727 – 1817).[87]

Einen umfassenden Aufschluß über die medizinische Denkrichtung Peter Theodor von Levelings erlauben seine 1787 in Wien aufgezeichneten „Scripta Practica." Sie enthalten eine Reihe von Auszügen aus den Werken derjenigen Ärzte, die dem angehenden Mediziner als die maßgebenden Autoritäten erschienen.[88] Der Autorenindex seines Skriptums verweist auf Thomas Sydenham (1624 – 1689), Georg Baglivi (1668 – 1707) und Maximilian Stoll (1742 – 1788), letzterer war einer der bedeutendsten Vertreter der älteren Wiener Schule. Aus der voluminösen „Ratio medendi in nosocomio practico" (Wien 1758 – 1779) des Anton de Haen (1704 – 1776), einem der namhaftesten Schüler Hermann Boerhaaves, der von van Swieten als Lehrer für die medizinische Klinik nach Wien geholt worden war, finden sich ebenso Notizen

---

[82] Vgl. Locher 1991, 35.

[83] Vgl. Goerke 1972, 203.

[84] Joh. Chr. Polykarp Erxleben war der Sohn der Ärztin Dorothea Christine Erxleben, die 1754 in Halle als erste Frau den Doktortitel erlangt hatte.

[85] BSB cgm 4669 u. 4670.

[86] BSB cgm 4671.

[87] BSB cgm 4672.

[88] BSB cgm 4673.

wie aus Samuel Gottlieb Vogels (1750 – 1837) medizinischem Handbuch,[89] das Leveling wenige Jahre später selbst als Professor in Heidelberg im Unterricht benutzte. Von Johann Peter Franks (1745 – 1821) „Medizinische(r) Polizey" ließ er sich sowohl über die allgemeine Verantwortung für ein öffentliches Gesundheitswesen als auch über die Möglichkeiten aufklären, wie ein Staat gesundheitsfördernde Rahmenbedingungen für seine Untertanen schaffen könne.

Johann Gottlob Ulrich von Schaeffer (1753 – 1829), in Levelings Notizensammlung vertreten mit den „Versuche(n) aus der theoretischen Arzneikunde" (Nürnberg 1782 u. 1784), trug als einer der herausragenden deutschen medizinischen Autoren seiner Zeit viel zur Anerkennung der Solidarpathologie bei. Schäffer suchte allerdings seine Leser nicht nur von der Abhängigkeit der Säfteverderbnis vom Leiden der festen Teile zu überzeugen, aufgrund seiner Erfahrung schrieb er auch den Nerven einen wichtigen Einfluß auf alle Krankheiten zu.[90]

Auszüge aus der offizinellen Pflanzenbeschreibung des Joseph Jacob Plenck (1733 – 1807), der 1788 zum Professor für Chemie und Botanik an der medizinisch – chirurgischen Josephs Akademie in Wien ernannt worden war, und Zitate aus Johann August Unzers (1727 – 1799) „Pathologie der ansteckenden Krankheiten" (Leipzig 1782) vervollständigten die „Scripta Practica" des Peter Theodor von Leveling als umfassendes Vademecum eines jungen Arztes. Den Abschluß der Aufzeichnungen bilden Exzerpte aus den Werken des namhaften Berliner Anatomen Johann Gottlieb Walter (1734 – 1818), unter anderem über Krankheiten des Bauchfells und über den „Schlagfluß."

Angereichert mit neuen Erfahrungen und inspiriert durch die Begegnung mit den bekannten Wiener Ärzten kehrte Peter Theodor von Leveling 1788 nach Ingolstadt zurück, wo er noch im selben Jahr wiederum gemeinsam mit seinem Bruder nun auch in Medizin promovierte.[91]

Berufsweg

Bereits 1783 hatte Heinrich Palmatius von Leveling den erfolgreichen Philosophieabschluß seines Sohnes Heinrich Maria zum Anlaß genommen, in einer Empfehlung an die Universitätscuratel für seine beiden Söhne langfristig die beruflichen Weichen zu stellen.[92] 1788 unternahm der Vater nun den Versuch, seine beiden Söhne in die Ingolstädter Fakultät einzugliedern. Heinrich Palmatius von Leveling, der sich mit der Unterstützung seines Gönners Wolter in den zurückliegenden Jahren möglicherweise bereits mit vorausschauendem Blick auf die Zukunft seiner Söhne für viele Unterrichtsfächer zuständig erklärt hatte und nun für den größten Teil des

---

[89] Vogel: Handbuch der practischen Arzneiwissenschaft zum Gebrauch angehender Ärzte. 6 Th. Stendal 1781 – 1816. Teil 5 erschien 1800.
[90] Vgl. Sprengel, Kritische Übersicht, 1801, 32.
[91] s. Anm. 80, Bd. 2. München 1976. S. 48.
[92] BHStA MInn 23 368/1. Schr. H.P. Levelings an Universitätscuratel, 6.9.1783.

Ingolstädter Unterrichtsangebotes in der medizinischen Fakultät zuständig war, hielt 1788 den Zeitpunkt für gekommen, den Plan zur Errichtung eines bisher in Ingolstadt fehlenden und von ihm zu führenden Collegium clinicum vorzulegen. Um sich angesichts der neuen Aufgabe von alten Pflichten zu entlasten, sollten die meisten bisher von ihm gelesenen Fächer, so sein Vorschlag, auf seine Söhne aufgeteilt werden.[93] Dieser Plan scheiterte jedoch am Einspruch der Universitätsorgane, die eine mögliche Vorherrschaft der Familie Leveling in Fakultät und Senat befürchteten.[94] So gelang es dem um seine Familie besorgten Leveling zunächst lediglich, seinen ältesten Sohn Heinrich Maria am 26. September 1788 als Extraordinarius für Anatomie, praktische Chirurgie, Physiologie und Diätetik nach Ingolstadt berufen zu lassen.[95]

Peter Theodor von Leveling mußte daher den Tod seines Vaters abwarten, um einen Lehrstuhl in Ingolstadt zu erhalten. Die ein Jahrzehnt zurückliegende Neuordnung der politischen Verhältnisse in Bayern[96] bot ihm allerdings den Umweg über eine andere Hochschule.

Lehrtätigkeit an der Universität Heidelberg

Die Tatsache, daß mit der 1777 erfolgten Wiedervereinigung der alten pfälzischen Kurlande mit Bayern eine zweite Hochschule in der bildungspolitischen Verantwortung des in München residierenden Fürstenhofes war, eröffnete Heinrich Palmatius von Leveling, der über gute Beziehungen zu dem Hofe in München verfügte, im Dezember 1788 die Möglichkeit, gegen den Widerstand der Heidelberger Fakultät seinen Sohn an der dortigen Hochschule als außerordentlichen Professor für Anatomie und Chirurgie anstellen zu lassen. Vergeblich hatte die Fakultät in einem äußerst ablehnenden Gutachten dies zu verhindern gesucht:

„Man könne von den Fähigkeiten und den Wissenschaften des Supplicanten ohnmöglich urteilen, indem derselbe der Fakultät völlig unbekannt. Die Cathedra anatomiae, chirurgiae et artis obstetricis sind bereits besetzt und die Lehrer wollen ihre Lehren fortsetzen und ihre Schuldigkeit tun; es ist mithin keine Notwendigkeit einen außerordentlichen Lehrer anzustellen vorhanden, der fiscus ist wie bekannt, gänzlich außer stand nur die geringste Besoldung zu bestreiten.“[97]

Peter Theodor von Leveling vertrat in Heidelberg zeitweise den an Mannheim gebundenen Franz Anton Mai (1742 – 1814) und las neben Anatomie und Chirurgie

---

[93] BHStA MInn 23 368/3 u. ad 3. Eingabe v. September 1788.
[94] BHStA MInn 23 368/14 a u. b. Bericht des Universitätscurators Hertling an Kurfürst, 24.11.1791.
[95] BHStA MInn 23 368/4. Ernennungsreskript v. 26. 9. 1788.
[96] Mit dem Aussterben der altbayerischen Linie durch den Tod Max III. Joseph 1777 waren Bayern und die Pfalz wieder in einer Hand vereinigt worden. Karl Theodor (1724 – 1799), der 1742 die Regierung über die pfälzischen Kurlande angetreten hatte, war 1778 von Mannheim nach München übergesiedelt.
[97] Zit. n. Stübler 1926,158.

30

auch über Theorie der Hebammenkunst. Zwar wurde Leveling bereits 1790 zum Ordinarius ernannt, doch zwang ihn eine höchst unvorteilhafte Besoldungsbeschränkung auf lediglich 300 Gulden das akademische Amt zu verlassen und die mit 700 Gulden jährlich weitaus besser dotierte Stelle eines Leibarztes bei dem Fürstbischof von Speyer in Bruchsal anzunehmen. Bei seinem Abschied erhielt er jedoch die Versicherung, nach dem Freiwerden einer vollbezahlten ordentlichen Professur nach Heidelberg zurückkehren zu können.[98]

Nachdem der ordentliche Professor Franz Philipp von Overkamp (geb. 1749) am 15. Februar 1793 gestorben war,[99] erhielt Peter Theodor von Leveling umgehend dessen Professur mit der gewöhnlichen Besoldung.[100] Als öffentlich ordentlicher Lehrer übernahm Leveling nun den Unterrricht in Anatomie, Physiologie und Pathologie.[101]

Die verbesserte wirtschaftliche Lage ermöglichte es Peter Theodor von Leveling auch, sich am 6. Oktober 1796 mit der damals 18jährigen Antonia Creszentia Saufler aus Gundelfingen im Herzogtum Neuburg zu vermählen. Aus der Ehe mit seiner Frau, die am 12. Februar 1778 in dem kleinen Ort bei Dillingen geboren war, gingen vier Kinder hervor.[102]

Die Heidelberger Vorlesungsverzeichnisse weisen aus, daß Leveling für seinen physiologischen Unterricht in Heidelberg J. D. Metzgers „Neueste Physiologie in Aphorismen" (Königsberg/Leipzig 1789) benutzte; in der Gerichtsmedizin orientierte er sich an seinem ehemaligen Wiener Lehrer Joseph Jacob Plenck.[103] Die Pathologie las er nach dem seinerzeit an Deutschlands Hochschulen überaus beliebten pathologischen Lehrbuch von Gaub, das in der deutschen Übersetzung den Titel „Anfangsgründe der medizinischen Krankheitslehre" trug.[104] Hieronymus David Gaub (1705 – 1780) vertrat darin ein zeitgemäßes humoralpathologisches Konzept.[105]

1798 erhielt Peter Theodor von Leveling als Nachfolger seines verstorbenen Vaters den ersehnten Ruf nach Ingolstadt. In einer aus diesem Anlaß abgegebenen Mitteilung des am Münchener Hof für die Geschicke der Landesuniversität zuständigen von Hertling hieß es, Leveling habe die ihm nun anvertrauten Lehrstühle – darunter den für medizinische Litterärgeschichte – bereits in Heidelberg bekleidet.[106] Tatsächlich hatte Leveling in Heidelberg jedoch noch keine medizinhistorische Vorlesungen gehalten. Zwar hatte sich bereits Levelings Vorgänger Overkamp 1777 in seinen an die pfälzische Regierung gerichteten Verbesserungsvorschlägen nicht nur für eine Intensivierung des praktischen Unterrichtes, sondern auch für

---

[98] Stübler 1926, 158 – 159.

[99] Gruner: Almanach 1794, 281.

[100] ebd., 286.

[101] Hof- und Staatskalender für das Jahr 1798. Pfalzbaiern. S. 130.

[102] Familienarchiv Armin von Leveling, Fasz. 3.

[103] Elementa medicinae et chirurgiae forensis. Wien 1781. (dtsch. 1782).

[104] Vgl. z. B. Collegia publica et privata Univ. Heidelbergense Nov. 1793 – Sept. 1794.

[105] Institutiones pathologiae medicinalis. Leyden 1758.

[106] BHStA MInn 35 359. Schr. v. Hertlings an die Geheime Universitätscuratel, 28.7.1798.

einen Unterricht in Geschichte der Medizin eingesetzt,[107] und auch Franz Gabriel Schönmetzel (1736 – 1785) hatte sich zusätzlich zu seinen vielen Unterrichtsfächern der Heidelberger Fakultätsgeschichte gewidmet und sich 1783 auch bereit erklärt, eine Vorlesung über Geschichte der Medizin zu halten. Doch erscheint es sehr unsicher, daß diese Vorlesung zustande gekommen ist.[108] Ihren festen Platz im Studien- und Vorlesungsplan der Heidelberger Universität fand die Geschichte der Medizin erst im Anschluß an die 1803 eingeleitete Universitäts- und Studienreform.[109]

Professor in Ingolstadt

Das kurfürstliche Reskript vom 28. Juli 1798 erlaubte Peter Theodor von Leveling die Rückkehr an seine alte Alma mater Ingolstadiensis und ernannte ihn an der bayerischen Landesuniversität zum ordentlichen Professor für Pathologie, medizinische Klinik und medizinische Literaturgeschichte.[110]

Die medizinhistorische Vorlesung fand nach dem damals in Ingolstadt gültigen Studienplan jeweils im vorletzten Semester statt. Als Vorlesungsgrundlage diente seit dem Studienjahr 1788/89 die von dem Göttinger Hochschullehrer Johann Friedrich Blumenbach (1752 – 1840) speziell für den Vorlesungsbetrieb geschriebene „Introductio in historiam medicinae litterariam" (Göttingen 1786).[111] Bei diesem als Unterrichtsgerüst gedachten Lehrbuch handelte es sich um eine Sammlung bio-bibliographischer Notizen, die dem Hochschullehrer grundsätzlich die Möglichkeit offenließ, Medizingeschichte als knapp kommentierte Namens- und Publikationsliste der wichtigsten wissenschaftlichen Literatur der Vergangenheit vorzutragen oder davon ausgehend auch tiefere medizinhistorische Betrachtungen anzuschließen.

Eine für das Selbstverständnis der Medizingeschichte als Lehrfach an der Universität Ingolstadt entscheidende Wende brachte die im Frühjahr 1799 initiierte Studienreform mit dem Ziel, das Medizinstudium an eine sich in den Augen der Zeitgenossen überstürzende Entwicklung der Arzneikunde anzupassen.[112] Eingeleitet wurde dieses ehrgeizige Vorhaben von dem neu ernannten „Kultusminister" Johann Heinrich Graf Topor Morawitzky (1735 – 1810), der als Leiter des Geistlichen Departementes die Oberaufsicht über Kultus, Wissenschaften, Schul- und Studienwesen ausübte.[113] In einem umfangreichen Gutachten über die „dem Geist der Zeit und dem Dienste am Staat angemessene Lehre" hatte Peter Theodor von Leveling

---

[107] Stübler 1926, 125-126.

[108] ebd., 153.

[109] ebd., 193 – 194.

[110] UAM E II – 184/Fasz.: Die Versetzung des Peter Theodor von Leveling von Heidelberg als Professor der Medizin nach Ingolstadt betr. 1798.

[111] Vgl. S. 16 u. Unschuld/Locher 1989, 12.

[112] ebd.

[113] Zu Johann Heinrich Theodor Graf Topor Morawitzky von Rudnitz, der als Schöpfer des modernen bayerischen Unterrichtswesens in die Geschichte eingegangen ist, vgl. Zwerger 1910.

in Hinblick auf die medizinische Litterärgeschichte lediglich die Feststellung ausgesprochen, jene sei Bestandteil des Studiums, das ob seiner mittlerweile angewachsenen Fächervielfalt von drei auf vier Jahre verlängert werden müsse.[114] Sehr viel tiefgreifender war ein Vorschlag seines Fakultätskollegen Georg August Bertele (1767 – 1818), die „Medizingeschichte" praktisch zu nutzen.

Der medizinhistorische Unterricht, so forderte der für Arzneimittellehre und Diätetik zuständige Bertele, dürfe sich „nicht in einem nackten Namen-, Schriften- und Jahreszahlverzeichnis der Ärzte" erschöpfen, sondern müsse mit einem historischen kritischen Blick auf den Gang der Wissenschaft die praktische Heilkunde und die medizinische Klinik bei der Kritik der verschiedenen älteren, aber auch neueren Schriften und Lehrgebäude unterstützen.[115]

Der Rückblick auf die Medizin von gestern sollte Entscheidungsgrundlagen liefern für die Medizin von heute und morgen. Das heißt, die Kliniker erwarteten von der historischen Untersuchung Empfehlungen, um sich zwischen den verschiedenen medizinischen Theorien, die damals um die Anerkennung als Wahrheit konkurrierten, zurechtzufinden.

Berteles Anregung mündete in die neue Studienordnung, die am 25. November 1799, kurz vor der Verlegung der Universität von Ingolstadt nach Landshut, in Kraft trat und den Inhalt der Lehraufgaben für Peter Theodor von Leveling folgendermaßen bestimmte:

„Besondere Therapie und medizinische Klinik, verbunden mit einer Kritik in ältern und neuern Systemen der Heilkunde" sowie „Medicinische Litterärgeschichte und Methode die Arzneikunde zu studieren."[116]

Erstere Vorlesung dehnte sich über das gesamte letzte Studienjahr aus und wurde von Leveling u. a. wie folgt angekündigt:

„Praktische Arzneikunde fortgesetzt nebst Critik der ältern und neuern Systeme der Heilkunde, nach Selles praktischem Handbuch und letztere nach eigenem Plan."[117]

Während Leveling sich mit der medizinischen Systemkritik jeweils im Sommerhalbjahr auseinandersetzte, ging er jeden Winter auf die „Besondere medicinische Litterärgeschichte" ein, die er im Wintersemester 1802/03 erstmals als „pragmatische" Medizingeschichte ankündigte.[118]

---

[114] BHStA GL 1502/42. Die verbesserte Organisation der Churf. Universität zu Ingolstadt betr. 1799. „Votum particulare von Peter Theodor v. Leveling d. Jüngern, ... dat. 24. 7. 1799."

[115] ebd., Votum von Georg August Bertele, dat. 20. 7. 1799.

[116] BHStA GL 1502, Churfürstl. Erlaß v. 25. 11. 1799, das Schulwesen betr. (Abschrift)

[117] Auszug aus der von Sr. Churfürstl. Durchlaucht zu Pfalzbaiern an Höchstdero hohe Schule zu Ingolstadt am 25. November 1799 erlassenen, der letztern gegenwärtige Einrichtung betreffenden Verordnung, nebst beigefügtem vollständigem Lehrplane. Ingolstadt 1799.

[118] Enzyklopädisches Verzeichnis der Lehrvorträge für das Wintersememster 1802 – 1803 an der kurf. bayer. Universität zu Landshut.

Diese Zweiteilung des historischen Unterrichts behielt Leveling bis zu seinem Abschied von der Lehrkanzel im Jahre 1804 bei; sie spiegelt sich folgerichtig auch in Levelings Vorlesungsmanuskript.

Als Peter Theodor von Leveling am Ende seiner akademischen Laufbahn im Sommersemester 1804 von seinem eigenen Vorlesungsmanuskript abwich und wieder zu Blumenbachs Lehrbuch zurückkehrte,[119] fügte er sich mit diesem Schritt einer kurz zuvor ergangenen Ermahnung der Regierung, die in Sorge um die Ausbildungsqualität das Lesen nach eigenen Heften verboten hatte und die Professoren angehalten hatte, sich für den Unterricht anerkannter Lehrbücher zu bedienen.[120] Hierin war das für Unterrichtsfragen zuständige Geistliche Geheime Ministerialdepartement einem Antrag Friedrich Georg von Zentners gefolgt, der als Universitätscurator eine Mittlerrolle zwischen Regierung und Hochschule innehatte und diese Kontrollfunktion seit 1799 zielstrebig dazu benutzte, eine umgreifende Hochschulreform nach seinen Vorstellungen zu verwirklichen.[121]

Die Entlassung aus dem Hochschuldienst

Die von Friedrich Georg von Zentner (gest. 1835) angestrebte Verbesserung des Landshuter Lehrkörpers führte 1804 auch zur Entlassung Peter Theodor von Levelings aus dem Lehramt. Uneingeschränkte Unterstützung für seine Pläne fand Zentner bei dem Leiter des für die Unterrichtsfragen zuständigen Geistlichen Departements Johann Heinrich Graf Topor Morawitzky. Für Peter Theodor von Leveling, einen bisher von der höfischen Gunst verwöhnten Universitätsprofessor und Sproß einer angesehenen Ärzte- und Gelehrtenfamilie, bedeutete dieser Vorgang die wohl deprimierendste Erfahrung seiner beruflichen Laufbahn.

Neben einer neuen Wissenschaftsorganisation galt Zentners Hauptsorge der Zusammensetzung des Lehrkörpers, für den er einen hohen wissenschaftlichen Maßstab anlegte. Durch die Versetzung von Professoren, die „den strengen Forderungen nicht entsprechen, die nach den Vorschriften der Litteratur und dem gegenwärtigen Zustande der Wissenschaften an Universitäts Lehrer gestellt werden," hoffte Zentner Platz und finanziellen Spielraum für Neuerwerbungen zu gewinnen.[122] Zu

---

[119] Verzeichnis der Vorlesungen, welche im Sommersemester 1804 von den Professoren der acht Sectionen an der Kurf. bayer. Ludwig – Maximilians – Universität Landshut gehalten werden.

[120] BHStA MInn 23 675/I/8: Sitzungsprotokoll des Geistl. Min. Dep. u. d. Universitätscuratel v. 12.9.1803. Mit der Gegenzeichnung Max Josephs am 26.1.1804 erlangten die Beschlüsse Gesetzeskraft.

[121] Zu Zentners Rolle und sein Wirken als Leiter des bayerischen Bildungswesens vgl. Dobmann 1962.

[122] BHStA MInn 23 583. Kopie Schreiben d. Min. Depart. in geistl. Sachen an Geh. Min. Justiz- u. Polizeidepartment, München 3.7.1802. Bei den fünf namentlich angeführten Professoren handelte es sich um die drei Juristen Spengel, Sicardi und Kandler sowie um die Mediziner P. Th. v. Leveling u. Josef Niederhuber. Wie das Schreiben ausführte, wollte man durch die Versetzung der Professoren den Universitätsfond erleichtern und damit unter finanziellen Gesichtspunkten die Umorganisation der Landshuter Universität beschleunigen. Die Gehälter der fünf genannten Professoren betrugen zusammen 5250 Gulden und 19 Scheffel Getreide.

den in den Augen Zentners für den akademischen Lehrberuf angeblich untauglichen Professoren zählte in der medizinischen Fakultät auch Peter Theodor von Leveling, der nach Meinung Zentners für „nützlichere Dienste … verwendet werden" sollte.[123]

Bereits am 3. Juli 1802 machte das für die Bildungspolitik zuständige Geistliche Ministerialdepartement in einem Schreiben an das Geheime Justiz- und Polizeidepartement[124] „freundschaftlich" den Vorschlag, Leveling auf eine „anständige" Physikatsstelle zu versetzen.[125] Gute Gelegenheit dazu bot der Regierung in München nunmehr der als Ausgleich für die im Frieden von Luneville 1801 verlorenen linksrheinischen Gebiete gedachte Zugewinn der schwäbischen Provinzen, der in dem Pariser Vertrag vom 24. Mai 1802 Bayern von Napoleon zugesichert worden war.[126]

Auf der für die Neuorganisation des Landshuter Lehrbetriebes entscheidenden gemeinsamen Beratung zwischen dem Geistlichen Ministerialdepartement und der Universitätscuratel am 12. September 1803 bekräftigte Zentner in seinem „Vortrag über eine Revision der Organisation der Universität Landshut", daß „nach den bisherigen Erfahrungen" in der medizinischen Fakultät Peter Theodor von Leveling „der Erwartung nicht entsprochen" hätte. Zentners Antrag folgend wurde auf der Sitzung vom 12. September 1803 beschlossen, in enger Abstimmung mit den Finanz- und Justizdepartementen Leveling zusammen mit dem ebenfalls von dieser Regelung betroffenen Anatomen Karl Niederhuber „sofort" auf ein Physikat versetzen zu lassen, „damit durch ihre Entfernung zur Beförderung des Studiums tauglichere Lehrer berufen werden können."[127]

Am 26. Januar 1804 stimmte Kurfürst Max Joseph den hochschulpolitischen Entwürfen Zentners mitsamt dem vorgeschlagenen Personaltransfer zu.[128] Neben der kurfürstlichen Zustimmung trug Zentners Weisung zur Versetzung Levelings die Unterschriften des Geheimen Referendärs Max von Branca und des Geheimen Staats- und Konferenzministers Johann Heinrich Graf Morawitzky.

---

[123] ebd.; sowie auch BHStA MInn 23 675/I/8: „Antrag, den Ruf einiger auswärtiger Lehrer nach Landshut betr., 24.1.1804, Referent Zentner." Unterzeichnet v. Zentner u. Morawitzky, gegengezeichnet „Placet Max Josef" 26.1.1804.

[124] Das 1799 als oberstes Organ der Staatsverwaltung geschaffene Geheime Ministerialdepartement setzte sich aus vier Fachministerien, dem für auswärtige Angelegenheiten, dem für Finanzen, dem für das Justizwesen und dem für Inneres und Kultus zuständigen Geistlichen Departement, zusammen.

[125] BHStA MInn 23 583. Schr. v. 3.7.1802.

[126] Vgl. Stoll 1969, 170.

[127] BHStA MInn 23 675/I/8. Protokoll d. Sitzung des geistlich Geheimen Ministerialdepartements u. der Universitätscuratel in München am 12.9.1803, mit dem 36-seitigen „Vortrag über eine Revision der Organisation der Universität Landshut", in dem Zentner den anderen Sitzungsteilnehmern Branca und Morawitzky seine Vorstellungen erläuterte.

[128] BHStA MInn 23675/I/12. „Die Universität v. Landshut. Die Revision ihrer Organisation betr.", dat.26.1.1804.

Die Gründe für die Entlassung

Die Frage, aus welchen Gründen Peter Theodor von Leveling den Unmut Zentners erregte, ist aus heutiger Sicht schwer einer eindeutigen Antwort zuzuführen. Sicher lassen sich die Gründe dafür nicht in einer damals argwöhnisch betrachteten klerikalen Gesinnung suchen, die Peter Theodor von Leveling – möglicherweise mit Blick auf seinen Vater – in der jüngeren Literatur fälschlich zugeschrieben wurde.[129] Zeigt doch gerade das hier edierte Vorlesungsmanuskript, daß Peter Theodor von Leveling in dieser Hinsicht eine ausgeprägt aufklärerische Haltung an den Tag legte und im wissenschaftlichen Bereich vor jeglicher religiöser Bevormundung warnte. In seiner Vorlesung über Geschichte der Medizin ließ er keine Gelegenheit aus, die Unwissenschaftlichkeit der Heilkunde bei den alten Völkern in einen ursächlichen Zusammenhang mit den Interessen der jeweiligen Priesterkasten zu stellen und die „frommen Betrüger" als Hemmschuh des wissenschaftlichen Fortschritts anzuprangern.[130] Mehr als ins Bild paßt auch die angesichts der Abrechnung mit den „Pfaffen" umso stärker hervortretende überaus wohlwollende Beurteilung protestantischer Wissenschaftler, sei es eines Johann Vischer oder dessen Vetters Leonhart Fuchs, den man wegen seines Glaubens im 16. Jahrhundert von der Ingolstädter Universität verstoßen hatte, oder etwa gar die Hervorhebung des Peter Ramus, der ein Opfer der Pariser Bluthochzeit wurde.[131]

Anlaß zu berechtigter Kritik mag dagegen die Veröffentlichungstätigkeit Peter Theodor von Levelings gegeben haben; im Gegensatz zu seinem Bruder Heinrich Maria war er kaum als wissenschaftlicher Autor hervorgetreten. Man kennt von ihm eine kleine Schrift mit dem Titel „De praestantia medicorum, morbos acutos et chronicos ad normam constitutionis epidemicae et endemicae observantium." (Heidelberg 1790). 1793 veröffentlichte er ebenfalls in Heidelberg einen Beitrag des Titels „Über eine merkwürdige Ersetzung mehrer, sowohl zur Sprache als zum Schlucken nothwendiger, aber zerstörter Werkzeuge." Diese Arbeit erschien 1819 in Augsburg noch einmal mit neuem Titelblatt als „Geschichtliche Darstellung von Johann Beck's venerischem Nasengeschwüre. Als merkwürdiges Beispiel einer gelungenen Wiederersetzung der Sprachorgane." Auch ein viertes Werk, „Quis de judicio practico medico, de quo variae adeo ac alineae opiniones, verus ac genuinus sensus?" – gedruckt 1797 wiederum in Heidelberg, hinterließ keine bleibende Bedeutung.[132] In dieser Hinsicht entsprach Peter Theodor von Leveling zweifellos nicht den Erwartungen Zentners, der von „seinen" Landshuter Professoren eine rege publikatorische Tätigkeit als öffentlichen Nachweis ihrer wissenschaftlichen Kenntnisse forderte.

---

[129] Vgl. Herzog 1969, 26.
[130] Vgl. S. 98, 99 u. 115.
[131] Vgl. S. 157 – 158.
[132] Vgl. Hamberger/Meusel, Das gelehrte Deutschland oder Lexikon der jetzt lebenden Schriftsteller. Bd. IV. 5. Aufl. Lemgo 1797 (Hildesheim 1965). S. 440 u. Callisen, Medicinisches Schriftsteller-Lexicon. Bd. XI. Copenhagen 1832. S. 311 – 313.

Inwiefern Peter Theodor von Leveling auch als akademischer Lehrer scheiterte, läßt sich heute nicht mehr eindeutig erkennen. Festzuhalten gilt es aber, daß Leveling in Gestalt der ihm 1799 zusammen mit der medizinischen „Litterärgeschichte" übertragenen Lehraufgabe „Besondere Therapie und medizinische Klinik, verbunden mit einer Kritik der ältern und neuern Systeme der Heilkunde" die unmittelbare Verantwortung für den praktischen Teil der Arzneikunde trug. Angesichts des damals vehement geführten Streites um die richtige Theorie und Behandlungspraxis in der Medizin mußte eine zumindest in den Augen Zentners inkompetente Vermittlung gerade des praktisch bedeutsamen Wissens besonders fatal sein.

In einer Studiensituation, die der um eine homogene ärztliche Ausbildung in Landshut besorgte Bertele als „besorgniserregende Anarchie" bezeichnete, die es selbst „dem besten Schüler unmöglich" mache, „sich zu einem halbbrauchbaren Arzte zu bilden,"[133] hielt es Zentner denn auch für besonders „dringend ..., noch einen geschickten Lehrer in der Arzneikunde zu rufen, welcher nicht einseitig einem System anhängt, sondern Theorie unparteiisch zu würdigen weiß, von den Grundwissenschaften ausgeht, und dabei den jungen Manne zu einem scharfsichtigen und sicheren Beobachter der Natur bildet."[134]

Mit Blick auf seine Erfahrungen mit Andreas Röschlaub (1768 – 1835) setzte Zentner hinzu: „Man wird diesen Lehrer mit ängstlicher Sorgfalt auswählen, um

---

[133] BHStA MInn 23675/I/ad Nr.27. Rektoratsbericht Georg Augsut Berteles über das Studienjahr 1805/06, dat. 6.10.1806. Zitat: „Theoretisch findet er (der Student) durchaus scharfe Gegensätze, eitel Widersprüche. Nothwendige Vorkenntnisse werden ihm als überflüssig hinwegräsoniert, und hat er Fertigkeit genug, sich für ein System zu erklären, oder ist er geschmeidig genug, um durch die überzeugende oder täuschende Ansicht irgendeines Systems angezogen zu werden: so schimpft und tobt, oder spottet und krittelt er nach der Weise eines Meisters über jedes andere. Praktisch bleibt er daher meistens gestaltlos; nie kann in ihm reife gediegene Erfahrung wurzeln, denn es mangelt ihm an einer einfachen zusammenhängenden klaren theoretischen Ansicht eben so wohl, als an einer sichern und consequenten praktischen Führung. Daher ihn auch der erste beste Marktschreyer durch ein paar, ihm nur gemäß seiner einseitigen und unreifen Bildung unbegreiflichen Wunderkuren in jede beliebige Form von Quacksalber oder Empyriker umzumodeln vermag. Die Physiologie die wichtigste und einzige den gründlichen Arzt vorbereitende Doktrin hält sich mehr in den höheren Sphären der Poesie, und bleibt für viele besonders für die mehr praktischen Schüler eine ... ungenießbare Kost ... Pathologie hören sie dann, wenn Gott einem Lehrer Muße gibt, jetzt nach Röschlaub, so daß diese beyde innig verwebte Theile der Medizin fast durchaus in einem schneidenden Widerspruche stehen. Bei der allgemeinen Therapie muß der Schüler sich mit einer ungeheuren Einleitung begnügen, und die spezielle Therapie hat er der Rivalität zwischen Walther und Röschlaub zu verdanken: da hört nun der Candidat entweder die Krankheitsformen nach dem seichten und verwornen Weikard höchst generell vorgetragen, oder selbe durch alle Dimensionen und Stadien hiedurch konstruieren und rekonstruieren, und wie sich alle Prozesse in allen Dimensionen wiederholen. Nur dürfte die deutliche Nachweisung dieser Konstruktionen und Rekonstruktionen bei allen Krankheitsformen und in jedem einzelnen Falle sehr schwer und oft sehr gewagt, das Spekulieren hierüber auch leichter, als das Nachweisen in der Erfahrung sein. ..."
[134] BHStA MInn 23675/I/8: „Antrag, den Ruf einiger auswärtiger Lehrer nach Landshut betr., 24.1.1804, Referent Zentner." Unterzeichnet v. Zentner u. Morawitzky, „Placet Max Josef" 26.1.1804.

keinen Mißgriff zu machen."[135] Gerade die Tatsache, daß Zentner selbst im Laufe der Zeit die 1801 mit teurem Geld bezahlte Berufung Röschlaubs bereute,[136] hätte ihn eigentlich mit Leveling verbinden müssen, der zweifellos seinen Fakultätskollegen Röschlaub vor Augen hatte, wenn er seinen Zuhörern sagte, man müsse doch „überhaupt sehr unbewandert in der medizinischen Geschichte seyn, wenn man Browns und seiner brutalen Anhänger aufgestellte Theorie zu den Meteoren am medizinischen Firmamente rechnet."[137]

Sowohl die ihm von seinen Lehrern gewiesene Richtung als auch die später von ihm selbst in seinen eigenen Unterrichtsveranstaltungen benutzten Lehrbücher wie etwa Gaubs Pathologiebuch weisen Peter Theodor von Leveling als einen Anhänger der traditionellen humoralpathologischen Krankheitslehre aus. Auch der Berliner Charitearzt Christian Gottlieb Selle (1748 – 1800), nach dessen Richtlinien Leveling seine Studenten in Ingolstadt lehrte, wie man die einzelnen Krankheiten in der Praxis erkennt, beurteilt und heilt, vertrat in seinem „Handbuch der medicinischen Praxis" das humoralpathologische Konzept der Krankheitsmaterie, von der der Körper durch Entleerung befreit werden müsse.[138]

Daß sich aber Leveling ungeachtet eigener Festlegung auf ein bestimmtes System in dem damals die ärztlichen Gemüter erhitzenden Hypothesenstreit nicht dogmatisch verhielt, deutet das von ihm ebenfalls verwendete Vogel'sche Handbuch an, dessen Verfasser sich in den Streitigkeiten um die richtige Theorie unparteiisch zu halten suchte. Diese vorsichtige, abwägende Haltung schimmert insbesondere auch in Levelings medizinhistorischer Vorlesung immer wieder durch, wo er als Idealbild eine nach dem Vorbild des Hippokrates eng an die Erfahrung geknüpfte Medizin entwarf, die ihre Erkenntnisse zunächst beobachtungswissenschaftlich erklärend gewinnt und auf vorschnelle Interpretationen verzichtet. Nie wurde er müde, vor Extremen in jeder Richtung zu warnen und zu betonen, daß die Wahrheit immer in der Mitte liege.[139]

Dies zeigt sich geradezu paradigmatisch, wenn er den Brownianismus oder das medizinische System eines Parcelsus jeweils als zu einseitig verurteilte, aber doch

---

[135] ebd.; Wie aus einem Schreiben v. Brancas an den Universitätsrektor v. 21.9.1804 zu entnehmen ist, sollte die durch Levelings Ausscheiden entstandene Lücke durch den Tübinger Professor Karl August Eschenmaier (1768-1852) ausgefüllt werden. Dieser scheint jedoch den an ihn ergangenen Ruf nicht angenommen zu haben. (vgl. BHStA MInn 23709/I/4)

[136] Vgl. hierzu auch Zentners späteres Urteil über Röschlaub in seinem „Vortrag über den gegenwärtigen Stand der Universität in Landshut" am 10.4.1807: „Professor Röschlaub(s) ... unruhiger Geist, die Sucht zur Neuheit führet ihn von einem System zum andern; dabei ist er äußerst reizbar, und dadurch unverträglich gegen andere, und entzieht sich allen Anordnungen, die seine Willkühr beschränken. Indessen kann man ihn nicht entfernen; und jeder, den man seine Stelle rufen wollte, als Reil, Himly /: die einzigen bekannten Männer von entschiedenem Rufe für den praktischen Theil der Arzneikunde:/ würden 3 bis 4000 fl. kosten, welche der Fond nicht erträgt. Man muß ihn aber fixieren und scharf beobachten;..." (BHStA MInn 23 675/II/3)

[137] Vgl. S. 109.

[138] Selle: Medicina Clinica oder Handbuch der medicinischen Praxis. 7. verb. Aufl. Wien 1797.

[139] Vgl. S. 109.

auch nicht vergaß, auf das in diesen Lehren möglicherweise verborgene Richtige hinzuweisen.[140]

Seine überaus positive Bewertung der Methodiker im antiken Schulenstreit oder sein wohlmeinendes Urteil über den im 11./12. Jahrhundert in Salerno wirkenden Gariopont als einen im Gegensatz zu den Arabern stehenden Methodiker deuten ebenfalls an, daß Leveling immer einen Mittelweg favorisierte.[141]

Alle diese Hinweise legen die Vermutung nahe, Leveling hätte unter den genannten Gesichtspunkten eigentlich das Vertrauen Zentners genießen müssen. Es ist kaum vorstellbar, daß Zentner als Idealtypus des medizinischen Hochschullehrers einen Arzt vor Augen hatte, der sich im Streit der Systeme auf die bloße Rolle eines interessierten, aber unbeteiligten Beobachters beschränkte. Als erkennbarer Grund für Levelings Entlassung bleibt daher neben der unzureichenden Publikationstätigkeit nur die Annahme, daß Leveling selbst zwar einerseits an der herkömmlichen Humoralpathologie festhielt und sich darüberhinaus sehr pragmatisch für einen von Extremen freien Mittelweg in der Medizin einsetzte, aber möglicherweise als akademischer Lehrer nicht über die nötige Durchsetzungskraft verfügte, um sich in diesem Sinne neben so dominierenden Persönlichkeiten wie Andreas Röschlaub oder Philipp Franz von Walther[142] zu behaupten.[143] Sollte diese Vermutung zutreffen, dann mag Leveling den Eindruck erweckt haben, er könne die ihm letztlich zugedachte Aufgabe nicht erfüllen, die Studenten in der von einer innerlich zerrissenen Medizin geprägten Situation mit einem kohärenten, praxistauglichen medizinischen Weltbild in das Leben zu entlassen.

Levelings Widerstand gegen den Entzug des Lehrstuhls

Den drohenden Verlust seiner akademischen Stellung und die ihm von der Regierung offerierte Versetzung auf das Physicat in dem kleinen Provinzort Rhain am Lech empfand der an das Stadtleben in Heidelberg, Ingolstadt und Landshut gewohnte adelige Universitätsprofessor Peter Theodor von Leveling als eine nicht hinnehmbare Zumutung. Die Stelle in der Stadt Dillingen, mit der sich Leveling wegen der Nähe zum Elternhaus seiner Frau noch abfinden mochte, war nicht vakant und hätte den Staat zu einer hohen Entschädigungssumme genötigt, wollte man den dortigen Physikus von seinem Amt entfernen.[144]

Als Leveling das Vorhaben der Regierung bzw. seine Versetzung als Landgerichtsarzt über ein Jahr hinauszögerte und schließlich auch gegen die ihm als Alternative zu Rhain angebotene Stelle in Schwabmünchen protestierte, zeigten sich Branca

---

[140] Vgl. S. 163 u. 174 – 178.

[141] Vgl. S. 109 u. 140.

[142] Philipp Franz von Walther ((1782 – 1849) war 1804 zunächst als Physiologieprofessor nach Landshut berufen worden, bevor er dann 1805 mit dem chirurgischen Lehrstuhl betraut wurde.

[143] Vgl. hierzu Anm. 127.

[144] BHStA MInn 35 359. Note Nr. 1578 (gez. v. Hertling), Geh. Justiz- u. Polizey Dep. an Geh. Dep. f. Geistl. Angelegenheiten. 21. 12. 1804.

und Zentner am 27. Dezember 1804 über die Hinhaltetaktik Levelings derart erzürnt,[145] daß sie beschlossen, „den Professor Leveling endlich durch geeignete Maasregeln zur Annahme eines bestimmten Physikates an(zu)halten."[146] „Da Leveling nicht mehr aktiv im Dienst sei", müsse er mit dem 1. Januar 1805 auf das damals einen Teil des Gehaltes bildende „Getreidesurrogat" verzichten, und ab dem zweiten Quartal 1805 erhalte er nur noch eine Pension von 425 Gulden.[147]

Auf diesen massiven Druck hin erklärte sich Leveling endlich zur Übernahme des Physikates in Schwabmünchen bereit[148] und wurde schließlich am 13. Mai 1805 als Landsgerichtsarzt nach Göggingen versetzt.[149]

Zu seinen Aufgaben als Physikus gehörten fortan die Kontrolle des übrigen Heilpersonals, die Überwachung der Apotheken, der Spitäler, Schul- und Waisenhäuser, das Erstellen von gesundheitspolitisch relevanten Statistiken und die Bekämpfung von Seuchen. Weiter oblag den damaligen Amtsärzten die Anfertigung gerichtsmedizinischer Gutachten und nicht zuletzt mußten sie auch für die kostenlose Behandlung der Armen in ihren Bezirken sorgen.[150]

Seine Ernennung zum Landgerichtsarzt in Göggingen erhielt Leveling von Montgelas, da die neu zu Bayern geschlagenen schwäbischen Provinzen bis 1807 vom Ministerialdepartement der auswärtigen Angelegenheiten verwaltet wur-

---

[145] BHStA MInn 35 359. Curatels Act 709. Die Anstellung des Prof. Leveling jun. als Landphysikus betr. Nachdem Leveling am 29.11.1804 auch das ihm angebotene Landgerichtsphysikat zu Rhain abgelehnt hatte und daraufhin das Justiz- u. Polizeidepartement das Rhainer Physikat anderweitig besetzt hatte (Note Nr.1578, 21.12.1804, v. Hertling, Geh. Min. Justiz-u. Pol. Dep. an Geh. Min. Dep. f. geistl. Angeleg.), reagierte Branca umgehend am 27.12.1804 mit seinem „Antrag, die Beförderung des Prof. Leveling jun. betr.", der unter gleichem Datum als Anordnung an den Akademischen Senat Landshut ging. Zentners Vermerk: „Ich bin mit dem Antrag vollkommen einverstanden."

[146] „... mir scheint, daß man den Professor Leveling endlich durch geeignete Maasregeln zur Annahme eines bestimmten Physikates anhalten dürfte. Rhain war ihm nicht gefällig, das Dillingische Physikat kann er wenigstens dermal nicht erhalten, weil schon ein Physikus vorhanden ist, welchem man eine Entschädigung von wenigstens 1200 fl. bewilligen müßte, wenn man ihn entfernen wollte. Und zwar ist weiter im Antrag, ihn als Physikus in Schwabmünchen zu sezen, aber auch dagegen protestiert er;" BHStA MInn 35 359. Note Nr. 1578 (gez. v. Hertling), Geh. Justiz-u. Polizey Dep. an Geh. Dep. f. Geistl. Angeleg., 21.12.1804.

[147] BHStA MInn 35 359. Note Nr. 1578 (gez. v. Hertling), Geh. Justiz- u. Polizey Depart. an Geh. Dep. f. Geistl. Angelegenheiten. 21.12.1804.

[148] BHStA 35 359. Schr. Min. Dep. d. Geistl. Angeleg. (Morawitzky) an Min. Dep. d. auswärtigen Angeleg.

[149] BHStA MInn 35 359. Schr. Nr. 1519 v. 13.5.1807, Min. Dep. d. auswärt. Angeleg. (Montgelas) an Min. Dep. d. Geistl. Angeleg.; vgl. zusätzlich das Schr. d. Geistl. Dep. an Akad. Senat, 22.5.1805, den Prof. Leveling jun. betr., worin auch die Weisung vom 27.12.1804 wiederholt wurde, daß Levelings Professorengehalt ab 1.4.1805 in die genannte Pension von 425 Gulden umgewandelt werde. – Als nach Peter Theodor von Levelings Abgang von der Lehrkanzel 1804 die Lehrfächer neu verteilt wurden, übernahm sein Bruder Heinrich Maria von Leveling die medizinhistorischen Vorlesungen und kam dieser Lehrverpflichtung bis zu seinem Ausscheiden aus dem Universitätsdienst im Jahre 1824 nach. Vgl. auch Unschuld/Locher 1989, 12.

[150] Vgl. Grunwald 1991, 29.

den.[151] Angesichts des Mißmutes, der sich auf Regierungsseite mittlerweile angestaut hatte, konnte Leveling durchaus zufrieden sein, daß die Wahl auf Göggingen gefallen war.

Die Zeit in Göggingen – Finanzielle Nöte und Tod

Bis zum Beginn des 19. Jahrhunderts hatte Göggingen[152] als Sitz eines hochstiftischen Pflegamtes zum Territorium des Augsburger Bischofs gehört. Mit dem Reichsdeputationshauptschluß von 1803 wurde das Hochstift Augsburg und damit auch Göggingen bayerisch.[153] Zwei Jahre später, im Frieden zu Preßburg, verlor bekanntlich auch Augsburg seine reichsstädtische Eigenständigkeit.

Die territorialen Verschiebungen zu Beginn des 19. Jahrhunderts waren begleitet von einer Umgestaltung des Verwaltungs- und Gerichtswesens. Eine staatliche Verordnung vom 1. März 1804 hob die bisherigen geistlichen und städtischen Niedergerichte auf und rief als untere Gerichts- und Verwaltungsbehörde die Landgerichte ins Leben.[154] Gleichzeitig wurde in jedem der Landgerichtsbezirke ein beamteter Landgerichtsarzt mit der Kontrolle des Gesundheitswesens beauftragt.[155] Die Tatsache, daß die bayerische Regierung bei dieser Neuordnung der Verwaltungsbezirke kein Landgericht Augsburg schuf, machte Göggingen zu einem Verwaltungsmittelpunkt und Justizsitz.[156] Das östliche Umland der ehemaligen Reichsstadt fiel an das alte bayerische Landgericht Friedberg, für das Gebiet westlich des Lechs wurde das Landgericht Göggingen neugeschaffen, das 36 Gemeinden umfaßte.[157]

Als Landgerichtsgebäude stand der neuen Behörde ein repräsentativer klassizistischer Bau zur Verfügung, den der Augsburger Fürstbischof Clemens Wenzeslaus (1739 – 1812) 1790 als Heim für alte und kranke Priester hatte errichten lassen und der durch die Säkularisation an den Staat gefallen war.[158] Dieses Gebäude wurde Levelings neue Dienststelle.[159]

Die in unmittelbarer Nachbarschaft zu Augsburg gelegene Ortschaft Göggingen, die sich am Rande der in das Wertachtal abfallenden Augsburger Hochterasse

---

[151] BHStA MInn 35 359. Geh. Min. Dep. d. auswärtigen Angeleg. an das Geh. Min. Dep. d. geistl. Angeleg. Die Ernennung des Peter Theodor v. Leveling zum Landgerichtsarzt in Göggingen betr. 13.5.1805.

[152] Siehe Anhang 3, Abb. 8.

[153] Stoll 1969, 170.

[154] Justiz und Verwaltung wurden erst in den sechziger Jahren des 19. Jahrhunderts getrennt.

[155] Grunwald 1991, 29.

[156] Aus dem Landgericht Göggingen erwuchs später das Bezirksamt Augsburg, von dem 1862 die Justizverwaltung abgetrennt wurde, und aus diesem wiederum das Landratsamt Augsburg. Für diesen Hinweis und weitere Hilfestellung bei der Suche nach Materialien zur Geschichte Göggingens bedanken wir uns bei Hr. Rüschert, Stadtarchiv Augsburg.

[157] Stoll 1969, 171.

[158] Stoll 1969, 162.

[159] Siehe Anhang 3, Abb. 9.

hinzieht und an der alten Handelsstraße von Augsburg nach Kempten liegt, zählte am Ende des 18. Jahrhunderts etwa 1 000 Einwohner.[160] Diese für eine Landgemeinde bemerkenswerte Einwohnerzahl erklärt sich aus der wirtschaftlichen Ausstrahlung des als Banken- und Industriestandort bekannten Augsburg. So hatte Göggingen schon gegen Ende des 18. Jahrhunderts den Charakter einer ländlichen Siedlung verloren. Die durch den Augsburger Wirtschaftsraum angezogenen Gewerbetreibenden überwogen bereits bei weitem die Zahl der bäuerlichen Familien. Textilhandwerk, Webereibetriebe und nicht zuletzt die Uhrmacherei trugen wesentlich zur wirtschaftlichen Entfaltung Göggingens bei.[161]

Aber nicht nur das rege Augsburger Wirtschaftsleben hatte den Ort geprägt, Göggingen war auch zu einem beliebten Wohnsitz des Augsburger Patriziates geworden. Die verschiedenen Augsburger Territorialherren hatten in der Umgebung Göggingens kleine Schlösser mit Gärten angelegt und die ländliche Ruhe hatte seit langem auch begüterte Augsburger Bürger- und Bankiersfamilien bewogen, sich in Göggingen niederzulassen.[162] Letztere dürften dem neuen Landrichter und seinen Beamten, zu denen auch Leveling gehörte, als der geeignete gesellschaftliche Kreis erschienen sein, um Kontakt aufzunehmen.[163]

Ein entscheidender Vorteil einer Versetzung nach Göggingen bestand für Leveling darin, daß er hoffen konnte, in seiner neuen Umgebung Freunde und Bekannte seiner Familie aus Trier anzutreffen. Denn von 1768 bis zur Aufhebung des geistlichen Fürstentums hatte als weltlicher Landesherr des Augsburger Hochstiftes der Trierer Erzbischof Clemens Wenzeslaus geherrscht. Dieser hatte 1794 bei der Flucht vor den Franzosen aus Trier seinen Hofstaat mit nach Augsburg gebracht.

Ökonomisch war die Zeit in Göggingen für Peter Theodor von Leveling durch die Sorge um die finanzielle Absicherung seiner sechsköpfigen Familie bestimmt. Von den 600 Gulden Jahresgehalt[164] als Landgerichtsarzt verschlangen die Kosten für das dienstlich unentbehrliche Pferd allein 150 Gulden.[165] Einen Ausgleich schuf die Möglichkeit, neben den amtsärztlichen Pflichten Privatpraxis auszuüben,[166] und die Leveling als Universitätsprofessor zugebilligte Pension von 425 Gulden besserte ebenfalls das knappe Gehalt auf.

Doch bereits 1807 mußte sich Leveling gegen die Streichung dieser Pension wehren, als die Bereinigung zwischen dem Staats- und dem mannigfachen Stiftungsvermögen in Bayern zum Anlaß genommen wurde, Leveling per Reskript vom 18. Mai 1807 seine aus einem Stiftungsfond der Universität gezahlte Professorenpension zu entziehen.[167] Zwar konnte Leveling seine Rechte erfolgreich verteidigen, doch läßt

---

[160] Stoll 1969, 158.
[161] Stoll 1969, 159 – 161.
[162] Stoll 1969, 161 – 162.
[163] Stoll 1969, 173.
[164] BHStA MInn 35 359, Schr. Leveling an Kurfürst, 25. 5. 1807. Vgl. hierzu auch Grunwald 1991, 29.
[165] BHStA MInn 35 359. Schr. Leveling an die Regierung, 22. 11. 1807.
[166] Vgl. Grunwald 1991, 29 – 30.
[167] BHStA MInn 35 359. Reskript v. 18.5.1807. sowie Levelings Schr. an die Regierung v. 22.11.1807.

die in den folgenden Jahren zwischen Leveling und seiner vorgesetzten Behörde geführte Korrespondenz, in der es ausschließlich um finanzielle Fragen geht, etwas von der wirtschaftlichen Enge spüren, mit der er sich ständig konfrontiert sah,[168] und die noch zusätzlich durch Kriegseinquartierungen mit den entsprechenden Steuerlasten sowie durch die Getreide- und Nahrungsmittelknappheit von 1813/1814 mit der unausweichlich folgenden Teuerung verschärft wurde.

Erschwerend kam hinzu, daß der Tod seiner Frau 1811 Peter Theodor von Leveling mit vier Kindern allein ließ. Zwei Jahre nach dem Tod seiner Frau, im März 1813 bat Leveling deshalb aus familiären Gründen um eine Versetzung nach München. Er allein, so begründete Leveling sein Gesuch, könne ohne Vernachlässigung seiner Dienstpflichten nicht für die Erziehung seiner vier Kinder sorgen. Seine drei Schwestern in München jedoch würden die Mutterstelle an seinen Kindern ersetzen und deren Erziehung übernehmen. Das Innenministerium hielt die vorgebrachten Gründe zwar durchaus einer Berücksichtigung wert, machte jedoch sogleich auf die Schwierigkeiten aufmerksam, die sich einer Versetzung Levelings entgegenstellten. Da in München derzeit keine Stelle frei sei, bliebe nur der für die Staatskasse teure Ausweg, Leveling unter Belassung seiner Bezüge zu erlauben, von seiner Dienststelle abzugehen und als praktischer Arzt in München zu wohnen. Freilich, so gab das Innenministerium am 4. Mai dem König zu bedenken, belaste die dadurch notwendige Neubesetzung der Physikatsstelle in Göggingen den Staatsetat mit zusätzlichen 600 Gulden im Jahr.

Der vom Innenministerium vorgetragene Rapport enthält in einem Vermerk zugleich die königliche Entscheidung: Um unnötige Ausgaben zu vermeiden, knüpfte Max Joseph seine prinzipielle Zustimmung an einen Personaltausch.[169] Ein solcher kam jedoch nie zustande.

Am 17. September 1821 starb Peter Theodor von Leveling in Göggingen, wo er auch begraben wurde. Seine Grabstätte auf dem Gögginger Friedhof aber ist heute nicht mehr zu identifizieren.[170]

---

[168] BHStA MInn 35 359.
[169] BHStA, MInn 44 600, Antrag des MInn an König v. 4. 5. 1813. Mit dem schriftlichen Vermerk des Königs.
[170] Referenz Armin von Leveling.

Pragmatische Geschichte der Heilkunst
zu Vorlesungen

bearbeitet von Doktor von Leveling d. Jüngern d. Medizin
ordentlich öffentlicher Professor an der
Hohen Schule zu Landshut.

Jahr 1803
Leveling

Inhalt

Erster Abschnitt.

Vom Ursprung der Arzneykunst

Es gehört wohl zu den schwersten Aufgaben, den Ursprung der Arzneykunst zu bestimmen. Wenn es auch gleich einigermaßen nicht gegen die Wahrscheinlichkeit streitet, daß man bereits vor der Sündfluth auf verschiedene zur Arzneykunst gehörige Entdeckungen geraten sey, wenn man auch mit [Jacob Friederich] Reimmann [1668 – 1743][a] zu behaupten geneigt ist, daß Noe, der Stammvater, schon aus dem Grunde wenigstens zoologische Kenntnisse müsse besessen haben, weil er in seiner Arche alle Gattungen Tiere, die verschiedener Futter bedurften, aufgenommen habe, wenn man ferners auch der Sage glauben beimessen will, daß schon Tubalkain (1) vor der Sündfluth sich in der Schmelzung der Metalle übte, so bleibt es doch ebenso sicher, daß von den medizinischen Kenntnissen /wenn man sie anders so nennen kann/ dieser ersten Kinder der Schöpfung, keine positive Nachrichten zu uns herüber gekommen sind.

Will man mit H. Cunitz[b] das tausend sechshundert sechs und fünfzigste Jahr nach Erschöpfung der Welt für das Jahr der allgemeinen Sündfluth annehmen, (2) gibt man auch zu, daß Metusalah von Adam, in dem Ersterer im Jahr 684 nach Erschöpfung der Welt geboren wurde, und letzterer im Jahre 930 erst starb, Noe von Methusalah, der fast noch hundert Jahre mit Noe vor der Sündfluth lebte, und die Söhne Noes Sckem [Sem], Ham [Cham] und Japhet von ihrem Vater durch die Tradition Nachrichten von den Schicksalen und Begebenheiten der Welt vor der Sündfluth erhielten, von wo aus sie endlich mittels der Zeitfolge durch Abraham, Jacob, Joseph bis auf den ältesten Geschichtsschreiber Moses mögen übergegangen seyn, wiewohl auch in allen diesen Angaben noch immer viel willkürliches liegt, so hat doch dieses alles auf die Bestimmung des Zustandes der Arzneykunst vor der Sündfluth so wenig Einfluß, daß der Geschichtschreiber in diesem Punkte nicht einmal auf gegründete Vermutungen einen gerechten Anspruch machen kann.

---

[a] S[iehe] dessen Allgemeine Litterairgeschichte [= Versuch einer Einleitung in die Historiam litterariam so wohl insgemein, als auch in die historiam litterariam der Deutschen insonderheit. 6 Tom. Halle 1708 – 1713 – ein besonders in seinem 6. Band (Halle 1713) für die Entwicklung der medizinischen Historiographie im 18. Jh. wichtiges Werk.]
[b] Siehe dessen Dissertation: De longa vita Hominum Antediluvianorum expensis causis asserta. Lipsiae 1792. pag. 3 – 10. [Christian Friedrich Cunitz, geb. 1759, Arzt in Leipzig]

Ebensowenig läßt sich mit Zuverlässigkeit behaupten, ob bei diesen ersten Kindern der Schöpfung die spätere Sitte der ältern Ägypter, medizinische Gottheiten wie z.B. die Osiris, Mercurius, Orus, Apis, Serapis, sowie bey den Griechen den Apollo, Prometheus, Paian, Aesculapius zu verehren, ebenfalls schon eingeführt war, und ebenso ungewiß ist es auch, ob sie wie eben diese Nationen Menschen aus ihrem Stande, die sich durch Taten und glückliche Kairen nun ihren zeitgemäßen Verdienst gemacht hatten, nach ägyptischem und griechischem Gebrauche in die Reihe der sogenannten Halbgötter gesetzt, oder ob sie Sonne und Mond, als Symbole dieser wohltätigen Wesen betrachtet und verehrt haben.

Das Gewißeste ist wohl dieses, daß die Noth, wie [Georg Wolfgang] Wedel [1645 – 1721]^c wohl bemerkt, zuerst die Menschen angetrieben habe, bey vorfallenden Krankheiten mancherlei Versuche anzustellen, wie auch Celsus in der Vorrede zu seinem ersten Buche de Medicina schreibt, (3) welche in der Zeitfolge durch öftere Erfahrung entweder bekräftigt, durch allerlei Zufälle entweder vermehrt, oder nach Befinden auch wieder verworfen wurden.

Es ist zwar wahrscheinlich, daß man bereits vor der Sündfluth auf manche zur Arzneykunst gehörige Entdeckungen könne geraten seyn, theils weil die ersten Menschen, wenn sie auch von innerlichen Krankheiten wenig oder gar nichts zu befürchten hatten, doch vielen äußerlichen Zufällen, da sie damals nackend einhergingen, unterworfen waren.

Die Klage des Seneca: Multos Morbos multa fercula fecerunt [Viele Gerichte (Gänge) machen viele Krankheiten.], trifft daher freilich die Völker, welche vor der Sündfluth lebten, in keinem Falle: Denn da allem Vermuten nach das Fleischessen bey ihnen nicht gewöhnlich war, sondern diese ersten Kinder der Schöpfung ihren Hunger mit allerley Früchten der Erde, ihren Durst aber, wenn es weit kam, mit der Milch der Tiere zu stillen suchten, da sie zugleich in einer gereinigten Luft lebten, und gesunde Gegenden bewohnten, ferners da ihnen alle erblichen Krankheiten /Morbi hereditarii/ fremde Erscheinungen waren, und sie das Glück einer dauerhaften Leibesbeschaffenheit nebstbey in vollem Maße genossen haben, so läßt sich aus allem diesen leicht schließen, daß sie von sehr vielen, ja beynahe den meisten Ursachen innerer Krankheiten befreit geblieben sind. (4)

Es läßt sich daher von der Arzneykunst der ersten Naturmenschen im ganzen nichts bestimmteres sagen, außer daß sie von der Botanik und der Chirurgie einige geringe Kenntnisse hatten, wiewohl auch diese nicht aus dem Gesichtspunkte einer echten scientifischen Cultur dürfen betrachtet werden. Die erstere hatten sie zu einem diätetischen Verhalten sowohl, als auch in Hinsicht ihrer noch rohen Kenntnisse in der Wundarzneykunst nötig, um sich durch die Säfte mancher Pflanzen vor Verwundungen zu schützen, denen sie bey der ersten und ältesten Sitte, mit ent-

---

^{c} Wedel: Theoremata Medica [Jena 1677], wo es heißt: „Medicinam invenit necessitas, suggessit ratio, notavit experientia, probavit ratio" usw. [Wedel, der 1673 als Ordinarius nach Jena berufen wurde, galt seinen Zeitgenossen als ein Mann, der „mit wenigem viel zu sagen wisse" (Stolle 1731, 360-361), und der bereits erwähnte Reimmann dedizierte Wedel den ehrenvollen Beinamen eines „Jenischen Hippokrates". Vgl. Stolle 1731, 359.

blößtem Körper einherzugehen, ausgesetzt seyn mußten. Wahrscheinlich waren sie auch eben dadurch dem Bisse gefährlicher Tiere mehr als ihre Nachkommen ausgesetzt.

Eine andere Bemerkung, die sich hier dem medizinischen Geschichtsforscher , wenn er auch gleich keine diplomatische Beweise (5)/der richtigste Compaß auf dem Meer der Geschichte/ hierzu hat, noch aufdrängt, ist folgende: So fabelhaft immer die Erzählungen von Plinius [23 – 79 n. Chr.] (6), Aelian [ca 170 – 240 n. Chr.] (7) und Aristoteles [384 – 322 v. Chr.] (8) u.s.w. sind, nämlich, daß die Menschen auf viele Arzneymittel und Operationen durch die Tiere zuerst geführt worden seyen, so wenig Plinius z.B. Glauben verdient, wenn er behauptet, daß die ältesten Ägypter durch das Beyspiel des Hippopotami auf die Erfindung des Aderlasses, und durch den Vogel Ibis auf die Entdeckung der Clystiere gerathen sind,[d] ebenso sicher kann man aber auch anderntheils annehmen, daß bey den ersten Menschen viele Umstände zusammentrafen, wodurch sie gleichfalls in die Notwendigkeit versetzt wurden, auf die Instinkte der mit ihnen lebenden Tiere vielleicht ein genaueres Augenmerk als selbst ihre spätesten Nachkommen zu richten, und dadurch ihre Gesundheit aufrecht zu erhalten: den 1) Mangel des geselligen Lebens, wie dies in der ersten Zeitperiode bey einem so unbedeutenden Bevölkerungszustande gewiß der Fall war, 2) Armuth an Geistescultur und wissenschaftlicher Kenntnis vermögen der Aufmerksamkeit, durch Zufall begünstigt, irgendeine solche Richtung zu geben, daß sorgfältiges Beobachten der Tiere, und ihrer Triebe, von denen großenteils Erhaltung des Lebens und der Gesundheit der Hauptendzweck ist, auch die Menschen selbst zur Nachahmung derselben aneifert. Vielleicht lag darin bey den ersten Naturmenschen eine der vorzüglichsten Ursachen sowohl zur Erhaltung ihrer Gesundheit, als auch ihres längeren Lebens.

Ebenso bleibt es eine ausgemachte und anerkannte Sache, daß die gütige Natur in allen Ländern gegen einheimische Krankheiten auch einheimische Mittel geschaffen hat: (9) Finden wir in der Geschichte Beyspiele, daß die rohesten Nationen selbe in Anwendung zu bringen verstanden, darin es auch wirklich eine Menge Wege gibt, und gehen wir endlich von dem Grundsatze aus, daß der nämliche Boden, auf welchem eine Krankheit erzeugt worden, zugleich auch das dagegen gerichtete Heilmittel in seinem Schoße nähret, (…) [weshalb] sollten wir nicht ebenfalls mit Grund folgern können, daß die Natur schon vor der Schöpfung der Menschen eben in diesem Punkte nicht fürsorglicher würde zu Werke gegangen seyn, und daß folglich die Menschen der höchsten Zeitperiode, wenn sie anders mit innern Krankheiten befallen wurden, auch schon einigermassen Mittel dagegen hatten.

Moses hat zwar manches von der Arzneykunst der ersten Menschen aufgezeichnet, und Reimmann in seiner Historia litteraria antediluviana (10) die besten Beyträge hierzu geliefert; allein alles was wir in diesen beiden Schriftstellern antreffen, führt uns nur zu dem einzigen Resultate, daß ihre Arzneykunst, wenn sie anders diesen Namen verdient, vermutlich mehr <u>diätetisch</u> als therapeutisch gewesen ist,

---

[d] S[iehe] Plinii Historia natural[is] Lib. VIII. Cap. 26 [u. 27; = nach der im 19. Jh. geänderten Einteilung Lib. VIII, Cap. 40 u. 41; Vgl. Jones 1967 Vol. III, 68 – 71 u. Külb 951 – 952]

und selbst die Therapie kann nur <u>im weitesten Sinne</u> in chirurgischer Hinsicht als geltend angesehen werden.

Förmlich bestellte und angeordnete Ärzte dürfen wir daher in diesen Zeiten nicht suchen, da es damals immer jedem selbst überlassen war, sein eigener Arzt zu seyn. Bei dieser Lage der Dinge ist es daher überflüssig, sich länger hier aufzuhalten, und den Leser, da es an sicheren Nachrichten mangelt, entweder mit rabinischen Fabeln, oder wenn es weit kommt, mit teils wahrscheinlichen, teils auch öfters mit ganz ungegründeten Mutmaßungen zu unterhalten.

Mehrere ältere und neuere Schriftsteller,[e] die sich nebst der allgemeinen Geschichte auch mit der Geschichte der Entstehung der Arzneykunst beschäftigt haben, enthalten mehr oder minder glaubwürdige Nachrichten von dem Zustand der Medizin bey den ersten Menschen, auf welche ich daher allenfalls wißbegierige Leser verweise. Sprengel erinnert in seiner pragmatischen Geschichte der Arzneykunde [2. Aufl. Halle 1801]: I. Th. [1. Abschnitt] S. 34. C[ap.] 10. sehr wohl, „daß so, wie man sich den Ursprung der Medizin überhaupt gedenken kann, selber eben so in jedem einzelnen Lande müßte stattgefunden haben. Denn der Naturmensch, spricht er ebenda selbst, ist sich, einen geringen Unterschiede abgerechnet, fast unter jedem Himmelsstriche gleich. "

Ich wende mich daher auch zu jenen Zeiten, wo sich die Arzneikunst bereits etwas mehr einer gewissen Cultur nähert, nämlich zu der im folgenden Abschnitte zu liefernden Erzählung des Zustandes der Medizin bey den ältesten, z. B. dem ägyptischen und anderen Völkern.

---

[e] <u>Celsus.</u> Lib. I. [Primus] de Medicina;

<u>[Daniel] LeClerc</u>: Histoire de la Medicine. Geneva 1696. 2. Amsterdam 1702. 1723. 4.;

<u>[Heinrich] Schulze</u>: Historia Medicina a rerum initio ad annum urbis Romae 535. Leipzig 1728. 4.;

<u>Bernh[ard] Albini</u> [1653 – 1721]: oratio de ortu et progressu medicinae; [Antrittsrede als Medizinprofessor in Leyden am 19.10.1702]

<u>God. Andr. Zachini</u> Diss. de origine, progressu, dignitate Medicinae;

<u>Lud. Henr. Rungii</u> Oratio de fatis et mutationibus artis medicinae et scientiae rationalis.

<u>[Jacob Friederich] Reimmann</u> Historia literaria antediluviana [1709]

<u>Leonardi de Capua</u> [1617 – 1695] Parere, divisato in otto ragionamenti, ne'quali narrandosi l'origine e'l progresso della Medicina chiuramente l'incertezza della medesima si manifesta. Neapel. 1689. 4. S[iehe] Fabricii Bibliotheca graeca. Volum. XII [Ed. Hamburg 1708] p. 730. [Johann Albert Fabricius, 1668 – 1736, seit 1699 Prof. d. Moral u. d. Beredsamkeit in Hamburg]

<u>Salomonis [Christoph.] Cellarii</u> [1676 – 1700] Origines et antiquitates medicas [Jena 1701].

<u>Dan[iel] Vinkii</u> [18. Jh.] Amoenitates philologico medicae [in quibus medicina a servitute liberatur. Trajecti ad Rhenum 1730]

<u>Joh[ann] Conrad Barchusen.</u> [1666 – 1723] De medicinae origine et progressu Dissertationes XXVI. Utroguti [Utrecht] ad Rhenum 1723. 4.

<u>Joh. Frid. Blumenbach.</u> Initia Historiae Litterariae medicinae. Goettingen. [Introductio in Historiam Medicinae Litterariam. Goettingae 1786]

<u>[Johann Daniel] Metzgers</u> Skizze einer pragmatischen Geschichte der Arzneywissenschaft. Königsberg [1792]

<u>K. Sprengels</u> Versuch einer pragmatischen Geschichte der Arzneykunde. I. B. [Halle 1792; 2. Aufl. Halle 1801]

Zweyter Abschnitt.

Aegyptische Arzneykunst.

Nachdem die Familie des Noe nach der überstandenen allgemeinen Überschwemmung von ihrer zuvor gewöhnlichen Lebensweise, was Speise und Trank betrifft, nach und nach sehr abwichen, /denn nicht nur allein von dem Gebrauche des Weines, sondern auch der Fleischnahrung finden wir nach der Sündfluth schon Spuren in der Geschichte des frühesten Alterthums/ da zugleich die Luft wegen den zurückgebliebenen und aus ihrem Bette getretenen Gewässern, den vielen Sümpfen, Morasten, und den darin verfaulten Menschen und Tieren mit höchst schädlichen Dünsten angefüllt wurde, folglich die Ursachen der innern Krankheiten um einen großen Teil zugenommen haben, so läßt sich leicht denken, daß die Menschen dieses Zeitalters die von ihren Vorfahren in der Arzneykunst durch mündliche Tradition gleichfalls ererbte, und im ganzen auch noch für die Kunst selbst unbedeutende Versuche und Beobachtungen sorgfältig mögen gesammelt, beybehalten, oder nach Möglichkeit vermehrt, verbessert, und verändert haben.

Da nun alle Angehörige des Noe, in dem Lande Sinar sich zuerst niederließen, wie Moses meldet (1), darauf aber in verschiedene Gegenden sich so verteilten, daß Africa und sonderlich Egypten von den Nachkommen des Cham[f] bewohnt wurde, so haben unter diesen hieraus entsprossenen Völkern und mannigfaltigen Nationen die Babylonier, oder nachmals die so genannten Chaldäer sowohl als die Phönicier und Egyptier durch viele fälschlich vorgegebene Archäologien (2) den Rang des Alterthums einander streitig machen wollen.

Indessen muß man der heiligen Tradition der Juden zu folge immer Ägypten als das erste Land ansehen, in welchem die scientifische Cultur schon in einem gewissen Grade Fortschritte zu einer Zeit tat, wo alle damals bekannten Nationen noch über den ursprünglichen Naturzustand nicht weiters fortgerückt waren. Wie wohl man, um der Geschichte getreu zu bleiben, auch nicht leugnen kann, daß die Ägyp-

---

[f] S[iehe Gerhard Johann] Vossius de origine et progressu idololatriae Lib. I. Cap. 27. Amstelodami 1700.

Jac[obus] Perizonius [1651 – 1715] de originibus Babylonicis et aegyptiac[is] Cap. 7. [Utrecht 1736.; der seit 1693 in Leyden lehrende niederländische Philologe zweifelte in seinen 1685 publizierten „animadversiones historicae'" als einer der ersten an der Glaubwürdigkeit der älteren römischen Geschichte.]

[g] Diodor[us] Sicul[us Bibliotheca Historica, Ed. L. Rhodomannius Hanau 1604.] Lib. III. C. 1. p. 175. [Diodorus v. Sizilien, 1. Jh. v. Chr., Verfasser einer griechischen Universalgeschichte]

tier den Äthiopen[g] und ebenso gewiß auch den Phönicier wegen dem frühern und ausgebreiteten Handel nach diesen Gegenden viel zu verdanken hatten.

Zuverlässig ist es auch, daß von Meroe (3) aus zuerst Theben, dann Sais (4), und endlich erst das ganze Niltal bevölkert wurde. Selbst manche bey den Ägyptern verehrte Gottheiten, z.B. Thout (5) und Esmun (6) stammen ursprünglich von den Phöniciern her. Die Ägypter lebten zwar eine kurze Zeit isoliert, und von wenigen, bey ihnen ihrer politischen Verfassung gemäß ohnehin nicht beliebten Freunden ganz unbesucht, allein späterhin, besonders nach den Zeiten des Psammitichus [der von 664 bis 610 v. Chr. regierte] (7), hatte schon eine für die wissenschaftliche Cultur sehr vortheilhafte Mischung der Griechen mit den Ägyptern statt.[h] Denn die Griechen kamen von diesem Zeitpunkte an öfters und in größerer Anzahl nach Ägypten. Ihre vorher ganz allein für sich bestehende Mythologie erhielt durch die Einmischung jener der Griechen schon eine ganz veränderte, von der ursprünglichen in vielen Stücken abweichende Gestalt, bis endlich die Griechen unter Psammitichus sich förmlich zu Bubastis (8) ganz und gar ansiedelten und sich mit den Ägyptern zuletzt vermischt haben.[i]

Die Errichtung eigener Tempel, als so vielen Handelsniederlagen, besonders in der Stadt Naukratis, am kanopischen Arme des Nils (9), welche den Griechen in Ägypten zugestanden wurde, die ganz eigene Lage des Niltals selbst, der Handel, den die Ägypter begünstigt durch die freie Schifffahrt auf dem Nil mit andern fremden Völkern unterhielten, ihre ganz besondere Vorliebe zur Astronomie, endlich da ihnen ein beständig heiterer Himmel ihre astronomische Beobachtungen erleichterte, alles dieses mußte notwendigerweise den ältesten Ägyptern zu einer gewissen Ausbildung, wodurch sie sich vor andern rohen Nationen auffallend auszeichneten, verhülflich seyn.

Aber eben diese Beschäftigung mit der Astronomie muß man auch als die günstigste Veranlassung betrachten, aus der in den frühesten Zeiten der Ägypter die sogenannte Wahrsagerkunst oder Astrologie ihre erste Entstehung erhielt. Auf eben dieselbe bezieht sich eine große Anzahl der medizinischen Gottheiten, welche die ältesten ägyptischen Stämme damals verehrten:

Man hat daher der Arzneykunst in Ägypten einen göttlichen Ursprung beygelegt, und die Erfindung und Verehrung derselben dem ersten Könige Osiris, jenem vorzüglichen Beförderer des Ackerbaues, dessen Gemahlin der Isis, ihrem Sohne dem Orus, vorzüglich aber dem Hermes, dem Apis oder Serapis, und dem Asclepius von Memphis zugeschrieben, die man größtenteils in den folgenden Zeiten als Götter verehrte und ihnen besondere Tempel aufrichtete.

Viele Gelehrte bemühten sich die unter diesen Namen verborgenen Personen nach Möglichkeit zu entdecken, wie z.B. Olaus Borrichius [dänischer Gelehrter, 1626 – 1690] unter dem Hermes den Canaer (10), [der Philologe] Gerhard Johann

---

[h] S. Homer. Odyss[ea] IV, 350; Diodorus [Siculus] Lib. I. C. 23. p. 26 [Oldfather 1968 Vol. I, 72 – 74]; Plutarch [Moralia] de Iside et Osiride [Ed. Wilhelm Xylander 1620] p. 354 [Babbitt 1962 Vol. V, 24 – 26]

[i] Herodot. Lib. II. c. 154. [Ed. Reiz, Leipzig 1778] p. 215.

Vossius [1577 – 1649] aber unter dem Osiris den Misraim, unter dem Apis den Joseph, und unter andern wieder andere Altväter auffinden wollten. Allein man kann von allen diesen Bemühungen nach der Wahrheit nichts anderes urteilen, als daß sie in das Reich der Mutmaßungen gehören.

Die Isis gehörte bey den Ägyptern zu den furchtbaren Gottheiten, daher sie selbe auch gewohnlich Dhi – Thra – mbon /wütender Zorn/ und Ther – muthi /Mörderin/ nannten.[k] Es waren ihr eigene Tempel, besonders zu Memphis und Buheris gewidmet.[l] Ihr Zorn vermochte nach den Begriffen der Ägypter, die Menschen krank zu machen. Man heiligte ihr die Kühe, eine Art Antilopen und den Sebestenbaum (11) /Cordia Meyxa oder Persoea/[m]. In ihre Tempel wurden schon späterhin die Kranken zur Incubation, oder auch zur Vernehmung der Orakelsprüche durch die Priester, während des Schlafes gebracht.

Zu den wichtigsten Gottheiten der Ägypter gehört auch Theuth, Thouth oder Taaut, der Freund und Geheimschreiber des Osiris, der den Ägyptern den Gebrauch der Buchstaben nicht nur gelehrt haben, sondern auch der Erfinder aller Künste und Wissenschaften gewesen seyn soll. Man entlehnt seinen Namen von Thouodh /eine Säule/, weil er alle seine Kenntnisse in Säulen eingegraben hat. Die Griechen verehren ihn unter dem Namen Hermes. Alle diese auf den Säulen enthaltenen Künste und Wissenschaften, die wie mehrere glauben, sich besonders auf die Seherkunst, die Tonkunst, die Meßkunst und Sternkunst ebenfalls erstreckt haben, wurden späterhin, nachdem die Kunst, das Schilf zu dem damals gebräuchlichen alten Papyrus zu verwandeln, erfunden war, von Hermes Nachfolgern gesammelt, in ein Buch eingetragen, und dies ist gleichfalls der Codex aller ägyptischen Weisheit, und auch der Arzneykunst. Diese Sammlung für das ganze scientifische Gebiet wurde alsdann, unter dem Namen der Hermetischen Bücher überall bekannt und berühmt. Man darf dasselbe aber nicht den späteren hermetischen Büchern, die von den neuen Pythagoräern in Alexandrien herrühren, wie ich weiters unten anzeigen werde, keineswegs vermischen. Denn viele unter dem Namen der letztern in den Epochen des spätern Zeitalters besonders aus der alexandrinischen Schule hervorgegangene Schriften erstrecken sich weiters als über die durch Tradition erhaltene und in symbolischer Dichtersprache blos allein vorgetragen und für die damalige Zeit gewiß noch geringe Kenntnisse des Hermes.

In ganz besonderem Ansehen als Beschützer und Schirmherr der Arzneykunst standen bey den Ägyptern ferners auch die medizinischen Gottheiten Esmun oder Schmun und Serapis. Der erstere kam auch unter dem Namen Mendes [Widdergott], welches ein Zeichen der Woche bedeutet, also gleichfalls Bezug auf die Zeitrechnung hat, vor, und wurde vorzüglich zu Chemmis oder Panopolis (12) verehrt. Ihm heiligte man besonders die Böcke, und auch hier stößt man wegen der frühen Begattung der Geißen auf eine hieroglyphische Deutung. Der letztere, Serapis (13) war das Symbol der Sonne, und auch ihm wurde eine medizinische Wirksamkeit zugeeignet.

---

[k] [Johann Th.] Jablonsky [1654 – 1731; Pantheon Aegyptiorum, T.1, Frankfurt a.d. Oder] p. 115.
[l] Herodot. Lib. II. c. 41. [Ed. Reiz, Leipzig 1778] p. 148
[m] Plutarch [Moralia, De Iside et Osiride, Ed. Xylander 1620] p. 378 [Babbitt 1962 Vol. V, 159]

War es ein Lieblingsgrundsatz der Ägypter, daß alle Krankheiten dem Zorn der Götter, wie schon gemeldet wurde, zuzuschreiben seyen, so darf man sich nicht wundern, daß dieser Grundsatz eine andere Idee herbeyzog, nämlich, daß blos allein durch <u>Versöhnung</u> dieselben geheilt werden konnten. Daher konnte bey diesem abergläubischem Volke wohl keine andere Auswahl zu einem für die Menschheit so wichtigem Dienste statt haben, als sich an die Mittelspersonen der zeugenden Gottheit zu wenden, und wer konnte nach ihren Begriffen darauf einen gerechteren Anspruch haben, als die Priester. Und so geschah es also, daß von der ältesten Zeitperiode an, die sich leider zum Nachteil der Wissenschaft bis zu den neuesten erstreckt, die Arzneykunst zum Monopol der Priester wurde, und eine lange Zeitstrecke hindurch immer allein in ihre Hände geriet.

Der älteste Völkerstamm Ägyptens war von Meroe her ohnehin der Priesterstamm. Die Regierung sowohl, als der Handel war allein ihr Eigentum. Als die angesehensten ihres Volkes, welches sie beherrschten, indem im Anfange sogar die Könige aus ihrem Stande gewählt wurden, erhielten sie auch nebst andern Wissenschaften die günstigste Gelegenheit, sich ebenfalls um die Arzneykunst anzunehmen. Da sie nun mit ihrer ganzen Familie sehr reichlich versorgt lebten, indem nach Diodors Zeugnis[k] die Einkünfte des dritten Teils Ägyptens zum Götterdienste und Unterhalt der Priester ausgesetzt wurde, da sie ferners ihre Bedienung auf ihre Kinder erblich fortpflanzten, so waren sie allerdings imstande, die Künste und Wissenschaften überhaupt, besonders aber die Arzneykunst mit Nachdruck zu befördern.

Eigentlich gab es in den ältesten Zeiten zwey Klassen von Priestern, wovon die Einen die Weisen חכמים und die anderen die Zauberer וחרטמים genannt wurden.[l] späterhin unterschied man unter προφήτας, ἱεροστολιστας, ἱερογιος, ἱερογραμματεῖς, ὡρολόγους, παστοφόρους, und νεωχόρους Propheten, Bekleider, Heilige Schreiber, Astrologen, Schiff-Träger, Tempelhüter: Für die erstern vier Ordnungen dieser Priester gehörten die ersten 36 Schriften des Hermes, diese begriffen nämlich die von Ihnen zu erlernende höhere Wissenschaften in sich, sowie die übrigen sechs Bücher medizinischen Inhalts, die von dem Bau des Körpers, von Krankheiten, chirurgischen Werkzeugen, Augen- und Weiberkrankheiten handelten, die geringere Klasse dieser Priester, nämlich den Pastophoris (14) und den mit hierher zu rechnenden Taricheutis [Einbalsamierer] zur Erlernung angewiesen waren.

Um die Ägyptische Weisheit zu einem ständigen Monopol der höhern Priesterklassen einzuweihen, damit Sie ja nie in profane Hände gerate, bediente man sich auch in dieser Zeit zwey eigener Arten zu schreiben, nämlich der symbolischen und hieroglyphischen – auch diese waren ein Reservat der ersten Priesterstände. Nebst diesen existierte auch eine dritte, welche man die gemeine Schreibart / ἐπιστολογραφικν

---

[k] S. dessen Bibliotheca historica. [Ed. L. Rhodomannius 1604] Lib. II. [p. 66; Leveling bezieht sich hier ganz offensichtlich auf Schulze 1728, 24 wo es unter Hinweis auf Diodorus Siculus heißt: „Quippe tertia pars Aegypti sacerdotibus tributa erat, ut inde vitam sustentarent, ...“]
[l] 2 Mos. VII. 11 [= Exodus 7,11]

/zu nennen pflegte.[m] Fast jede Pflanze und jedes Tier wurde mit symbolischen Namen bezeichnet. so hieß z.B. der Epheu die Pflanze des Osiris, das Eisenkraut, die Träne der Isis, eine Lilie Todtenblut; eine Art Beifuß, das Herz der Bubastis; der Safran, das Blut des Herkules, der weiße Andorn, der Saame des Horus, die Meerzwiebel Typhons Auge, u.s.w.[n]

Unter diesen Umständen, da wie oben gemeldet wurde, nur der minder cultivierte Teil der Priester, die Pastophoroi sich mit der Arzneykunst zu beschäftigen hatten, wie es nämlich die ägyptische Verfassung mit sich brachte, konnte man eben keine große Fortschritte in der Arzneykunst erwarten. Denn eben diese Verordnung, vermöge welcher sich gleichfalls nur die Priesterkaste mit derselben abzugeben habe, und die bestehende Gewahrnehmung, daß eben diese Pastophoroi noch nicht zu dem gebildeten Priesterstande gezählt werden können, mußte das wesentlichste Hindernis für die Medizinische Cultur in Ägypten seyn. Ihrer Bestimmung gemäß mußten diese letztern den Kranken ohnentgeldlich Hülfe leisten, übrigens der <u>vorgeschriebenen Heilungsart</u> so genau folgen und nachleben, daß sie davon nicht anders, als mit Verlust ihres Lebens abweichen konnten.

Vor dem 4ten Tage durften sie, wie Aristoteles[o] erzählt, in hitzigen Krankheiten nichts auf eigene Gefahr vornehmen. Auch war es den Pastophoroi untersagt, die Veränderungen und den Ausgang in Krankheiten voraus zu bestimmen, denn dies war ein Eingriff in die Kenntnisse des ersten Priesterstandes, der Propheten, die sich nur allein damit zu beschäftigen berechtiget und authorisiert waren.

Nach den Zeugnissen einiger bewährter Schriftsteller, z.B. des [attischen Rhethoriklehrers] Isokrates [436/35 – 338 v. Chr.] (15) und [des Geschichtschreibers] Herodot [ca 490/485 – 430/425 v. Chr.] (16), waren die Ägypter überhaupt ein gesundes Volk, welches ein hohes Alter erreichte, wovon man die Ursache vorzüglich der beständigen allda herrschenden Witterung zuschreibt. Um so leichter war es also für die damaligen Ärzte, ihre Kunst bey so vielen Vortheilen der Natur auszuüben. Ob nun schon die Arzneykunst bey den Ägyptern unter die heiligen Wissenschaften gerechnet wurde, folglich die Priester allein selbe auszuüben befugt gewesen sind, so kann man doch nicht leugnen, daß auch unter dem gemeinen Volke eine Medicina vulgo, oder sogenannte exoterische Arzneykunst im Umlaufe war, wiewohl selbe mehr in einer Verwahrung, als in Heilung der bereits eingerissenen Krankheiten bestand, nebst dem daß das Volk selbe auch niemals bey andern, des

---

[m] Diodor[us Siculus Bibliotheca Hist. Ed. L. Rhodoman.] Lib. III. c.3. p.146 [Oldfather 1967 Vol. II, 95]

[n] Schmid [Diss.] de Sacerdot[ibus] et sacrific[iis] Aegyp[tiorum Tübingen 1768]. p.72

[o] Aristot[eles] Polit[eia] Lib. III. p. 89 [Leveling zitiert hier ganz offensichtlich nach der auch von Sprengel benützten Baseler Ausgabe von 1531. T. II; vgl. Sprengel 1792, I, 57; Aristoteles benützte diesen ägyptischen Brauch im Kapitel 15 als Beispiel in dem bekannten Streit um die Frage, ob es besser sei, von dem besten Mann oder von den besten Gesetzen regiert zu werden.]

Gewinstes wegen, sondern bloß allein unter sich selbst, das heißt, unter ihren Familien in Ausübung bringen durfte.[p]

Um nun über den Zustand der ägyptischen Arzneykunst in den ältesten Zeiten ein richtiges Urtheil zu fällen, muß man mit den meisten ältesten Schriftstellern, besonders mit Herman Conring[q] annehmen, daß die Arzneykunst bey den Ägyptern besonders zuerst durch eine Menge verwerflicher magischer und astrologischer Lehrsätze verunstaltet wurde. Denn man hatte zu dieser Zeit eine eigene Medicinam magicam und Daemonicam, die unter die Geheimnisse der ägyptischen Priester gehörte, so wie damals auch schon der erste Grund zu einer bey den nachfolgenden Ärzten sogenannten Iatromathematischen Sekte gelegt wurde. Dies war eigentlich der Standpunkt der Ägyptischen Medizin, ehe sie noch von der griechischen Arzneykunst verdrängt wurde, wozu Alexander der Große durch die Eroberung Ägyptens das meiste beytrug. Denn da Alexander das nach ihm genannte Alexandrien [331 v. Chr.] erbaute, und diese Stadt sich kurz darauf unter den Ptolemäischen Königen zu einem Hauptsitze der Wissenschaften emporschwang, so verlor die ägyptische Arzneykunst, die bereits schon zuvor durch den feindlichen Einbruch des Cambyses [d.h. der Perser 527 v. Chr.] sehr viel gelitten hatte, ihr ehemaliges Ansehen dergestalt, daß sie durch die griechische Arzneykunst bald ganz in Vergessenheit gekommen ist.

Da die Priester in der Diät mit einem guten Beyspiele dem ägyptischen Volke vorgehen mußten, indem sie nur solche Vegetabilien und Fleischspeisen, die opferfähig waren, genießen durften und nach den Zeugnissen Herodots (17) und Plutarchs (18) nicht nur besonders die Fische, sondern unter den Vegetabilien vorzüglich die Hülsenfrüchte und die Zwiebeln verboten waren, so wie auch erst nach den Zeiten des Psammitichus der Gebrauch des griechischen Weines in Ägypten eingeführt wurde, so läßt sich nicht leugnen, daß diese strenge Beobachtung der ägyptischen Priester in der Diät, wie wohl nicht unter dieser Einschränkung unter dem Volke, indessen doch immer so befolgt wurde, daß der Genuß aller Nahrungsmittel gewissen strengen Gesetzen unterworfen blieb, wovon die meisten auf die Erhaltung der Gesundheit abzweckten. Selbst den Königen wurde erst nach den Zeiten des Psammitichus der Gebrauch des Weines, und zwar nur ein gewisses Maaß desselben gestattet, und zwar aus dem Grunde, wie Plutarch de Iside und Osiride berichtet, quoniam Reges simul essent Sacerdotes. (19)

Ob ihre Arzneymittel so einfach waren, wie sie von einigen Schriftstellern, besonders von Isocrates ausgegeben worden sind,[r] ist noch zweifelhaft, im Gegentheil sollen sich die Ägypter für jede Krankheit einen besonderen Arzt gehalten haben, z.B. für die Augenkrankheiten, Zahn, und Magenbeschwerden. (20)

---

[p] S. Schulz. Historia medica [Leipzig 1728] p. 48
[q] S. Hermanni Congrii Medicina hermetica [Helmstedt 1669. S. 69–70]
[r] Isocrat[es] encom[ium] Busirid[is] p. 398 /ed. Auger. Paris. 1782

Ebenso unausgemacht bleibt es, ob bey den Ägyptern ebenfalls der bey den Babyloniern und den ältesten Griechen[s] übliche Gebrauch, die gefährlichen Kranken an den Heerstraßen auszusetzen, damit die Vorübergehenden ihren guten Rath ertheilen möchten, gewöhnlich war, weil außer [bei dem griechischen Geo- und Historiographen] Strabo [ca 63 v. – 19 n. Chr.] (21) sonst bey keinem einzigen Schriftsteller Meldung davon geschieht. Sicher ist es aber, daß sie sich der sogenannten Incubation zum Behufe ihrer Kranken bedienten, und selbe bald in die Tempel der Isis, des Serapis, und Asclepius gebracht haben, wo ihnen dann diese Götter entweder selbst durch Träume, oder durch die Priester einige Genußmittel anzeigten: Wenn dieses Mittel nicht anschlug, so waren nach den Begriffen der Ägypter die Krankheiten durch den Zorn der Götter hervorgebracht, und hier war alsdann gewöhnlich kein anderer Rath, als sich durch Opfer, welche die Mittelspersonen der Gottheit, nämlich die Priester in Empfang genommen hatten, mit der erzürnten Gottheit vorher zu versöhnen.

Die da vorgeben, daß die alten Ägyptier Kenntnisse in der Anatomie wirklich besaßen, und selbst menschliche Leichen sollen zergliedert haben, können keinen einzigen historischen Beweis dafür angeben, denn ob man gleich jenen Priestern, die sich mit der Einbalsamierung der Körper beschäftigten, die oberflächige Kenntnis von der Lage einiger innern Haupttheile des Körpers, z.B. des Gehirns, des Herzens, des Magens, u.s.w. nicht absprechen kann, so dient dies doch keineswegs zu einem Belege für anatomische Kenntnisse, denn aus einem ähnlichen Grunde müßte man selbe allen jenen, welche die Opfer schlachteten, so wie auch überhaupt allen Metzgern einräumen. Im Gegentheile haben wir historische Zeugnisse, welche die Unwissenheit der ägyptischen Priester in den ersten Principien der Zergliederungskunst zur genüge beweisen. So glaubte man z.B. allgemein, daß das Herz jährlich um zwei Quentchen an Gewicht bis zum fünfzigsten Jahre zunehme, nach dem aber eben so viel wieder an Gewicht verliere, und suchte darin die natürliche Ursache des Todes. Ferners von dem kleinen Finger der linken Hand gehe bis zum Herzen ein Nerve oder eine Sehne, daher tauchte man auch diesen Finger in die Opfertränke.[t]

Stärkere Gründe für die gänzliche Vernachlässigung der Anatomie bey den Ägyptern gibt es doch wohl nicht. Was von der Zergliederungskunst gemeldet worden ist, das gilt auch von der den ältesten Ägyptern beygelegten Alchemie: nur in der metallurgischen Chemie und zwar besonders in der metallischen Enkaustik (22) hatten sie ansehnliche Kenntnisse. Auch haben wir mehrere Nachrichten, daß zu Theben besondere officinae aeris et auri [Erz- und Goldwerkstätten] errichtet

---

[s] [Carl Friedrich] Hundertmark [1715 – 1762] Diss. de aegotorum apud veteres in vias publicas et templa expositione. [Ed. 2. Lipsiae 1749. – zunächst erschienen unter dem Titel Disputatio de Incrementis artis medicae, per expositionem aegrotorum apud veteres in vias publicas et templa. Lipsiae 1739.]

[t] Plinius. Lib. IX. C. 37 [C. 51, bei Külb 1098; offensichtlich ein Zitierfehler, da Plinius an der betreffenden Stelle über Schnecken spricht]. Censorin. de die natal[i Vom Geburtstag] c. 17 [Censorinus – Grammatiker im 3. Jh. v. Chr.]

waren,[u] daß sie aber, wie Olaus Borrichius[w] behauptet, auch sogar in der pharmaceutischen Chemie Kenntnisse besassen, und daß sogar die chemia transmutatoria zu den Entdeckungen des Hermes gehörte, ist zur Zeit auch nicht erwiesen und sogar von andern Schriftstellern hinlänglich widerlegt worden.[x]

Was die praktische Arzneykunst der Ägypter betrifft, so sind der Beobachtungen wenige, die unserem Zeitalter durch Schriften mitgetheilt worden sind. Einge der Mittel findet man ihrer Wirksamkeit wegen in denselben angepriesen. Dahin gehört vorzüglich die Meerzwiebel, /Typhons Auge im symbolischen Dialekt/ welche in der Gegend von Pelusium sehr häufig gegen die dort allgemein herrschenden Wassersuchten gebraucht und daher auch in einem eigenen Tempel unter dem Namen κρομνον verehrt wurde. So bediente man sich auch häufig eines Aufgußes von Frauenhaar gegen die Bräune, und des Adlersteins, einer Art Eisenochers gegen Wasser- und Windsuchten.

Übrigens war es bey den Ägyptern eine allgemein eingeführte Sitte, da sie unter den materiellen Ursachen der Krankheiten den Überfluß der Speisen für eine der wichtigsten hielten, wenigstens ihren Körper monatlich drei Tage lang, und zwar durch Brechmittel, Abführungen und Klystiere zu reinigen. Sie bedienten sich hierzu gewöhnlich solcher Mittel, die bey den Griechen unter dem Namen des Syrmaismus (23) bekannt geworden sind, wodurch man nämlich nach ihrer Art sich auszudrücken, den obern und untern Bauch miteinander zugleich reinigen konnte.

Zu den vorzüglichsten Künsten der Ägypter, welche einige, wiewohl mit unrecht zu einem Beweis ihrer anatomischen Fertigkeit aufstellen wollen, wurde endlich auch das Einbalsamieren der menschlichen Körper gerechnet. (24) Wenn man indessen nach dem Berichte Herodots (25) und Diodors (26) die sonderbare Manipulation, welche dabey statt hatte, genauer prüft, so findet man darin wahrlich keinen Grund, daraus hohe Begriffe für ihre anatomischen Kenntnisse zu hegen:

Die Ägypter hatten dreyerley Arten, deren man sich zum Einbalsamieren bediente, und die wegen ihrer Kostspieligkeit daher den Vermögensumständen des verblichenen angemessen waren: die erste Art, welche ein Talent Silber kostete, bestand in folgendem:

Man zog zuerst das Gehirn mit einem krummen Eisen durch die Nase heraus, schüttete alsdann die Gewürze und Spezereien φαρμακα hinein, öffnete den Leib mit einem scharfen äthiopischen Steine, nahm die Eingeweide heraus, reinigte den Unterleib, wusch ihn mit Palmwein aus, und goß mit Wasser abgeriebene Spezereyen hinein, füllte ihn mit Myrrhen, Kasia [Kassie – Zimtsorte minderer Qualität] und anderen Gewürzen, Weihrauch ausgenommen, und nähte ihn zu. Dann wusch man ihn mit festem Laugensalze, und ließ ihn siebenzig Tage liegen, länger aber nicht. Man wusch ihn nach dieser Zeit wieder, beschmierte ihn über und über mit Gummi, dessen sich die Ägypter statt des Leims bedienten, und wickelte ihn in

---

[u] Diodor. Biblioth. Hist. Lib. I.

[w] Olaus Borrich[ius] Diss. de ortu et progressu chemiae. [Kopenhagen 1668] De Sapentia Hermetis, Aegyptiorum et chemicorum. [ibid. 1674].

[x] Schulz[ii] Historia Medicinae. [Leipzig 1728; Cap. IV, § 9, pag. 45]

Leinwand. Die Freunde des Verstorbenen nahmen alsdann den Körper an sich, machten nach seinem Leichnam eine hölzerne Schaale, schlossen ihn hinein, und setzten ihn so in den Katakomben bei.

Die zweyte Art bestand darin, daß man vermittelst einer Röhre flüssiges Cedernharz in den Leib spritzte, ohne ihn aufzuschneiden. Dann wurde der Leib siebenzig Tage lang eingesalzen, darauf zog man das Cedernharz heraus, dem die Eingeweide, weil das Laugensalz selbe auflöst, zugleich auch nachfolgten, folglich nichts als Haut und Knochen übrig blieb.

Die dritte und einfachste Art, womit sich die ärmere Klasse begnügte, bestand bloß in der Reinigung des Leibes, der ebenfalls siebenzig Tage lang mit Laugensalz eingemacht wurde. Frauenzimmer von Stande und schöner Bildung wurden erst nach 4 Tagen, und zwar um sie vor den geilen Angriffen der Pastophoren zu bewahren, zur Einbalsamierung hergegeben.

Diodor behauptet auch noch, daß die Ägypter die Kunst besessen haben, in den Leichnamen die im Leben gehabte natürliche Gestalt bey zu behalten. (27)

Aus dieser gedrängten Übersicht des Zustandes der Arzneykunst bey den ältesten Ägyptern, läßt sich nun die Schlußfolge ziehen, daß zwar in diesem Lande die Arzneykunst zuerst bearbeitet wurde, allein die Fortschritte in dieser Kunst müssen immer noch in Hinsicht einer wissenschaftlichen Bearbeitung als unbedeutend angesehen werden. Die Ursachen liegen größtentheils in der politischen Verfassung der Ägypter selbst, indem das meiste sich auf die Kunst der Propheten zu wahrsagen, und was die geringen Kenntnisse in der Arzneykunst selbst betrifft, auf das drückende Monopol der Ägyptischen Priester, bey dem im höchsten Grade des Aberglaubens aber versunkenen und darin nicht ohne Absicht erhaltenem Volke, auf die blinde Befolgung der einmal eingeführten Regeln und Gebraeuche bezogen hat. Unter solchen Umstaenden konnte also die Ägyptische Arzneykunst sich nur zu einem geringen Grade der Ausbildung emporheben.

Dritter Abschnitt.

Israelitische Arzneykunst

Der Zustand der Arzneykunst unter dem Israelitischen Volke führt den Geschichtsforscher zu der Gewahrnehmung, welchen Einfluß die frühen Wanderungen dieses Volkes nach dem benachbarten Ägypten auf ihre Sitten, Meinungen und Gebräuche überhaupt sowohl, als auch selbst auf die Ausübung der Medizin gehabt haben. Denn nicht nur Abraham, der Stammvater des Israelitischen Volkes mit seinen Nachkommen, wanderte schon frühzeitig nach Ägypten, sondern auch Jakob mit seiner Nachkommenschaft schlug beynahe vier hundert Jahre seinen Aufenthalt allda auf.

Doch zeichneten sich Abrahams Vorfahren, die im Lande Sinar /dem itzigen Irak-Arabi zwischen dem persischen Meerbusen und den Flüssen Euphrat und Tigris/ gelebt hatten, dadurch von den Ägyptern wesentlich aus, daß sie nur einem einzigen unsichtbaren Gotte, den sie Jehovah nannten, huldigten, welchem Gebrauche auch Abrahams Familie besonders folgte: So wie alle Streitigkeiten mit den nomadischen Nachbarn und alle Unglücksfälle als unmittelbare Schickungen dieses Jehovah angesehen wurden, eben so verhielt es sich auch mit den Krankheiten. Wiewohl sie darin von andern Völkern abwichen, daß sie ihren Gott unter keinem sinnlichem Bilde verehrten, so war doch bey ihnen auch die Sitte anzunehmen, daß man bey herrschenden Krankheiten diesem Gotte Dank- oder Versöhnungsopfer brachte. Von der gütigen oder ungünstigen Aufnahme dieser Opfer hing es übrigens nach Moses Zeugnisse ab,[a] ob Krankheiten andauerten, oder ob sie geheilt wurden.

Die Arzneykunst des Israelitischen Volkes kann eigentlich erst nach einer Epoche von 430 Jahren, während deren die Nachkommen Jakobs unter dem Drucke der Pharaonen in Ägypten lebten, einer historischen Aufmerksamkeit mit Recht gewürdigt werden, als Moses, der Befreyer des Israelitischen Volkes nach einer vierzigjährigen Wanderung mit seinem Volke durch die arabischen Wüsten selbes an die Grenze des ihren Vorfahren verheißenen Landes führte.

Moses, der nach dem Zeugnisse mehrerer Schriftsteller[b] längere Zeit der Erziehung und dem Unterricht der ägyptischen Priester, den größten Theil seiner Wissenschaften verdankte, und selbst späterhin die in seinen Büchern hinterlassenen

---

[a] [1] Moses XX. B. 17.18 [Genesis 20, 17.18]
[b] Clemens Alexandrinus [christl. Gelehrter, 2. Jh. n. Chr.] [Stromata, Ed. Sylburg, Köln 1688] Lib. I. p.348; Philo Judäus [Ph. v. Alexandria, jüd. Philosoph, ca 25/10 v. Chr. – 40 n. Chr.] de Vita Mosis. Lib. I. p.84

Gesetze nach jenen der Ägyptischen Verfassung modelte, sorgte nach dem Bey- spiele mehrerer Völker dieser Zeit auch dafür, daß er dem ersten Stande seines Vol- kes, nämlich dem Priesterstande, die unter dem Namen der Leviten vorkommen, die Rechte der Regierung sowohl, als auch die Heilung der Krankheiten baldigst einräumte. Und so geschah es also, daß unter diesem Volke ebenso wie bey anderen die Kenntnisse und die Ausübung der Arzneykunst zu den ausschließlichen Vor- rechten des Priesterthums gezählt worden ist.

Moses war der erste Vorgänger und allgemeine Lehrer seines Volkes, besonders in der Naturlehre und der Arzneykunst: Dies beweisen nicht nur mehrere Stellen aus seiner Geschichte, sondern auch seine Gesetzgebung bestätigt dieses zur Genü- ge. In der natürlichen Magie hatte er für sein Zeitalter eine bewunderungswürdige Stunde: Er verbrannte z.B. die von Aharon auf dem Zuge durch die Wüste verfer- tigte, und vom Volke angebetete goldene Bildsäule zu Pulver, und theilte einst einer bittern Quelle durch ein hineingeworfenes Holz einen süßen Geschmack mit. (1)

In seiner Gesetzgebung finden wir eine Sammlung diätetischer Vorschriften und selbst schon eine Anweisung zur Heilung mancher Krankheiten, z.B. des bey den Israeliten gewöhnlichen, und bey ihnen für eine Strafe Gottes gehaltenen weißen Aussatzes /Lepra/. Man findet in den Mosaischen Schriften schon angegebene Un- terscheidungskennzeichen des Vormaals des Aussatzes vom verdächtigen Flecke, Beurtheilungen des hiezu sich gesellenden Grindes, und der ausbrechenden Flech- te samt der bestimmten Vorhersagung des alsdann wahrscheinlichen Ausganges dieser Krankheit. Er bemerkt ferners die öfters eintretende Verbindung des einge- wurzelten weißen Aussatzes mit den geschwürigen, und führt manche andere die- ser Krankheit eigene Phänomene an. (2)

Jehovah galt überhaupt als das unsichtbare Wesen, durch welches alle Krankhei- ten, als unvermeidliche Verhängnisse desselben, entstanden. Sie dienten als so viele Strafen für die Übertritte des Mosaischen Gesetzes. In diese Strafe des Aussatzes fiel z.B. Mirjam (3), die gegen Moses gemurrt hatte, und aus einem ähnlichen Grunde raffte nach der Erzählung Moses eine andere bösartige Krankheit unter dem Volke eine Anzahl von 14,700 Menschen hinweg, welche bloß Aharon, der ho- he Priester, durch Rauchwerke und Opfer zu Jehovah zum Stillstand brachte. (4) Doch wurden auch durch die Leviten bey einem entstandenen Aussatze für Abson- derung der Kranken und Reinigung der Körper gewöhnlich in medizinischer Hin- sicht, um der Entstehung und Verbreitung Einhalt zu tun, gesorgt. (5) Die Unwis- senheit des Israelitischen Volkes in allem, was zur wissenschaftlichen Cultur ge- hört, erhielt sich sogar noch dazumal, als sie das Land Kanaan erobert, und nach ihrem verlassenen Nomadenleben einen eigenen Staat gebildet hatten. Denn man findet in dieser Epoche sowohl als selbst in einer spätern die Ausübung der Arznei- kunst noch immer ausschließlich in den Händen der Priester und Propheten. Trotz der glücklichsten und klügsten Umänderung der Regierungsform, die dem Israeli- tischen Staate unter dem weisen Salomo zu theil geworden, findet man doch in der Geschichte dieses Volkes keinen einzigen geltenden Beweis für das allmähliche Fortrücken in der wissenschaftlichen Ausbildung und eben so wenig hat man Spu- ren ihrer größern Fortschritte in der Arzneykunst.

Die aussätzigen Feigwarzen, womit zu Samuels Zeiten die Philister, welche die Bundeslade des Israelitischen Gottes zur Beute gemacht hatten, behaftet waren, sollen ebenfalls als eine Strafe für dieses Verbrechen, der sie nur durch goldene dem Jehovah geweihte Modelle dieser Feigwarzen gehoben wurden, angesehen worden seyn. (6)

Dahin gehört auch die in der Israelitischen Geschichte angeführte Melancholie des Königs Saulus, die ein von Jehovah gesandter böser Geist veranlaßte, welchen David durch sein Saitenspiel vertrieb. (7) Überhaupt gehörte bey den Juden die Musik zu den vornehmsten Mitteln, den Wahnsinn zu vertreiben. Auch die Geschichte Davids, der sein Volk zählte, und der diesen Vorwitz durch einen Verlust von 70,000 Menschen, welche der Todesengel erschlug, büßen mußte, (8) mag zu einem auffallenden Beweise dienen, aus welchem Gesichtspunkte das Israelitische, im Aberglauben versunkene Volk damals den Geist und die Ursachen herrschender Volkskrankheiten beurtheilt hat, und wie wenig es zugleich geneigt war, mit der Aufsuchung physischer Ursachen solcher ähnlicher Übel sich zu beschäftigen. Aus dem nämlichen Grunde läßt sich zugleich folgern, wie unbekannt sie mit denen dagegen gerichteten Heilmitteln gewesen sind.

Der Anfang einer höheren Ausbildung des Israelitischen Volkes schreibt sich erst von der Regierung der Könige David und Salomo her, allein sie war von keiner langen Dauer, indem bey der bald darauf erfolgten Trennung des Reiches und der Beherrschung unwürdiger Regenten der vorige Zustand der Roheit bey diesem Volke wieder eingetreten ist.

Ohnerachtet David besonders als Meister in der lyrischen Dichtkunst bey seinen Zeitgenossen galt, so meldet die Geschichte von ihm doch auch, daß er mehrere Krankheiten durch natürliche Mittel gehoben habe: Sein weiser Sohn und Thronfolger Salomo übertraf seinen Vater hierin noch mehr. Der Tradition zufolge soll Salomo ein eigenes Buch über Krankheiten hinterlassen haben. Juda Ezechias (9) soll es sogar darum vernichtet haben, damit die Leviten dadurch nicht um ihre Kunst und die damit verbundenen Vortheile, Krankheiten durch Sühnopfer zu heilen, zu ihrem Nachtheile gebracht würden. (10) Eben so werden von Salomo seine naturhistorischen Kenntnisse, des Pflanzenreiches von der Ceder bis zu den Moosen und Flechten, welche die Felsenwand bekleiden, des gleichen auch des Thierreiches angerühmt. (11)

Das Austreiben der bösen Dämonen, welche nach den damaligen Begriffen der Israeliten , die meisten Krankheiten hervorbrachten, war zu dieser Zeit ebenfalls einer der vorzüglichsten Zweige der auszuübenden Arzneykunst. Josephus[c] erzählt ein Beyspiel einer solchen in Gegenwart des Kaisers Vespasian von dem Propheten Eliazar an einem Besessenen angestellte Kur, wovon das wichtigste in einer von Salomo gegen dämonische Krankheiten angepriesenen und dem Kranken in

---

[c] Josephus [Flavius, jüd. Geschichtsschreiber, 37 – nach 100 n. Chr.] antiquitates Jud. [Jüdische Altertumskunde] Lib. VIII. c. 2. p. 419 [zitiert n. der 1726 in Amsterdam von Havercamp besorgten kommentierten Ausgabe]

die Nase gesteckten Wurzel bestand – unter Herbittung der gewöhnlichen Zauberformeln, welche diesem Mittel den Nachdruck verschaffen mußten.

Verfolgen wir nun die Geschichte des Israelitischen Volkes bis zu einem Zeitpunkte weiter, wo unter Salomos Nachfolgern das Verderben dieses Volkes, die Leviten nicht ausgenommen, allgemein geworden ist, so fällt uns ein anderes wichtiges Ereignis auf, nämlich die plötzliche Erscheinung der Propheten, welche die Gottheit zu dem doppelten Endzwecke erweckte, um das Volke zu seinen Pflichten zurück zuführen und zur Beobachtung des Gesetzes zu ermahnen. Diesen Propheten war nun statt der ehemaligen Leviten auch die Ausübung der Arzneykunst übertragen. In Ihrer Macht stand es eben so gut, durch Jehovahs Einfluß Krankheiten zu erregen, als selbe zu heilen. Sie wurden allgemein für die Boten Gottes gehalten. Hierzu nur einige Beyspiele, welche uns die Geschichte aufbewahrt hat:

König Jerobeam (12) wurde für ein sträfliches Vorgehen gegen einen solchen geheiligten Gottes Stellvertreter mit der Abdorrung seiner Hand bestraft. Der Prophet heilte sie wieder durch seine Vorbitte zu Jehovah. (13) Ähnliche prophetische Kuren verrichtete Eliah, der Thisbite (14), in dem er einen Scheintodten, den Sohn einer Witwe zu Zarpath wieder erweckte, (15) und sich mit Prognosen einer Krankheit der Eingeweide an dem König Joram und an dem Ahasja beschäftigte. (16) Ähnlicher Kuren des Scheintodes wegen war Elisah von Gilgal berühmt. (17) Er vertrieb dem syrischen Feldherrn Naeman den Aussatz durch das Baden im Flusse Jordan, (18) und Jesajah, der Prophet heilte den König Hiskiah von einer Drüsenkrankheit durch aufgelegte Feigen. (19)

<u>König Assa</u> aber, der an einer gichtischen Krankheit darnieder liegend des Rathes der Propheten sich entschlug, und den gewöhnlichen Ärzten, den Leviten sich anvertraute, starb nach einem zweijährigen Krankenlager – und die Geschichte setzt hinzu, <u>weil er den Herrn</u>, das heißt vielmehr, <u>die Propheten nicht</u> gesucht habe. (20)

Man sieht aus diesen Beyspielen hinlänglich, wie unumschränkt das medizinische Zutrauen der damaligen Propheten nicht nur müsse gewesen seyn, sondern es dient zugleich auch zum Beweise, wie äußerst beschränkt der wissenschaftliche Zustand, besonders was den Medizinischen betrifft, bey dem Israelitischen Volke von jeher geblieben ist.

So war nun die Arzneykunst der Israeliten vor dem Babylonischen Exil, nämlich so lange sie noch ein ständiges und mit keinen fremden Nationen vermischtes Volke ausmachten, beschaffen. Seit dem sie aber unter Salmanassar [IV.], dem Assyrischen Könige [727 – 722 v. Chr.], in die Städte Mediens nach Gelach und Thabor am Flusse Gosan /Khurdistan, Schirwan und Aderbidschan/, wohin die zehn Stämme Israels geführt wurden, auswanderten, (21) sowie der Stamm Juda unter dem Zedekiah (22) vom Babylonischen König Nebukad-Nezar [602 – 562 v. Chr.] nach Babylon versetzt wurde, (23) legten dieselben auch viele ihrer ehemahligen angenommenen Sitten ab. Denn nebst dem, daß die geistige Verehrung Gottes ihr vorzüglichstes Gesetz blieb, und folglich die religiöse Verfassung der Israeliten unter diesen fremden Völkern eine veränderte Gestalt erhielt, entstand bey ihnen zugleich eine Art heiliger Orden, dem die Ausübung der Arzneykunst und das zu leistende Beyspiel einer strengen Enthaltsamkeit mit zur Obliegenheit wurde, wie man z.B. die unter dem Namen der Separatisten vorkommenden Rechabiter (24) am ersten hieher rechnen kann: Das wesentlichste ihrer Heilart bezog sich aber ebenfalls größtentheils auf Überredung des Volkes durch Worte, und Ermahnung zu einem von allem Widerspruche fernen Glauben.

4ter Abschnitt

Indische Arzneykunst

Die Geschichte der ersten Cultur des Indischen Volkes beruht auf den Nachrichten, welche wir hierüber in den hinterlassenen heiligen Büchern der Hindu's antreffen: Wenn wir dem Zeugnisse einiger Schriftsteller Glauben beymessen wollen, daß schon 3100 Jahre vor unserer Zeitrechnung in Indien die Aequationen des Mondes berechnet, und genaue astronomische Berechnungen angestellt worden sind, so setzt dies, so wie die Denkmäler der Kunst, die man zu Goa, Kanoqe und in den Ruinen von Palibothra (1) gefunden hat, welche so alt wie die ägyptischen Monumente sind, einen gewiß nicht unbedeutenden Grad von wissenschaftlicher Cultur bey dem Indischen Volke zum voraus, welchen man selbem nicht absprechen kann.

So wenig historischen Glauben auch die von den Brahmanen zum alterthümlichen Beweise des Indischen Volkes aufgestellte, und ins unendliche sich verlierende Chronologie einmal verdient, so ist es doch außer allen Zweifel gesetzt, daß schon viele Jahrhunderte vor den Griechen an den Ufern des Ganges, wie dies die uralten Traditionen eben dieser Brahmanen beweisen, rohe philosophische Begriffe bey den Indern im Umlaufe gewesen sind, welche in die ungleich späteren Schulen Griechenlands, besonders in die alexandrinische sogar aufgenommen wurden, und trotz der Verwandlung und den Zusätzen, die man allda mit ihnen vornahm, doch nur zu deutlich eine frühere Entlehnung von den Indern zu erkennen geben.

Wie bey andern ältesten Völkern, eben so hatte bey den Hindu's schon in den frühesten Zeiten die Abtheilung in mehrere Stämme statt. Der erste und vorzüglichste Stamm, der im größten Ansehen stand, war jener der Brahmanen, der Gelehrten und zugleich der Ärzte dieses Landes. Sie zeichneten sich nach Strabo's Bericht[a] durch strenge Enthaltsamkeit, und durch spekulative Beschäftigung vor andern Ständen ihrer Mitbewohner aus. Zur eigentlichen philosophischen Sekte gehörten aber die Germaner, nach andern Samanäer genannt, die mit den heutigen Schamanen in Tibet, und auf der malebarischen Küste übereinkommen. (2)

Dieser letztere Stamm zerfällt wieder in zwei besondere Klassen, nämlich in die sogenannten Hylobier, und die eigentlichen Ärzte. Die ersten hielten sich in Wäldern auf, die Ärzte aber wandelten mit dem Volke, und übten ihre Heilkunst mehr durch diätetische Vorschriften, als durch eigentliche Arzneyen aus. Auf den innern

---

[a] Strabo [Geographia] Lib. XV. p.1039 [Zit. n. Ed. Isaak Casaubonus et Wilhelm Xylander, Arrebat. 1587; vgl. Jones Vol. VII, 99 – 103.]

Gebrauch von Arzneyen hielten die Ärzte Indiens nicht viel, theils weil sie selbe nicht genau genug kannten, theils weil sie ihnen zu gefährlich schienen; wohl aber bediente man sich fleißig der Salben und Umschläge, auch die Zauber- und Wahrsagerkunst wurde den medizinischen Kenntnissen beygezählt.

Die Sorge für die Kranken stand in den Städten unter obrigkeitlicher Aufsicht, und hatte, so wie die Beerdigung der Leichen, ihre eigenen Vorsteher, denen die eigentlich ausübenden Ärzte, die Samanäer untergeordnet waren. Entdeckte Gifte durften von denselben nicht eher bekannt gemacht werden, als bis das Gegengift erfunden wurde: Im entgegensetzten Falle wurde der Entdecker mit dem Tode bestraft. Man sieht daraus wenigstens, daß in den frühesten Zeiten der Hindus schon eine gesetzliche und selbst auf Heilanstalten sich beziehende Verfassung unter ihre wichtigsten Anstalten gehörte.

Die Brahmanische indische Götterlehre gibt uns Aufschluß über die Begriffe dieses Volkes von der Gottheit nicht nur, welche sie in drey Wesen, nämlich Erde, Wasser, und Feuer suchten, aus welcher endlich alle Geister und Dämonen/Dewta/ ausgeflossen sind, sondern sie zeigt uns zugleich auch an, welche Vorstellungen sie vom menschlichen lebenden Körper hatten. Der Geist dieses letzteren war ihrer Meinung nach aus der Quelle alles guten, der Körper aber aus dem Onderah, wo die bösen Geister hausen, ausgeflossen, und der Geist gleichsam zur Strafe in denselben verbannt worden.

Diesen Begriffen gemäß mußte auch die Abtötung des Körpers, um ihm allen Einfluß auf den Geist dadurch zu benehmen, zu den vorzüglichsten verdienstlichen Werken gehören, und aus eben diesem Grunde wurden auch die meisten Ursachen der Krankheiten bey dem Indischen Volke bösen Dämonen zugeschrieben, welche bloß durch Läuterungen, Reinigungen und Zauberworte abgewendet werden könnten.[b]

Die medizinischen Kenntnisse der Brahmanen bestehen eigentlich nur in der Ausübung einiger handwerksmäßigen Vortheile, die sich ohne weitere Vervollkommnung von den Vätern auf die Kinder fortpflanzen. Mit der Anatomie geben sie sich gar nicht ab, jedoch halten sich die Brahmanen in der Heilung aller Krankheiten besonders an gewisse alte in Versen geschriebene Bücher, welche in Sammlungen von Rezepten bestehen, und mit dem Namen Wagadasastir belegt werden.

Bey den meisten Mitteln macht der Zauber den wesentlichsten Bestandtheil aus. Wie sehr ihre Heilkunst dem Aberglauben untergeordnet sey, beweisen manche ihrer Heilmethoden, z.B. die Vorhersagung der Folgen des Schlangenbisses, wo nach der Angabe der Hindus von dem Schwimmen oder Untergehen des Öls, welches man in ein Gefäß mit Urin des Kranken geträpfelt hat, Tod oder Leben abhängt; ferners die noch gewöhnliche Weissagung des Ausganges der Krankheiten aus den Gestirnen, und dem Fluge der Vögel, u.s.w.[c]

---

[b] Abhandlung über die Geschichte Asiens. B.III. S.251. Hindu's Gesetzbuch [von Hüttner] K.I-II. 213.

[c] Schulze. Historia Medicinae [Leipzig 1728] p.56

Auf der Küste von Koromandel solle es acht Arten von Ärzten geben, die alle Ihre besondere Beschäftigungen haben: Einige behandeln Kinderkrankheiten, und der Patron dieser Ärzte ist der <u>Wind</u>, andere beschäftigen sich bloß mit der Heilung der Schlangenbisse, und wählen sich zum Schutzgott die <u>Luft</u>. Die Vertreibung der Dämonen mittelst des feurigen Windes ist wieder ein besonderer Gegenstand eigener Ärzte daselbst.

Ganz eigene Ideen haben die Indier in ihrer Krankheitslehre. Alle Hautkrankheiten entstehen ihrer Behauptung nach von Würmern, an allen übrigen aber sind entweder die Winde, der Schwindel, oder unreine Säfte schuld. Der menschliche Körper, sagen sie, besteht aus hundert tausend Theilen, worunter 17000 Adern sind. In denselben wehen zehn Arten von Winden, deren jeder sieben besondere Gänge hat. Durch die unordentliche Richtung dieser Winde werden Krankheiten erzeugt, und, da die Hauptquelle der Winde die äußere Luft ist, die durch das Athmen in die Lungen dringt, so besteht das beste Praeservativ gegen alle Krankheiten in der Kunst, nicht zu häufig Athem zu holen. Einige Gentoo's (3) zählen 4448 Krankheitsarten.

Den wesentlichsten Theil der indischen Medizin macht aber die Diät aus. Ein großer Theil der Hindu's lebt auch in gesunden Tagen von bloßer Pflanzenkost. Die ältere Geschichte dieses Volkes bezeugt von den Indiern, daß sie ehmals ein sehr hohes Alter erreicht haben. Durch ihr diätetisches Verhalten entgehen sie besonders dem bey ihnen so häufig herrschenden und gefährlichen Sumpffieber. Sie zeichnen sich ferners zu ihrem Vortheile durch übertriebene Reinlichkeit und häufige Anwendung warmer Bäder aus, dessen Heilkräfte sie durch fleißiges Frottieren und mancherley Manipulationen, welche sie mit ihrem Körper vornehmen lassen, noch mehr befördern, – lauter Umstände, die nicht anders als vortheilhaft auf die Erhaltung der Gesundheit einwirken können.

Die Brahmanen sollen die Kräfte der Pflanzen sehr gut kennen, und manche Mittel wenden sie in der That mit großem Nutzen an. Gegen die Würmer bedienen sie sich des Kalchwassers (4) und des Dolichos pruriens (5). Aus dem Euphorbiensafte (6) mit Maismehl werden Pillen gemacht, die in sehr vielen Krankheiten, so wie die Kuhfladen, gebraucht werden. Gegen die Cholera (7) wendet man den Reis, und gegen die Beriberi (8) die Erdbäder an. Vom Aderlassen sind Sie gar keine Freunde, und die Erfahrung bestätigt den üblen Erfolg dieser Operation in den meisten endemischen Fiebern in Bengalen. In der Bräune (9) und manchen anderen Krankheiten halten sie viel von einer Incision der Blutadern unter der Zunge. Die Brennmittel wenden sie eben so gerne an, als die Japaner, selbst in schleichenden Fiebern und in der Cholera.

In den dort endemischen Augenentzündungen scarifiziert man das Augenlid, und macht Incisionen in der Stirngegend. Übrigens verstehen die indischen Ärzte kein Glied abzunehmen. In hitzigen Fiebern verordnet man die strengste Diät, warme Bäder, im höchsten Nothfall den Aderlaß: die Hauptsache kommt aber auf das feine <u>Pulsfühlen</u> an, wobey der Arzt dem Kranken beständig ins Gesicht sieht, weil jede Veränderung des Pulses auch auf die Veränderung der Gesichtszüge wirken soll. In den Blattern verordnen sie mit <u>allem Recht</u> eine durchaus <u>antiphlogisti</u>-

sche Diät, und ändern dieselbe nach der jedesmahligen individuellen Beschaffenheit des Subjekts ab. Durch eine gewisse Salbe, deren Bestandtheile die Europäer noch nicht haben erfahren können, wissen Sie die Pockennarben völlig wegzuschaffen. (10) In der Lustseuche bedienen sie sich ganz eigener einheimischer Mittel, besonders jener Pille aus dem Euphorbiensafte, die sehr gute Dienste thun sollen. Klystiere verabscheuen sie, und wenden öfters ganz wiedersinnige hitzige Mittel an, wodurch eine Entzündung bewirkt, und der Tod beschleunigt wird. Gegen die gefährlichsten Schlangenbisse haben sie ein sehr wirksames Arcanum, welches mehrentheils als ein starkes Opiat zu wirken, und fast jedesmal die Genesung hervorzubringen pflegt.

5ter Abschnitt

Arzneykunst der ältesten Griechen

Griechenland blieb unter den ältesten Völkern eine lange Zeit besonders gegen die Ägypter und Phönicier, was die Ausbildung in allen Wissenschaften sowohl als auch in der Arzneykunst betrifft, weit zurück; denn als Ägypten schon längst einen policierten Staat bildete, waren nach Thucydidis [um 460 – um 400 v. Chr.] Zeugnisse[a] die Griechen noch ferne von aller gesellschaftlichen Verbindung. Sie lebten in Höhlen, wie die Menschen in ihrem ursprünglichen Zustande, nährten sich mit Gras und Wurzeln und bekümmerten sich nicht im geringsten um die Künste des Ackerbaues und der Viehzucht. Erst nach der Einwanderung der Pelasger (1) von der ionischen Küste, und mancher andern Völkerstämme aus Kleinasien sowie auch der Phönicier und Ägypter nach Griechenland wurden bey den Griechen durch diese angekommenen Fremden mildere Sitten, und gottesdienstliche Gebräuche eingeführt. Das rohe griechische Volk hielt diese durch persönliche Tapferkeit, und überhaupt durch Klugheit und Kenntnisse sich vor ihnen auszeichnende Anführer dieser Fremdlinge für Gesandte und Vertraute der Gottheit. Sie erhielten gar bald auch den Namen der Propheten/Wahrsager/, und jeder einzelne griechische Völkerstamm berief sich auf den eigenen Stifter einer Cultur, und als einen solchen verehrten die Argiver den Melampus (2), die Thebaner den Teirisias (3), die Thracier den Orpheus (4), und die Athiker den Bacis (5). Das wichtigste Geschäft dieser Heroen der griechischen Vorwelt bestand nach dem Beyspiele der ägyptischen Priester ausser der Einführung der zu verehrenden Gottheiten bey dem rohen griechischen Volke, und der damit verbundenen Wahrsagerkunst, auch in der Ausübung der sogenannten magischen Arzneykunst. Sie führten daher die in Ägypten entstandenen incantationes [rhythmische Zaubergesänge], lustrationes [Sühneopfer], expiationes [Sühne, Abbitte] und Amuleta, um über ihre durch natürliche Mittel gewöhnlich ausgeübte Heilkunst dem Volke einen mystischen Vorhang zu ziehen, in Griechenland ebenfalls ein. Nebst diesem ist es von Melampus bekannt, daß er der erste war, welcher die purgierende Kraft des Ellebori, eingeführt, und den Nutzen vom neuern Gebrauche des Eisenrosts bey manchen Krankheiten den Griechen angepriesen hatte. Man darf sich daher nicht wundern, daß diese Heroen nach ihrem Tode unter die Zahl der Götter versetzt wurden, so wie z.B. auch die Magarsier [Einwohner von Magarsa, Stadt in Kilikien] dem Chiron

---

[a] Thucyd[idis] de Bello pelopones. Lib.I. c.2. p.6 /ed. Bauer 4. Lips[iae] 1790/

Centauros, als dem ihrer Meinung nach ersten Arzte und Erfinder der Kräuter-
kunst jährlich die Erstlinge der Blumen und Kräuter zu opfern gewohnt sind.

Ein anderer Priesterstamm orientalischen Ursprungs, waren die vom Kaukasus
her oder wie andere wollen, aus Baktrien oder Kolchis unter Deukalions (6) An-
führung nach Griechenland gewanderten Kureten sowie die Kabiren, welche unter
Kadmus (7) aus Phönicien allda ankamen. Nachkommen dieser Kureten waren die
Daktylen in Kreta, die wie die Kureten in Thessalien und Thracien, eben so auf den
Inseln des Ägäischen Meeres dem Gottesdienste vorstanden.

Aus diesem in Thracien sich niedergelassenen Priesterstamme war nun Orpheus,
des Oegarus oder gar des Apolls und Kaliope Sohn, welchem die ältesten Griechen
nebst andern mysteriösen Künsten die Erfindung der Arzneykunst zueigneten: Er
verpflanzte, da er selbst in Ägypten war, die vorzüglichsten Gottheiten der Ägypter, den Osiris und die Isis nach Griechenland. Er lebte zu den Zeiten des Danaus
[ca 1500 Jahre v. Chr.], der aus Ägypten kam, und sich des Reiches von Argos be-
mächtigte. Von Orpheus stammen die bey den ältesten Griechen so berühmten und
zur Heilung der Krankheiten zum Gebrauch gezogenen sogenannte Orphische Tafeln her, welche in einer Sammlung der Geheimnis reichsten Heilmittel bestanden
und mit den Orphischen Hymnen das wesentlichste Stück der damaligen griechischen Arzneykunst ausgemacht haben sollen.

Die Hymnen, Beschwörungen und Zauberformeln dienten besonders den Or-
phikern zu Mitteln, die Gottheit bey entstandenen Krankheiten dadurch auszu-
söhnen. Auch Musaeus, des Antiophiums Sohn galt bey den Thessaliern und Thra-
ciern für einen besondern Wahrsager, Dichter, wie nicht minder für den Erfinder
der Heilkunst. Er wird von einigen als Lehrer des Orpheus, von andern für dessen
Schüler oder Sohn gehalten.

Die Argiver hielten für den Stammvater der Arzneykunst den Melampus, des
Amythaons und der Aglaia Sohn. Von den Schlangen soll nach der fabelhaften Sage
des Alterthums, Melampus, als sie ihm die Ohren ausgeleckt hatten, die Kunst
wahrzusagen, und die Stimme der Vögel zu verstehen, erlernt haben. Vermuthlich
entstand diese Sage aus der Gewahrmehmung, daß die Schlangen nach Aelians
Zeugniss (8) die Veränderung in der Luft, und selbst epidemische Krankheiten vorher empfinden sollen. Die Schlangen waren daher auch den Archivern besonders
heilig, indem sie selbe als natürliche Lehrer der Wahrsagerkunst verehrten.

Dem Melampus wurden verschiedene Kuren zugeschrieben, welche er aber
unter der Anwendung natürlicher Mittel, in ein mysteriöses und magisches Ge-
wand einzukleiden wußte. Gegen das Unvermögen [Impotenz] des [Argonauten]
Iphiklus bediente er sich z.B. des innern Gebrauchs des Eisenrostes, bey dem Volke aber verbreitete sich bey dieser Kur die vielleicht von ihm selbst erfundene Sage,
ein Habicht habe ihm die Nachricht gebracht, daß ein altes Schwerdt, das noch in
einem Baume stecke, die Krankheit heben könne. Desgleichen ist die Heilung des
Wahnsinns von Melampus an den Töchtern des Proetus, Königs von Argos, der Ly-
sippe, Iphinioe und Iphianassa, welche ehelos geblieben waren, bekannt. Hesiodus
erklärte die Krankheit dieser Mädchen für einen Aussatz. (9) Eben dieser Schriftsteller erzählt, daß die Häupter dieser Mädchen mit scheußlichen juckenden

Grinden bedeckt, und die ganze Haut von Linsen-Mälern verunstaltet gewesen sey, dazu kam ein gänzlicher Haarausfall. Melampus soll diesen Wahnsinn, von welchem auch die übrigen Argiverinnen ergriffen wurden, mittelst der Niesewurz /Veratrum album/ und durch zu Hülfe genommene andere Mittel, welche in fanatischen Tönen und begeisterten Tänzen, wozu sie von einnehmenden Jünglichen angelockt wurden, deren vorzüglichster Endzweck die Beförderung der Ausdünstung war, vollkommen geheilt haben. (10) Auch das Baden in der Quelle des Anigrus (11), welches alles zur Beförderung des Ausbruches des kritischen Grindes mag beygetragen haben, gehörte zu den Heilmitteln desselben. Man kann daraus wenigstens ersehen, daß sich Melampus zur Heilung des durch verborgene Hautauschläge entstandenen Wahnsinns für den Geist dieses Zeitalters schon einer ziemlich zweckmäßigen Heilmethode bedient habe. Zur Belohnung für diese glückliche Kur erhielt Melampus vom König Proetus seine Tochter Iphianassa zum Weibe, und mit Thracien großen Theil seines Reiches; überhaupt gehörten die sogenannten mystischen Läuterungen und die Versöhnungen mit der Göttin <u>Artemis</u>, welcher zu Ehren zwei Tempel erbaut wurden, sowohl zu den Wunderkuren des Melampus, als auch eines andern Wahrsagers, Bakis mit Namen, welcher letztere dadurch bloß allein einige wahnsinnige Spartanerinnen soll geheilt haben.

Dies sind nun die Stifter der Mythologie der ältesten Griechen. Es ist daher nötig, daß wir auch die vorzüglichsten griechischen medizinischen Gottheiten ebenfalls kennen lernen. Der Erste derselben ist Apoll, der Sonnengott, der mit dem Paeon des Homers, und sogar oft mit dem Aeskulap verwechselt wird. Paeon aber [ist] nach der Erzählung Homers in seiner Iliade[b] der eigentliche Arzt der Götter, welcher ihre Wunden, wie gewöhnliche menschliche Ärzte durch schmerzstillende Breyumschläge heilt. Auch eine Stelle aus der Odysse, wo es heißt, „wenn nicht Phoebus Apollon ihn vom Tode rettet, oder Paeon, der alle Heilmittel kennt,“ beweist, daß beyde Gottheiten nicht die eine und die nämliche sind. (12) In den weiters oben angeführten Orphischen Hymnen wurden dem Apoll immer medizinische Geschäfte zugeeignet, und er selbst Παιὰν ἰήϊος /Spiritus asper/ genannt. (13)

Es wurden dem Apoll, welchen [der griechische Lyriker] Pindar [ca 522/18 – nach 446 v. Chr.) den Gott der Arzneykunst, der Musik und Wahrsagerkunst nennt (14), verschiedene Beynamen mitgeteilt. So hieß er z.B. bald Apollo Loxias (15), bald ἰατρόμαντις [ärztlicher Wahrsager, Seher] wie ihn Aeschylus in den Eumeniden [V. 62] nennt; von Euripides wird er als der Lehrer der Asklepiaden angesehen. Einer durch seinen Orakelspruch zur Zeit des Peloponnesischen Krieges gestillten Pest verdankte Apoll den Beynamen ἀλεξίκακος [Unglück abwehrend], in Delos und Milet hieß er οὔλιος [Heilbringer, Geber der Gesundheit], und der Eidschwur des Hippokrates selbst soll an den Apoll, zum Beweise, daß er der Schutzgott der Ärzte sey, gerichtet gewesen seyn. Selbst aus einer Stelle des Buches von der heiligen Krankheit, dessen Verfasser Hippokrates ist, leuchtet es hervor, daß man den Apoll auch als den Urheber mancher Krankheiten angesehen hat. Dies galt beson-

---

[b] Homeri. Ilias Lib[er] V. p.[Vers] 401 [u.] 899 [-900].

ders von der Epilepsie, wo es heißt, daß wenn dabey dünner Koth, wie bey den Vögeln abgeht, Apollo Nomios (16) die Krankheit erreizt habe.[c]

Von mehreren Schriftstellern wird Apoll mit dem Helios, dem Sonnengotte verwechselt, allein sowohl Homer als Hesiodus unterschieden in ihren Werken den letzteren immer von ersterem. Zu den Zeiten der Ptolemäer kommt Apoll mit dem Beynamen καρνειος vor. (17) Die meisten Schriftsteller kommen aber darin überein, daß Apoll der Gott der Seher, der Helfer und Besänftiger der Krankheiten sey. Ihn mit seinen Schwestern Athene und Arthemis ruft der Priesterchor als Vertreiber des Elends bey allen Volkskrankheiten an (18), selbst spätere Schriftsteller, z.B. Diodor von Sicilien (19), Philo [von Byblos in Syrien; ca 60 – 140 n. Chr.], Galen und Lucian [ca 120 – 180 n. Chr.] (20) bestätigen es, daß Apoll bey dem griechischen Volke für den Stifter der Arzneykunde angesehen worden ist. Seine Schwester Artemis stand besonders in manchen Gegenden, wie zu Pellene in Achaia als Geburtshelferin, zu Koronien als Kindermacherin im Rufe. Sie wurde für diese Zustände angerufen und hatte deswegen ihre eigene Tempel, in Athen wurde sie ebenfalls als Löserin des Gürtels verehrt; auch zu Delos wurde eine der ältesten medizinischen Gottheiten, Eileithyja oder Eleutho, dafür, daß sie der in der Geburt des Apoll ringenden Leto beygestanden, als Schutzgöttin der Gebährenden durchgehends betrachtet. Die Griechen dachten sich selbe gewöhnlich in einer doppelten Person, wovon die eine für das Geburtsgeschäft günstige, die andere die ungünstige Göttin war, sowie selbst noch zu den Zeiten der Römer die Göttinnen Intercidona, Pilumna und Deverra als Schutzgöttinnen verehrt wurden, weil diese drey dem den Kindsbetterinnen so gefährlichen Deosylvano zu widerstehen suchten. Die ungünstige Göttin Eileithyja hielt nach Wohlgefallen bey den gebährenden Weibern die Wehen zurück.

Ausser diesen medizinischen Gottheiten hatten nun die ältesten Griechen auch eine Menge von sogenannten Halbgottheiten /Medici Heroes/, welche sich entweder bey dem [im 13. Jh. v. Chr. angesiedelten] Argonautischen Zuge, oder späters bey dem [in das 12. vorchristliche Jahrhundert datierten] Trojanischen Kriege zu ihrer Lebenszeit durch ihre Heilkunst verdient und berühmt gemacht hatten, daher sie nach ihrem Tode, ebenso wie die Gottheiten, in Krankheiten angerufen und verehrt wurden. Der Älteste unter diesen ist Chiron mit dem Beynamen Centaurus, Sohn des Kronos und der Philyra. Homer nennt ihn [in Ilias XI,832] den gerechtesten aller Centauren. Er lebte in Thessalien. Die Abbildung desselben auf mehreren Kunstwerken als Thiermensch oder Ungeheuer [halb Mensch halb Pferd] beruht auf einer fabelhaften Vorstellung und bezieht sich auf die wilde und rauhe Leibesbeschaffenheit nebst der ungewöhnlichen Stärke aller Bewohner Thessaliens, daher dieselben alle den Namen Centauren erhielten. Chiron war unstreitig der erste, der das Licht der Wundarzneykunst anzündete. Er lebte 1000 Jahre vor Christi Geburt (21); sprach nicht nur mit Methode über einzelne Fälle in der Chirurgie, sondern legte auch selbst Hand an. Groß zu seiner Zeit sowohl durch Geschicklichkeit, als auch durch Theilnahme an dem Leiden seiner Kranken erwarb er sich bey seinen

---

[c] Hippocr. de Morbo Sacro. pag. 303 /ed. [Anutius] Foes[ius Genev. 1675; vgl. Fuchs 1897 II, 551]

Zeitgenossen den Ehrennahmen Phillireus heros, Medicus herbipotens. Zu seinen Schülern rechnet man den Cephalus (22), Aeskulap, Melanion (23), Nestor (24), Amphiaraus (25), Peleus (26), Telamon (27), Meleagrus (28), Theseus (29), Hippolytus (30), Palamedes (31), Odysseus, Menestheus (32), Diomedes (33), Kastor (34), Polydeukes (35), Machaon (36), Podalirius (37), Antilochus (38), Aeneas, Achilleus, Jason (39) und Aristaeus (40). Alle diese Heroen erhielten von Chiron Unterricht in der Musik, der Gesetzgebung, der Sternkunde, der Jagd, und in der Medizin. Ihm sowohl als dem Aeskulap wurden in der Insel Coo, in Achaja, Pergami, Tricalla, in Athen und Tiberina Ehrentempel errichtet, Chiron aber selbst nach seinem Tode unter die himmlischen Zeichen eingeführt, und mit dem Namen Sagittarius belegt. – Chiron soll, da er von den Lapithen (41) vertrieben wurde, nach Maleia [südostlichstes Kap des Peloponnes] gegangen und allda an einem bösartigen Geschwüre, welches ihm ein vergifteter Pfeil des Heracles zuzog, gegen welches er die nach ihm genannte Pflanze Centaurium vergebens anwendete, gestorben seyn.

Achilleus war einer der vorzüglichsten Zöglinge Chirons. Seine Erfahrung in der Arzneykunst, besonders aber im Stillen des Blutes bey Wunden durch bittere Wurzeln, wird bey den Griechen allgemein gerühmt. Eine solche Kur des Patroclus, eines Schülers des Achilleus, welcher den verwundeten mächtigen König Eurypilus durch den Gebrauch der Schafgarbe, die von ihrem Erfinder noch heut zu Tage, wie bekannt, Achillea Millefolium genannt wird, wiederherstellte, rühmt schon Homer im elften Buche seiner Iliade. (42)

Aristaeus, der nach manchen Schriftstellern für die Frucht einer Liebe des Apollo zur Kyrene gehalten wird, ist seiner medizinischen Wirksamkeit wegen ebenfalls bey den ältesten Griechen bekannt. Die Lybischen Nymphen sollen ihn in der Bienenzucht, dem Ölbau und der Bereitung der Butter unterrichtet haben. Von ihm wird ferners erzählt, daß er große Reisen nach Sicilien und Sardinien unternommen habe, und selbst nach Thracien gekommen sey. Auch heißt es, er habe Kadmus Tochter Autonoe geheiratet, und mit ihr den Akloeon, ebenfalls einen Schüler Chirons erzeugt, welcher letztere auf eine elende Art an der Hundswuth gestorben sey.[d] Man sieht daraus zugleich, daß schon in den frühesten Zeiten den ältesten Griechen diese fürchterliche Krankheit nicht ungekannt gewesen sey. Ferners soll Aristaeus auf der Insel Koos durch Opfer, die er dort gegen den Aufgang des Hundssterns brachte, die Gottheit versöhnt, und die Pest gestillt haben. Nonnus (43) erzählt von eben demselben, daß er dadurch den Sieg über den Dionysos davongetragen, daß er die Götter mit Honig bestochen hat. Auch bey Heilung der Wunden bediente sich Aristaeus des Centaurium, und führte den Gebrauch des Silphiums (44) als Gewürzes und Arzneimittels ein.

Der größten Hochachtung wurde aber Aeskulap oder Asklepios, einer der vorzüglichsten Zöglinge Chirons bey dem ältesten griechischen Volke gewürdigt, und obschon selbst Hippokrates durch folgende namentlich angerufene Zeugen, den

---

[d] Apollodorus [Bibliotheca] Lib.III. c.4. p.186 [zit. n. Ed. Heyne, Göttingen 1782]

Apollo, Aeskulap, die Hygea und Panacea seinen Eidschwur bekräftigte,[e] / so hat man doch den Aeskulap allen andern insoweit vorgezogen, daß keinem zu Ehren so viele Tempel[f] in ganz Griechenland /mit Ausnahme der Böotier und sonderlich der Thebaner, welche nicht dem Aeskulap, sondern dem Serapis ein besonderes Forum zueigneten,/ aufgerichtet worden sind, als eben diesem, wenngleich Chiron Centaurus sein Lehrmeister, Dardanus (45) und Melampus schon vor ihm die magische Arzneykunst empor gebracht hatten.

Über die Abkunft des Aeskulap herrschen verschiedene, aus der Tradition hergeleitete Meinungen. Nach einigen soll er ein Sohn der Koronis, die vom Apoll geschwängert war gewesen, und von ihr auf dem Berge Tittheion abgesetzt und von einer Ziege gesäugt worden seyn, nach andern hat ihn Hermes aus dem Leibe der auf dem Scheiterhaufen verbrannten Koronis gerettet, einige halten ihn für einen Sohn der Arsinoe und geben Messene [griech. Provinz am Messenischen Golf] als sein Vaterland an. Auch gelten bey manchen Schriftstellern wie z.B. beym [Ailios] Aristides [2. Jh. n. Chr.], Arsinoe und Koronis für die ein und dieselbe Person; [der neuplatonische Philosoph] Porphyrius [3. Jh. n. Chr.] und Strabo geben Trikka [in Thessalien] als den Geburtsort des Aeskulaps an.

Die Etymologie seines Namens ist ebenfalls sehr verschieden. Manche zerlegen seinen Namen, und leiten die Entstehung desselben daher, weil er als ἤπιος [heilsam] dem Epidaurier Abelypsos, der an bösen Augen litt, erschienen sey, und ihn geheilt habe. u.s.w. Er wird gewöhnlich in den alten griechischen Kunstdenkmälern mit einem Stabe, als dem Sinnbild der Stütze der Kranken um welchen sich eine Schlange, das Symbol des Scharfsinns und der Vereinigung windet, abgebildet. Der Stab ist zugleich knotig und soll die Schwierigkeit in der Ausübung der Arzneykunst andeuten. Aeskulap als der vorzüglichste Schüler Chirons des Kentauren, wie wir schon hörten, zeichnete sich dadurch besonders vor seinen medizinischen Zeitgenossen aus, daß er durch sehr einfache Mittel, die ihm durch Erfahrung bekannt geworden sind, die Menschen zu heilen sich bestrebte. Er verstand besonders die Wunden mit Blut und schmerzstillenden Kräutern zu behandeln und zu heilen. Daß man aber auch hierin noch lange nichts vollkommenes erwarten dürfe, beweist das Beyspiel der Heilung des verwundeten Eurypilus durch die Söhne Aeskulaps durch Wundtränke, welche, wie Homer [Ilias XI, 630 – 641] erzählt, aus einem Becher mit Wein, in welchen man geriebenen Käse und Mehl mischte, bestanden haben. Von der Verbindung der Diätetik und Gymnastik mit der Medizin wußte man überhaupt bey den Griechen vor dem Anfang der Olympiaden noch

---

[e] D. Carl. Fried. Hundertmark. Exercitatio de principibus Diis artis medicae tutelaribus [apud veteres Graecos atque Romanos] Leipzig 1735. 4. [Hundertmarks erste gelehrte Abhandlung über die göttlichen Schutzpatrone der Medizin bei den alten Griechen und Römern fand als Ergänzung zu dem von Heinrich Meibom (1638 – 1700), einem Medizin- und Geschichtsprofessor in Helmstädt, 1642 (Lugdunum Batav.) verfaßten Commentarius in iusiurandum Hippocratis Beachtung. Vgl. hierzu Friedrich Börner 1749, 656]

[f] Schulze hat in seiner Historia Medicinae pag. 118 – 125 [Notitia Asclepieorum] ein ganzes Verzeichnis nach alphabetischer Ordnung von all den Städten geliefert, in welchen dem Aeskulap zu Ehren errichtete Tempel standen.

nichts, und findet auch in der Heilart des Aeskulaps keine Spur hiervon, wohl aber beschäftigte er sich schon, wie die Geschichte lehrt, mit der Heilung solcher, die an langwierigen und von selbst entstandenen Geschwüren litten, sowie er auch jene, welche an Kälte oder Hitze litten, oder durch äussere Gewaltthätigkeit verletzt waren, zur medizinisch chirurgischen Behandlung übernahm. Nebst diesem Gebrauch der äußern Mittel mischte Aeskulap in seine Heilart ebenfalls liebliche Gesänge, oder auch der angerufenen Gottheit gewidmete Carmina /ἐπαοιδὰν / mit ein. Man sieht also, daß Aeskulaps Heilmethode vor der in diesem Zeitalter den Griechen gewöhnlichen eben keinen so großen Vorzug verdient, als Galen demselben einräumen will. (46) So wie alles das, was von eben diesem Schriftsteller von der aeskulapischen vorgeschriebenen Diätetik gemeldet wird, und was [Gajus Julius] Hyginus [ca 64 v. – 17. n. Chr.] berichtet, der den Aeskulap gar zum Stifter der klinischen Medizin erhebt (47), dem Geiste des damaligen Zeitalters offenbar widerspricht, und folglich gar keinen historischen Glauben verdient. Denn erst in den spätern Zeiten, nämlich mit der Erscheinung des Hippokrates fing man in Griechenland an, die Arzneykunde methodisch zu behandeln.

Die meisten Schriftsteller behaupten ferners von Aeskulap, daß er wie alle Helden damaliger Zeit Tote erweckt habe. Seine Todesart selbst, wie sie von Diodor von Sicilien [in Liber IV, c. 71] erzählt wird, gibt dieser Meynung einige Scheingründe: Er sagt nämlich, Aeskulap habe so viele Tote erweckt, daß endlich Zeus durch Pluto bewegt wurde, diesen Schmäler seines Reiches zu töten. Dieser Blitz aber, mit welchem Zeus den Aesculap der Sage nach aus der Welt schleuderte, erklärt sich leichter, wenn man mit Heraclitus (48) annimmt, daß Aesculap an einer Brustentzündung /Pleuritis/ starb, welche Krankheit wegen der Ähnlichkeit nach dem Tode mit jenen, die vom Blitze getroffen waren, wie man aus der Blau unterlaufenen Stellen annahm, schon bei den Alten unter dem Namen βλητους bekannt war.

Einer besonderen Erwähnung in der medizinischen Geschichte der ältesten Griechen verdienen noch die Söhne Aeskulaps, Machaon und Podalyrius. Beyde zeichneten sich im Trojanischen Kriege theils durch ihre Tapferkeit, theils durch die Behandlung der verwundeten Krieger zu ihrem Vortheile aus. Machaon, der ältere Sohn Aeskulaps, unterrichtete in der Heilkunst seinen jüngeren Bruder Podalyrius. Beide Brüder sollen sich nach Homers und anderer Schriftsteller Zeugnisse in ihren Heilgeschäften so vertheilt haben, daß Podalyrius die Therapie, Machaon aber die Chirurgie übte: Der letztere bediente sich bey den verwundeten Trojanern gewöhnlich zur Heilung der Wunden der Breiumschläge von gequetschten Kräutern, der Salben, oder der Tränke. Die Pfeile oder Wurfspieße zog Machaon nach Homers Erzählung[g] aus den Wunden entweder heraus, oder schnitt sie aus der Wunde, oder durchstieß selben ganz. Die Anwendung der innern Mittel zu demsel-

---

[g] Homeri Ilias IV, 112. 214. XI, 829 [Hier unterlief Leveling eine kleine Ungenauigkeit: Korrekt wäre IV, 214 mit dem Herausziehen des Widerhakens bei Menelaus; V, 112 mit dem Durchstoßen des Pfeiles bei Diomedes und XI, 829 wo Homer von dem Herausschneiden des Pfeiles bei Eurypulus erzählt.]

ben Zwecke von Podalyrius beschränkte sich aber meistens auf die Darreichung des seiner Zusammenziehung wegen damals berühmten Pramnischen Weins, welcher mit Käse, Zwiebel und Mehl versetzt war.

Beide Brüder lebten in einer großen Eintracht miteinander, Machaon zog nach geendigtem Trojanischem Kriege nach Messenien zum Nestor, heilte allda den verwundeten Philoktetes (49) mittelst eines durch Zauberformeln an demselben bewirkten wohlthätigen Schlafes, und soll endlich von Eurypylus, dem Sohn des Telephus (50), ermordet worden seyn. Die Geschichte nennt auch folgende Söhne von ihm, als Alexanor, Sphyrus, Polemokrates, Gorgasus und Nikomachus, welche alle ebenfalls die Arzneykunst ausgeübt haben. (51)

Podalyrius aber wurde auf seiner Rückreise von Troja an die Insel Nysirus, welche zwischen Kos und der Karischen Halbinsel (52) liegt, verschlagen. Eben an dieser Karischen Halbinsel soll er einsam umhergeirrt und von einem Ziegenhirten zum König Damathus geführt worden seyn. Eine glückliche Kur an der Tochter des letztern, Syrna, die er von den Folgen eines Falles vom Dache durch die Aderlässe, einer bis dahin beyspiellos gewesenen Operation wiederherstellte, soll ihm den Besitz dieser Prinzessin und der Karischen Halbinsel selbst verschafft haben. Zwey allda erbaute Städte, Syrna und Birbassos [Bybassus], wurden von seiner Gemahlin und dem Hirten, durch welchen Podalyrius an des König Damathus Hofe gelangte, mit diesem Namen belegt. Andere lassen ihn an die ausonische Küste im Gebiethe der Daunier verschlagen werden, und geben das heutige Lucera, welches in der Capitanata am Golfo di Manfredonia [Apulien] liegt, als die Grabstätte dieses von den ehemaligen Dauniern verehrten Götterarztes an. Der benachbarte kleine Fluß Althaenus /jetzt Candelaro/ welcher dem Podalyrius geheiligt war, soll alle Viehkrankheiten heilen.

Die ersten und ältesten Tempel, welche dem Aeskulap, welcher nach einigen erst drey und fünfzig Jahre vor der Zerstörung Trojas in den Götterstand erhoben wurde, waren ohnstreitig in Peloponnese. Die ältesten sind jene, welche die Nachkommen aus der Familie dieses thessalischen Fürsten ihm zur Erhaltung seines verdienstlichen Andenkens errichteten, z.B. der in Titane, einem Orte bey Sikyone, von Alexanor, Sohn des Machaons erbaut, ein anderer in Argos von Sphyrus errichtet, auch Polemokrates, Gorgasus, und Nikomachus hatten ihre eigenen Tempel in Peloponnese.

Hygea und Panakea, vorgebliche Töchter Aeskulaps, gehörten ebenfalls zu den medizinischen Gottheiten. Sie hatten nicht nur ihre eigenen Tempel, sondern die spätern griechischen Ärzte beschwuren sogar bey beyden ihren Amtseid. Hygea besonders stand in einem großen medizinischen Rufe. Sie kommt in manchen hinterlassenen Kunstdenkmälern als ein Mädchen von schlankem Wuchse in einer einfachen Kleidung mit einem Lorbeerkranz um den Scheitel abgebildet vor. In der einen Hand hält sie eine Schale mit Maza, oder einem Opferteig aus feinem Gerstenmehl (53), um die andere Hand windet sich eine Schlange, welche danach schnappt. Wie groß das Zutrauen auf diese Heilgöttin besonders gewesen sey, beweist folgende Stelle aus den Orphischen Hymnen:

„Durch dich wichen die Krankheiten von den Sterblichen. Nach der Königin sehnt sich die Welt, und niemand haßt dich als der Menschenverderber Pluton." (54)

Wahrscheinlich rührt dies von der oben [S. 77] bemerkten Sage her, daß Aeskulap auf Plutons Vorstellung vom Zeus getötet worden sey.

Zu den bey den Griechen am häufigsten verehrten medizinischen Heroen gehört nun noch Herakles, dem man ebenfalls eine große medizinische Wirksamkeit zuschrieb, wie wohl diese Gottheit nicht griechischen, sondern phönicischen Ursprungs ist, und erst bey Kadmus Ankunft in Griechenland (55) eingeführt wurde. Daß er zu den thatenreichsten Göttern gehörte, ist aus der Mythologie unter dem Namen der Herkulischen Arbeiten zur genüge bekannt. Er wird zu den Kareten oder den idaeischen Daktylen gerechnet, welchen man die erste Cultur in Griechenland zuschreibt. Homer erzählt in seiner Iliade [XIV, 255], daß Herakles nachdem er Troja zerstört, durch den Zorn der Hera nach Kos verschlagen worden sey, hier habe er den Eurypylus erschlagen und seine Tochter Chalkiope geheiratet. Zu seinen medizinischen Verdiensten gehört nach den mannigfaltigen Angaben der Geschichte die Befreyung des Prometheus von dem Geier, der ihm die Leber zerhackte, und die Vertreibung einer bösen Krankheit. Die fabelhafte Sage, daß er Admetos (56) Gattin, die Alkestis, aus der Hölle entführt und ihrem Gemahl wiedergegeben habe, hält Plutarch für eine glückliche Kur des Heracles an der gefährlich darniedergelegenen Alkestis (57). Auch soll er öfters die Pest gestillt, und zu Elis durch Ableitung des Flußes Alphaeus dem Ausbruch einer bösartigen Krankheit Einhalt gethan haben. (58) Dieser Gott war zu Messina in Sicilien und zu Ephesus ebenfalls verehrt. Aus der Gewahrnehmung der stärkenden Wirkung der warmen Bäder entstand die Benennung derselben: Herkulische Bäder /Ἡράκλεια/. Sie wurden daher auch dem Herakles als vorgeblichem Erfinder dieses Gebrauches vorzüglich gewidmet.

Von der Raserei soll er sich selbst durch den Gebrauch der Nieswurz geheilt haben, und die Epilepsie, eine den ältesten griechischen Ärzten ganz unerklärbare Krankheit hieß man dem Herkules zu Ehren, weil sie so unbezwingbar war, wie er selbst war, die Herkulische Krankheit. Auch lehrt uns die Botanik, daß manche Pflanzen wie z.B. Teucrium chamaepytis [der als Wundbalsam gebrauchte Gamander] und Hyosciamus albus [Bilsenkraut] von ihm den Namen haben, sowie noch jetzt eine ganze Gattung nach ihm Heracleum [Heilkraut, Bärenkraut] heißt.

Dies waren nun die bey den ältesten Griechen, wegen ihrer medizinischen Kenntnisse berühmtesten medizinische Heroen. Die Ordnung führt mich nun auf die in einer gedrängten Übersicht zu liefernde Darstellung, nämlich auf welche Art bey den ältesten Griechen in ihrer ersten und so fabelhaften Epoche, welche fast eine Zeit von 900 Jahren vor unserer Zeitrechnung meinet, die sogenannte Asklepiadeische Arzneykunde von den Priestern Aeskulaps in dem eigenen Thun zu Ehren errichteten Tempeln meistens durch die Incubation nach der Gewohnheit der Ägypter ausgeübt wurde.

Die ersten Priester in den Tempeln des Aeskulap waren lauter Angehörige und Nachkommen desselben, und sie machten eine eigene Familie aus, bey welcher sich die Arzneykunst in einer mehrere hundert Jahre ungestörten Descendenz also fortpflanzte, daß sie zu einem eigenen Monopole, welches durch mancherley fromme Betrügereien seine Nahrung erhielt, bis auf die späten Zeiten des Pythagoras und seiner Anhänger, ausgeartet ist. Denn die Priester, welche während dieser Epoche in andern Tempeln, z.B. des Kapis (59), der Isis und des Amphiaïans (60), die der Gesundheit wegen angestellte Incubation ausübten, gehörten nach Vossius[k] Bericht nicht zu den Anverwandten des Aesculaps.

Die Asklepiaden / so nannte man die ausübenden Priester der Arzneykunst / hatten ihren Wohnsitz in folgenden, dem Aeskulap zu Ehren ausschließlich errichteten Tempeln aufgeschlagen, als zu Tricca in Thessalien (61), zu Titane in Peloponnese, zu Tithorea in Phocis (62), zu Epidaurus, auf der Insel Kos, zu Megalopolis in Arkadien [im Herzen des Peloponnes], zu Kyllene in Ellis [im Nordwesten des Peloponnes] und endlich zu Pergamus in Klein-Asien. Der Tempel zu Epidaurus war anfangs der vornehmste, späterhin jener von Kos, was schon aus der von den Epidauriern dahin geschickten Gesandtschaft erhellt.

Von Epidaurus aber ging dieser Gottesdienst zuerst in die übrigen griechischen Städte. Aeskulap selbst wurde erst vierthalbhundert Jahre vor der gewöhnlichen Zeitrechnung, da Homer von ihm noch wie von einer Privatperson spricht, ein Gegenstand der göttlichen Verehrung, denn seine ältesten Tempel, wie ich oben schon erinnerte, waren nur, da sie von Machaons Söhnen erbaut wurden, dem Andenken ihres Großvaters gewidmet. Die Epidaurier hatten ihm zu Ehren Feste gestiftet, welche jährlich gefeiert, und von Zeit zu Zeit mit neuen Aufgängen vermehrt worden sind. Die Hoffnung und die Dankbarkeit der Kranken stifteten hierher reiche Geschenke. Jeden mußten sogleich die schönen Worte rühren, welche man über der Thür des Tempels las – „der Eintritt steht nur reinen Seelen offen." Die Bildsäule des Gottes, ein Werk Thrasymedes aus Passos (63), wie sein darunter stehender Name zeugte, war von Elfenbein und Gold. Aeskulap saß auf seinem Throne, mit einem Hund zu seinen Füßen (64); er hielt in der einen Hand seinen Stab, und streckte die andere über eine Schlange aus, welche sich nach derselben empor zu richten schien. In den Thron hatte der Künstler die Thaten einiger argolischer Helden geschnitzt; man sah Bellerophon (65) die Chimaere besiegen und Perseus [des Zeus und der Danae Sohn] Medusen das [versteinernde] Haupt abschlagen.

In dem heiligen Haine stand ein geschmackvolles und prächtiges Schauspielhaus, worinnen die Zuschauer an gewissen Festen zu sitzen pflegten, von Polyklet (66) erbaut, diesem großen Künstler, den niemand in der Bildhauerei übertraf. Nahe dabey führte er eine marmorne Rotunde auf, von reitzender Schönheit, die späterhin von dem Maler Pausias (67) verziert wurde. In einem dieser Stücke hatte Pansias die Trunkenheit unter dem Bilde eines Weibes dargestellt, deren Gesichtszüge hinter einer gläsernen Flasche, die sie so eben ganz leeren will, durchschienen.

In der Gegend umher sah man eine Menge von Säulen, die nicht bloß die Namen der geheilten Personen und das Verzeichnis ihrer Krankheiten lieferten, sondern auch umständlich die zu ihrer Heilung gebrauchten Mittel angaben. Solche Urkun-

---

[k] [Gerhard Johann] Vossius de origine et progressu idololatione Lib.III. Cap.35

80

den, welche den Schatz der Erfahrung mehrerer Jahrhunderte enthalten, würden zu jeder Zeit schätzenswerth seyn; unumgänglich nöthig waren sie aber als man noch nicht über die Arzneywissenschaft schrieb. Es ist bekannt, daß die ägyptischen Priester in ihren Tempeln die ausführliche Beschreibung der von ihnen bewirkten Kuren aufbewahrten. In Griechenland hatten Aeskulaps Priester, nebst ihren andern Gebräuchen auch diese Sitte, fast allenthalben wo sie sich niederließen, eingeführt. Hippokrates erkannte ihren Werth: Er schöpfte einen Theil seiner Lehre von der Diät aus einer Reihe von alten Inschriften, die bey einem Aeskulaptempel auf der Insel Kos zu lesen waren.

Indeß muß man doch gestehen, daß die Priester dieses Gottes lieber Wunder als Heilungen verrichten wollten, und daher nur zu oft Betrug und Täuschung anwandten, um sich beym Volke in Ansehen zu setzen. Aber loben muß man sie, daß sie ihre Tempel außerhalb den Städten und auf Anhöhen erbauten. Der Epidaurische war von einem Gehölze umgeben, in welchem niemand geboren werden, noch sterben durfte. Um das schreckende Bild des Todes zu entfernen, wurden die ihrem Ende nahen Kranken, desgleichen die am Ziele der Entbindungszeit stehenden Frauen, von hier weggebracht. Gesunde Luft, mäßige Bewegung, schickliche Diät, kalte oder warme Bäder und die gehörigen Heilmittel, das waren die weisen Vorkehrungen, wodurch man die Gesundheit wieder herzustellen suchte. Aber sie genügten den Absichten der Priester nicht; um natürliche Wirkungen übernatürlichen Ursachen beizumessen, fügten sie der medizinischen Behandlung noch eine Menge abergläubischer Ceremonien bei.

Nahe bei dem Tempel war ein großer Saal gebaut, wo die, welche Aeskulap befragen wollten, Thiere, Kuchen, Obst und andere Gaben auf den heiligen Tisch legen mußten, und dann die Nacht auf kleinen Betten, gewöhnlich auf Thierfellen daselbst zubrachten. Einer der Priester befahl ihnen, sich dem Schlafe zu überlassen, ganz stille zu seyn, wenn sie auch Geräusch hören sollten, und auf die von dem Gotte ihnen gesandten Träume zu merken; dann löschte er die Lichter aus, und packte die auf dem Tische liegenden Gaben zusammen. Einige Zeit darauf glaubten die Kranken Aeskulaps Stimme zu hören: es sei nun, daß sie ihnen durch eine künstliche Einrichtung zugebracht wurde, oder daß der Priester zurückkehrte, und um ihre Betten gehend, leise etwas murmelte; oder daß endlich bei der Ruhe aller Sinne, die Einbildungskraft ihnen nun als wirklich vorspiegelte, was sie seit ihrer Ankunft unaufhörlich hörten und sahen.

Diese göttliche Stimme verordnete ihnen Mittel zu ihrer Heilung, welche mit den Mitteln der andern Ärzte so ziemlich übereinkamen. Sie schrieb ihnen zugleich die Andachtsübungen vor, wodurch dieselben um so sicherer wirken sollten. Bestand das Übel des Kranken nur darin, daß er alle Krankheiten fürchtete, oder entschloß er sich, ein Werkzeug des Betruges zu werden, so ward ihm befohlen, am folgenden Tage sich im Tempel einzustellen, von der einen Seite des Altars nach der andern zu gehen, auf denselben die Hand zu legen, sie dann an den leidenden Theil zu halten und laut seine Genesung zu verkündigen, wobei die zahlreiche Menge der Zuschauer durch dies neue Wunder mit neuem Enthusiasmus entflammt wurde.

Bisweilen schickte man, um Aeskulaps Ehre zu sichern, die Kranken nach entfernten Orten hin, und ließ sie dort seine Vorschriften ausrichten. Ein andermal besuchte der Gott sie nachts, unter der Gestalt einer dickleibigen Schlange, deren Liebkosung ihnen großes Vertrauen einflößte.

Überhaupt waren die Schlangen diesem Gotte heilig. Es gab in Epidaurus eine eigene Art von Schlangen, deren Biß nicht sehr schädlich war. Aelian nennt diese Schlange die <u>Backenschlange</u>, und versicherte, daß ihr Biß nicht giftig sey, daher sie dem gütigsten der Götter gewidmet, und zu seinem Diener ernannt worden. (68) / Es ist Coluber Aesculapii Linnaei./

Eine andere dem Aeskulap geheiligte und ebenfalls unschädliche Schlange war [! – beschreibt] Nikander (69)/Coluber Cerastes Linnaei/. Sie war schwärzlich von Farbe, und unter dem Bauche grünlich, hatte drey Reihen Zähne, einen Haarbusch über den Augen, und eine gelbliche Brust.

Die Schlangen waren von jeher bey allen Nationen Symbole der List, der Wahrsagerei und anderer abergläubiger Künste. Bekannt ist es auch, daß sie sehr lange leben und sich beständig verjüngen. Dies mag sie daher ebenfalls zu einem Symbole der Arzneykunst erhoben haben. Bey den Griechen war nebstdem die fabelhafte Sage im Gebrauche, daß wie aus den verweseten Leichnamen der Thiere sich Insekten mancherlei Art erzeugen, eben so die Schlangen aus den verweseten Knochen der medizinischen Heroen entstünden, daher also die besondere medizinische Ehrfurcht der Griechen vor diesen Thieren. Man prophezeite Glück oder Unglück, je nachdem sie das Futter willig annahmen, oder ausschlugen, aus ihnen, und dahin zielt wohl die Vorstellung der Hygea auf den Denkmälern des Alterthums, die als Priesterin einer zahmen und abgerichteten Schlange den Opferbrei hinhält, um ihr Orakel zu vernehmen und aus dem Fressen derselben den Ausgang der Krankheiten zu prophezeien.

Die im Innern des Tempels unterhaltene Schlange wand sich bisweilen um die Priester; oder richtete sich auf ihrem Schwanze in die Höhe, um die in einem Teller ihr vorgehaltene Nahrung zu nehmen. Man ließ sie selten heraus, geschah dies aber, so durchwandelte sie majestätisch die Straßen: ihre Erscheinung war von glücklicher Vorbedeutung und erregte deshalb eine allgemeine Freude. Einige achteten das Thier, weil es der Schutzgottheit des Ortes heilig war; andere warfen sich vor ihm nieder, weil sie es mit dem Gotte selbst verwechselten.

Man fand solche zahme Schlangen auch in andern Aeskulapstempeln, ferners in den Tempeln des Bakchus, und einiger andern Gottheiten. Zu Pella (70), der Hauptstadt in Macedonien waren sie sehr gewöhnlich. Die dortigen Frauen fanden ein Vergnügen daran sie aufzufüttern. In der großen Sommerhitze schlangen sie sich dieselben wie ein Halsband um, in ihren Bakchanalien schmückten sie sich damit, als einem Theile ihres Putzes, oder schwenkten sie um den Kopfe.

Die Epidaurier waren leichtgläubig, noch leichtgläubiger aber waren die Kranken. Ihr Zufluß nach Epidaurus war groß, und blind ihr Gehorsam, womit sie sich dort den nämlichen Mitteln unterwarfen, die sie bisher schon ohne den mindesten Nutzen gebraucht hatten und welche jetzt, wegen ihres außerordentlichen Vertrauens bisweilen wirklich halfen.

Aus der Art, wie die Kunst in den griechischen Tempeln fast durchgängig ausgeübt wurde, sieht man deutlich, daß die Vorstellung, die Krankheiten seyen unmittelbare Schickungen der Gottheit, bey dem griechischen Volke herrschend war. Die von den Asklepiaden eingeführten Ceremonien und Gebräuche dienten einzig dazu, um die Einbildungskraft zu erhitzen, und nach priesterlicher Willkür gefangen zu nehmen. Hülfsmittel hierzu waren die dabey eingeführte strenge Lebensordnung, das Fasten, Bitten, und die durch Opfergaben bey der Absingung der Opfergesänge gespielten mancherley musikalische Instrumente, welche nebst dem mit mancherley Friktionen [Reiben, Frottieren] (71) und Salben verbundenen Gebrauche der warmen Bäder bei nervenschwachen Personen gewiß eine glückliche Wirkung hervorbringen mußten. Solche gelungene Kuren, da sie von der strengen Erfüllung dieser hier genannten Bedingnisse größtentheils abhingen, wurden nun immer auf die Rechnung des wunderthätigen Aeskulaps gesetzt, und als Folge der im größten Zutrauen unternommenen Wallfahrt nach irgend einem der berühmtesten Tempel Aeskulaps betrachtet.

Auch ist es sehr begreiflich, daß die vortreffliche Luft, der innere Gebrauch der mineralischen Wässer und der Gesundbrunnen, wie man dergleichen in der Nähe der Tempel, z.B. in Aegium, zu Ladon in Arkadien, bey Korone am Messinischen Golf, in Pergamus, zu Lerna in Korinth, nach Xenophons [griech. Geschichtschreiber, um 426 – nach 355 v. Chr.] Bericht im athenischen Tempel und nach Pausanias [gest. 115 n. Chr.] Erzählung (72) warmes salziges Wasser in Kenchrea bey Korinth nahe am Tempel des dortigen Aeskulaps gefunden hat, sowie auch die Zerstreuungen, die mit der Wallfahrt verbunden waren, das meiste zum glücklichen Ausgange der Kur beygetragen haben.

Oft waren auch Gymnastische Spiele damit verbunden, wo chronische Kranke durch Leibesübungen, Bäder und Salben ihre Kraft wieder erhalten konnten. Die Kranken liessen die Glieder, an denen sie gelitten hatten, nach ihrer Genesung aus Gold, Elfenbein, oder Metall arbeiten, welche als Denkmale ihrer Dankbarkeit in den Tempeln aufgehängt wurden. Oder sie liessen selbe abmalen, und in den Tempeln aufbewahren, wo sie unter dem Namen der Weihtafeln /ἀναδήματα/ bekannt waren. Wir besitzen noch Kopien hiervon, die der Philologe [Janus] Gruter [1560 – 1627] zuerst geliefert, und [Carl Friedrich] Hundertmark [1715 – 1762]i neuerdings bekannt gemacht hat.

Ein anderer heiliger Gebrauch war auch dieser, daß man irgendein vorzüglich erprobtes Arzneymittel nebst seiner Bereitung in die Thürpfosten und Säulen der Asklepien eingrub, wie z.B. die berühmte Composition des Eudemus gegen den Biß giftiger Thiere, an der Thüre des Asclepions zu Kos zu lesen war. (73) Das Kolyrium [schleimähnliches Augenheilmittel] eines Goldschmiedes gegen schlimme Augenkrankheiten stand in dem Tempel zu Ephesus, und Erasistratos [3. Jh. v. Chr.] hinterlegte ein Instrument zum Ausziehen der Zähne in den delphischen Tempel.

---

i Hundertmark. [Liber singularis] De incrementis artis medicae per expositionem aegrotorum in vias publicas et templa. 4. Lips. 1749. [Gruter, Thesaurus inscriptionum. 1602. T.1. P.1]

Die Träume der Incubation in den Tempeln des Aeskulap hießen alsdann vom Gott geschickte und heilverkündende, wenn sie in dem Mittelzustande zwischen Schlafen und Wachen eingetreten waren. Wenn die Gottheit selbst erschien, so hieß ein solcher Traum χρηματισμος. Wenn man das Heilmittel selbst sah, so war es ὄραμα, erschien es aber unter einer allegorischen Figur, so hieß es ὄνειρος ἀλληγορικός.

In diesem Zustande blieb nun die Arzneykunst unter den Asklepiaden beynahe fünfhundert Jahre, während welchen die Priester und zugleich Angehörige des Aeskulaps diese ihre Wissenschaft auf ihre Kinder erblich fortpflanzten, bis zu dem Augenblicke der Veränderung, den sie durch die Berechnungen einiger griechischen Weltweisen – nämlich durch Pythagoras [ca 580 – 500 v. Chr.] und seine Anhänger – erhalten hat, wovon am geeigneten Orte ausführlicher die Rede seyn wird. Die Diätetik sowohl als die Anatomie wurde von den Asklepiaden gänzlich vernachlässigt. Die Zergliederung menschlicher Leichen gehörte bey den ältesten Griechen zu denen durch Lebensstrafe geahndeten Verbrechen und zu den irreligiösen Handlungen, weil der Glauben allgemein war, daß die Seelen, von ihrer körperlichen Hülle befreit, an dem dießseitigen Ufer des Styx voll Verlangen an den Ort ihrer Bestimmung zu kommen, herumwandern müßten, bis sie wüßten, daß ihre Leichname beerdigt, oder verbrannt worden seyen.

Nun suchten zwar die Asklepiaden bey der Erscheinung des Pythagoras, als sie ihr ehemaliges Ansehen allmählich zu verlieren anfingen, und zuletzt ganz aus dem Besitze ihres so vortheilhaften Monopols, welches sie mit der Arzneykunde trieben, verdrängt wurden, sich erstens damit aufzuhelfen, daß sie /was zuvor nicht gewöhnlich war / auch andere geschickte Leute, welche nicht zu ihrer Familie gehörten, in ihre priesterliche Collegien mit aufnahmen, zweitens legten sie zur fernern wissenschaftlichen Verbreitung verschiedene medizinische Schulen an, wie z.B. eine zu Rhodus, Cos, Cnidos und Cyrene, welche zu diesem Zeitpunkte noch ziemliches Aufsehen machten, indem besonders die Schule zu Cnidos[k] verschiedener Erfindungen sich rühmte. Allein alles dieses war doch nicht hinlänglich, der asklepiadeischen Arzneykunst einen besondern Zuwachs zu verleihen, sondern sie verschwand bald unter den merklichen Fortschritten der von Pythagoras gestifteten Schule zu Croton [in Unteritalien], wenn auch gleich der öfters sehr partheyische Galen[l] der Schule zu Cos den ersten, jener zu Cnidos den zweyten, der Crotonischen aber erst den dritten Rang – wiewohl mit Unrecht – eingeräumt hat.

---

[k] dahin gehört z.B. der bey der Medizin eingeführte Gebrauch des [stark purgierenden] elaterii [Springgurke, Eselskürbis], cocci cnidii [knidische Beere], chalcanthi oder floris aeris [Erzblüte, d.h. Metallsulfat], [der als Stomachicum und Tonicum, sowie äußerlich bei Wundheilungsstörungen verwendbaren] radicis ari [Aron- oder Zehrwurzel] etc. S. Schulze Histor. med. pag. 147 et sequent.

[l] Lib. I de methodo medendi [Vgl. Kühn X, 5 – 6]

6ter Abschnitt

Arzneykunst der ältesten Römer.

Das erste Zeitalter der Römer, welches von der Erbauung der Stadt Rom bis auf den Marcus Portius Cato [234 – 149 v. Chr.] geht, liefert uns, wenn man den Zustand der Arzneykunst unter den ältesten Römern, wovon nun hier, um der historischen Ordnung mit Hinsicht auf die Zeitfolge getreu zu bleiben, die Rede seyn muß, anders genau prüfen will, den unwiderlegbaren Beweis in der Geschichte, daß die Römer in dieser ersten Epoche alles, was sie wußten, den Griechen zu verdanken hatten. Die Griechische Mythologie sowohl, als auch ihre Arzneykunst entlehnten die ersten und noch rohen Urbewohner Roms und des übrigen Italiens von denselben.

Die Römer stellten selbst in den allerfrühesten Zeiten ein gemischtes und aus verschiedenen fremden dahin gezogenen Kolonisten zusammengesetztes Volk vor, die theils in Etruskien oder Tyrrhenien, aus einem Haufen Arkadier (1), theils aus denen von Aeneas nach Latium eingeführten flüchtigen Trojanern bestanden. Sie lernten durch die letztern erst den phrygischen Gottesdienst kennen, und wurden nach und nach mit den Mysterien der phrygischen Kabiren (2) bekannt. Die Etrusker erkannten die Römer als ihre erste Lehrmeister in den göttlichen Wissenschaften, sowie in der Kunst Krankheiten durch Zaubergesänge zu vertreiben. Man gab ihnen römische Jünglinge aus vornehmen Familien zum förmlichen Unterricht in den Augurien und anderen Wahrsagerkünsten, und so entstanden gar bald in Rom eigene Collegien der Auguren, wie ein solches z.B. Numa Pompilius (3) einsetzte; und ein anderes, Haruspices, oder Wahrsager aus den Eingeweiden genannt.

Diese beyde Klassen von Ständen waren in den ältesten Zeiten die ersten Ärzte Roms, das Geschäft der ersten bestand darin, aus dem Fluge der Vögel Krankheiten zu bestimmen und ihren Ausgang zu verkünden, so wie die letztern in ihren medizinischen Wahrsagungen sich auf die Eingeweide der geschlachteten Thiere beriefen.

Wenn man indessen auch mit Plinius für richtig annehmen will, daß Rom sechshundert Jahre vor unserer Zeitrechnung zwar nicht ohne Arzneyen, aber ohne Ärzte gewesen sey[a], so ist dieses doch höchstens von den eingeborenen römischen Ärzten zu verstehen, und selbst diese Behauptung von den letztern wird durch das

---

[a] Plinius Lib. XXIX Cap. I. [Cap. 1 – 8; vgl. Külb 3187 – 3203]

Zeugnis eines andern wichtigen Schriftstellers[b] widerlegt, welcher ausrücklich meldet, „daß die Ärzte zu Rom bey der im Jahr 282 [a.u.], und 301 [a.u.] daselbst geherrschten Pest nicht hinlänglich und vermögend genug gewesen seyen, derselben zu widerstehen." – Ganz falsch ist aber die Angabe des Cornelius Agrippa[c], eines bekannten satyrischen Schwärmers, daß die Arzneykunst sogar durch ein öffentliches Gesetz aus der römischen Republik sey verbannt worden.

Zu den ältesten Gebräuchen in Rom, sich bey einreissenden Volkskrankheiten Rathes zu erholen, muß man die Befragung des Orakels in den Sibyllinischen Büchern, die die Besitzerin, eine Sibylla zu Cumä dem König Tarquinius (4) übergeben hatte, hinrechnen. Die Bücher dieser Sybylle enthielten in den räthselhaftesten Ausdrücken Aufschlüsse über die Zukunft, und Anleitung zu den gottesdienstlichen Gebräuchen, daher man sie bey Prodigien [Vorzeichen für gute und schlechte Ereignisse] und Volkskrankheiten zuerst immer aufrollte. Dies tat schon Tullus Hostilius (5) bey Gelegenheit einer Pest, die das Volk zur Verehrung der Götter nötigte.[d] Zwei eigends bestellten Männern lag es ob, aus diesen Libris fatalibus die Art und Weise zu erklären, wie die Götter versöhnt werden mußten,[e] und in der Folge wurde dieses Geschäft gar zehn Patriciern als Bewahrern der auf dem Capitol niedergelegten sibyllinischen Bücher, übertragen.

Indessen so sehr auch die Aussprüche der sibyllinischen Bücher geschätzt wurden, so nahmen die Römer doch bey gefährlichen Krankheiten ihre Zuflucht zu dem Orakel irgend einer Gottheit, und selbst die Ausleger der Librorum fatalium verwiesen in zweifelhaften Fällen auf dasselbe. Die Römer hatten deswegen ihren eigenen medizinischen Apoll, wie die Griechen, dem sie im Jahre 321 [ab urbe condita] einen Tempel in Rom geweiht hatten, (6) welchem, so wie bey den Griechen die Priester, eben so bey den Römern die vestalischen Jungfrauen vorstanden, und welche ihn Apollo medice, Apollo Paean [Retter, Helfer, Heiland] anriefen. Bald darauf wurde auch der Gottesdienst Aeskulaps bei den ältesten Römern eingeführt, welcher mit all den religiösen Gebräuchen, den mannigfaltigen frommen Betrügereien und magischen Gaukeleien, wie es in Epidaurus und in andern Tempeln der Griechen, wo die Asklepiaden ihre medizinische Kunst ausübten, gewöhnlich war, verbunden gewesen ist.

Die Incubanten mußten sich den nämlichen Bedingnissen, wie bey den Griechen zur Zeit der Asklepiaden gemeldet wurde, unterwerfen. Denn als zu Rom im Jahre 460 [nach Gründung der Stadt] (7) eine verderbliche Volkskrankheit ausbrach, befahl das Orakel der sibyllinischen Bücher, nach Epidaurus zu gehen, und den dorti-

---

[b] Dionysius Halicarnassensis [Antiquitates Romanorum] Lib. IX und X./ed. Sylburgh fol. Lipsia 1691/ [Dionysios von Halikarnassos, ca 80/75 – 7 v. Chr., seit 30 v. Chr. in Rom, Hauptwerk: Römische Urgeschichte; in der von J. Benzler 1771/72 besorgten zweibändigen Ausgabe stand Leveling bereits eine deutsche Übersetzung zur Verfügung; moderne Übersetzung von E. Cary: Roman Antiquities, 7 Bde., Cambr./Mass. 1937 – 1950.]

[c] Cornelius Agrippa. de veritate Scientiorum. Cap. LXXXIII.

[d] Livius [Historiarum] Lib. I. c. 31. [Titus Livius 59 v. Chr. – 17 n. Chr., römischer Historiker; von den 142 Büchern seiner Römischen Geschichte sind noch 35 überliefert]

[e] Liv[ius Historiarum] Lib. V. c. 13.

gen Aeskulap um Rath zu fragen. Quintus Ogulnius übernahm das Geschäft dieser Gesandtschaft nach Epidaurus: Die alldort statt aller Antwort sich wälzende Schlange verließ den Tempel, sprang in das Schiff des Gesandten, und legte sich, als man die Anker bei der Mündung der Tiber ausgeworfen hatte, ruhig auf die Insel Tiber nieder. Dies hielt man für das Zeichen, daß hier der Gott verehrt seyn wollte. Man baute daher dem Aeskulap allhier den ersten römischen Tempel, und auf der Tiber Insel blieb noch in spätern Zeiten der Hauptsitz der medizinischen Liturgie. Auch wurden hier die dem Aeskulap geweihten Hunde gehalten.

Bey Gelegenheit dieser feyerlichen Einweihung des ersten römischen dem Aeskulap geheiligten Tempel reisten nun mehrere griechische Priester und Ärzte aus dem Stande der Asklepiaden nach Rom, um das römische Volk mit der Verehrung dieses Gottes sowohl als auch die in ihr Collegium mit aufgenommenen Priester aus dem römischen Volke mit der Art und Weise bekannt zu machen, wie selbe nach den Vorschriften der bey ihnen gebräuchlichen Incubation die Kranken zu heilen und zu verpflegen hatten. Die Arzneykunde der Römer war daher in ihrer ersten Epoche, wie unter andern Valerius Maximus[f] deutlich bestimmt, ganz nach dem Maßstabe der Asklepiaden eingerichtet.

Die Römer nahmen aber nach dieser Zeit auch noch zu andern Göttern und Göttinnen der Gesundheit wegen ihre Zuflucht, welche sie theils von den Griechen, theils von den Ägyptern entlehnten, und gewöhnlich mit dem Beinamen Aeskulap bezeichneten. Schon Cicero bezeugt, wie verwirrt die Begriffe der Römer von dem griechischen Aeskulap gewesen sind.[g] So wurde z.B. der ägyptische Serapis vorzüglich bey denselben unter Aeskulaps Bilde verehrt, und mit allen dem letzten gewöhnlich beygelegten Insignien gezeichnet vorgestellt. Auch die griechische Hygea hatte zu Rom einen eigenen Tempel, und wurde in der Folge von den Römern als Dea salus verehrt. Und mit Serapis wurde auch Isis aus Ägypten als medizinische Göttin in Rom eingeführt, und ihr auf dem Marsfelde ein Tempel erbaut, welcher 50 Jahre vor Christi Geburt wieder zerstört wurde, weil die Römer anfangs die

---

[f] Valer[ius] Maximus Lib. I. wo es heißt: Legatos Romanorum cultu anguis a peritis excepto Epidauro soluisse. Vero autem simile et Apollini et Aesculapio Romam perducto sacerdotes suos tributos fuisse, a quibus patrio ritu colerentur, unde nihil vereor affirmare, ab eo tempore, quo Aesculapius Romam accitus venit, aliquid graecanicae Medicinae ibidem stabilitum; saltem Asclepiadarum illam pristinam, ibi introductam fuisse. [dt.: die römischen Gesandten seien, nachdem sie den Kult der Schlange von erfahrenen Leuten empfangen hätten, von Epidauros abgefahren. Wahrscheinlich seien dem Apoll und dem Aeskulap nach der Überführung nach Rom ihre eigenen Priester zugewiesen worden, von denen sie nach väterlichem Ritus verehrt werden sollten. Daher scheue ich mich keineswegs zu behaupten, daß von der Zeit an, wo der nach Rom gerufene Aeskulap kam, etwas von der griechischen Medizin ebenda (in Rom) eingebürgert worden sei; jedenfalls sei jene alte Medizin der Asklepiaden dort eingeführt worden.]
[Valerius Maximus, 1. Hälfte d. 1. Jh. n. Chr., Verfasser der moralisierenden „Factorum et dictorum memorabilium libri novem" – Denkwürdige Taten und Aussprüche. Es handelt sich hierbei um kein Zitat aus Valerius Maximus, sondern aus Schulze 1728, 430, der die genannte Textstelle aus Lib. I, Cap. VIII „De miraculis", 2 mit eigenen Worten zusammengefaßt hatte. Vgl. Halm 1865, 45 – 46]
[g] Cic[ero] de nat[ura] Deorum. Lib. III. c. 22. [III, 57., vgl. Gerlach/Bayer 1978,411]

ägyptische Gottheiten nicht sehr achteten, allein unter Augusts Triumvirat wurden die Isiaca sacra wieder hergestellt. (8) Eine andere griechische Gottheit war die Ilithyia, welche die Römer unter dem Namen Lucina [die Leuchtende] verehrten und selbe mit ihrer Diana und mit der Juno vereinigten. Man rief sie in Geburten an, weil der Mond einen beträchtlichen Einfluß auf die Schwangerschaft und auf die Geburt hat. Ihr ward 400 Jahre vor Christi Geburt zu Rom in einem Haine der erste Tempel erbaut, und dem Haine selbst ihr Name beigelegt. Zu den griechischen Gottheiten, die die Römer in medizinischer Rücksicht verehrten, gehören ferners noch Pallas oder Minerva, sowie ebenfalls die Dii palahtini, Mercurius, Hercules, Castor, Quies, Somnus etc, wie [Gerhard Johann] Vossius [1577 – 1649] berichtet.[h]

Außer diesen entlehnten Idolen hatten sie nun auch ihre eigenthümliche Gottheiten, denen medizinische Geschäfte beigelegt wurden. Unter diesen war die Göttin Febris, welche im Palatium einen Tempel und Altar hatte, eine der vorzüglichsten. Man fing sie an, aus Furcht vor ihren schrecklichen Wirkungen zu verehren (9), wozu man wohl auch in Rom, wo die pontinischen Sümpfe durch ihre schädlichen Dämpfe schreckliche Fieberepidemien erregen, gegründete Ursache hatte. Ein gleicher Tempel stand für sie im Vorhofe der marianischen Monumente, und ein dritter im Vico longo (10). Valerius Maximus schreibt [weiter], daß man in diese Tempel die Arzneimittel zusammengebracht, und die Kranken sich dahin zu ihrer Heilung haben begeben müssen. (11) Diese Göttin erhielt die Beynamen febris diva, sancta, magna u.s.w. In Cremona ehrte man aus einer ähnlichen Ursache die Mephitis. (12) Bey großer gefühlter Schwäche riefen auch die Kranken die Fessonia an. (13) Merkwürdig waren auch noch die Göttinnen Prosa [auch Anteverta] und Postverta, welche als Gehülfinnen der Lucina [Beiname der Diana und Juno; s. o.] für die rechte Lage des in der Geburt stehenden Kindes zu sorgen hatten. Ihre Namen bezogen sich auf die Lage des Kopfes nach vorn, oder nach hinten. Die Göttin Ossipaga [os lat. Knochen, paga gr. Quelle, Usprung] sorgte nebst diesen für das Wachsthum der Knochen, die Carna aber für das Wachsthum und die Stärke der Eingeweide, der Meditrina (14) endlich wurde als ein Erhaltungsmittel für die Gesundheit nach jeder Weinlese junger und alter Wein geopfert.

Dies sind die medizinischen Gottheiten der ältesten Römer. Zu den besondern Gebräuchen, wodurch sie die Volksseuchen zu bezwingen suchten, gehörten die bei solchen Gegebenheiten angestellen Opfermahlzeiten, Lectisternia genannt, ferners die feyerlichen Umgänge /amburbalia sacra,/ Lustrationen [Sühneopfer], Supplicationen [Bittfeste] und Postulionen (15), und der seltsame Gebrauch des Einschlagens eines Nagels bey einer herschenden Seuche in den Tempel des Jupiter Capitolinus auf der rechten Seite. (16)

---

[h] de origine et progressu idololatione. [Amsterdam 1700] Lib. III. Cap.19 und Lib. VIII. Cap. 8.

Aus den Stellen mancher und bewährter Schriftsteller der medizinischen Geschichte, wie z.B. eines Schulze[i] kann man zwar beweisen, daß zu den ersten Zeiten der römischen Republik, und selbst noch bis gegen das 535ste Jahr [ab urbe condita, also 219 v. Chr.], wo Archagathus des Lysanias Sohn aus Pelloponese nach Rom kam, die Arzneykunde größtentheils durch griechische Sklaven, welche nach Rom verkauft wurden, ausgeübt worden ist, welche aber meistens Aufwärter in Bädern waren, und von den Römern Reunctores [Salbknechte] oder Mediastini [Hausknecht, Badediener] genannt wurden, indessen kann man anderntheils eben so wenig leugnen, daß schon lange vor den Zeiten der römischen Kaiser mehrere Philosophen die theoretische Arzneykunde durch dialektische Methode allda zu befördern suchten, welche letztere Klasse der Ärzte auch die ältesten Römer von der erstern, nämlich von den Servis Medicis, die sich blos zum Salben, Aderlassen, Leichdörner [Hühneraugen] ausschneiden, Zähne ausreissen und zur Anleitung in den gymnastischen Übungen brauchen ließen, sorgfältig unterschieden haben, in dem sie jenen den Beynamen Medici ingenui liberi beylegten. Besonders hat dies Lampe, der, da er selbst kein Arzt, sondern ein Rechtslehrer war, um so unpartheyischer hierüber geurtheilt hat, an mehr als einer Stelle, in seiner Abhandlung de honore, privilegiis et usibus singularibus Medicorum erwiesen.[k]

So weit ist gewiß, daß diesen medizinischen Handlangern, welche zuerst aus Griechenland in Rom ankamen, von den ältesten Römern die Erlaubnis ertheilt wurde, Buden zu errichten, wo sie ihre Künste und Mittel feil boten, die Römer nannten diese Buden Medicinas; allein mit diesen Servis Medicis coexistierten auch

---

[i] Historia Medicinae. pag.282 [!] wo es heißt: Non autem de aliis Medicis nisi liberis hominibus, qui inter peregrinos adhuc degebant, intelligenda hac civitatis Donatio debet, non enim congenit Instituto Caesaris eiusmodi consilium, quo iniquam .riperet, quod suum erat. Manserunt itaque unique, quos habebat servi sui medici, qui numquam defierant Romae esse, usque ad illud tempus, quo sero tandem servitiis omnis ablata est. [Obige unzutreffende Quellenangabe ist auch an anderen Orten bei Schulze nicht einzuordnen, wäre im Zusammenhang gleichwohl zu erwarten in Hist. med. Periodus secundus, Cap. VI De medicinae Graecanicae apud Romanos adventu, wo Schulze auch der Frage nachgeht, ob und welche Art von Medizin es denn vor dem Auftreten des Archagathus in Rom gegeben habe. Vgl. Schulze 1728, 427 – 437.]

[k] Diss. de honore, privilegibus et usibus singularibus Medicorum. p. 92 et 93, wo es heißt: quemadmodum vero servos aliquando etiam clinicae medicinae se immiscuisse diximus, ita nec ingenui Medici chirurgia plane abstinabant. Ne ea quae hanc in rem iam dicta sunt, denuo urgeam, uberrimum testem provoco Ulpianum, qui in l[ege] 7 § 8 sq. ad leg. Aquil. medicum imperite secantes actione ex lege Aquilia condiceri posse indicat. Quomodo vero legem hanc cum analogia juris componemus, nisi medicam ingenuum hic intelligi dicamus, cum in servos nulla cadat obligatio. etc. [Wie wir erfahren, daß sich manchmal sogar Sklaven in die klinische Medizin eingemischt haben, so wissen wir auch, daß sich die freigeborenen Ärzte völlig der Chirurgie enthielten. Um nicht das, was zu diesem Thema bereits gesagt worden ist, von neuem zu wiederholen, führe ich als ergiebigsten Zeugen Ulpianus an, der in § 8 ff. des 7. Gesetzes des Aquileischen Gesetzes sagt, daß ein Arzt, der einen ohne Erfahrung schneidet, durch einen Prozeß aufgrund dieses Gesetzes entlassen werden kann. Wie werden wir denn nun dieses Gesetz mit der Gleichförmigkeit des Rechts (Gesetzes) vergleichen (zusammenstellen), wenn wir nicht sagen, daß der freigeborene Arzt darin (an dem vorausgehenden) erkannt werden kann, da ja auf die Sklaven keine Verpflichtung fällt.]

andere Ärzte, welche alle Vorrechte freyer Bürger und selbst des Bürgerrechtes[l] genossen haben, wodurch also die entgegengesetzte Meinung des Plinius[m], daß die Arzneykunst nicht unter die freyen Künste sey gezählt worden, so wie auch die Behauptung jener, welche wie z.B. Robertellus (17), Manutius (18), Derichterus (19), Boeckelmannus (20) vorgaben, daß die Arzneykunst allein von Sklaven ausgeübt worden sey, hinlänglich widerlegt wird. Ja was noch wahr ist, als die Römer einst alle Griechen aus Italien vertrieben, waren ausdrücklich die Ärzte von diesem Verbothe ausgenommen.[n]

Alles dieses dient daher zum richtigsten Gegenbeweise, daß die Arzneykunst bei den Römern selbst schon vor der Ankunft der griechischen Ärzte zu den freien Künsten gezählt, und der größten Achtung gewürdigt wurde. (21) Denn im Eingange habe ich erinnert, daß Rom schon im Jahre 282 und 301 nach des Dionysii Halicarnassos Bericht seine einheimischen und meistens nach den pythagoreischen Lehrsätzen und nach den Grundsätzen der Diätetik ihre Kunst ausübende Ärzte hatte, da doch erst im Jahr 321 der griechische Gottesdienst des Apollo, und im Jahr 460 einer des Aeskulaps allda eingeführt wurde, [alle Datierungen a.u.e.] und diese damit nach Rom gewanderte Priesterärzte in Rom von ihren einheimischen durch den Namen Asclepiaden immer unterschieden worden sind. Auch haben wir mehrere schriftstellerische glaubwürdige Zeugnisse, welche bezeugen, daß die römische Arzneykunst im engern Sinne niemals zu den knechtlichen Arbeiten gezählt worden ist.[o]

Zu den ausgezeichneten griechischen Ärzten, welche 239 Jahre vor Christi Geburt unter den Consuln L. Aemilius und M. Livius nach Rom kamen, gehört

---

[l] dies beweist schon das bekannte Aquilische Gesetz [4. Jh. v. Chr.], welches bloß für angesessene Bürger geschrieben wurde, und wo schon die Prozeßordnung bei Klagen gegen Ärzte vorkommt, woraus sich also ergibt, daß sie wenigstens doch freie Leute gewesen sind.

[m] Plinii Historia natural[is] Lib. XX. Cap. 9 [Cap. 33 ff. – Abhandlung über den Kohl als Heilmittel] und Lib. XXIX Cap. 1 [Cap. 1 – 8; bes. Kap. 8, vgl. Külb 3195].

[n] Plin. Lib. XXIX. Cap. 1 [Cap. 1 – 8; bes. 8, vgl. Jones 1963, Vol. VIII, S. 192 – 193. Im Gegensatz zu der von Dalechamp 1608 in Frankfurt besorgten und um 1800 für die wissenschaftliche Arbeit maßgeblichen – und sowohl von Sprengel (vgl. 1792 I, 13) als auch ganz offensichtlich von Leveling benutzten – Ausgabe wurde die betreffende Teststelle („ideo templum Aesculapii, etiam cum reciperetur is deus, extra urbem fecisse iterumque in insula traduntur, et cum Graecos Italia pellerent diu etiam post Catonem, excepisse medicos") in entgegengesetztem Sinn übersetzt. So z.B. Jones 1963, 193: „and when, a long time too after Cato, they banished Greeks from Italy, to have expressly included physicians." Oder Külb, 3196: „... und als sie lange nach Cato die Griechen aus Italien vertrieben, die Ärzte ausdrücklich mit einbegriffen haben."]

[o] Siehe Jul[ius] Car[olus] Schlaegeri Historia liter[aria] de medicorum apud veteres Romanos de gentium conditione. Helmstädt. 1740. 4. – s. f. Iugleri de nundinatione Servorum. [Über das Handeln mit Sklaven. Leipzig 1748] pag. 4. – desgleichen à Reies, Cellarius, [Polycarp Friedrich] Schacher, [Heinrich] Schulz. [Caspar à Reies, spanischer Arzt i. 17. Jh., satyrisches Werk über viele interessante Fragen zur Medizin und zu den Ärzten: Elysium iucunduarum quaestionum campum. Brüssel 1661 fol. Frankfurt 1670 4to.; Salomon Cellarius, 1676 – 1700, Origines et antiquitates medicae, Jena 1704; P. F. Schacher, De honoribus medicorum apud veteres. Leipzig 1732; Schulz, Historia Medicinae, 1728, S. 427 – 437: Periodus II, cap. VI. De Medicinae Graecianicae Romanos adventu.]

90

Archagathus, des Lysanias Sohn, aus dem Peloponnese. Sein rühmliches Bestreben ging besonders dahin, dem römischen Volke seinen abergläubischen Hang zu den Tempeln des Apolls und Aesculaps, und seinen blinden Glauben an die magischen Künste der dortigen griechischen Priesterärzte zu benehmen. Er wurde auch im Anfang sehr wohl daselbst, wie Plinius aus einem ältern Schriftsteller bezeugt[p] aufgenommen, allein da Archagathus in die praktische Chirurgie den Gebrauch des Schneidens und Brennens einführte, solche Operationen aber den damaligen Römern, so wie den Pythagoräern ganz ungewohnt und grausam geschienen haben, so änderte sich sein Ansehen sehr bald, und der im Anfang allgemein geschätzte griechische Arzt sank so tief bey dem römischen Volke herab, daß es ihm zuletzt gar den Beynamen eines Scharfrichters [Carnifex] zugetheilt hat.

Von dieser Zeit an, da Archagathos in Rom die Arzneykunst ausübte und sich durch seine chirurgische Behandlung der Kranken den Haß der Römer zuzog, fing man auch in Rom an, diese gewinnsüchtigen griechischen Fremdlinge sowie ihre ganze Arzneykunst allgemein zu verachten, wozu vielleicht das unkluge Benehmen der sich in Rom niedergelassenen griechischen Ärzte gegen die Römer und andere Nationen, welche sie alle Barbaren nannten, wie man aus einer Stelle des Cato an seinen Sohn [Marcus] bey dem Plinius[q] auffallend wahrnehmen kann, nicht wenig beygetragen hat. Man hielt den größten Theil derselben für Beutelschneider, die sich mittelst ihrer Kunst auf Unkosten des römischen Staates zu bereichern dach-

---

[p] S. Plinii Histor[ia] natural[is] Lib. XXIX. Cap. 1 [Cap. 6], wo es heißt: Cassius Hemina ex antiquis auctor est, primum e medicis venisse Romam Pelopnneso Archagathum, Lysaniae filium L. Aemilio, M. Livio Consul. anno urbis DXXXV, eique ius Quiritium datum, et tabernam in compito Acilio em[p]tam ob id publice. Vulnerarium eum tradunt fuisse vocatum, mireque gratum adventum eius initio, mox a saevitia secandi urendique transisse nomen in carnificem, et in taedium artem omnesque Medicos. [Vgl. Jones VII, 190; „Cassius Hemina, einer der ältesten Schriftsteller, sagt, daß der erste Arzt zu Rom, Archagathus, des Lysanias Sohn, unter dem Consulate des L. Aemilius und des L. Julius (müßte wohl heißen Marcus Livius) im fünfhundert und fünfunddreißigsten Jahre der Stadt [219 v. Chr.] aus dem Peloponnes gekommen und ihm das Bürgerrecht geschenkt und eine Bude an dem acilischen Scheidewege auf Staatskosten gekauft worden sey, daß man ihn von seiner Beschäftigung den Wundarzt genannt und sich anfangs über seine Ankunft merkwürdig gefreut, ihm bald aber wegen seiner Unmenschlichkeit im Schneiden und Brennen den Namen Scharfrichter beigelegt, und gegen die Kunst selbst, so wie gegen alle Ärzte einen Widerwillen bekommen habe." Zit. n. Külb 3194]

[q] Diese Stelle [Historia naturalis XXIX 7, 14] lautet also: Vincam nequissimum et indocile genus Graecorum [i. Orig.: illorum] et hoc puta vatem dixisse: Quandocunque ista gens suas literas dabit, omnia corrumpet. Tum etiam magis, si medicos suos huc mittet. Jurarunt inter se Barbaros necare omnes medicina. Sed hoc ipsum mercede faciunt, ut fides iis sit et facile disperdant. Nos quoque dicunt [i. Orig.: dictitant] Barbaros, et spurcius nos, quam alios, opicon appellatione foedant. Interdixi tibi de medicis. [Zit. n. Schulze 1728, 435 – 436, der aber ebenso wie Leveling keine Quellenangabe machte; vgl. Jones VIII, 190 – 192. „Sobald uns dieses Volk mit seinen Wissenschaften beschenkt, wird es alles verderben. Und noch um so mehr, wenn es seine Ärzte schicken sollte. Diese haben sich unter sich verschworen, alle Barbaren durch die Heilkunst zu töten. Sie tun dies um Lohn, damit man ihnen glauben schenke, und sie desto leichter verderben können. Auch uns pflegen sie Barbaren zu nennen, und besudeln uns mit dieser Benennung unflätiger, als andere Bauern. Der Umgang mit Ärzten ist dir untersagt." Zit. n. Külb 3195]

ten. Aus diesem Gesichtspunkte betrachtete sie vor andern besonders M. Porcius Cato [234 – 149 v. Chr.] der Censor, welcher bey den Römern all sein Ansehen anwandte, um diese griechischen Ärzte beym Volke verächtlich zu machen. Indessen ist es falsch, wie Schulze richtig bemerkt, daß selber wie einige vorgeben, die griechischen Ärzte gänzlich vertrieben habe, denn sie übten auch zu den Lebzeiten des Cato die Arzneykunst wie vor dem aus. Überhaupt galt der Zorn Catos mehr den damaligen griechischen Philosophen, und traf nur mittelbar die Ärzte, Scipio der Afrikaner [185 ? – 129 v. Chr.] nahm dagegen die Griechen in besondern Schutz. Selbst Cato übte auf seine eigene, und für einen so großen und ernsthaften Mann ausnehmend abergläubische Weise die Arzneykunst aus. Dessen überzeugt uns schon hinlänglich das einzige in seinen Schriften hinterlegte Beyspiel, nach welchem er Verrenkungen zu heben angerathen hat.[r]

Wenn man daher den Zustand der Arzneykunst der ältesten Römer im ersten Zeitalter durch die ersten sechshundert Jahre, nämlich von Erbauung der Stadt Rom bis auf den M. Porcius Cato genau prüft, so ergibt sich aus allen bis daher angegebenen Ereignissen, daß sich selbe nicht viel weiter, als auf die magische und empirische Arzneykunst der ältesten Griechen erstreckt habe. Plinius[s] rühmt zwar den bey den ältesten Römern eingeführten Gebrauch einiger einfachen Medikamente und diätetischer Mittel an, worunter besonders dem Kohle ungemeine Kräfte und Wirkungen zugeeignet wurden, so daß man ihn schier für eine Universalarzney hielt. (22) Allein selbst diese Mittel hatten die Römer erst durch die zu selbiger Zeit sich hin und wieder in Italien ausgebreiteten Pythagoräer kennen gelernt, so wie auch selbst der Kohl schon lange zuvor von Pythagoras, Chrysippus (23) und Dieuches (24) gegen mancherley Krankheiten gepriesen worden ist.

---

[r] Cato de re rustica [Ed. Schneider] cap. 160. pag. 112. Luxum si quod est, schreibt Cato, hac cantione sanum fiet. Harundinem tibi prende viridem pedibus IV. aut V. longam; mediam diffinde, et duo homines teneant ad coxendices. Incipe cantare in alio [! so bei Schulze; richtig: malo] S. F. [= Sanitas Fracto, vgl. Sprengel 1821 I, 269] motas vaeta daries, dardaries, ass(t?)ataries, dissunapiter, usque dum coeant. Ferum insuper jactato. Ubi coierint, et altera alteram tetigerit, id manu prende, et dextra sinistra praecide. Ad luxum aut fracturam alliga, sanum fiet. Et tamen quotidie cantato in alio, S. F. vel luxato. Vel hoc modo, huat, hanat, huat, ista, pista, sista, domiabo, damnaustra et luxatio. Vel hoc modo, huat, haut, haut, ista, sistar, sis, ardannabon, dumnaustra. [Vgl. Schulze 1728, 435]

[s] Plin. Histor. Nat. Lib. XXV. Cap. 2. [Cap. 2 – 6.] Cato de re rustica Cap. 156 et Seq. [157]

7ter Abschnitt

Chinesische Arzneykunst

Nach dem einstimmigen Zeugnisse der bewährtesten Schriftsteller über die politische und wissenschaftliche Verfassung der Chinesen[a] gehört diese Nation von mongolischer Abkunft zu einer Klasse von Menschen, welche seit mehreren Jahrtausenden in einem äußerst beschränkten Zustande der Cultur, woran theils ihre angeborne Organisation, theils der unglaublichste Despotismus ihres Beherrschers, theils der dabey um so mehr lächerliche Wahn, nach welchem sie ihr Land für den Sitz aller Weisheit und Gelehrsamkeit – als Folge ihrer Unwissenheit – halten, schuld ist, sich befunden hat. Zu den ältesten Büchern der Chinesen gehören die so sehr gepriesenen Kings (1), der Schuking (2), Yking (3), und der Commentar über die letztern, nämlich die Kua des Fo – hi (4). Alle enthalten meistens ein Gewebe von Emblemen und Allegorien, die sich an Unverständlichkeit und Abgeschmacktheit einander übertreffen, sowie auch ihre vorgebliche Chronologie, nach welcher die jetzige Aera 2273 Jahre vor Christi Geburt anfängt, und die Behauptung, daß man im chinesischen 2155. Jahre vor unserer Zeitrechnung Berichte von einer Eklypse findet, zu den fabelhaften Sagen dieses Volkes gehört. Einige leiten, wiewohl ebenfalls ohne hinreichende historische Gründe, die Cultur der Chinesen von den alten Ägyptern her. Wenn es ausgemacht wäre, daß die Ptolemäer bis nach China ihre Schiffe geschickt und daß auf denselben sich Ärzte aus der Alexandrinischen Schule befunden hätten, so könnte man manche besondere Ideen der chinesischen Medizin daraus herleiten. Indessen, da die ptolemäischen Schiffe sicher nicht weiter als bis zur Halbinsel diesseits des Ganges gekommen sind, so muß die ganze Medizin der Chinesen, in wie weit sich der innere Gehalt derselben erstreckt größtentheils für einheimisch gehalten werden, wiewohl sie etwas weniges hie und da von den Griechen auf dem Wege über Bactrien mögen erhalten haben.

Staunton erzählt (5), daß in China zwar ehemals eigene kaiserliche Schulen der Medizin angelegt worden sind, in welchen die Arzneykunst gemeinschaftlich mit der Astrologie gelehrt wurde; allein man findet nicht, daß durch selbe etwas zur Vervollkommnung dieser Wissenschaft geleistet worden, da es bey den Chinesen eine bis daher noch bestehende herkömmliche Sitte ist, daß jeder nach seinem Gut-

---

[a] Sonnerats Reise nach Ostindien und China. 8. Leipzig 1783.
Staunton's authentic account of an embassy to the emperor of China. 4. London 1747. [1797]
Ghirardini relation du voyage, fait a la Chine sur la vaisseau l'Amphitrite. Paris 1700.
[De] Pauw recherches [philosphiques] sur les Egyptiens et sur les Chinois. 2 Bde. Berlin 1773.

dünken die Arzneykunst nicht nur ausübt, sondern sich auch seine Medikamente selbst zubereitet. (6) Die Hofärzte sind gewöhnlich Eunuchen, doch existiert auch bey ihnen wie bey den andern ältesten Völkern der Gebrauch, daß eigene Stände die erlernten medizinischen Künste auf ihre Kinder erblich fortpflanzen, welche alsdann unter den übrigen Ärzten den ersten Rang behaupten. Wie beschränkt überhaupt ihre Kenntnis des menschlichen Körpers bey der Armuth ihrer Begriffe aus der Anatomie wirklich sey, davon überzeugen uns Cleyer's Nachrichten[b] in seinen anatomischen Kupfertafeln über den Zustand der chinesischen Medizin. Eben so verworren sind ihre Begriffe vom gesunden Zustande des menschlichen Körpers. Sie nehmen <u>Wärme</u> und <u>Feuchtigkeit</u> als die zweierlei Grundtheile des Körpers an, welche im Blut und in den Lebensgeistern ihren Sitz haben, und deren Vereinigung das Leben, die Trennung aber den Tod des Menschen ausmacht. Die sechs <u>Hauptglieder</u>, worinnen die Grundfeuchtigkeit ihren Sitz hat, sind das Herz, die Leber und die linke Niere auf der linken, die Lungen, die Milz und die rechte Niere, die sie die Lebens-pforte nennen, auf der rechten Seite. Die <u>Eingeweide</u>, in welchen die Lebenswärme ihren Sitz hat, sind auf der linken Seite die kleinen Gedärme, der Herzbeutel, die Gallenblase und die Harngänge, auf der rechten die großen Gedärme, der Magen und der dritte Theil des Körpers. (7) Überdies, behaupten sie ferner, gebe es eine gewisse Übereinstimmung der Glieder mit den Eingeweiden: die kleinen Gedärme harmonieren mit dem Herzen, die Gallenblase mit der Leber, die Harngänge mit den Nieren; die großen Gedärme mit den Lungen, der Magen mit der Milz und der dritte Theil des Körpers /die Geburtsglieder/ mit der rechten Niere.

Die Lebenswärme und die Grundfeuchtigkeit halten zu gewissen Zeiten ihre Wanderungen von Gliedern in Eingeweide, und von diesen in jene. Diese zwölf Quellen des Lebens muß der Arzt kennen, wenn er den Körper behandeln will. Außerdem steht auch der Körper mit gewißen äußern Dingen in Verbindung, die beständig auf ihn einwirken, und die Wege jener Quellen des Lebens verändern. Das Feuer agirt vorzüglich auf das Herz und die großen Gedärme, und dies geschieht im Sommer. Die Eingeweide harmonieren mit der südlichen Gegend, die Leber und Gallenblase gehören der Luft, und beide stehen mit dem Morgen und Frühlinge in Verbindung. Die Metalle wirken auf die Lungen und die großen Gedärme, und harmonieren mit dem Abend und Herbste. Die Erde stimmt mit der Milz und dem Magen, und zugleich stimmen diese Eingeweide mit dem Zenith überein: jeder dritte Monath der vier Jahreszeiten ist die Zeit der Indicationen zu ihrer Heilung. Die Nieren und Harngänge gehören dem Wasser und beziehen sich auf Norden: der Winter ist die schicklichste Zeit, um ihre Indicationen zu erfüllen.

Nach Le Comte's Bericht[c] kennen die Chinesen auch den Kreislauf der Säfte, womit die Nachrichten der Missionarien übereinkommen. Der oben erwähnte Schriftsteller Cleyer meldet, daß ihren Begriffen hiervon zufolge der Kreislauf einer Grundfeuchtigkeit und Lebenswärme um drey Uhr Morgens aus den Lungen

---

[b] Specimen medicinae Sinicae, sivce opuscula medica ad mentem Sinensium. 4. Frcf. 1682.
[c] Memoires sur l'état present de la Chine. [Tom. I. lettre VIII] 8. Amst. 1698. [p. 299 – 302]

anfange und sich in 24 Stunden in der Leber endige: Man berechnet in China sogar die Geschwindigkeit, womit der Blutumlaufe geschieht, und behauptet, daß in Zeit von 24 Stunden 13500 Respirationen und zwischen 54000 und 67000 Pulsschläge vollbracht werden.

Die Betrachtung des Pulses macht das wichtigste Stück der chinesichen Medizin aus. Man vergleicht den menschlichen Körper mit einem musikalischen Instrument, und behauptet, daß seine Glieder mit den Eingeweiden dergestalt accordieren, daß man aus den Augen, aus der Zunge, besonders aber aus dem Pulse den inneren Zustand des Körpers beurtheilen könne. Nicht allein versprechen sich die chinesischen Ärzte aus der Beschaffenheit des Pulses die Quelle des Übels, sondern auch den Sitz desselben erkennen zu können. Eben so, wie diese Grundsätze Betrug und Scharlatanerie verrathen, ist auch die Art wie der Puls bey den Chinesen geführt [!] wird, mystisch und lächerlich. (8) Vier Finger legen sie nebeneinander auf die Ader, (9) drücken und lassen wieder damit nach, bis sie die wahre Gestalt des Pulses erkannt haben. Dann heben und senken sie abwechselnd die Finger auf die Ader, als ob sie das Klavier spielten.

In den Krankheiten des Herzens fühlt der Chinese den Puls der linken Hand: in den Krankheiten der Leber denselben, aber etwas höher hinauf. In den Krankheiten des Magens fühlt man den Puls der rechten Hand, und in den Krankheiten der Lunge den Puls am Gelenke: in den Zufällen der Nieren aber noch über dem letztern. Nach einem alten Codex bei Cleyer haben die Chinesen drei besondere Stellen am Carpus, wo sie an beiden Händen den Puls fühlen: (10) Sie nennen sie Kun, Quoan und Che. (11) Kun liegt zu nächst an der Hand und zeigt zur linken die Zufälle des Herzens und des Herzbeutels, zur rechten das Leiden der Lungen an. Quoan ist an der linken Hand der Puls der Leber und des Zwerchmuskels, an der rechten der Puls des Magens und der Milz. Che, der unterste, ist an der linken der Puls der linken Niere und der dünnen Därme, an der rechten Hand der Puls der rechten Niere und der dicken Därme. Übrigens wird auf den Einfluß des Mondeswechsels und der Jahreszeiten in die Veränderung des Pulses bey den Chinesen ebenfalls sehr viel gehalten.

Die übrige medicinische Grundsätze sowie die angewandte Mittel selbst gehen gleichen Schrittes im Werthe mit ihrer Theorie des Pulses. Das beweisen schon die Urtheile der Hofärzte in Peking über mancherlei Krankheiten, nach welchen sie die meisten von Geistern oder Winden und die Ruhr von kalten Säften herleiten.

In den diätetischen Vorschriften sind die Chinesen zwar strenge, doch leiden sie von dem häufigen Genuße des Schweinefleisches auch an einer Art eines endemischen Aussatzes. Lebensessenzen zur Gewinnung der Unsterblichkeit gehören ebenfalls zu ihren herrschenden Volksmeinungen. Sie gebrauchen hiezu gewöhnlich die Wurzel, die sie Ginseng nennen wie Pauw berichtet[d] oder allerley andere Ingredienzien, wovon das vorzüglichste der Mohnsaft ist. Auch die Chinawurzel ist ein gewöhnliches Mittel, dessen sich die Chinesen in den meisten Krankheiten bedienen. Bekanntlich haben die Missionarien dieses treffliche Mittel zuerst und

---

[d] Recherches sur les chinois [p. 229 u. 435; zit. n. Sprengel 1792 I, 457]

zwar die Jesuiten, woher es auch pulvis Patrum heißt, allda kennen gelernt, und in Europa bey ihrer Zurückkunft dessen Gebrauch zuerst eingeführt.

Sie besitzen ferners eine Menge von Herzstärkungen, die auf allen Märkten gegen viele Krankheiten verschiedenen Ursprungs ohne Ausnahme feil geboten werden. Einige Missionarien bezeugen zugleich, daß die Chinesen weder dem Stein, noch der Gicht unterworfen seyen, und schreiben dies der Wirkung des Thees zu. Auch die Galle des Elephanten, das weisse Baumwachs, das Elfenbein, und der Moschus wird häufig gebraucht, und die Leber eines schwarzen Schafes dient nach Dentrecolles bey den Chinesen für ein Specificum gegen endemische Augenentzündungen. Die Rhabarber nehmen sie nicht roh, sondern lieber in Abkochung, weil sie dann nicht das Bauchgrimmen hervorbringen soll. Sie eignen selber, da sie ohnehin keine Freunde von Purgantien sind, mehr eine magenstärkende, als abführende Kraft zu. Sonderbar ist ihre Zeichenlehre aus den verschiedenen Farben der Zunge, wie uns ein chinesischer Aufsatz bey Cleyer, um daraus die Krankheiten zu bestimmen, lehrt. (12) Die rothe Farbe derselben kommt mit Süden und mit der Wärme des Herzens, die weiße Farbe der Zunge mit Westen und der metallischen Natur der Lungen überein. Schier jeden anders gefärbten Flecke auf der Zunge erklären sie aus dem Zusammenhange mit dem hervorstechenden Elemente irgendeines Eingeweides, und bestimmen sogleich die Krankheit, die alsdann statt findet.

Der Aderlaß wird äußerst selten von den Chinesen angewendet, was sie wohl mögen von den spätern griechischen Ärzten, dem Erasistratos und seinen Nachfolgern entlehnt haben. Bäder hingegen, trockene Schröpfköpfe und Brennmittel, die sie besonders zur Vertreibung der Winde, als der Hauptquelle aller Krankheiten anwenden, gehören zu den gewöhnlichsten Mitteln bey ihnen. Desgleichen auch die Moxa, und die Punctur mit goldenen Nadeln, welche den bösen Winden Luft machen soll. Man weiß ferners, daß bei den Chinesen die Pockeneinimpfung gebräuchlich ist und zwar mit dem Pockenschorfe, den man vermittelst etwas Baumwolle nach Stauntons Zeugnis in die Nase bringt. (13)

Die Geburtshilfe wird nur von Weibern ausgeübt, die sie aber bloß aus Büchern erlernen, worin die verschiedenen Lagen des Kindes durch Bilder erläutert, und eine Menge abergläubischer Gebräuche bei jedem vorkommenden Fall verordnet sind.

Die medicinischen Grundsätze der benachbarten Japaner kommen größtentheils mit jenen der Chinesen überein, nur mit dem Unterschiede, daß erstere wißbegieriger sind, und sich mehrere Kenntnisse in der Naturgeschichte und Arzneykunst von den Europäern zu verschaffen suchen. [Karl Peter] Thunberg [1743 – 1828] (14) bezeugt, daß Johnsons Historia naturalis (15), Dodonaei herbarium (16) und Woyts Schatzkammer (17) zu ihren geschätztesten Büchern gehören. Auch sie bedienen sich wie die Chinesen der Brennmittel sehr häufig gegen alle Arten von Krankheiten, besonders gegen die Gicht. In der Epilepsie wenden sie die Moxa selbst auf dem Kopf an, und waschen die gebrannte Stelle allemal mit Salzwasser. Sie besitzen eigene Tafeln, worauf die Stellen des Körpers abgezeichnet sind, die sich am besten zum Brennen schicken; besonders bedienen sie sich der Punctur mit langen goldenen oder silbernen Nadeln, die sie vorzüglich bei einer endemischen Entzündung der Hoden, bei einer Art der Kolik, die von dem Getränke Sacki [Reiswein] entsteht, bei der Pleuresie, bei Leberverhärtungen und bei unzähligen andern Krankheiten anwenden. Diese Nadeln stechen sie durch die Haut, und lassen sie eine Zeit von dreißig Respirationen hindurch in der Haut stecken. Kämpfer hat eine ausführliche Beschreibung von Ihrer Acupunctur und dem Gebrauche der Moxa bey den Chinesen und Japanern geliefert.[e]

In den Pocken halten sie sehr viel von der rothen Farbe, und lassen daher durchaus das Krankenzimmer mit rothem Tuch behängen. Gewisse Zauberer, die sintoischen Eremiten (18) oder Jammabo's kurieren die meisten Krankheiten, indem sie die Beschreibung derselben, die in besondern Charakteren abgefaßt ist, vor die Götzen hinlegen, aus dem Papier Pillen verfertigen, und diese die Kranken einnehmen lassen.

---

[e] Geschichte und Beschreibung von Japan. von Dohm [Hrsg.; 2 Bde. 1777 u. 1779] 4. Lemgo 1779. B. II. S. 423.

8ter Abschnitt

Arzneykunst der Scythen und Celten

Zur Geschichte der Arzneykunst bey den ältesten Völkern muß man nun noch jene der Scythen und Celten zählen.

Die erstern bilden einen Volksstamm, der vom Kaukasus herab bey Gelegenheit der großen Völkerwanderungen durch die Hunnen verdrängt worden ist. Ihr Vaterland ist das jetzige südliche Rußland, vom schwarzen Meer an bis zum Gebirge Ural. Von ihren Gelehrten läßt sich nicht mehr sagen, als daß sie ebenfalls zu jenen frommen Betrügern gehörten, welche ihrer fürchterlichen Zuckungen wegen, in die sie willkürlich verfielen, und unverständlicher Worte wegen, die sie dabey ausstießen, von ihrem Volke als Propheten verehrt wurden. Ihnen räumte man ebenfalls den Vorzug ein, ansteckende Krankheiten heilen zu können, so wie denselben zugleich ebenso auch das Aussöhnungsgeschäft mit den Gottheiten bei herrschenden Krankheiten anvertraut war. Zu den wichtigsten dieser Art rechnet die Geschichte den Abaris (1), einen Hyperboräer, den Anacharsis (2), als Beförderer der Enthaltsamkeit, und den Toxaris (3), den Patron der Pest.

Die Arzneykunst verdankt diesen sowohl als den Celten, einem ebenfalls sehr alten Volksstamme, welcher ursprünglich in Frankreich zwischen der Garonne und Seine zu Hause ist, sehr wenig. Plinius rühmt nur von den letztern, daß sie die Eichenmistel als ein Mittel wider die Unfruchtbarkeit und wider die Gifte gebraucht haben. (4) Man nannte sie auch Druiden oder Zauberer, und sie genossen bei ihrem Volke die ausschließliche Ehre, Richter, Gesetzgeber, Priester, Ärzte und Wahrsager in einer Person vorzustellen. (5)

Sehr wohl bemerkt H. Sprengel am Schluße seiner Geschichte des Zustandes der Medizin bey den ältesten Völkern[h] daß wenn man in einem Überblicke die geringen Fortschritte in derselben übersieht, sich das Resultat ergibt, daß alle rohe Nationen sich gleich sind. Ihre Priester, heißt es ebendaselbst, sind durchgehends Betrüger, die sich die Ausübung der Arzneykunst, und den ausschließlichen Besitz aller menschlichen Kenntnisse anmaßen. Ich glaube daher den achten Abschnitt, und mit diesem die Geschichte der Medizin bei den ältesten Völkern nicht besser und richtiger, als mit der beygesetzten Versicherung schließen zu können, daß es leider, was diesen Punkt betrifft, noch gegenwärtig nicht um viel besser geworden ist,

---

[h] Versuch einer pragmatischen Geschichte der Arzneykunde. 1er Theil. [2. Aufl. Halle 1801] S. 272.

98

denn die Geschichte liefert uns auch in den folgenden Jahrhunderten ähnliche Beispiele genug; daher auch H. [August] von Kotzebue[g] (1761 – 1819) noch lange recht behalten mag, wenn er spricht: „die Pfaffen und die Mädchen gleichen sich überall, denn sie bleiben wahrlich sich von jeher unter jedem Himmelsstriche gleich."

[g] S. dessen vermischte Gedichte

Neunter Abschnitt

Arzneykunst der neuern Griechen

Da die Griechen in den ältesten Zeiten, wie ich im fünften Abschnitte [vgl. S. 71] anzeigte, ihre Arzneykunst nur allein aus den Tempeln des Aeskulaps holen mußten, und die Asklepiaden fast fünfhundert Jahre in einem sehr ruhigen Besitze dieser ihnen so untrüglichen Wissenschaft gelebt hatten, / denn obschon zwischen denen zu Coos und Cnidos einige medizinische Zwistigkeiten sich ereigneten, wie man aus den Hippokratischen Schriften ersehen kann, so waren sie doch nicht von Bedeutung, indem ihre äußerliche Ruhe dadurch nicht gestört, und ihre Einkünfte nicht geschmälert wurden. So wurden sie endlich durch einige griechische Weltweise, besonders durch den Pythagoras [ca 580 – 497 v. Chr.], und seine Anhänger, unter welchen Alcmaeon [ca 570 – 500 v. Chr.] (1), Empedokles aus Aggrigent [um 500 – 423 v. Chr.] (2), Epicharmus [6./5. Jh. v. Chr.] (3), Timaeus Locrus (4), und besonders Democedes der Crotonienser [6. Jh. v. Chr.] (5) die merkwürdigsten sind, in diesem Besitze so gestört, daß ihr ehemaliges Ansehen nicht nur nach und nach merklich abgenommen hat, sondern auch ihre ganze Arzneywissenschaft wie wohl in als ausser Griechenland[h] nicht besonders mehr gesucht, vielmehr zuletzt ganz verachtet wurde.

Pythagoras war der erste, welcher, obgleich selbst mehr Philosoph als Arzt, der von ihm in Ägypten und andern fremden Ländern erlernten Arzneykunst in seiner zu Croton [521 v. Chr.] angelegten Schule der Arzneykunst eine andere Gestalt gab, in dem er sie mit der Philosophie zu verbinden sich bestrebte.[i] Dieses Unternehmen wurde von seinen Schülern so glücklich fortgesetzt, daß endlich der vollkommene Umsturz der empirischen Ärzte, und der Priester des Aeskulaps darauf erfolgen mußte, indem die Pythagoräer die Asklepiadeer in ihrer vollkommenen Blöße darstellten, wiewohl man anderntheils, um der Wahrheit getreu zu bleiben, ebenfalls gestehen muß, daß die Medizin der Pythagoräer eben auch nicht als ein Muster dargestellt werden kann. Denn zu geschweigen, daß sie nach Jamblichius

---

[h] Man lese, was Herodotus Lib. II [gemeint ist Liber III, 129 – 137] von dem Democedes rühmlichst meldet, nämlich wie sehr er bey dem Darius, König in Persien, in Gnaden stand, so wird man desto leichter glauben können, daß die Crotonienser manchmahl allen übrigen vorgezogen worden: das nämliche behauptet Schulz in seiner Histor. med. p.146 mit folgenden Worten: „huius [cuius b. Schulze] fama effectum fuit, ut inter graecos primi medicinae laude putarentur Crotoniatae, secundi Cyrenaei Libyes. "

[i] S. Celsus in praefatione Lib. I. de Medicina [Almeloveen 1730, 2 Zeile 25 ff.; Müri 1962, 119]

[3./4. Jh. n. Chr.] Bericht[k], der das Leben des Pythagoras beschreibt, sich um die medizinische Praxis und um die Chirurgie wenig bekümmerten, so war noch außerdem dies ihr Hauptfehler, daß die Arzneykunst der Pythagoräer, eben so wie jene der Asklepiadeer, durch unzählige magische und abergläubische Ceremonien und Gebräuche entstellt wurde. Der Vorzug der Pythagoräer bestand hauptsächlich darin, daß sie die zuvor ganz vernachlässigte Diätetik mit großem Fleiße auf die dadurch besonders zu erzweckende Heilung der Krankheiten angewandt haben, ferners, daß sie die ersten waren, welche sich mit der Zergliederungskunst beschäftigten, wenngleich Galen auch die Kenntnisse der Asklepiadeer in der Anatomie, wiewohl ganz historisch unrichtig anrühmt.[1]

Um die Physiologie machten sich besonders Alcmaeon und Empedokles zu dieser Zeit verdient. Der letzere durch die Beschreibung seiner vier Elemente, woraus er den Urstoff aller Dinge herleitete. Er kommt auch bey dem Diogenes [Laertios, 3. Jh. n. Chr.], Timaeus [4. – 3. Jh. v. Chr.] und andern Schriftstellern unter dem Namen κωλυσαμένας /Windebändiger/ vor, weil er die nachtheiligen Folgen des wüthenden Sirocco, welcher wahrlich böse Krankheiten erzeugte, dadurch abgehalten haben soll, daß er eine Spalte zwischen zwei Bergspitzen, wodurch derselbe am stärksten zu wehen pflegte, nach einigen mit Eselshäuten gestopft hat.

Die Gymnastik verband zuerst mit der Arzneykunst Iccus Tarentinus.[m] (6) Herodicus (7), welcher einige Zeit nach dem Iccus lebte, wird zwar von Plato, Plutarch und Plinius für den Stifter der Medicinae gymnasticae angegeben, es können aber diese Zeugnisse füglich auf solche Art untereinander verglichen werden, daß Iccus die Gymnastik mit der Physiologie, Herodicus aber mit der Diätetik, in so fern, als sie als ein Theil der Therapie anzusehen ist, zuerst verband, indem jener zeigen wollte, wie die Gesunden sich zu verhalten hätten, wenn die angestellten Leibesübungen zu ihrem Vortheile anschlagen sollten, dieser aber zu erklären sich bestrebte, wie die Kranken sich ebenfalls der Gymnastik mit Nutzen bedienen könnten.

Auch selbst der Musik legten die Pythagoräer zuerst eine große Kraft zur Beförderung der Gesundheit der Seele und des Leibes zu. Sie beriefen sich überhaupt in der Ausübung ihrer Arzneykunst nicht so sehr auf die Erfahrung, als vielmehr auf die Vernunft und Philosophie – wiewohl was die letzere betrifft, die Fortschritte der Pythagoräer hierin eben auch nicht beträchtlich waren, da ihnen jene Vorurtheile, die sie bey ihren Reisen nach Ägypten von der magischen Arzneykunst eingesogen hatten, die bey einer solchen Umänderung so nötige Unpartheylichkeit und Genauigkeit niemals gestatteten.

---

[k] [Jamblichus, De vita Pythagorica Liber] Cap.29. Jambl. – neuplatonischer Philosoph und Erklärer des Pythagoras aus Syrien]

[l] S. dessen II tes Buch in de Administratione anatomiae. [Vgl. Kühn, Galeni Opera omnia II, 281 – 283.]

[m] S. Aeliani Variae Historiae. Lib. XI. Cap. III. [zu Cl. Aelianus vgl. Anm. I, 7; die „Variae Historiae" (Bunte Geschichten) enthalten in anekdotischer Form Notizen über berühmte Männer und einzelne Völker]

Alcmaeons, des Zöglings von Pythagoras, und des Anaxagoras von Klazomene [ca 500 – 428/27 v. Chr.] (8) Verdienste um die Anatomie wurden nach Hallers[n] Zeugnis besonders in diesem Zeitalter angerühmt, sowie Herodicus als philosophischer Arzt, und Acron [5. – 4. Jh. v. Chr.] (9), ein Zeitgenosse und Wetteiferer des Empedokles, hier auch noch mit Ehre genannt zu werden verdienen. Nach Jamblichius Bericht[o] wandten die Pythagoräer weit häufiger äußere als innere Mittel an, besondere Freunde waren sie von Salben und Bähungen [trockenen und feuchten Umschlägen], aber von chirurgischen Operationen, die mit Schneiden und Brennen verbunden waren, enthielten sie sich ganz und gar.

In dieses Zeitalter fällt auch noch die Corpuskular Philosophie des Democritus von Abdera [ca 460 – 400/380 v. Chr.] (10) und Leukipps [geb. um 480/70 v. Chr.] (11), desgleichen das System des Heraklitus von Ephesus [um 500 v. Chr.], da letzteres besonders einen beträchtlichen Einfluß auf die damalige medizinische Theorien hatte. Er ließ, wie bekannt, durch Verdichtung und Verdünnung alle Körper aus dem Feuer entstehen. Nämlich durch Verdichtung des Feuers entstand seiner Meinung nach Luft, durch Verdichtung der Luft Wasser, durch Verdichtung des Wassers Erde. Diese wechselseitige erste und älteste Bemühung in dieser ältesten Philosophie Griechenlands, die Arzneykunst zur Wissenschaft zu erheben, und eine geltende Theorie derselben zu bearbeiten, gaben schon zu verschiedenen damals herrschenden Schulen Anlaß, als zur so genannten eleatischen, in welcher sich Demokritus der Physiker auszeichnete, der jonischen, und italischen, oder Pythagorischen, welche letztere sich mehr mit der Vernunft und den speculativen Wissenschaften, erstere dagegen allein mit der Erfahrung zur Ausbildung der Medizin beschäftigte. Diesem allem kann man noch beyfügen, daß auch in diesem Zeitraume die Lehre von dem Pulse durch den Aegimius [aus Elis] in einem besondern, aber längst verloren gegangenen Werke zuerst untersucht worden ist.

In diese Epoche fällt nun auch die Ausübung der exoterischen (12) Arzneykunst /Medicina vulga/. Denn die griechische Arzneykunst war von nun an, an die Tempel des Aeskulaps und seiner Priester nicht mehr gebunden, indem selbe nun theils durch die pythagorischen Weltweisen, theils durch verschiedene crotonische und agrigentische Ärzte nach dem Beyspiel des Democedes, Empedokles, Acrons, Philistionis (13) und anderer mehr ausgeübt wurde. Diese erhielten den damahls ehrenvollen Namen Periodeuten. Denn da die Asklepiaden außerhalb ihren Tempeln nicht zu curieren pflegten, außer wenn sie zu Kriegszeiten der Armee folgen mußten, so gab dies um so mehr Veranlassung dazu, daß die Schüler des Pythagoras und ihre Nachfolger sich an keinen gewissen Ort banden, sondern die vornehmsten Städte Griechenlands durchwanderten, und bald hier, bald da ihren Aufenthalt aufschlugen. Diese Gewohnheit erhielt sich sogar noch nach Christi Geburt bey den Römern und man verband nach Lampes[p] Zeugnis mit dem Dienste dieser Männer,

---

[n] Bibliotheca anatomica. Lib. alt. [Tom. I. Zürich 1774] pag. 10-14

[o] de vita Pythagor[ica] c.34. p. 204. [zit. n. d. Edition von Küster]

[p] Dissert. historico-juridica de honore, privilegiis et juribus singularibus medicorum. Groeningen 1736. 4. Cap. III.

sowie auch mit jenem der Circumforaneorum (14) einen ehrenvollen Begriffe. Zu den berühmtesten dieser Periodeuten gehören Demokedes von Kroton, Akron der Akragentiner; manche waren Vorsteher der Kampfschulen /Gymnasiarch oder Palaestrophylax/ wie z.B. Ikkus von Tarent, und Herodikus von Selymbrien, andere wurden nur als Handlanger oder Bader /Alipten, Iatralipten/(15), welche zur Ader ließen, Klystiere setzten, Wunden behandelten, Geschwüre und Knochenbrüche heilten, kurz ganz nach dem Muster unserer heutigen Bartphilosophen, die sich in das ärztliche Wesen eindringen, gebraucht. Daß es unter diesen Umständen an Quacksalbern, die an öffentlichen Orten verschiedene geheime Mittel verkauften, nicht fehlen konnte, läßt sich leicht begreifen. Selbst der spätere Hippokrates erhebt schon vielfältige Klagen über die überhäufte Menge ungeschickter Ärzte und Betrüger seines Zeitalters.[q]

---

[q] Man lese nur seine Abhandlungen: de lege, de decenti ornatu, de morbo sacro. u.s.w. [Vgl. Fuchs 1897 I, 3 (Über das Gesetz); I, 47 – 48 (de decenti habitu); II, 548 (Über die heilige Krankheit)]

10ter Abschnitt

Zustand der griechischen Arzneykunst von Hippokrates und seinen Nachfolgern, bis zum Untergang derselben.

Hippokrates war es vorbehalten, den von den Pythagoräern zuerst eingeschlagenen Weg zur wissenschaftlichen Bearbeitung der Medizin mit noch größerem Glücke zu betreten, und sich durch alle Jahrhunderte die fortdauernde Bewunderung und den Beyfall aller Ärzte zu erwerben. Es lohnt die Mühe, diesen unvergeßlichen Mann näher kennen zu lernen.

Jene irren sehr, welche sich unter dem Hippokrates die Erscheinung eines einzigen Mannes dieses Namens vorstellen, denn fast 300 Jahre existierte eine Hippokratische Familie, deren Stammvater Gnosidikus, ein berühmter Asklepiade war, und der zu den Zeiten der persischen Kriege Hippokrates den ersten, welches in die Zeitrechnung der einundsiebenzigsten Olympiade 500 Jahre vor Christi Geburt fällt, erzeugte. Von ihm sollen die Bücher über die Gelenke und über die Knochenbrüche herrühren, wahrscheinlich hat er auch großen Antheil an den Koischen Vorhersehungen. Des Hippokrates I. Sohn war Heraklides, der mit Phänarete den großen Hippokrates II., von welchem ich eigentlich hier vorzugsweise zu handeln habe, erzeugte. Dieser ward [nach der bei griechischen Chronographen üblichen Art der Zeitzählung] Olympiade LXXX. /460 Jahre vor Christi Geburt/ geboren, erreichte die höchste Stufe seines Ruhmes Olympiade LXXXVI. /vor Christ. 436 – 432./ und starb nach einigen [Autoren] Olympiade CII. 1./vor Christ. 370/[gemeint ist 1. Jahr der 102. Olympiade], nach anderen Olympiade C. 4. /375 vor Christ./[4. Jahr der 100. Olympiade] oder CIV. 1./vor Christ. 356/[1. Jahr der 104. Olympiade] oder gar CV. 2./vor Christ. 351 [2. Jahr der 105. Olympiade]. (1)

Er hinterließ zwei Söhne, Thessalus und Dracon, deren Zeit in die CIII te Olympiade /360 J. vor Chr./ fällt. Des Thessalus und Drakons Söhne hießen beide wieder Hippokrates III. und IV. Noch gehören zu dieser Familie Hippokrates IV [! – gemeint ist offensichtlich V] und VI, beide Söhne des Thymbraeus, und Hippokrates VII, des Praxianax Sohn, deren Zeitalter sich nicht bestimmen läßt.

Endlich zählt man zu dieser Familie den Schwiegersohn des Hippokrates, Polybus (2), dann den Ktesias (3), den Galen ausdrücklich einen Verwandten des Hippokrates nennt.[r] Dioxippus von Kos [um 410 v. Chr.], so wie Philistion von Lokri

---

[r] Comm[entarius] 4. in [Hippocratis] libr[um] de articul[is]. p. 652. [zit. n. Opp. P. II. ed. Basileae fol. 1538, cura Joach. Camerarius et Leon. Fuchsii]

(4), Plistonikus (5), Philotimus (6), Eudoxus (7), und Chrysippus von Knidos (8) – alle diese lebten von 400 – 286 vor Christi Geburt, und bekannten sich zu den verschiedensten Schulen, wie wir in der zweiten Abtheilung (9) noch hören werden.

Schon an einer anderen Stelle [vgl. S. 81] habe ich erinnert, daß der große Hippokrates der IIte, auf der Insel Cos, als ein Mann von Asklepiadischer Abkunft seine ersten medizinischen Kenntnisse aus den Weihtafeln in den Tempeln des Aeskulaps entlehnte. Man hält für seine Lehrer den Herodikus von Selymbrien, [den Sophisten und Rhetoriklehrer] Gorgias von Leontium [ca 480 – 380 v. Chr.] und nach einigen den Demokritus von Abdera. (10) Er hielt sich lange Zeit in Thracien, oder wie Tzetzes [1110/12 – 1180/85 n. Chr.] (11) sagt, bei den Edoniern lange auf; man schließt es daraus, weil er in seinen Nachrichten von Epidemien öfters der thracischen Städte Abdera, Datus, Doriskus, Oenus, Kardia und der Insel Thasos erwähnt. Wahrscheinlich hat er auch Reisen nach Scythien und in die an den Pontus und den maeotischen See [Asowsches Meer] grenzenden Länder getan, weil seine Schilderung der Sitten und Lebensart der Scythen so äußerst treu und genau ist.

Die vorzüglichsten seiner Lehrsätze lassen sich auf folgendes zurückbringen: Er sah die Natur als selbstständiges Prinzip, als den einzigen und zureichenden Grund aller im lebenden Menschen sich ereignenden Erscheinungen an. Durch sie werden Krankheiten geheilt, sie allein entfernt alle verderbte Stoffe, besänftigt die Unruhen, die sich dabey ergeben, und setzt dem schädlichen ihre eigene Kraft entgegen. Als der sorgfältigste Beobachter der Natur war Hippokrates nicht nur der Erfinder der Benennungen der Krisen, als auch der genaueste Beschreiber derselben. Er war der erste, welcher den Unterschied zwischen den sogenannten anzeigenden Tagen /Dies indices/ und den bestimmenden /iudicatorii/ festsetzte: Daß nun freylich heut zu tage diese kritischen Tage am Krankenbette nicht mehr so erscheinen, als er dies unter seinem an eine einfache Lebensart gewohntem Volke zu beobachten gewohnt war, dies benimmt seinen Verdiensten um diesen wissenschaftlichen Zweig nicht das geringste. Hippokrates gab die ungleichen Tage zugleich als die entscheidenden an. (12) Was die Erkenntnis der Zeichen der Krankheiten betrifft, so baute Hippokrates besonders auf alles das, was in die Sinne fällt.

Die Ausführungen überhaupt, die Art und Weise des Ein- und Ausathmens ohne die Phänomene des Pulses zu übersehen, hielt er hierum für die sichersten Wegweiser. Den Einfluß des diätetischen Verhaltens auf Krankheiten, worauf die Schule zu Knidos nicht eben die größte Rücksicht nahm, führte er neuerdings wieder ein. Mehligte Speisen und verdünnende Getränke waren seine einzigen Nahrungsmittel, die er in hitzigen Krankheiten erlaubte, wodurch er zugleich seinen Ausspruch in dessen Aphorismen bestätigte, wo es heißt:

„Acute decumbentes tenuiter alendi sunt." [Die, die sich mit akuten Krankheiten niederlegen, sind mit einer feinen oder mageren Diät zu heilen.] (13)

Eine außerordentliche Simplicität verräth sich in der Anwendung seiner Arzneymittel, die außer einigen wirksamen Purgiermittlen (14) und wenigen Kräutern, noch im Aderlassen, Schröpfen und bisweilen Brennen bestanden. Eine außerordentliche Stärke besaß er in der Heilung hitziger Krankheiten (15).

Groß war übrigens Hippokrates als Bürger und Geschäftsmann, indem er fern von allem Betrug, Prahlerei und Aberglauben bloß für die Kunst und seine Kranken lebte.

Wenn nun gleich Hippokrates zur Verbesserung der griechischen Arzneykunst den Grund legte, so war doch ein solches wichtiges Unternehmen nicht die Arbeit eines einzigen Mannes, denn er konnte bey den damahligen Zeiten und Umständen ohnmöglich alle Mängel, Fehler und Irrthümer selbst sogleich einsehen, ohne daß er nicht selbst öfters auf Abwege gerieth. Sowie man einestheils mit Wahrheit von ihm rühmen kann, daß er in der Gymnastik, Semiotik, Diätetik und der Chirurgie, in der letztern besonders in der schwierigen Lehre von Kopfwunden, welche man zu seinen ersten Meisterwerken zählen kann, so wie in Erzählung von Krankheitsgeschichten eine besondere Stärke besaß, und zu seinen wichtigsten Verdiensten auch noch dieses gehört, daß er sich der zu seiner Zeit herrschenden magischen Arzneykunst mit vielem Ernste entgegensetzte, ebenso sicher ist es anderntheils, daß seine in der Anatomie, Physiologie und der Lehre der Ursachen der Krankheiten besessenen Kenntnisse, wo nicht ganz falsch, doch wenigstens nicht die besten gewesen sind. Indessen ist nicht zu leugnen, daß Hippokrates, wie wohl er höchstens Thiere, aber niemals menschliche Körper zergliederte, doch manchesmal auf gute Einfälle gerieth. So erklärte er z.B. die Substanz des Gehirns für drüsigt, (16) jene des Herzens als muskulös. Er kannte nebstdem auch die Klappen des Herzens, die Eingeweide, die Drüsen, und die Erzeugung des Menschen aus dem Ey. (17) Seine angeblichen Werke aber von der angeborenen Wärme, (18) von der Natur, und von dem Impetum faciens oder enormon (19) sind aller Wahrscheinlichkeit nach unterschoben und auf seine Rechnung gesetzt worden. Zu bedauern ist es überhaupt, daß es so schwerfällt, die aechten Schriften des Hippokrates von jenen welche späterhin unter seinem Namen erschienen sind, zu unterscheiden. Selbst die Meinungen der berühmtesten medizinischen Geschichtsforscher, welche, wie Erotianus [1. Jh. n. Chr.] (20), Galenus (21), [der Portugiese] Ludwig Lemosius [16. Jh.] (22), [der in Padua, Bologna und Pisa lehrende Hieronymus] Mercurialis [1530 – 1606] (23), [Andres] Piquer [1711 – 1772] (24), [Daniel] Le Clerc [1652 – 1728] (25), [Anuce] Foes [1528 – 1596] (26), [Albrecht v.] Haller [1708 – 1777] (27), [Christian Gottfried] Gruner [1744 – 1815] (28), [der Eisenacher Arzt Johann Friedrich Carl] Grimm [1737 – 1821] (29), [Philipp Gabriel] Hensler [1733 – 1805], Sprengel (30), [Antonio Guiseppe] Testa [1756 – 1814] (31) und Philippe Pinel [1755 – 1826] mit critischem Geiste dieselbe geprüft haben, sind hierin getheilt. Wahrscheinlich gehören das erste und dritte Buch von den Landseuchen, das Buch von den Vorhersehungen [Prognostikon] und von den Vorhersagungen [Praedicta], die Lehrsprüche [Aphorismen], das Buch von der Lebensordnung in den hitzigen Krankheiten [De diaeta in acutis], das Buch von der Luft, den Wassern und der Lage der Örter [De aeribus, aquis et locis], und jenes von den Kopfwunden [De capitis vulneribus] zu den aechten Schriften dieses großen coischen Arztes. (31) Schulze behauptet wohl auch zu viel, wenn er sagt, daß man in den Hippokratischen

Schriften die erste und älteste Spur von der gerichtlichen Arzneykunst angetroffen habe.[s] Denn da die Zergliederung menschlicher Leichen auch noch zu den Zeiten des Hippokrates durch öffentliche Gesetze sogar bei Todesstrafe bei den Griechen verboten war, so läßt sich daraus leicht der Schluß ziehen, wie abgeneigt die Griechen in der gerichtlichen Untersuchung menschlicher Leichen gewesen seyen, da ihre erste Sorge vielmehr dahin ging, den Abgestorbenen, deren Seelen am Ufer des Styx so lange ihrer Meynung nach unruhig daher wandelten, bis ihre Körper der Erde übergeben wurden, ihre baldige Ruhe zu verschaffen, und daher in aller Eile ihr Begräbnis zu veranstalten. Zum Beweise des Mangels an anatomischen Kenntnissen des Hippokrates kann wohl auch das noch dienen, daß man in seinen hinterlassenen Werken überall findet, daß er die Arterien und Venen von den Nerven nicht zu unterscheiden wußte, sondern sich für alle des Ausdruckes φλεψ /vena/ bediente.

Die Nachkommen des Hippokrates hatten nun Gelegenheit genug, die einmal angefangene, und so glücklich vollendete Umänderung der bisherigen griechischen Arzneykunst weiters fortzusetzen, die noch im Umlaufe sich befindenden Irrthümer vollends auszurotten, die in vielen Theilen der Arzneykunst noch übrig gebliebenen Lücken auszufüllen, und überhaupt darauf bedacht zu seyn, daß die Arzneykunst zu dieser Zeitepoche den ihr damals möglichsten Grad des Flors erhalten möge, wie dann wirklich unter den damaligen Ärzten Diocles Carysteus [4. Jh. v. Chr.] um die Anatomie, Chirurgie und Diätetik (32), Praxagoras [4. Jh. v. Chr.] um die Pathologie, und unter den Weltweisen Aristoteles [384 – 322 v. Chr.] um die Zoologie, und Theophrastus Eresius [374 – 288 v. Chr.] um die Botanik sich besondere Verdienste erwarben. Zum Beweise dienen folgende historische Belege: Diocles [v. Karystos] verbesserte z.B. den Fehler des Hippokrates, welcher behauptete, daß eine acht monathliche Leibesfrucht kein Partus vitalis seye, indem er dies bejahte; (33) Praxagoras unterschied zuerst die [seiner Meinung nach mit Luft bzw. Pneuma gefüllten] Arterien von den [Blut führenden] Venen, Diocles war es auch, der der [!] erste ein Anatomisches Buch schrieb, (34) woran es bis daher mangelte, Aristoteles soll noch weiter gegangen, und anatomische Werke mit Figuren geliefert haben. Von schlechterm Gehalte waren die praktischen und chirurgischen Werke, welche Praxagoras, von dem sich auch noch der Gedärmeschleim unter dem Namen Pituita vitrea [klarer, gläserner Schleim] Praxagorae herschreibt, hinterlassen und die Caelius Aurelianus (35) aufgezeichnet hat.

Die Schriften des Aristoteles aus dem Fache der Naturgeschichte (36) besitzen wir noch heutzutage, jene aber de plantis, de anatomicis, und de medicinalibus sind schon längstens verloren gegangen.

Außerordentliche Fortschritte machte aber die gerichtliche Arzneykunst zu Alexandrien, und in denen daselbst angelegten medizinischen Schulen. Diese Epoche muß man ohnstreitig für die blühendste in ganz Griechenland sowohl für alle Wissenschaften, als in besonderer Hinsicht für die Arzneykunst halten. Denn da diese Stadt von Alexander dem Großen [331 v. Chr.] erbaut, sogleich nach ihrer Er-

---

[s] S. dessen Geschichte der Arzneykunst. [Leipzig 1728] pag. 233 [u. 234].

bauung theils durch die Wissenschaften, theils durch den mehr ausgebreiteten Handel vorzüglich berühmt wurde, weil bey der von diesem Augenblicke an eingeführten Seehandlung aus dem entlegenen Indien über den arabischen Meerbusen und das rothe Meer nicht allein viele den Griechen zuvor unbekannte Gewürze, sondern auch andere zur Arzneymittellehre dienliche einfache Mittel, von denen sie vorher nichts wußten, wie z.B. der Gebrauch der Aloe eingeführt wurde, so konnte dies für die Ausbildung der Arzneykunst nicht anders als die vortheilhaftesten Folgen haben. Auch trugen die Ptolemäischen Könige, als damaligen Regenten dieses Staates, zur Beförderung der Aufnahme und Ausbreitung der ganzen Gelehrsamkeit, besonders als Maecenaten der Arzneykunst zur Vervollkommnung der letztern nicht wenig bei. Ihre besondere Vorliebe zur Anatomie verschaffte den Ärzten die günstige Gelegenheit, von diesem Augenblicke an, ohne sich selbst der Lebensgefahr auszusetzen, menschliche Körper zergliedern zu dürfen. Nach dem Bericht des Celsus wurde diese Erlaubnis sogar auf lebende, zur Todesstrafe verurtheilte Verbrecher ausgedehnt. (37)

Es läßt sich leicht denken, welchen großen Einfluß der nun gestattete Gebrauch der Zergliederung auf die Vervollkommnung der übrigen Zweige der Arzneykunst verbreitet habe. Galen bezeigt mehr als an einer Stelle, wie sehr die Anatomie darauf zugenommen, welche Verdienste sich Herophilus [4./3. Jh. v. Chr.], (38) von welchem wir noch eine entdeckte Öffnung im Gehirne unter dem Namen Torcular Herophili [Confluens sinuum] her nennen, ferners Erasistratus [4./3. Jh. v. Chr.] (39) und Eudemus [3. Jh. v. Chr.] (40) zu dieser Zeit um die Anatomie erwarben, und Celsus spricht in der Vorrede [De chirurgia] zu seinem [VII.] Buch de Medicina von den vielen Erfindungen wodurch die Chirurgie durch die Bemühungen eines Philoxenus (41), Sostratus (42), Gorgias (43), Heron (44), Ammonius Alexandrinus (45) bereichert wurde. Auch die Arzneymittellehre und die Botanik blieb nicht zurück und die Pharmacie erhielt ebenfalls wenn man sie gegen die geringe Menge der von Hippokrates und Diocles angerühmter Mittel, wenn man die Werke der letztern de Diaetetica, und de alimentorum praeparatione in Vergleich setzt, nach Schulze's Zeugnis[t] eine ganz andere Gestalt.

Dem gewöhnlichen Laufe der Dinge, und der Vervielfältigung der Ideen, nach dem die Arzneykunst sich zum erstenmal aus dem rohen Empirismus und den frommen Betrügereien der Asklepideer mehr zur Wissenschaft emporhob, war es nun zuzuschreiben, daß sich die Meinungen der damals schon starken Anzahl der Ärzte beträchtlich theilten, und die vornehmsten Ärzte dieser Zeit, wie Chrysippus Cnidius (46), Cleophantus [270 – 240 v. Chr.] (47), Herophilus, Erasistratus,

---

[t] Historia medicinae. pag. 342. wo es heißt: „Condimenta [Diocles – von Leveling ergänzt] laudat rutam, cuminam, coriandrum, origanum, satureiam, thymum, salem, acetum et oleum: Porro caseum et silphium ac sesamum. En simplicitatem Graeciae priscae, ante quam commercia per Alexandriam faciliora reddita aromatibus exoticis eam obruerent. etc. [Als Gewürze lobt Diocles Raute, Kreuzkümmel, Koriander, Oregano, das Pfeffer- oder Bohnenkraut, Thymian, Salz, Essig und Öl: Weiter Käse und Laserkraut und Sesam. Da siehst du die Einfachheit des alten Griechenland, bevor der bequemere Handelsverkehr über Alexandrien diese mit fremden Kräutern verschüttete.]

Philinus Cous [3. Jh. v. Chr.] (48), Asclepiades [1. Jh. v. Chr.] (49), Athenaeus Attalus [1. Jh. n. Chr.] (50), ihre besonderen Anhänger hatten, wodurch die Anlage zu so verschiedenen Sekten, unter welchen die Herophileische, Erasistrateische, methodische, pneumatische und empirische die angesehensten waren, (51) /von welchen allen ich an seinem Orte in der zweiten Abtheilung ausführlicher sprechen werde/ (52) entstanden ist. Allein auch dieser Opinionenkrieg hatte trotz den vielen Unruhen und unnützen Zankereien, welche mitunter liefen seine großen Vortheile, indem schier keine Sekte anzutreffen ist, die nicht bei verschiedenen Irrthümern auch einige Wahrheiten verbreitet, und zur wissenschaftlichen Bearbeitung der Arzneykunst nicht das ihrige beyzutragen hat. So verdankt man z.B. dem Herophilus und Erasistratus sehr viele anatomische Entdeckungen, den Empirikern, und unter diesen besonders dem Heraclides Tarentinus [1. Jh. v. Chr.] (53) und Dioscorides [1. Jh. n. Chr.] (54) die bessere Bearbeitung der Arzneymittellehre, dem Asclepiades die Einführung des Nutzens durch das Reiben und Tragen, in die Arzneykunst; die Methodiker erwarben sich Verdienste durch die besondere Rücksicht, die sie der Bearbeitung der Lehre von den Ursachen der Krankheiten schon dazumahl auf die festen Theile richteten. Sie schlugen die Mittelstraße ein. Ihre Eintheilung der Krankheiten in drey allgemeine Klassen /nach dem Spannungszustande der festen Theile/ – Strictum, laxum, et mixtum – und ihre daraufgegründete Behandlungsmethode, ferners ihre sogenannte Lehre von den Cyklen (55) ist aus den Werken eines Caelius Aurelianus (56) und Soranus (57) zur Genüge bekannt.

Wenn nun gleich, wie ein neuer Schriftsteller[u] mit recht behauptet, die Behauptung mancher Aerzte übertrieben ist, die in dem Systeme der Methodiker die ersten Spuren der Erregungstheorie suchen wollen, da jene Lehre auf die rohesten Grundsätze der Mechanik gebaut war, und diese auf jene einer Physiologie, auf die den Alten fast gänzlich unbekannte Lehre von der Lebenskraft gegründet ist, so läßt sich doch nicht leugnen, daß schon Chrysippus und Erasistratus so gut wie [John] Brown [1735 – 1788] wußten, daß man durch Arzneymittel nur auf Organe, aber keineswegs auf nicht organicistische Stoffe, wie die Säfte einwirken kann. Schon Chrysippus und Erasistratus eiferten zu ihrer Zeit gegen den Mißbrauch des Aderlasses, schon sie verwarfen damals den gefährlichen Gebrauch der gewöhnlichen Elleborismen [Nießwurz] und anderer heftig abführender Mittel, aber auch sie gerieten uneingedenk, daß die Wahrheit in der Mitte liege, auf Abwege, wie manche Brownianer unserer Zeit, indem sie gar bald allen Gebrauch jeder abführenden Mittel verwarfen. Asklepiades ging noch weiter, indem er selbst den Gebrauch der Brechmittel verworfen hat.

Man muß überhaupt sehr unbewandert in der medizinischen Geschichte seyn, wenn man Browns und seiner brutalen Anhänger aufgestellte Theorie zu den Meteoren am medizinischen Firmamente rechnet. Brown, ein immer großer Mann hat nur das ausschließliche Verdienst, die Reitzverhältnisse mehr bestimmt, und an-

---

[u] Johannes Stoll: Versuche einer medizinischen Beobachtungskunst. Zürich. bey Orell. Füßli und Compagnie. 1802. 8. S.252.

schaulicher dargestellt zu haben, allein Chrysippus und Erisistratus wußten so gut wie er, daß man durch Arzneymittel nur auf Organe, aber keineswegs auf nicht organische Körper, wie die Säfte einwirken könne. Schon Chrysippus und Erisistratus eiferten zu ihrer Zeit gegen den Mißbrauch des Aderlasses; schon sie verwarfen damahls den gefährlichen Gebrauch der gewöhnlichen Elleborismen und anderer heftig abführender Mittel, aber auch eben sie schütteten ganz nach dem Zuschnitte unserer heutigen brutalen Brownianer das Kind mit dem Bade aus, indem sie, uneingedenk, daß die Wahrheit in der Mitte liege, auf ein anderes Extrem verfielen, und gar bald allen Gebrauch jeder abführenden Mittel verwarfen. Asklepiades ging noch weiter, in dem er selbst gegen den Gebrauch der Brechmittel eiferte. Ein neuer Beweis also, daß es nichts neues unter der Sonne gibt.(58)

Bevor ich nun das mittlere Alter der griechischen Arzneykunst, welches ohnerachtet es nur einen Zeitraum von sechshundert Jahren einnimmt, das blühende gewesen ist, und sich von Hippokrates bis auf den Galen erstreckt, verlasse, ist es nothwendig, daß wir am Schluß dieser merkwürdigen Epoche Galen, den großen Reformator der griechischen Arzneykunst, der sich unter allen Schriftstellern seiner Nation am längsten im Ansehen erhielt, näher kennen lernen und seine Verdienste, sowie seine Fehler mit der möglichsten historischen Gewißheit einer kritischen Prüfung unterwerfen.

Claudius Galenus [129 – ca 199 n. Chr.] war aus Pergamon gebürtig und lebte in der Mitte des zweiten Jahrhunderts nach Christi Geburt. (59) Auf Veranlassung eines Traumes, den sein Vater Nikon, ein Baumeister gehabt hatte, widmete er sich der Arzneykunst, studierte vorzüglich zu Smyrna, Corinthus und Alexandrien; in seinem 32sten Jahre kam er nach Rom, wohin ihn die günstige Aufnahme aller Griechen lockte, und wo er im Anfange besonders durch seine öffentlichen anatomischen Vorlesungen allgemeinen Beyfall erwarb. Doch trieb ihn die Eifersucht der römischen Ärzte bald wieder von da hinweg. Er kehrte nach Griechenland zurück. Sein Hang, die merkwürdigsten Naturprodukte zu untersuchen, bestimmte ihn mehrere Reisen nach Cypern, Palaestina und Lemnos zu unternehmen, bis ihn nach einem Jahr [ca 169 n. Chr.] Marc Aurel und Lucius verus wieder nach Rom zurückberiefen, wo er [nach dem Tode des Kaisers Lucius verus] mehrere Jahre die Stelle eines Leibarztes bei dem jungen Caesar Commodus [180 n. Chr. Kaiser] versah und endlich doch wieder in sein Vaterland zurückkehrte.

Nach einigen soll er ein Alter von 70 – 80 Jahren erreicht haben.[v] Aus allen seinen Schriften erkennt man, wenn man unpartheyisch, wie es des Geschichtsschreibers erste Pflicht ist, urtheilen will, einestheils in ihm eben so gut den großen Mann, der außerordentliche und seltene Geisteskräfte mit einer einnehmenden Beredsamkeit verband, als man anderntheils dem eben so leidenschaftlichem, überaus von sich eingenommenen, öfters mit einer ermüdenden Weitschweifigkeit seine Leser un-

---

[v] S. [Phil.] Labbe elogium chronologicum Galeni in Fabric[ii] Bibl[iotheca] graeca Lib. IV. c. 17. [Paris 1660. pag. 509 seq.] – J.M. Eustachi de vita Galeni 4. Neap. 1577 – Milichii oratio de vita Galeni in Phil. Melanchtonis praefation. et oration. T.II. p. 395.

terhaltenden Schriftsteller, der sehr selten gegen fremdes Verdienst gerecht war, und sich nebenbey auf litterarische Diebstähle, trotz dem erste Schriftsteller in unserm neunzehnten Jahrhunderte [!,] sehr gut verstand, ohnmöglich ganz gut seyn kann: Man rechnet wenigstens 500 Bücher, die Galen soll geschrieben haben. Viele derselben sind nun freylich verloren gegangen, allein noch werden 130 auf seine Rechnung gesetzt. Sie werden nach [René] Chartier [1672 – 1654] (60) und Blumenbach[w] in isagogische, biographische, physiologische, anatomische, psychologische, diätetische, pathologische, semiotische, vermischte, therapeutische, chirurgische und pharmaceutische eingetheilt. Ein Vielschreiber dieser Art kann doch ohnmöglich immer original seyn, aber er war doch auch ein Vielwisser. Zu seinen besten Werken gehören I. das Buch de anatomicis administrationibus, II. de ossibus ad tirones, und III. de usu partium, unter den pathologischen das Buch de Locis affectis, unter den therapeutischen sein Methodus medendi, von welchen allen eine Menge griechisch-lateinischer, und lateinischer Ausgaben erschienen sind. (61)

Es ist lange darüber gestritten worden, ob Galen wirklich menschliche Leichname zergliedert habe. Beide Meinungen haben an spätern Schriftstellern ihre Vertheidiger. Zu den wichtigsten welche es verneinen gehören Vesal und Haller.[x] Das entgegengesetzte behaupten [Jacobus] Sylvius [1479 – 1555], [Bartholomeo] Eustach [gest. 1574], [Jean] Riolan [1577 – 1657], u.s.w. Viele seiner anatomischen Demonstrationen sind nach eigenem Geständnisse von den Affen hergenommen. Aus seinen praktischen Werken ersieht man, daß er seine medizinischen Grundsätze besonders theils auf die platonische, theils peripathetische Philosophie anzuwenden gesucht habe. Galens vorzüglichstes Bestreben ging dahin, die Arzneykunst dogmatisch zu behandeln, und den Urvater derselben, den Hippokrates im Ansehen bei seinen Zeitgenossen zu erhalten, ob er gleich selbst von den Lehrsätzen dieses großen Arztes öfters abgewichen ist. Das Resultat seiner praktischen schriftstellerischen Arbeiten ist, daß er zu den Krankheiten der festen Theile entweder organische, oder von der Trennung herrührende Fehler zählte. Er war der Erfinder der sogenannten Vierzahl der Elemente; die meisten Krankheiten entstanden nach seinen Begriffen, aus zu großer Hitze, Kälte, Trockenheit oder Feuchtigkeit. Zur Übelsäftigkeit /Cacochymie/ disponierte entweder die schwarze oder gelbe Galle, sowie auch der Schleim. Verminderung der überflüssigen und Verbesserung und Ausführung der verdorbenen Säfte hielt er für die Hauptanzeigen am Krankenbette. Kurz – Galen war ein aechter Humoralpatholog von altem Schrott und Korn, dessen Grundsätze gegen jene der früher lebenden und oben erwähnten Ärzte, des Chrysippus und Erisistratus, dieser ersten Methodiker sehr sonderbar contrastieren. Daher auch Galens rastloser Eifer und grenzenlose Leidenschaft, mit welcher er alle Erasistrateer, Empiriker, Pneumatiker und Methodiker in seinen Schriften ver-

---

[w] S. dessen Introductio in historiam Litterar[iam] Med[icinae. Goettingae 1786. S. 60 – 72]

[x] S. Vesalius de Rad[icis] Chynae [usu]. [Basel 1546.] Haller Bibl[iotheca] anat[omica Tom. I. Zürich 1774] p. 83. [In der als Brief an Joachim Roelantz verfaßten Schrift „Über den Gebrauch der Chinawurzel" stellte Vesal fest, Galen habe nicht Menschen, sondern Affen seziert. Vgl. hierzu Haller, Bibliotheca anatomica. Tom. I. Zürich 1774. S. 185]

folgte. Seiner Gelehrsamkeit und Beredsamkeit gelang es auch, den Hang zu diesen verschiedenen Sekten größtentheils so zu unterdrücken, daß die folgenden griechischen Ärzte, aus blinder Hochachtung für den Galen, selben für ganz untrüglich hielten, und fast alles bey seinen Meinungen und Aussprüchen beruhen ließen. In dieser Hinsicht kann man behaupten, daß die Erscheinung des großen Galens, welcher seines Scharfsinns wegen, als Pragmatiker und als glücklicher Arzt seiner Zeit / weniger verdankt ihm die Botanik, mehr die Chirurgie, und am meisten die Pharmacie/ allen Ärzten immer ein nachahmungswürdiges Muster bleibt, für die Folgezeit der griechischen Ärzte mehr Nachtheil als Vortheil brachte: Denn eben das blinde Nachbeten seiner Nachfolger, die sich alles Selbstprüfens von nun an enthielten, die außerordentliche Gabe der Darstellung, die Galen zur Herabwürdigung aller jener Männer der Vorzeit, und seines Zeitalters, welche mit seinen Grundsätzen nicht übereinstimmten, in einem so hohen Grade besessen hat, trug nebst den eingefallenen Kriegszeiten das meiste zum gänzlichen Verfall der griechischen Arzneykunst bey. Man hat daher nicht Ursache, sich bey dem dritten Zeitalter der griechischen Arzneykunst, welches sich von Galens Zeiten bis auf den Actuarius (62) erstreckt, lange aufzuhalten; denn wenn gleich diese Periode beinahe einen Zeitraum von mehr als tausend Jahren in sich begreift, so hat sich doch darin wenig erhebliches zugetragen. Es finden sich nämlich kaum ein dutzend Ärzte, die sich in diesem langen Zeitraum durch ihre besondere Geschicklichkeit hervorgethan haben.

Unter diese gehören Oribasius [325 – 403 n. Chr.] (63), [der aus Amida in Mesopotamien stammende] Aetius [5./6. Jh. n. Chr.] (64), Alexander Trallianus [ein lydischer Arzt aus dem 6. nachchristlichen Jahrhundert] (65), [der weitgereiste] Paulus Aegineta [im 7. Jh. n. Chr.] (66), [der Mönch] Theophilus [mit dem Ehrentitel] Protospatharius (67), Palladius [mit dem Beinamen] Iatrosophista [gelehrter Arzt] (68), Mich[ael] Psellus [1018 – ca 1091 n. Chr.] (69), [dessen Zeitgenosse] Simeon Sethus (70), [der im 10. Jh. am byzantinischen Hofe schreibende Theophanes] Nonus (71), [und aus dem 13. Jh. als Verfasser einer bekannten Pharmakopöe der kaiserliche Leibarzt] Nicolaus Myrepsus [Salbenkoch] (72). Auch [der zur Regierungszeit des Kaisers Zeno im 5. Jh. in Alexandrien praktizierende] Gessius, Adamantius Sophista [4. Jh. n. Chr.] (73) und besonders Johannes Alexandrinus [im 7. Jh. n. Chr.] (74) wegen seinem Commentar in die sechs Bücher der Epidemien des Hippocrates (75) verdienen eine rühmliche Erwähnung von welchen allen Freind in seiner medizinischen Geschichte ausführlich gehandelt hat.[y]

Griechenland, der blühende Musensitz, und das Vaterland der Arzneykunst sank bald theils durch die Unthätigkeit dieser Männer während diesem großen Zeitraume, da die meisten seiner darin lebenden Ärzte bloß Abschreiber des Galens oder grobe Empiriker waren, theils durch die vorgefallenen politischen Ereignisse in seine vorige Barbarei – das gewöhnliche Loos großer Staaten, die sich schnell emporheben – unaufhaltbar zurück.

---

[y] Freind. Histoire de la medicine. Tom. I.

11ter Abschnitt

Arzneykunst der neuern Römer bis zu ihrem Verfall

Im sechsten Abschnitte habe ich die Schicksale der römischen Arzneykunst von Erbauung der Stadt Rom bis auf den Marcus Portius Cato [234 – 149 v. Chr.], dem erklärten Feind aller Ärzte angegeben. Die Ordnung führt mich daher nun, der Zeitfolge gemäß auf die Untersuchung des Zustandes der Arzneykunst unter Asklepiades von Prusa und seinen Nachfolgern bis zu einer Epoche hin, wo sich die Arzneykunst bei den Römern auch wieder ihrem Untergange näherte:

Asklepiades, aus Prusum in Bithynien [um 130 v. Chr.] gebürtig und [ab 91 v. Chr.] Arzt zu Rom, der in der Heilkunde, Naturlehre und Philosophie gleiche Verdienste hatte, und als Stifter einer neuen Sekte, der mechanischen anzusehen ist, dessen hinterlassene Werke, da sie längstens verloren gegangen sind, uns nur aus anderen Schriftstellern, einem Ackermann, Wittwer, Blumenbach, Bayle[a] bekannt wurden, betrat einen ganz andern Weg als seine Vorgänger, um die bei den Römern durch den griechischen Arzt Archagathus [vgl. S. 91] verhaßt gewordene Arzneykunst wieder emporzubringen. Er erklärte öffentlich, daß ein gründlicher Arzt seine Kranken auf eine geschwinde, jedoch sichere und angenehme Art heilen müsse.[b]

Da es nun ehemals gewöhnlich war, die Kranken, wenn Sie schwitzen sollten, mit vielen Decken, oder Betten zu belegen, oder selbe bey dem Feuer oder an den Sonnenstrahlen langsam zu braten, ferners sich häufiger Ausleerungsmittel, der Brechmittel und besonders der so gefährlichen Elleborismen zu bedienen,[c] so verwarf dagegen Asklepiades alle diese Mittel miteinander, und führte dafür eine aus der Diätetik und Gymnastik entlehnte neue Heilmethode ein. Er baute nebst dem sein System auf das Verhältnis der Weite der Gefäße zu den Säften, welche sie zu führen bestimmt waren. Aus dem richtigen Verhältnisse bestimmte er den Zustand der Gesundheit, aus dem entgegengesetzten diesen der Krankheit. Diese Heilmethode erhielt in Rom einen so großen Beyfall, daß Plinius, der sonst kein

---

[a] Ackermanns Beyträge zur Geschichte der Sekte der Empiriker. [Philipp Ludwig] Wittwers [1752 – 1792] Archiv [für die Geschichte der Arzneikunde, in ihrem ganzen Umfange. Bd.] I. [St. 1. Nürnberg 1790] S. 36. – Blumenbach. introd. in histor. litt. med. 57 [S. 49]. – [Pierre] Bayle [1647 – 1706]: Dictionaire historique et critique. [1696] Art. Asclepiades.
[b] S. Celsum de Medicina. Lib. III. Cap. IV. [„De curationum diversis generibus. ... Asclepiades officium esse medici dicit, ut tuto, ut celeriter, ut jucunde curet." Vgl. Almeloveen 1730, 117]
[c] S. Plinii Histor[ia] natural[is] Lib. XXVI. Cap. III. [Cap. VIII.2; vgl. Külb 2858]

großer Freund der Griechen, was er auch an Asklepiades wieder bewies[d], gewesen ist, selber doch die größten Lobsprüche ertheilt.[e]

Zu den berühmtesten Nachfolgern des Asclepiades gehörte Aurelius Cornelius Celsus, ein freygeborener Römer, dessen in acht Büchern hinterlassenes Werk über die Arzneywissenschaft, noch heut zu tage zu den vorzüglichsten gerechnet wird. (1) Er gehört zu den vornehmsten Geschichtsschreibern des Umfanges wissenschaftlicher Kenntnisse seiner Zeit. (2) Er lebte in der zweiten Hälfte des ersten Jahrhunderts nach Christi Geburt, und beschäftigte sich in seinen erwähnten acht Büchern meistens mit der Diätetik, mit dem Einfluße der Jahresconstitution auf die Erzeugung gewisser Krankheiten, war ein treuer Anhänger des Hippokrates, bestätigte in seinen Werken den Nutzen des Reibens [des Körpers] und der Bäder nach dem Muster seines Vorfahrers, des Asklepiades, gab eine Beschreibung von Fiebern, nebst den meisten Krankheiten des menschlichen Körpers heraus, und dehnte seinen Vortrag auch über die chirurgische Arzneymittellehre, die Krankheiten der Haut und der Augen, über chirurgische Operationen und Knochenkrankheiten aus. Gewiß Gegenstände genug, um auf den Rang eines großen Arztes Anspruch machen zu können. Man sieht daher, wie unrecht jene haben, welche sogar bezweifeln wollen, ob Celsus wirklich nicht viel mehr Litterator als Arzt gewesen sey! – (3)

Daß die griechische Arzneykunst nun immer mehr sich in Rom ausbreitete, beweisen die vielen Ärzte von mancherlei Sekten, z.B. der Erasistrateischen, Herophileischen, Empirischen, Pneumatischen und methodischen, die sich nun in Rom niederließen, und eben so viele besondere Schulen allda errichteten. (4) Selbst verschiedene geborene Römer, nach dem Zeugnis des Plinius (5), als Cassius, Carpitanus (6), Arruntius, Albutius, Rubrius, Tallius Bassus (7), Sextius Niger (8),

---

[d] Plinius verrät seinen Groll gegen die Griechen durch folgende Stelle, da er sagt: id solum possumus indignari unum hominem a levissima gente sine opibus altis orsum, vectigatis sui causa, repente leges salutis humanae generi dedisse. [Lib. XXVI, Cap. VIII.1.; „… und wir können nur allein darüber unwillig sein, daß ein Mensch aus einem so leichtsinnigen Volke, welcher ohne alles Vermögen begann, seines Einkommens wegen auf einmal dem menschlichen Geschlechte Gesundheitsgesetze gab, welche doch andere später wieder aufhoben." Zit. n. Külb 2858.]

[e] Plinius spricht in seiner Histor. natur. Lib. XXVI [Cap. VII] ausdrücklich: Asclepiades aetate magni Pompei orandi Magister omnia abdicavit, totamque medicinam ad causam revocando conjecturam fecit, quinque res maxime communium auxiliorum professus, abstinentiam cibi, alias vini, fricationem corporis, ambulationem, gestationes: quaecum unusquisque simet ipsum sibi praestare posse intelligeret, faventibus curatis ut essent vera quae facillima erant, universum prope humanorum genus circum egit in se, non alio modo quam si caelo emissus advenisset. [Asclepiades, ein Lehrer der Beredsamkeit zur Zeit des großen Pompejus, hat sich von allem losgesagt und die ganze Heilkunde, indem er sie auf eine Ursache bezog, zu einer Mutmaßung gemacht, wobei er hauptsächlich fünf Dinge zu allgemeinen Hilfsmitteln erklärte, nämlich die Enthaltung von Speisen, in anderen Fällen von Wein, das Reiben des Körpers, das Spazierengehenund das Tragen in der Sänfte; und da nun jedermann einsah, daß er sich dies selbst verschaffen könne, und alle wünschten, daß das, was so äußerst leicht war, sich auch bewähren möge, so brachte er fast das ganze Menschengeschlecht auf seine Seite, nicht anders als wenn er als ein vom Himmel Abgesandter erschienen wäre. Mod. n. Külb 2856 u. 2857]

Nigidus figulus (9) nahmen sich sehr thätig um die Ausbildung der Arzneykunst an. Vorzüglich machten sich um die Botanik nebst dem M. Porcus Cato (10), Pompeius Lenaeus (11), C. Valgius (12) und Antonius Castor (13) verdient. Plinius widmete der Arzneymittellehre mehr als fünfzehn Bücher, die er mit Bemerkungen hierüber anfüllte. Mehrere gaben mannigfaltige, theils ins lateinische, theils ins griechische übersetzte und mit ihren Commentaren versehene Werke heraus, dahin gehört besonders Aur[elius] Cornelius Celsus (14), Scribonius Largus (15), Aemilius Macer (16), Antonius Musa (17), Serenus Sammonicus (18), Lucius Apulejus (19), und Caelius Aurelianus (20).

So günstig nun immer diese Aussichten für den glücklichen Fortgang der Arzneykunst in Rom immer gewesen sind, so sehr dadurch das bisherige Monopol, welches die dasigen Priester des Apollo und Aeskulap seit langer Zeit mit der Ausübung der Arzneykunst getrieben haben, in die engste Schranken versetzt wurde, da ihre Einkünfte dadurch um ein beträchtliches geschmälert wurden, und diesen frommen Betrügern ihr bis daher besessenes Zutrauen entging, eben so nachtheilig für die Wissenschaft war anderntheils um diese Zeit nach Plinius Bericht[f] die Erscheinung einer Klasse von Menschen bei den Römern, die mit unsern heutigen Badern eine große Verwandtschaft haben und, als Handlanger der römischen Ärzte, die Geschäfte der letztern zu übernehmen sich erdreisteten. Schon bei den Griechen waren sie unter dem Namen Aliptae (21) bekannt, und trieben ihr schädliches Gewerbe als wahre Quacksalber unter diesem Volke. Bei den Römern wurden sie Reunctores oder Mediastini genannt: Ihr eigentliches Geschäft, bey welchem sie aber nicht stehen blieben, bestand darin, daß sie bey den Gymnasien, und denen sich darin übenden Athleten, die bey Leibesübungen sich ereignenden Krankheitszufälle zu besorgen hatten. Sie mußten zu dem Endzweck die Kämpfer bald einreiben, salben, baden, bald auch, wenn Verrenkungen oder Verwundungen vorfielen, einrichten und verbinden. Der eingeführte Gebrauch des Asklepiades, die Kranken durch Reiben, Salben, Tragen [z. B. in Sänften] und Fahren zu heilen, kam ihnen hierbey sehr wohl zu statten, indem diese Reunctores im strengsten Sinne dadurch Gelegenheit erhielten, unter dem Volke sich Eingang zu verschaffen, und Heilungen von Krankheiten, wovon sie nicht die geringsten wissenschaftlichen Begriffe hatten, auf ihre eigene Faust zu übernehmen. Bald legten sie sich, auf ihre langwierige Übung und ihre rohe Empirie sich stützend, sogar den Namen Iatroliptae [Salbärzte; s. Anm. IX, 15] oder Medici in ihrem Übermuthe selbst bei, woher dann selbst die Arzneykunst bei den Römern herabgewürdigt, und die Ärzte mit diesen

---

[f] Histor[ia] natural[is] Lib. XXIX. Cap. I. [vgl. hierzu vor allem Cap. II – VIII; Külb 3189 – 3202.]

Aliptis, dem schädlichsten Ungeziefer eines jeden Staates zur Schande der Kunst in eine Klasse gesetzt wurden.[g]

Die größte Stufe der Ausbildung erreichte aber die römische Arzneykunst mit dem Anfange der politischen Veränderung dieses Reiches, unter der Regierung der römischen Kaiser: Denn da Julius Caesar bereits allen fremden und griechischen Ärzten, die sich zu seiner Zeit in Rom befanden, oder noch dahin gehen wollten, das Römische Bürgerrecht ertheilt hatte,[h] so stieg hierauf unter Augustus, dem großen Beschützer der Wissenschaften der Flor derselben immer beträchtlicher: Dieser Regent befahl nicht allein, daß die Ärzte bey der zu Rom eingerissenen Theuerung in ungestörter Ruhe allda verbleiben sollten,[i] sondern er suchte noch durch ganz besondere, denselben ertheilte Privilegien[k], ihr Wohlergehen auf das thätigste zu befördern. Als ihn sein Leibarzt Antonius Musa (22) [im Jahre 23 v. Chr.] an einer gefährlichen Krankheit heilte, beschenkte August ihn nicht nur reichlich, sondern erlaubte ihm sogar, einen goldenen Ring, was nur den Rittern und Senatoren gestattet wurde, zu tragen. Auch andere verdiente Ärzte erhielten nach Musa

---

[g] Ruhet sanft ihr würdige Vorgänger unserer Heilkunst und wenn allenfalls Euer Geist noch unsere Welt umschwebt, wenn Euer verklärter Blick hie und da von der Höhe herab auf einem Eurer gelehrten Nachfolger auf dieser Erde verweilt, so nehmt dies zum Troste hin, daß es noch bis auf diesen Augenblick so ist. Haben wir es ja zum Anfange des neunzehnten Jahrhunderts nach Chr. Geb. noch nicht so weit gebracht, den gelehrten Arzt vom Dorfbarbier oder Scharfrichter von jedermann unterschieden zu sehen. Ein wahrhaft geschickter Mann, unser Bader – spricht der vornehme und niedere Pöbel, auf dem Lande, wie in der Stadt: Er curiert die äußerlich und innerlich trotz dem ersten Doktor!!
In der Sammlung der churpfälzischen Verordnungen, die H. [Franz] Janson [1750 – 1816], Professor der Rechte an der Hohen Schule zu Heydelberg [1789 – 1805], als Materialien zu einem künftigen Gesetzbuche im Jahre 1794 herausgab, kommt als ein neuer Belege zu dieser Wahrheit in dem Zolltarife des vorigen Jahrhunderts, noch folgende erbauliche Stelle vor:
„Arzt, oder Marktschreier, der mit einem Karren oder Wagen fährt, zahlt so und so viel." [Materialien zu einem künftigen Gesetzbuch für die Kurpfälzischen Lande, und zu Nachschlagen bey künftigen Vorlesungen über das Kurpfälzische Privat-Recht. Heidelberg 1792.]
Vermuthlich waren nach den Begriffen des damahligen Gesetzgebers die Namen Arzt, und Marktschreier Synonyma! wenigstens waren beyde /wahrscheinlich der Kollegialschaft wegen/ gleich stark angelegt!!
[h] Suetonius in Julio Caesare. Cap. 42 [„Omnesque medicinam Romae professos, et liberalium artium doctores, quo libentius et ipsi urbem incolerent, et caeteri appeterent, civitate donavit." Caius Suetonius ex recensione Jo. Georgii Graevii, Amsterdam 1697, S. 21] [Gaius Suetonius Tranquilius, um 70/72 – nach 121 n. Chr., bekannt durch seine Kaiserbiographien, die in einer deutschen Übersetzung von A. Lambert, Leben der Caesaren, München 1983 vorliegen.]
[i] Suetonius in Octav. Augusto. Cap. 42 [vgl. Anm. h, S. 71]
[k] Dionis. Casii Histor[ia] roman[a] Lib. LIII. [cap. 31. – Dio Cassius von Nicaea, um 155 – nach 229 n. Chr., griech. Historiker]

das selbe Recht.[1] Ja, sie wurden nebstdem von allen Steuern und Auflagen beständig freygesprochen.[m]

Solche anlockende Privilegien und Vorzüge mußten die natürliche Folge haben, daß die gelehrtesten und berühmtesten Ärzte aus ganz Griechenland ihr Vaterland gerne verließen, um ihren Aufenthalt in Rom sowohl als dem ganzen römischen Gebiete für die Folge zu wählen.

Diese günstigen Aussichten erhielten sich nicht nur unter den folgenden Kaisern, sondern die Rechte der Ärzte wurden öfters noch weiter ausgedehnt, indem unter Antonius Pius [138 – 161 n. Chr.] denselben vorher noch nie gewöhnliche Besoldungen ausgesprochen worden sind. Freylich erforderte die Lage der Dinge, der Mißbrauch dieser Privilegien, selbst die Verschwendung damit an Unwürdige, daß diese Vorrechte öfters auch unter den nachfolgenden Kaisern beschränkt wurden, doch erhielt sich bis auf die Zeiten des Kaisers Justinian [527 – 565 n. Chr.] die Arzneykunst in Rom immer in einem guten Zustande. Wahrscheinlich rührte daher auch der unter Antonius Pius schon eingeführte Gebrauch, die Ärzte nach ihren Verdiensten unter gewisse Klassen zu bringen, damit man sie von den Aliptis oder den römischen Salbern unterscheiden könne: bekanntlich waren die Archiatri, Exarchiatri, Comites Archiatri, Medici Castrenses, und Periodeutae so viele medizinische Stände, welche nicht alle gleiche Ansprüche auf die Hochachtung des Volkes machen konnten. (23) Ihr Ansehen hing nach der hier bemerkten Ordnung von dem Range ab, in welchem sie standen.

Unter den griechischen Ärzten zeichneten sich in dieser glänzenden Epoche vor andern aus: Asclepiades (24), Themison (25), Thessalus (26), Athenaeus (27), Atta-

---

[1] à Reies [in seinem satirischen Elysius jucundarum quaestionum campus. Brüssel 1661 u. Frankfurt 1670] leitet daher den Ursprung der Gewohnheit, welcher gemäß den Ärzten bey der feyerlichen Ertheilung der Doktorwürde noch heut zu tage ein Ring an den Finger gesteckt wird, zur Erhaltung nämlich des Andenkens, der von August dem Musa und allen nachfolgenden Ärzten erwiesenen Gnadenbezeigung.

[m] Lampe meldet in seiner öfters angeführten Abhandlung [vgl. S. 102, Anm. p] p[ag.] 101. Videtur non sola immunitas a vectigalibus, quae origine sua vocis vis est, ea comprehendi, sed ab omnibus forsan muneribus civilibus, iis tantum, a quibus ne immunes quidem olim excusabantur exceptis. Inter haec enim est necessitas hospites recipiendi, et ab hac demum Medici Vespasiani et Hadriani rescriptis immunes pronuntiati sunt. [Die Immunität von den Abgaben scheint nicht allein darin verstanden worden zu sein, was ursprünglich in der Verfügung genannt wurde, sondern auch vielleicht von allen bürgerlichen Abgaben, ausgenommen nur diejenigen, von denen nicht einmal die sog. Immunes befreit waren. Unter diesen befindet sich auch die Verpflichtung, Gastfreunde aufzunehmen, aber auch von dieser Verpflichtung wurden die Ärzte durch die Verordnungen Vespasians und Hadrians als frei erklärt.]

lus (28), Agathinus (29), Andromachus (30),[n] Philon (31), Dioscorides (32), Antyllus (33), Aeschrion (34), und besonders Galen. Unter den eingeborenen römischen Ärzten Antonius Musa (35), Aurel[ius] Cornelius Celsus, Crinas (36), Charmis

---

[n] bekannt durch die [in 174 elegischen Distichen beschriebene] Verfertigung seines aus mancherlei Gewürzen und dem Opium zusammengesetzten Mittels, unter dem Namen Theriaca Andromachi, ein Medikament, das noch heut zu Tage aus unsern Apotheken noch nicht ganz ausgemustert ist. Ich will dieser eben so seltsamen als lächerlichen Mischung von Ingredienzen, wie sie noch in der Österreichischen Provinzialpharmacopoe vom Jahre 1776. Wien. gedruckt bey Trattner in 8vo, S. 149 enthalten ist, zum Beweise, wie abgeschmackt die Begriffe von der Wirkung der Medikamente noch in unserm Zeitalter sogar geblieben sind, hier einen Platz gestatten. Sie führt folgenden Titel:

Electuarium seu Theriaca Andromachi: Latwerge, oder Theriak des Andromachus.

Man nimmt:

Lachenknoblauchblätter 1 1/2 Pf.

Weißen Andornblätter; Bergminzenblätter; Feldcypressen; Rosmarin; Tausendgüldenkraut – samt den Blüten; von jedem 4 Unzen

Majoran Blätter; Schlingkräutlein Blätter. von beyden 2 Unz.

Rothe Rosen 1 1/2 Pf.; Lavendelblüten 10 Unz.; St. Johanneskrautblüten 6 Unz.

Weiße Diptamwurzel; Meerzwiebelwurzel. von beyden 2 Pf.

Florentiner Veilchenwurzel; Benediktwurzel. von jedem 1 Pf.

Celdische Narduswurzel 8 Unz.

Rhabarbara; Ingwer. von beyden 1/2 Pf.

Kalmus; Große Baldrianwurzel. von beyden 5 Unz.

Angelikawurzel; Enzianwurzel. von beyden 4 Unz.

Wahre runde Osterluzeywurzel, 2 Unz.; Haselwurzel 1 Unz.; Weiße Zimmtrinde 1/2 Pf.

Weißen Brechenschwamm; Steckrübensamen. von beyden 1 Pf.

Amoeni lini; Kleine Kardamonen, von beyden 8 Unz.

Petersiliensamen; Anissamen; Fenchel; Amey [Mohren- oder ägyptischer Kümmel]; Bauernsenf – von jedem 1/2 Pf.

Kretischen Vogelastsamen 4 Unz.

Zimmet; langen Pfeffer. von beyden 2 Pf.

Schwarzen Pfeffer 1 Pf.; Safran, Myrrhe, Weyhrauch, Arabisches Gummi, Armenischen Bolus [= Armenischer Ton, Aluminiumsilikat] von jedem 6 Unzen.

Storax [Styrax] in Körnern. 4 Unz. Bernstein 3 Unz. Bibergeil 2 Unz.

Alle diese Species werden, zu Pulver gestoßen, aufbewahrt. Weiters nimmt man reines Opium 2 Pf., verdickten Süßholzsaft 1 Pf., Hypocistensaft, Arabischen Schattendornsaft, Sagapenharz von jedem 4 Unz., Opoponax, Galbanum von jedem 2 Unz.

Diese Stücke löst man in genügsamer Menge von besten Wein auf, und verdickt sie zur Consistenz eines Honigs.

Darunter mischt man

Balsam von Mercha 1 Pf.; Terpentin 7 Unz.; Honig 116 Pf.

Endlich mischt man nach und nach, und unter beständigem Umrühren das obengesagte Pulver hinein; damit es aber nicht gründigt werde, stäubt man es durch ein Sieb; damit sich auch die Spezies leichter miteinander vermischen, gießt man zu wiederholtenmalen eine genügsame Menge vom besten Wein hinzu. Auf diese Art macht man aus der ganzen Masse unter beständigem und starkem Umrühren eine Latwerge, von durchaus gleicher Konsistenz, welche man alsdann durch ein ganzes Jahr in einem hinreichend grossen Gefäße, damit sie gehörig gähren könne, aufbewahrt und unter dieser Zeit öfters mit einem Rührholze umrührt.

(37) und Cajus Plinius secundus (38). Doch konnte auch die empirische Arzneykunst trotz dieser wissenschaftlichen Bearbeitung mit ihrem ganzen Gefolge der
Incubationen in den Göttertempeln, den damit verbundenen religiösen Gebräuchen unter dem gemeinen Volke, wie unter den Gelehrten, nicht ganz verdrängt
werden. Vergil und Horatz° bezeugen dies an mehreren Stellen. Selbst die Ärzte
waren hie und da nicht ganz frey, wie z.B. Serenus Sammonicus (39), Aetius Ami-
denus (40), Alexander Trallianus (41) u.s.w.

Die dritte Epoche der römischen Arzneykunst, welche von Galen bis zu dem
achten Jahrhunderte nach Christi Geburt sich erstreckt, liefert das Bild einer beynahe völlig eingerissenen Barbarey im Abendlande: Denn alles was bis zu diesem
Zeitpunkte geschah, bestand in einem empirischen Nachbeten und Commentieren
der Schriften des Galens. Alle spätere griechische, theils auch römische Schriftsteller, als Marcellus aus Sida (42), Vindician (43), Theodor Priscian (44), Sextus Placitus Papys (45), Marcellus aus Bordeaux (46), Zeno von Cyprus (47), Oribasius
(48), Aetius (49) /beyde letztere sind durch ihre im Jahre 542 gelieferte Geschichte
der Pest, die im Morgenlande wütete, noch einer rühmlichen Erwähnung würdig,/
ferners Nimasius (50), Jakob Psychrestus /Arzt in Konstantinopel/(51) , Alexander
von Tralles (52), Theophilus protospatharius (53), Palladius Iatrosophista (54),
Paul von Aegina (55) /noch etwas origineller als die vorhergehenden/, und alle
übrige bis auf den Johannes Actuarius (56), hatten wenige Verdienste um die Arzneykunst. Diese näherte sich unter diesen Männern daher wieder ihrem Verfalle,
bis sie endlich in ganz Italien durch die feindlichen Einfälle und den eisernen Fuß-
tritt des Krieges, welchen die Hunnen, Gothen und Langobarden in diesem Land
hinterließen, gänzlich erloschen ist.

---

*Dieses gefährliche Gemisch stellt in unsern Apotheken ohnstreitig das vor, was die Ouvertüre in
einer musikalischen Oper andeutet, nämlich einen buntscheckigen Rock, der aus allen erdenkli-
chen pharmaceutischen Lappen eben so zusammen gesetzt ist, wie der Tonkünstler die ganze La-
dung seiner Phantasie in den Eingang seiner Composition zu drängen sucht.*
Als ein Gegenstück hiezu kann man die Pilulas hydrogogas Janini [drastisches Purgiermittel] ansehen, die ein Selle noch im Jahre 1797 /S. dessen Handbuch der Medizinischen Praxis. Siebente
verbesserte Auflage. Berlin 1797. S. 615 [in der uns vorliegenden 5. Aufl. Wien 1791. S. 236 u. 237]/
als ein treffliches Medikament in der Brustwassersucht den Ärzten anrühmen konnte! – O zehn-
mahl klügerer Hippokrates *Ora pro Nobis!* was würdest du dazu sagen, wenn du wieder aufleben
solltest!
° Horat. Lib. I. Epist. I. wo es heißt: Sunt verba et voces, quibus hanc lenire dolorem possis, et
magnam morbi depellere partem.

12ter Abschnitt

Arabische Arzneykunst

Da die Arzneykunst, sowie das ganze Gebieth der Gelehrsamkeit durch die in Italien entstandenen Kriegsunruhen mit dem fünften und sechsten Jahrhundert nach Christi Geburt dergestalt unterbrochen wurde, daß beynahe zweihundert Jahre in ganz Europa eine fast allgemeine Barbarey herrschte, so fanden endlich die vertriebenen Musen nach Conrings und Freinds Zeugnis[a] gegen den Ausgang des achten Jahrhunderts bei den Arabern, oder Saracenen[b], die ihr von Mahomet gestiftetes Reich durch Asien, Africa und Spanien sehr auszubreiten suchten, wieder einen erwünschten Aufenthalt, und zwar unter dem Schutz der asiatischen und africanischen Kaliphen, bei denen selbe beinahe vierhundert Jahre in eben so großer Hochachtung standen, als sie vor diesem Zeitraume die heftigste Verfolgung, die bis auf den Trieb zur Ausrottung sich erstreckte, auszustehen hatten. Die Neigung zu manchen Wissenschaften, welche den Arabern eigen war, zählt sich zwar schon aus früheren Jahrhunderten her, ihre bilderreiche Sprache gab ihnen eine natürliche Anlage zur Beredsamkeit, Dichtkunst; auch die Astronomie, Genealogie, und Onirocritic [Traumdeutung] fand in den erstern Jahrhunderten Beförderer an ihnen.[c] Allein alle diese wissenschaftliche Zweige gingen in der Zukunft wieder verloren; die Araber untergruben sich selbst die Quelle, aus der sie für die Folge hätten schöpfen können; indem der fanatische Kalif Omar [7. Jh. n. Chr.] durch seinen Feldherrn Amru die berühmte Alexandrinische Bibliothek, ein Verlust für die ganze gelehrte Republik aller Zeiten, den Flammen geopfert hatte; und zwar aus dem erbaulichen Grunde, weil die Werke dieser reichhaltigen Bibliothek entweder Gegenstände enthalten, die dem Buche Gottes, dem Koran gemäß, oder zuwider sind. Im ersten Falle beliebte Omar zu behaupten, sind sie überflüssig, und im zweiten verdienen Sie zernichtet [!] zu werden, ein schöner Schluß. Omar entschloß sich / Gott verzeihs ihm/ zu dem letztern, und machte eine Sammlung von mehr als 200 000 Bänden in kurzer Zeit zu Brennmaterialien, womit auf seinen Befehl die Öfen geheizt wurden.

---

[a] Conringii Antiquit. Acad. Diss. I. pag. 31. – Freind Histoire de la Medicine. part. II. [seconde Partie. Contenant les Auteurs Arabes. Leiden 1727] p.14.

120

Hatten nun die ersten Regenten der Saracenen und Nachfolger des Mahomet, oder die sogenannten Ommiaden[d], einen wahren Abscheu vor allen Wissenschaften getragen, so erwiesen sich die aus dem Hause Abbas abstammenden und in Bagdad[e] residierenden asiatischen Kalifen, oder die Abbasiden desto günstiger gegen dieselbe. [Kalif] Almansor [754 – 775 n. Chr.] (1) und Raschid, sein Leibarzt, (2) hegten schon im achten Jahrhunderte Liebe zu den Wissenschaften, aber noch mehr wurden sie im neunten durch die Kalifen unterstützt und befördert. Almansor war einer der größten Beförderer der Gelehrsamkeit, besonders der Arzneykunst: dies bewies er vorzüglich dadurch, daß er mehrere Schulen, z.B. zu Bagdad, Kischa, Cufa, Bazora [Basra], Haran [in Mesopotamien], Damascus und C... [?], in welchen öffentlicher Unterricht in der Medizin gegeben wurde, anlegen ließ. Zugleich veranstaltete er Übersetzungen ins Arabische der besten griechischen Schriftsteller; die Werke eines Aristoteles, Euclides, Hippocrates, Galens, des Paul Aegineta, Dioscurides, Ptolemaeus und anderer mehr erregten seine Aufmerksamkeit. Sie wurden daher vor andern einer Mittheilung durch Übersetzungen gewürdigt.

Die afrikanischen Kalifen ahmten dieses Beyspiel nach, und trugen zur Verbreitung der Wissenschaften das meiste mit bei. Unter dem Kalifen Almamun [812 – 833 n. Chr.] erhebt sich im neunten Jahrhundert nach Hottingers Zeugnis[f] die arabische Arzneykunst im blühendsten Zustande.

Da die Werke der vornehmsten griechischen Ärzte den Arabern also in die Hände gerieten, so diente dieses Mittel den afrikanischen Kalifen besonders dazu, der Arzneykunst unter ihrem Volke immer mehr Eingang zu verschaffen und selbst bis nach Spanien zu verbreiten. Als gelehrte Übersetzer machten sich unter den Arabern bekannt Georgius (3) und Gabriel (4) Backtishua, Honain oder Joannitius (5), Isaac Israelita (6), Hobaisch (7), und im siebenten Jahrhundert Maser-sawaih (8). So lange sich das Reiche der Saracenen im Flor erhielt, welches von den Zeiten des Mahomet [gest. 632 n. Chr.] bis gegen das dreyzehnte Jahrhundert dauerte, thaten sich unter den Arabern theils durch den mündlichen Unterricht, theils durch wich-

---

[b] [Der evangelische Kirchengeschichtler Johann Heinrich] Hottinger [1620 – 1667] meldet in seiner Historia orientali [Zürich 1660] Lib. I. Cap. I., daß jene, welche den Namen der Saracenen von der Sara herleiten wollen, eben so irren, als diese, welche die Hegarier von der Hegar hergenannt wissen wollen. Auch sind unter den Saracenen nicht alle Mahomedaner zu verstehen.

[c] S. Hottinger. de religione veterum Arabum, de Archeologia orientali, de Arabum veterum Statu, in der Historia orientali. Lib. I. Zürich 1660. 4.

[d] von den Ommiadis als Abbasidis findet man in Hottingers Archaeologia orientali ein Namensverzeichnis der einander auf dem Thron folgenden asiatischen Kalifen, die man mit den arabischen Emiren keineswegs verwechseln darf. S. Hottingers Compendium Theatri orient. Cap. III. wie auch Leunclavii Histor[iae] Musulm[anae Turcorum. Frankfurt a. M. 1591 – Johannes Löwenklau, 1533 – 1593, Begründer einer europäischen Historiographie der türkischen Nation]

[e] die Ommiaden residierten anfangs zu Medina, die Abbasiden aber zu Bagdad, manchesmahl auch zu Sormasara, Damascus und Alkhira [Kairo].

[f] S. Hottinger l.c. Cap. IV. de Arabum academiis, Studiis, Bibliothecis et Studiorum Methodo. – Sub Almamon /spricht er/ Seculo IX literas fuisse florentissimas, continuatas deinceps ab aliquot eorum fautoribus usque ad Tamerlanis aetatem.

tige Werke, die aber leider in der ursprünglichen Sprache, da wir keine Originalien mehr davon besitzen, nicht mehr vorhanden sind, folgende vorzügliche arabische Ärzte hervor, als Mesue (9), Janus Damascenus (10), Serapion (11), Alckindus (12), Rhazes (13), Haly Abbas (14), Avicenna (15), Averrhoes (16), Avenzoar (17), Albucasa oder Alsahorarius (18) genannt. Dies sind die besten arabischen Schriftsteller, sowie die oben genannten zu den besten Übersetzern der griechischen Werke gehören. Lateinische Übersetzungen dieser Schriften zählt man wenige, und selbst diese sind nicht gut gerathen. Zu bedauern ist es übrigens, daß es so wenig Ärzte gibt, welche nach dem Beyspiel des großen Litterators Sprengel (19) sich mit der Erlernung der arabischen Sprache beschäftigen; welch eine große Ausbeute für die Wissenschaft könnte man sich noch aus der Aufsuchung dieser ältesten Quellen, besonders was die Ausschlagskrankheiten betrifft, für die Zukunft versprechen, aber Übersetzungen des arabischen ins lateinische, oder in unsere Muttersprache gehören leider zu den Arbeiten in unserm neunzehnten Jahrhunderte, wozu man viel schwerer einen Liebhaber und Verleger findet, als für den Tross von Journalen, womit Deutschland seit einigen Jahren überschwemmt wird.

Araber entlehnten nun freylich im Anfang ihre medizinische Kenntnisse von den Griechen. Man kann sie im Durchschnitte auch nur für Coopisten des Galens halten, indessen fehlte es doch nicht an einigen originellen sowohl theoretischen als praktischen Lehrsätzen, wodurch sie von den ersten abgewichen sind. Zum Beweise mag das einzige Beyspiel dienen, daß Sie bey Entzündungskrankheiten, und besonders beym Seitenstechen /Pleuritis/ anriethen, nicht an der leidenden Stelle, wie die Griechen behaupteten, sondern an der entgegengesetzten die Ader zu öffnen. (20) Auch verdanken wir ihnen eine Menge nützlicher Entdeckungen, wovon wir keine Spur weder in der Geschichte der griechischen noch römischen Arzneykunst finden können.

Rhazes [850 – 925 n. Chr.] aus Raia in Persien verdient hier eine besondere Stelle. Er kommt auch unter dem Namen Abubeker Mohammad ben Zacheria vor. Sowohl sein Elchavi /[Liber] continens/ als seine zehn medizinische Bücher, die er seinem Califen Almanzor widmete, unter denen das Neunte von Heilung der Krankheiten sich besonders auszeichnete, gehören unter die wichtigsten arabischen Werke. (21) Aber am merkwürdigsten macht seinen Namen in der medizinischen Litterärgeschichte, daß er der erste war, von dem man schriftliche Nachrichten über die Pocken und Masern hat. Das beste Zeugnis eines gelehrten Arztes gibt darum seine abgegebene Behandlung ab: Dieses verheerende und den Europäern erst späterhin bekannt gewordene Miasma lehrt Rhazes, da weder die Griechen noch die Römer mit einer Sylbe Meldung davon machen, schon so gut beobachten und heilen, als man es von dem gründlichsten Arzte unseres Zeitalters nur immer erwarten kann. Er empfiehlt die entzündungswidrige Methode, nennt die Krankheit am Anfang entzündlich, dann fäulnisartig, theilt sie schon in verschiedene Stadien ein, und unterscheidet so gut wie Schriftsteller unserer Zeit unter einzelstehenden und zusammenfließenden, bleyfarbigen warzenförmigen und gutartigen Pocken. Ihm verdankt die Nachkommenschaft der Ärzte die erste Kunde von diesem im innern Afrika zuerst sich geäußerten Gifte. (22) Sein Andenken bleibt uns daher eben so verehrungswürdig als jenes des Dtr. [Edward] Jenners [1749 – 1823], des englischen Arztes, der uns mit dem Gegengift, den <u>Kuhpocken</u> zur Ausrottung der natürlichen Blattern vor fünfzehn Jahren bekannt gemacht hat.

Rhazes hat noch mehrere Werke von verschiedenem Werthe,[g] unter anderem auch über manche Arten des Aussatzes geliefert. Sein Werk über die Pocken führt den Titel de Pestilentia und hat verschiedene Ausgaben in den neuern Zeiten erlebt.[h]

Diesem Schriftsteller aus dem zehnten Jahrhunderte folgte Haly Abbas [gest. 994 n. Chr.] mit seinem Almaleki oder königlichen Werke, (23) welches aus zwanzig Büchern, zehn theoretischen und zehn praktischen besteht.[i]

Avicenna [980 – 1037 n. Chr.], oder auch Abu Ali Hossein Ebn Abdallah Ebn Sina genannt, erhielt sich durch seinen Kanon, oder medizinische Enzyklopädie bey seinen Nachkommen im größten Anseh2en. (24) Er lebte im elften Jahrhunderte, und noch im fünfzehnten Jahrhundert war zum Beweise, wie sehr man seine Schriften schätzte, auf den meisten neu gestifteten Universitäten Deutschlands, wie ich an einem andern Orte zeigen werde, die Gewohnheit eingeführt, die zur medizinischen Doktorprüfung zugelassene Candidaten aus der prima oder secunda Fen [Pars] primi Canonis Avicennae zu examiniren. Seine Werke existieren noch, theils in arabischer Sprache, theils ins Latein Übersetzt[k] und für die medizinische Grundlage der Türken gilt noch heut zu tage Avicenna dies, was bey denkenden Ärzten Europas der Hippokrates gilt.

Um die Chirurgie machte sich bei den Arabern besonders Abulcasem, oder Albucasis, welchem noch verschiedene andere Namen beygelegt worden sind[l] verdient. (25) Er schrieb XXXII Bücher; woraus sein Altasrif oder Methodus practica besteht, und unter welchen eines, welches von der Chirurgie handelt, das wichtigste ist. Man findet in dem letztern Abhandlungen über die Notwendigkeit der Zergliederungskunst, über die Wirkungen des Brennens, über Wasserköpfe und ihre Gattungen, ferners über Wassergeschwülste, die sehr gute Bemerkungen enthalten.

Noch gehört zu den berühmtesten arabischen Schriftstellern ein Jude Rabbi Moses Maimonides (26), dessen Aphorismen Secundum Doctrinam Hipp[ocratis] et Galeni, welche zu Bolognia 1489 in 4. herauskamen, von einigen sehr geschätzt werden. Rhazes und Avenzoar erweiterten die praktische Arzneykunst nebst die-

---

[g] S. Haller. Bibliotheca medico – practica Tom. I. [Bern 1776] p. 365.
[h] Richard Mead [1673 – 1754] ließ es in London 1747 lateinisch drucken, [J.] Channing Arabisch lateinisch. London 1766. [Deutsche Übersetzung des klassischen Werkes De Variolis et Morbillis von Opitz in Sudhoffs Klassiker der Medizin, Nr. 12, Leipzig 1911.]
[i] Freind und Hensler, ersterer in der Histoire de la Medecine. II. [Leiden 1727] p.20 [„Haly Abbas le meilleur Historien Arabe en Mèdecine"] und letzterer im Abendl[ändischen] Aussatze [im Mittelalter. Hamburg 1790.] S. 6 ziehen den Haly Abbas allen übrigen arabischen Ärzten vor.
[k] Arabisch zu Rom 1593, latein von Alpagus und Rinius Venedig 1555, und 1582 in fol. [erste latein. Ausgabe Pavia 1483]
[l] Abul Casem Calaf Ebno'l Abbas, auch Alzaharaui aus Alzabia ohnweit Cordova /einer berühmten arabischen Schule/ gebürtig.

sem noch durch manche praktische Beschreibungen von Krankheitszufällen, so haben wir z.B. Rhazes die erste Beschreibung des persischen Feuers (27), der venae medinensis [Filaria m., Medinawurm] und Spinae ventosae (28), Avenzoar aber die wichtigste Abhandlungen de Abscessu mediastini, pericardii, und dieser de Relaxatione oesophagi als den ersten Bearbeitern dieser Gegenstände zu verdanken.

Die Anatomie gehörte bey den Arabern eben so, wie bey den Ägyptern und den ältesten Griechen unter die durch ein öffentliches Gesetz verbotenen Künste; es läßt sich daher leicht denken, daß sie sich mit der Zergliederung menschlicher Leichname keinesweges beschäftigten. Besondere Verdienste aber hatten sie um die Chemie, und vorzüglich um die Zubereitung vieler vorher unbekannt gewesener Medikamente. Die Pharmacie wurde daher durch sie mit vielen neuen Medikamenten bereichert. So ist z.B. der eingeführte Gebrauch mehrerer Gewürze, der Muscaten Blumen, der Muscatennüsse, der Würznelken, der Lacryma Cervi /Bezoar cervinum/(29), des Camphers arabischen Ursprunges. Unter den Medikamenten gehören dahin die Mannae (30), die Senet-Blätter (31), Tamarinden, Myrobalanen (32), die Cassia fistularis (33), die Rhabarberwurzel, u.s.w.. In den Zubereitungen der Silgen/Roob/ (34), Syrupe, der Elixirien, des Sauerhonigs, ferners der noch ursprünglich arabisch benannten Confectio Alkermes (35), des Alchali (36), und des Alkohols hatten sie eine besondere Fertigkeit. Zu den wichtigsten Chemikern muß man Rhazes, Abulcasem und Mesue rechnen. Letzterer schrieb eine ganze Abhandlung de Experto, woher sein darin vorgeschlagener Brustsaft /Iulep/(37) noch heut zu tage in ältern Dispensatorien unter dem Namen Looch sanum et expertum Mesuei's vorkommt. (38) Daß die Alchemie ebenfalls zu den stark getriebenen Künsten der Araber gehörte, beweist schon – wenn wir auch sonst keine historische Gründe dafür hätten, an denen es doch nicht mangelt – die Ethymologie dieses Wortes, indem die Benennung ebenfalls ursprünglich arabisch ist.

So wie die Verheerungen durch Kriege in jedem Staate die Wissenschaften verdrängen, wie dies der Fall bey den Römern war, eben so wollte es das Schicksal, daß nach einem Verlaufe von vierhundert Jahren durch die kriegerischen Einfälle der Türken und Tartaren in dieses ausgedehnte Reich der Araber, auch hier die schöne Morgenröthe für die Cultur der Arzneywissenschaft im Orient gegen das 13te Jahrhundert nach Chr. Geburt wieder verschwand. Die Sonne der Aufklärung breitete von neuem ihre ersten, freylich noch sehr matten Strahlen wie wir im achten [15. !] Abschnitte sehen werden, wieder über Europa hin. Aber dieser Welttheil hat zugleich auch den Vorzug, im fortdauernden Besitze dieses wohlthätigen Lichtes, gegen die übrigen ältesten Völker, von diesem Augenblicke an auf immer geblieben zu seyn.

Doch bevor ich den Übergang der arabischen Arzneykunst im vierzehnten Jahrhundert zu den Christen anführe, woher diese Zeitperiode auch den Namen der Arabistischen führt, weil die Ärzte dieses Jahrhunderts ihre meisten Grundsätze aus den arabischen Schulen entlehnten, und daher auch Arabistae genannt wurden, ist es nothwendig, daß wir den Zustand der Medizin bey den ältesten Christen, wie er sich bey der Einsetzung des neuen Testamentes bis zum 11 ten Jahrhunderte verhielt, zuerst kennen lernen. Die Geschichte lehrt uns auch hier wieder, daß der

Hang zu dem Übernatürlichen bei der Erscheinung gewöhnlicher Krankheitszufälle, ferners das Monopol der Priester, welches diese Diener des Altars mit der
Arzneykunst bei der ersten christlichen Gemeinde trieben, die größte Ähnlichkeit
mit der ältesten Sitte der Ägypter, der Hebräer und aller übrigen ältesten Volks-
stämme in diesem Punkte hat. Die rohen Begriffe eines unaufgeklärten Volkes, wie
jenes der ältesten Christen, die Armuth des Geistes, bei dem Mangel aller Hilfswissenschaften, unphysische Wahrheiten zu entdecken und selbe auf ihren hinreichenden Grund zurück zu führen, kam der klügern Klasse der Priester eben so gut, wie
in den ältesten Zeiten zu statten, um die Einbildungskraft der ihnen untergebenen
Völker zu fesseln, und so lange, bis ein glücklicher Zufall selbe aus diesem Schlummer weckte, sich im ruhigen und untrüglichen Besitze dieses Geisteszwanges bei
der Ausübung der Arzneykunde zu erhalten.

Die historische Darstellung der geringen Ausbeute für die Cultur der Medizin in
dieser unfruchtbaren Zeitepoche soll also der Gegenstand des folgenden Abschnittes seyn.

13 ter Abschnitt

Zustand der Arzneykunst bei den ältesten Christen, bis zum Ende des achten Jahrhunderts.

Zu den ältesten Ärzten des neuen Testamentes muß man wohl unseren Erlöser, Jesus mit seinen Aposteln und ihren Jüngern zählen. Er heilte, wie uns die heilige Schrift an so vielen Stellen lehrt, die hartnäckigsten Krankheiten, die aller menschlichen Hülfe widerstanden. Er unternahm Exorcismen, trieb Teufel unter allerlei Gestalten aus, und ertheilte diese Gabe auch seinen Aposteln. Ob aber immer dieses Kuren, die der Weltheiland unter dem jüdischen Volke übernahm, auf einem übernatürlichen Grunde, oder vielleicht öfters auch auf einer <u>physischen erklärbaren</u> Wirkung[a], welche das unwissende jüdische Volke einzusehen unfähig war, beruhten, steht mir hier nicht zu, näher zu untersuchen, /denn wir haben es hier nicht mit der Prüfung des medizinischen Zustandes, der Bezug auf eine übernatürliche Kraft hat, zu thun/: Ich trage ferners alle Ehrfurcht vor der Macht unseres Erlösers, gestehe auch gar seinen Aposteln, die diese Gnadengabe von ihm empfingen, eine ähnliche Kraftäußerung zu. Allein, daß die nachfolgenden Priester ähnliche Wunderwerke verrichten konnten, und daher den Namen Medici sancti verdienen, bleibt mit Erlaubnis dieser Herren, wenn uns gleich die römische Kirche und viele

---

[a] Der gelehrte Medizinische Geschichtsschreiber Herr Hofrath [Christian Gottfried] Gruner in Jena sagt in seiner Abhandlung de Daemoniacis a Christo sospitatore percuratis. Jena 1775. pag. 13: „quare si Daemonem iicere, id demum optimum Divinitatis Argumentum est, cur Christus /ap[ud] Mathaeum VIII. V.16. XI. V.2/ Joanni renunciari iussit, caecos videre, claudos ambulare, surdos audire, leprosos purgari, mortuos ab inferis excitari, neque uspiam commemoravit rem istis multo excelsiorem, Daemones expelli? Nonne hanc opinionem, si verissimam habeas, ipsi Judaei similia tentantes simili divinoque honore censendi forent? id quod cum per se statuere nefas sit, tum propter rei rationem minus necessarium est, modo concesseris, non, nisi morbos naturales, graves, et humana arte vix sanabiles hic locorum intelligi oportere. [Wenn daher das Dämonen austreiben das deutlichste Zeichen der Göttlichkeit ist, warum hat dann Christus /bei Matthäus VIII, Vers 16 u. IX. Vers 2/ dem Johannes zwar mitteilen lassen, daß die Blinden sehen, die Lahmen gehen, die Tauben hören, die Aussätzigen gereinigt würden, und die Toten von der Unterwelt auferweckt würden, aber nirgens die noch großartigere Sache erwähnt, nämlich das Austreiben der Dämonen? Müßten nicht, wenn man diese Ansicht für ganz richtig hält, die Juden selber, die ja das gleiche versuchten, mit gleicher göttlicher Ehre beurteilt werden? Weil dies zu behaupten, an sich schon ein Frevel ist, so ist es dann auch wegen der ganzen Art und Weise der Sache weniger notwendig, wenn Du bloß zugibst, daß nur natürliche, schwere, und durch die menschliche Kunst kaum heilbare Krankheiten an dieser Stelle verstanden werden müssen. "]

Schriftsteller nebst einer unbeschreiblichen Anzahl von Wundercuren in der Legende der Heiligen, eine Menge von Nachrichten darüber hinterlassen haben, eine höchst <u>unglaubliche Sache</u>; diese in Gott ruhende Herren mögen mir nicht übelnehmen, wenn ich unmaßgeblichst dagegen einwende, daß erstens diese apostolische Gnadengaben, Wunder zu wirken, nur Prädikate des Erlösers und seiner Apostel waren, und auf die späteren Priester nicht übergegangen sind, zweitens, daß die Macht des Teufels seit der Zeit, als Christus die Welt verließ, ohnehin nicht mehr denkbar ist; daher wo kein Teufel existirt, ist auch keiner auszutreiben, ich will mich also gegen alle durch Teufelsbannerey verrichtete Kuren, woran uns die älteste Geschichte der Christenheit so häufige Nachrichten gibt,[b] hiermit ebenfalls feyerlich verwahrt haben; glücklicherweise gehören auch diese Behauptungen nicht unter die Glaubensartikel; sonst mögt es wohl schlecht um meinen Glauben für diesen Gegenstand stehen. (1)

Das gewisseste, was sich von dem Zustande der Arzneykunst bei den ältesten Christen vom Anfang bis gegen den Ausgang des achten Jahrhunderts nach Christi Geburt sagen läßt, besteht darin, daß vor der Erscheinung Karls des Großen [774 – 814 n. Chr.] in dieser Zeitepoche die Ausübung der Arzneykunst bloß allein dem geistlichen Stande ausschließlich anvertraut wurde. Sie bestand lediglich in der häufigen Anwendung der Exorcismen, in der Auflegung geweihter Hände auf irgend einen Kranken, und in der Salbung desselben mit dem heiligen Öhle. Dies bezeugt Lampe in seiner öfters erwähnten Abhandlung de juribus et privilegiis Medicorum.[c] Daß dadurch die Arzneywissenschaft für ihre Ausbildung gar nichts gewonnen habe, läßt sich leicht denken. Auch [der Philologe Johann Albert] Fabricius [1668 – 1736] scheint das nämliche zu bestätigen, indem er sogar hinzusetzt, daß die Gewohnheit, förmlich <u>bestellte</u> Ärzte zu haben, selbst im fünfzehnten Jahrhunderte bey den Christen nicht einmal mehr eingeführt war, da die Ärzte der medizi-

[b] S. Joh[ann] Molani Diarium medicorum ecclesiasticorum. Lovan[um Löwen]. 1595. 8. [Molanus, 1533 – 1585, kath. Theologe, päpstl. Buchzensor u. Kanonikus zu St. Peter in Löwen]
Abr. Berovii Nomenclatori Sanctorum, professione medicorum, quorum anniversariam festivitatem universalis celebrat ecclesia. Colon. 1623.
Guil. du Val Historiae Sanctorum medicorum et medicorum. Paris. 1649. 4. [Medizinprofessor in Paris Mitte 17. Jh.]
Barth[olomeus] Moserii Quadrigae medicinae triumphantis Col. 1645. 12. [Barthelmes Moser, Arzt im 16. Jh.]
Andr[eas] Tiraquellus de Nobilitate. [Lyon 1574] Cap. XXXI [Tiraquellus, 1478 – 1558, berühmter französischer Rechtsgelehrter]
Johann. Alb. Fabricii Bibliotheca graeca. [14 Bde. 1705 – 1718] Volum. XII. p. 737.
[c] p. 129. wo er spricht: „in prima Christi ecclesia plerasque ejus aevi curationes per miraculam factas esse constat: Hujussane generis erant Daemonum expulsio, Donum illud primis christianis adeo familiare, sanatio per χειϱοδεσίαν, seu manuum impositionem, nec non curatio per oleum sacratum. [„Es steht fest, daß in den ersten christlichen Gemeinden die meisten Heilungen dieser Zeit durch Wunder vollbracht worden sind. Dieser Art waren die Austreibung von Dämonen, jene den ersten Christen so sehr vertraute Gabe, die Heilung durch Handauflegen, sowie also auch die Heilung durch geweihtes Öl."]

nischen Fakultät zu Paris damals noch Clerici waren, und die Erlaubnis zu heiraten, erst nach dieser Zeit erhielten.[d]

Die Verfolgungen der heidnischen Kaiser, welchen die ersten Christen zu entgehen suchten, und die nach Konstantin dem Großen [306 – 337 n. Chr.] in Italien ausgebrochenen Kriegsunruhen trugen ebenfalls zu der in Europa, im Orient wie im Occident eingefallenen allgemeinen Barbarei für die Wissenschaften nicht wenig bey. Diese Lage der Dinge konnte also für die Cultur der Arzneykunst nicht anders, als äußerst ungünstig seyn: das einzige Verdienst, welches diese geistlichen Ärzte /wenn man anders so nennen kann/ in diesen ersten acht Jahrhunderten hatten, bestand darin, daß sie nach dem Beyspiele der Leviten und Propheten bei den Israeliten, welche sich mit der Reinigung der Kranken und der Häuser bei einem eintretenden Aussatze, mit der Wartung der Kranken, und mit der Unterscheidung der Kennzeichen bei so verschiedenen Gattungen des Aussatzes beschäftigten, auf eine ähnliche Weise Krankenwärters Dienste unter ihrem Volke verrichteten. Den Anfang der Clerisey bildete besonders unter dem Namen Parabolani[e] eine eigene Classe von Krankenwärtern, die sich theils aus Armuth, theils kraft eines Gelübdes dazu verbindlich machten. (2) Man hatte dergleichen fünf bis sechshundert in Alexandrien, welche eine Art eines Ordens bildeten, der sich bei ansteckenden und gefährlichen Krankheiten zum Dienste der leidenden Menschheit gebrauchen lies.[f] In so weit als das diätetische Verhalten bei Heilung der Krankheiten zur Wiederherstellung der Gesundheit sehr vieles beyträgt, mag man daher die Bemühungen dieser Ordensgeistlichen immer in der Geschichte nach Verdienst würdigen, allein medizinische Kenntnisse im eigentlichen Sinne des Wortes muß man bei diesen Laienbrüdern in diesen ersten Jahrhunderten nicht suchen, da all ihr Wissen auf die roheste Empirie, verbrannt mit der Ägide des Aberglaubens in dieser die Flamme des Geistes erlöschenden so langen Periode sich bezogen hat.

Ich wende mich daher zu jenen Zeiten, wo Karl der Große gegen den Ausgang des neunten Jahrhunderts sich alle Mühe gab, der allgemeinen Barbarey Einhalt zu thun, und wenigstens bei der christlichen Clerisey im Occident Liebe zu den Wissenschaften zu erwecken. Er glaubte, das Mittel hierzu in der Stiftung mehrerer Mönchs- und Bischöflichen Schulen gefunden zu haben. Seine Absicht ging dahin, daß in den selben das lateinische und griechische, die Dialektik, Rhetorik, Mathematik und Astronomie, theils als Trivium, theils als Quadrivium gelehrt werden sollte. Vor den Zeiten Karls des Großen hatten die Mönche sich der nämlichen Vortheile, wenn ihre ohne alle Grundsätze unternommenen Kuren nicht gelangen, wie ehemals die Priester Aeskulpas bedient. Fanden sie unter ihren Kranken gläubige Seelen, so erklärten sie die Krankheit für eine Wohlthat Gottes, und empfahlen ihren Patienten christliche Geduld im Leiden, hatten sie es mit verstockten Sündern

---

[d] [Fabricius] Bibliotheca graeca. Volum. XII. pag. 741: „In ecclesia primorum Christianorum / heißt es/ nulli peculiares medici, sed omnes clerici sunt.

[e] Siehe observationes Schultes Halensis. Tom. II. p. 231

[f] Schon die Benennung Parabolani aus dem Griechischen παράβελος oder ἀπὸ τοῦ παραβαλλεσθαι deutete auf ihr Geschäft hin, nämlich sich der Gefahr bei ansteckenden Krankheiten aussetzen.

zu thun, so wurde das Übel für eine Strafe ihrer Vergehungen und für einen Wink zur Busse angesehen; ohnstreitig das beste Mittel, ihre Ignoranz bei der mißlungenen Kur unter den Deckmantel der Religion zu bringen. Wie arm diese Mönche, welche die Arzneykunst wie die Wundarzneykunst ausübten, ohnerachtet sie kaum lesen und schreiben, also um viel weniger die Werke eines Hippokrates und Galens verstehen konnten, an Geistescultur gewesen seyen, beweist nach [Matthias Christian] Sprengels [1746 – 1803 n. Chr.] Zeugnis[g] die damals eingeführte Sitte, am vierten Tage des Neumondes nicht zur Ader zu lassen, weil der Mond und die See beide um diese Zeit in Zunahme seyen. Wie es um ihre anatomischen Kenntnisse ausgesehen habe, mag das von Bischof Edmund [um 1180 – 1240 n. Chr.] (3) entworfene Kirchengesetz beweisen, vermöge welchem befohlen war, daß, wenn eine schwangere Frau stürbe, so sollte sie, im Fall wenn das Kind lebe, geöffnet werden; man hatte aber darauf zu sehen, daß der Mund des Leichnams offen bleibe, damit das Kind nicht ersticke!! Noch im Jahr 1281 wurde auf der Kirchenversammlung zu Salzburg dieses das Gepräge der anatomischen Stupidität tragende Gesetz ausdrücklich erneuert.[h]

[g] S. die Geschichte von Großbritannien [und Irland. Halle 1783] S. 239. [M. Chr. Sprengel – seit 1779 Professor für Geschichte in Halle; Hauptforschungsgebiete: Geschichte des Sklavenhandels und britische Kolonialgeschichte.]

[h] S. [Johann Salomo] Semler. Hist[oriae] eccles[iasticae] selectae Cap[itulae] Vol. III. [Halle 1769] p. 261. [Semler, 1725 – 1791, protest. Theologe, Vertreter der historisch-kritischen Methode in der Religionsforschung.]

14 ter Abschnitt

Zustand der Arzneykunst unter Karl dem Großen zu Anfang des 9ten Jahrhunderts, bis zum Ende des 10. Jahrhunderts.

Karl der Große [geb. 742 – gest. 814 n. Chr.] stiftete also wie gesagt gegen den Anfang des neunten Jahrhunderts mehrere Schulen, unter welchen jene zu Paris und Pavia die berühmtesten waren, aber erst viel später zu Akademien von seinen Nachfolgern erhoben wurden. Seine Liebe zu den Wissenschaften war ausnehmend groß, aber eben so groß die Hindernisse, die sich ihm überall entgegensetzten. Aus allen Ländern berief er gelehrte Männer an seinen Hof, um sich selbst Unterricht in den nöthigsten Hilfswissenschaften geben zu lassen. Unter diesen nennt die Geschichte besonders einen Britten nahmens Alcuin [um 735 – 804 n. Chr.] (1), welcher dem Kaiser in der Philosophie, Dialektik, Arithmetik und Astronomie Unterricht ertheilte, so wie ihn in der Grammatik [der Diakon] Peter von Pisa [8. Jh. n. Chr.] aus Italien unterwies. Allein der Eifer zur Nachahmung, welchen dieser große Regent, der für die Wissenschaften zu früh starb, unter den Völkern, die er beherrschte, besonders in Frankreich, Italien, und Deutschland, durch sein eigenes erhabenes Beyspiel erwirken wollte, wurde durch keine tragenden Früchte belohnt. Die Unthätigkeit und die Barbarey liessen das Licht, welches diese Morgenröthe für die Wissenschaften auf eine kurze Zeit zu beleben schien, nicht durchdringen; diese erwähnte Gelehrte klagen in ihren Schriften an mehreren Stellen sehr bestimmt über den geringen Grad von Empfänglichkeit, den sie bei den Franzosen und Deutschen durch ihre Arbeiten hervorbrachten.

Für die Arzneykunst war es um so mißlicher, daß selbst Kaiser Karl der Große, da er gewahr nahm, wie wenig er von den Mönchen, die nicht einmahl zu guten Übersetzungen der arabischen medizinischen Werke in gutes Latein zu brauchen waren, weswegen sie auch gewöhnlich Latino-Barbari genannt wurden, zu erwarten habe, sich nicht sehr dieses wissenschaftlichen Zweiges annahm. Auch soll die schlechte Behandlung seines Leibarztes namens Winter,[i] der dem in den letzten Jahren am Fieber kranken Karl nur gesottenes, aber nicht gebratenes Fleisch – freylich eine sonderbare Grille – erlaubte, sehr viel zur Gleichgültigkeit dieses großen Kaisers gegen die Arzneykunst beigetragen haben.

---

[i] Köhler Diss. de Wintaro. 4. Göttingen 1752.

Dem sey wie ihm wolle, so hat doch Karl der Große in der Geschichte seinen Namen verewigt, daß er der erste war, welcher zu Ende des Neunten Jahrhunderts die Pariser Schule anlegte, (2) und obgleich allda nicht mehr als die sieben freyen Künste gelehrt wurden, woher die Lehrer den Namen Artista erhielten, so haben wir doch einige historische Beweise, daß außer den Philosophen dieser Zeit, deren ganze Weisheit besonders unter den Mönchen sich nicht selten bloß auf Lesen und Schreiben bezog, doch auch die Arzneykunst bereits gelehrt wurde.[k] Daß sich auch sehr wahrscheinlich in der Hofakademie des Kaisers Ärzte als Mitglieder befunden haben, wird durch eine merkwürdige Stelle Alcuin's, des großen Lehrers des Kaisers Karl erwiesen, denn dieser hätte in seinem Carmen nicht die Ärzte auf folgende Weise besingen können: (3)

„Accurrunt Medici mox Hippokratica tecta
Hic venas fundit, herbas hic miscet in olla.
Ille coquit pultes, alter sed pocula praefert.
Et tamen, o Medici, cunctis imperdite grates,
ut manibus vestris adsit benedictio christi. "

[Dann eilen die Ärzte zum hippokratischen Tempel herbei,
Dieser öffnet die Adern, dieser mischt Kräuter im Topf,
Jener kocht dicke Breie, ein anderer bevorzugt die Tränke.
Und dennoch, Ihr Ärzte, vergeudet den Dank nicht an all (diese Mittel),
da der Segen Christi Euren Händen Beistand leistet.]

Man sieht daraus, daß für diese Zeit doch medizinische Begriffe im Umlauf waren, da hier schon mancherlei Heilarten angegeben werden.

Auch die Stiftungen von Krankheitsanstalten entgingen Karls Aufmerksamkeit nicht, denn er wird für den Stifter des ersten Lazarethes in Jerusalem zum Behufe der Pilger, die das gelobte Land besuchten, gehalten.

Das Bestreben Kaiser Karls des Großen, durch die Stiftung mehrerer Schulen in Frankreich, Deutschland und Italien, welche die Vorläufer der erst späterhin gestifteten Universitäten waren, weswegen auch heut zu tage noch die Artisten – Fakultät vor den übrigen Fakultäten den Rang des Alterthums auf den meisten Universitäten behauptet, sowie [Johann] Heumann [1711 – 1760] (4) und [Gottfried Wilhelm von] Leibnitz [1646 – 1716] selbst das Wort <u>Arzt</u> sehr wahrscheinlich von Artista herleiten, das Bestreben sage ich, dieses großen Mannes, Liebe zu den Wissenschaften unter den Völkern, die er beherrschte, zu verbreiten, hatte zwar im Anfange seine gute Wirkung hervorgebracht, allein sie war von keiner langen Dauer, denn nach dem Tode [Kaiser] Ludwigs des Frommen [840 n. Chr.] riß in dem folgenden zehnten Jahrhunderte bey der damahligen Clerisey eine noch größere Unwissen-

---

[k] dies beweist unter andern ein in Baluzii capitularia regum francorum. Vol. I. [Paris 1677] p. 421 vorkommendes Capitulare von Karl, gegeben in Thionville im Jahre 805, kraft welchem befohlen wurde, die Arzneykunst in den Cathedral-Schulen zu lehren. [Bei den Capitularia handelt es sich um eine Urkundensammlung zur Kirchengeschichte, zusammengetragen von dem Geschichtsforscher und Kirchenrechtler Etienne Baluze (1630 – 1718)]

heit ein, als je vor den Zeiten Karls des Großen statt gehabt hatte,[1] und es vergingen Jahrhunderte, bis sich die Bewohner des Abendlandes wieder aus der Barbarei erhoben haben. Für die Arzneykunst entstand erst eine neue Epoche gegen das zwölfte Jahrhundert, in dem ein blinder Zufall um diese Zeit den Christen die Kenntnisse der arabischen Ärzte zum ersten mahle bekannt machte.

Dieser Zufall bestand in der Erscheinung Constantins [um 1020 – 1087 n. Chr.], von Carthago in Afrika gebürtig, daher Constantinus Africanus genannt, welcher neununddreißig Jahre zu Babylon und Bagdad, in den dortigen arabischen Schulen den Wissenschaften überhaupt, und insbesondere sich auch der Arzneykunst gewidmet hatte. Des Verdachts der Zauberei in seinem Vaterlande angeklagt, flüchtete sich Konstantin mit einer Menge von Kenntnissen ausgerüstet nach Salerno in Italien, und wählte in einem benachbarten Benediktinerkloster Monte Cassino das Mönchsleben. Hier hatte er Gelegenheit, seine bey den Saracenen erlangte Gelehrsamkeit durch Übersetzungen sehr vieler Schriften der griechischen, besonders aber der arabischen Ärzte, da er mehr Kenner der arabischen als griechischen Sprache war, auszubreiten und die Mönche dieses Klosters zu ähnlichen Arbeiten, wozu sie auch bei ihrer einsamen und dem Nachdemken gewidmeten Lebensart vielen Eifer bezeugten,[m] durch sein Beyspiel aufzumuntern.

Constantin kann zwar für keinen originellen Schriftsteller angesehen werden, denn seine meisten schriftstellerische Arbeiten sind Nachahmungen, nicht selten auch wörtliche Copien der Werke eines Haly Abbas,[n] doch hat er sich durch eine eigene Beschreibung der Krankheiten des Magens einiges Verdienst erworben.

---

[1] S. Herman. Conringii antiquitat. academ. Dissert. III. p.80. – Reimman Litterairgeschichte der Deutschen [vgl. S. 49, Anm. a]

[m] Dem Benediktinerorden, der ohnehin viele Verdienste um die Wissenschaften hat, gereicht es zur Ehre, schon im Anfange seiner Entstehung zur wissenschaftlichen Aufklärung mitgewirkt zu haben. H. Sprengel ist deßwegen auch in seinem Urtheile zu partheyisch, wenn er im zweiten Theile seiner pragmatischen Geschichte der Arzneykunde [1. Aufl. Halle 1793] S. 385 behauptet, „die Vermehrung des Benediktiner-Ordens that im Anfange der Gelehrsamkeit den größten Abbruch," denn die Geschichte der Gelehrsamkeit lehrt uns gerade das Gegentheil. Zum Beweise hiezu nur ein Beyspiel, und zwar aus der vaterländischen Geschichte Baierns. – In dem nun aufgelösten Benediktinerkloster zu Scheyern ohnweit Pfaffenhofen existierten in der dortigen Klosterbibliothek mehrere gelehrte Werke des Benediktiner Mönchs, Nahmens Conradus Schirensis vulgo Philosophus, die er vom Jahre 1206 bis zum Jahre 1226 schrieb: Unter andern handeln einige de chirurgia, anatomia, et medica curiosa, auf welchen in folio einige Arterien als pulsierend, andere als nicht pulsierend auf Figuren vorgestellt sind, desgleichen Beschreibungen von der Lage der Knochen, der Nerven, des Magens, der Leber, des Gehirns, der Gebärmutter und der Augen des Menschen. Dieses seltene Manuscript zeugt doch gewiß von einem rühmlichen Bestreben, schon in diesem finstern Zeitalter, wo die Zergliederungskunst noch unter die verbotenen Künste gehörte, und selbst an der ältesten Hohen Schule zu Montpellier erst im Jahre 1346 die erste Erlaubnis zur Zergliederung eines menschlichen Leichnams gegeben ward, medizinische Kenntnisse zu verbreiten. S. Levelingii Patris Historia chirurgico-anatomica facult[atis] Med[icae] Ingolstadiensis, etc. Ingolstadii apud Krüll. 1791. 4. [S. 8]

[n] Seine Opera omnia kamen zu Basel 1539 in fol[io] heraus, auch existiert ein Breviarium dictum viaticum, welches zu Lyon 1510 in II. Vol. in 8 [octavo] gedruckt ist, von ihm.

Ehre genug für ihn, daß er in jenen finstern Zeiten, wo er nach Salerno und bald darauf nach Monte Cassino kam, die Mönche aus ihrem gedankenlosen Zustande, da sie bis daher für nichts als ihre religiösen Gebräuche empfänglich waren, weckte, und unter seiner Aufsicht die Grundsätze der arabischen Ärzte, wie wohl er sich die bessern griechischen Muster hätte wählen sollen, durch diese Mönche in Latein von denselben übersetzen ließ.

Diese Übersetzungen sind nun freylich meistens alle schlecht gerathen, weswegen auch diese Ärzte und Mönche in einer Person von dieser Periode bis zu dem Ausgang des 15ten Jahrhunderts, wo die griechische Arzneykunst erst wieder hervorgesucht wurde, des schlechten Lateins wegen Medici Latino-Barbari genannt wurden. Ein besonderer Umstand, warum die arabischen Grundsätze so lange vor den medizinisch griechischen Eingang fanden, liegt theils in dem Mangel an Kenntnissen in der griechischen Sprache, welche die Übersetzungen dieser trefflichen Werke den Mönchen erschwerten, theils in den politischen Ereignissen dieser Zeit, weil durch den Einfall der Mohren in Spanien den Europäern die medizinischen Kenntnisse der arabischen Ärzte viel früher als diese der griechischen bekannt geworden sind. Nicht also die von den Christen gegen die Saracenen angestellten Kreutzzüge, welche viel später erfolgten, muß man wie Le Clerc[o] irrig behauptet, sondern vielmehr diesen eben erwähnten Grund für die nächste Veranlassung zur Ausbreitung der arabischen Arzneykunst historisch betrachten.

---

[o] S. [Daniel Le Clerc] Histoire de la Medicine. [Bd. 1. A la Haye 1729] p.782.

15ter Abschnitt

Zustand der Arzneykunst von Entstehung der Salernitanischen Schule im 11. Jahrh. bis zum Ende des 14ten Jahrhunderts: Arabistische Periode.

Gegen das Jahr 1100 trat nun für die Arzneykunst die wichtige Epoche ein, wo durch Rogerius den König beyder Sicilien [1101 – 1154 n. Chr.], nach andern Schriftstellern aber durch Robert Herzog von Apulien [1060 – 1085 n. Chr.] auf Anrathen Constantins zu Salerno eine Medizinische Schule gestiftet, und mit eigenen Statuten versehen wurde, welche Freind in einem Auszuge geliefert hat,[p] und die um so interessanter sind, da nach diesem Muster noch heut zu tage fast an allen Universitäten die Feyerlichkeiten bei Ertheilung der Medizinischen Doktorwürde

---

[p] Die wichtigsten dieser Statuten waren folgende:
I) daß ein Candidat der Medizin, wenn er von dem Salernitanischen Collegio die Erlaubniß zu prakticieren erlangen wollte, sieben Jahre der Arzneykunst sich mußte gewidmet, und ein Candidat der Chirurgie ein Jahr die Anatomie mußte frequentiert haben.
II) Nach geschehener Prüfung und erwiesener Fertigkeit mußte derselbe den Eyd der Treue und des Gehorsams gegen das Collegium Salernitanum ablegen, und zugleich versprechen, die Armen umsonst zu heilen, und mit den Chirurgen und Apothekern zum Nachtheil der Patienten in keinem heimlichen Verständis zu stehen.
III) daß der Candidat zur Doktorwürde entweder aus den Aphorismen des Hippokrates, oder dem Methodo medendi des Galens, oder auch über das erste Capitel des ersten Buches des Canonis Avicennae zu examinieren sey.
IV) Zur Beschließung dieses feyerlichen Aktes sey dem Candidaten ein Buch in die Hand zu geben, ein Ring an den Finger zu stecken, und die ganze Ceremonie mit einem Kusse der Examinatoren, den sie dem Candidaten reichten, zu beschliessen. [J. Freind: Histoire de la Medecine. III. Partie. Leiden 1727. S. 7 u. 8]

eingerichtet, und aus dieser ältesten Salernitanischen Schule entlehnt worden sind. [q]
Le Clerc begeht hier den großen chronologischen Fehler, daß er die Stiftung der Salernitanischen Schule auf das Jahr 802, folglich lange vor der Erscheinung Konstantins des Afrikaners setzt, (2) denn ob es gleich wahrscheinlich ist, daß lange schon vor diesem in Monte Cassino eine vielleicht von dem heiligen Benedikt selbst gestiftete Mönchsschule existierte, so stand doch selbe nicht in der geringsten Verbindung mit der Arzneywissenschaft, (3) um welche sich erst dreyhundert Jahre später aufgemuntert durch den ersten Übersetzer arabisch medizinischer Werke, Constantin den Africaner, die dortigen Mönche dieses Klosters bekümmerten.

Die Salernitanische Schule, welche sich besonders durch die Ausgabe eines berühmten, im Jahr 1099 durch Johannes mediolanus [Johann von Mailand] erschienenen diätetischen Gedichts in Leoninischen Versen (4), welches den Titel führt Regimen Sanitatis Salerni, oder de conservanda bona valetudine praecepta Scholae Salernitanae, (5) berühmt machte, muß man also als die Mutter aller übrigen, zur Beförderung der Arzneykunst späterhin errichteten Schulen betrachten. (6) Das große Werk zur Ausbreitung der Wissenschaften, welches Karl der Große, wie wohl ohne sein Bestreben mit einem ganz glücklichen Erfolge gekrönt zu sehen, angefangen hatte, vollendete zu Anfang des dreyzehnten Jahrhunderts der in der Litterärgeschichte deswegen unvergeßliche Kaiser Friedrich der II te [1209 – 1250 n. Chr.], weil man ihn für den ersten Stifter der ältesten Hohen Schulen, wie z.B. jener zu Montpellier, die schon im Jahre 1150 errichtet wurde, (7) ansehen muß. Bald darauf wurden Bologna (8), im Jahre 1220 Paris, Padua durch den Pabst Coelestin den IV ten [25.10. – 10.11.1241] im Jahre 1240, (9) und endlich Oxford durch den König Alfred (10), förmlich zu eben so vielen Universitäten, welche die ältesten sind, die wir kennen, eingeweihet.

---

[q] *Unter so vielen Beyspielen darf ich nur jenes unserer beyden Landesuniversitäten, Heydelberg in der Rheinpfalz, und Ingolstadt /nun seit der im Jahre 1800 erfolgten Versetzung derselben Landshut / in Baiern anführen. Zu Heydelberg, wo ich selbst neun Jahre als öffentlicher ordentlicher Lehrer der Arzneykunst ein Mitglied dieser medizinischen Fakultät gewesen zu seyn, mich rühmlichst und dankbar erinnere, war noch vor fünf Jahren, die alte, und mit Beystimmung meiner verehrungswürdigen ehemaligen Titl. H. Collegen Nebst, Mai, Zuccarini um diese Zeit erst geänderte Methode eingeführt, dem Candidaten der Medizin einen von dem zeitlichen Dekane zu wählenden Aphorismum des Hippokrates zur Prüfung vorzulegen. Wir verwandelten diesen den gegenwärtigen Doktorsprüfungen nicht mehr entsprechenden Gebrauch in ein schriftliches Examen.*
Zu Ingolstadt kommt vom Stiftungsjahre der Universität 1472 in den ersten Statuten, auf Pergament geschrieben, ein aus allen Fächern der Arzneykunst abzulegendes Examen und eigenhändig unterzeichnet durch den ersten Notarius Joannis Altenpeck folgende Stelle vor: Baccalaureandos aut ex Aphorismis Hippocratis, aut ex prima vel secunda Fen primi canonis Avicennae, aut prima Fen quarti quidem esse examinandos. vide Leveling. Patris Historia Chirurgico-Anatomica Facult. Med. Ingolstadiens. p.6.
Zu Heydelberg war noch vor fünf Jahren, wie ich als ehemaliger Lehrer der Medizin von dieser Hohen Schule selbst bezeugen kann, der Gebrauch eingeführt, jedem Kandidaten zur Doktorprüfung einen Aphorismum des Hippokrates zur Beantwortung vorzulegen, und dergleichen Beyspiele existieren noch mehrere an andern Universitäten Deutschlands.

Auf ausdrücklichen Befehl Kaisers Friedrich des Zweyten durfte im ganzen römischen Reiche niemand die Arzneykunst ausüben, wenn er nicht zu Salerno oder zu Neapel (11) geprüft und als tauglich erkannt worden ist: Allein so zweckmäßig diese Anstalten auch immer waren, so muß man doch gestehen, daß das Wachsthum der Arzneykunst vom eilften bis zum Ende des 14ten Jahrhunderts sehr unbeträchtlich gewesen ist. Denn nebstdem, daß die Lehrer der Arzneykunst im Anfang lauter Mönche waren, welchen die Anwendung aller anatomischen und chirurgischen Kenntnisse von dem Kirchenoberhaupte nach Lampe's Zeugnis[r] sogar aufs strengste verbothen wurde, war auch der Umstand für die Fortschritte der Arzneykunst sehr ungünstig, daß selbe ganz nach den Grundsätzen der Araber eingerichtet war. Die in dieser Periode lebenden Ärzte, vom eilften bis zum 14ten Jahrhunderte, welche man mit allem recht Medicos Latino-Barbaros nennt, begnügten sich, die arabischen Werke in schlechtes Latein zu übersetzen; die griechischen Quellen, wie z.B. die Werke eines Hippokrates, Galens wurden ihnen nicht bekannt, die Articella (12) galt zu damaliger Zeit für die medizinische Bibel, und das wenige, was diese Ärzte von den Griechen entlehnten, hatten sie nicht aus den Originalien, sondern vielmehr aus den arabischen Schriftstellern, welche ohnehin schon die griechischen Grundsätze durch ihre eingemischten eigenen entstellten, nur allein geschöpft. Daher haben auch alle Übersetzungen medizinischer Werke, besonders die vorgeblichen der griechischen Ärzte, welche in dieser Zeitepoche die Medici Latino-Barbari unternahmen, nicht den geringsten litterarischen Werth, denn sie sind nicht von Originalien hergenommen. Ein Umstand, auf den man be-

---

[r] Diss. de honore, privilegiis et jur[ibus] singular[ibus] Medicor[um]. p. 130. wo es heißt: Multis etiam a Christo nato seculis id inde in ecclesia mansit, ut vix alii, praeter clericos et nobiliores quosdam, in Christianorum coetibus medicinam profiterentur, cum et medici non ad clericatum solum, sed et ad sacerdotium pervenire possent, donec Innocentius III. Seculo XIII. ineunte, ex illa juris canonici forsan principio, quod ecclesiam non vult effundere sanguinem, Diaconicis, Subdiaconicis et sacerdotibus chirurgiam interdiceret, et Honorius III. ne religiosae personae claustros ad audiendum leges vel physicam /Medicinam clinicam/ exirent, per c. 10. X. Ne cleric[us] vel Monach[us] sanarat. [Auch in vielen Jahren nach Christus blieb der Brauch in der Kirche, daß kaum andere, außer den Klerikern und gewissen Vornehmen, in den christlichen Gemeinden den Arztberuf ausübten, da auch Ärzte nicht nur zum Klerikerstand, sondern sogar zum Priesteramt gelangen konnten, bis Innozenz III. zu Anfang des 13. Jahrhunderts verbot, vielleicht aus jenem Grundsatz des Kirchenrechts, daß die Kirche kein Blut vergießen will, den Diakonen, Subdiakonen und den Priestern die Ausübung der Chirurgie verbot, und Honorius III. durch Kapitel 10. X. – Weder der Kleriker noch der Mönch solle heilen – damit nicht die der Religion verpflichteten Personen die Klöster zum Hören der Gesetze oder der Naturkunde /d.h. der klinischen Medizin/ verliessen.

sonders bey Bücherauktionen gehörige Rücksicht nehmen soll.[s] Eben aus dem Grunde weil die arabische Arzneykunst in diesen drey Jahrhunderten so ausschließlich verbreitet war, entstand auch in diesem Zeitraume die für die ganze Medizin so nachtheilige Trennung der Chirurgie von der medizinischen Praxis und der Pharmacie. Von diesem Zeitpunkte an hat man die erste Benennung der Ärzte / Physici/, die sich nun nach den Vorschriften der salernitanischen Schule beynahe um nichts mehr als die Diätetik bekümmerten, da hingegen vorher beyde Wissenschaften gemeinschaftlich ausgeübt wurden.

Es mangelte nun freylich keinesswegs vom eilften bis zum 14ten Jahrhundert an einer Menge von Schriftstellern, welche sich alle Mühe gaben, der Arzneykunst eine andere Gestalt zu geben, und sie nach all ihren Theilen zu erweitern; allein das größte Verdienst – ohnerachtet vielleicht kein Zeitalter so fruchtbar an litterarischen Produkten als dieses war – aller dieser Schriftsteller bestand lediglich darin, daß sie die Schriften eines Rhazes, Avicenna, Mesue (13) mit unzähligen Commentaren überhäuften und, statt die Grundsätze dieser Araber zu erläutern, dadurch selbe vielmehr noch dunkler zu machen die überflüssige Mühe auf sich nahmen.

Zu diesen Commentatoren gehören unter den Italiänern, außer dem Constantinus Africanus, Gariopontus [10./11. Jh. n. Chr.] (14), Johannes de Mediolano (15), [der seit Mitte des 13. Jh. als Chirurg in Padua tätige] Brunus [von Longoburgo aus Kalabrien], Gerhardus Cremonensis [1114 – 1187] (16), Thaddäus Florentinus [gest. 1295] (17), Wilhelmus de Saliceto [gest. 1280] (18), [der päpstliche Leibarzt] Simon Januensis [1270 – 1303] (19), [der 1306 verstorbene Chirurg] Lanfrancus Mediolanensis (20), Petrus Aponensis [1250 – 1315/20] (21), Drusianus (22), Nicolaus Praepositus [der Vorsteher der medizinischen Schule von Salerno in der ersten Hälfte des 12. Jahrhunderts], Johannes Platearius (23), Mondinius [ca 1270 -1325] (24), [der in Bologna lehrende] Nicolaus Bertrutius [Lehrer des Guy de Chauliac, gest. ca 1342], Jacobus [1298 – 1359] und [sein Sohn] Johannes Dondus [aus Padua]; Gentilis de Fulgineo [gest. 1348] (25), Dinus und Thomas de Garbo (26), Guilielmus Varignana [gest. 1339 – Sproß einer berühmten Ärztefamilie aus Bologna], Franciscus de Pedemontio (27), [der 1342 in Salerno verstorbene] Mattheus Sylvaticus [der zu den bedeutendsten Pharmakologen des Mittelalters zählt], [der durch

---

[s] Cassiodorus bezeugt zwar in seinen Divin. Lation. [De institutionibus divinarum ... litterarum, s. u.] Cap. 31 [i. d. Werkausgabe v. Garet. Venedig 1729, T. II., S. 526; zit. n. Sprengel 1793 II, 25], daß schon vor den Zeiten Konstantins des Afrikaners einige Schriften der griechischen Ärzte, besonders des Hippokrates, Galens, und Dioscurides ins lateinische übersetzt wurden, allein sie gingen theils durch die in Italien entstandenen Unruhen, theils durch die Unachtsamkeit der Mönche fast alle verloren. Freylich hätten wir auch diese Ausgaben, so wären selbe, da sie von den arabischen Grundsätzen ganz geläutert sind, vielleicht gar noch diesen, welche erst gegen den Ausgang des fünfzehnten und zum Anfange des sechszehnten Jahrhunderts erschienen sind, noch weit vorzuziehen. [Cassiodorus, ca 485 – 580 n. Chr., Inhaber hoher politischer Ämter und bedeutender weltlicher und geistlicher Schriftsteller, der sich um 540 in das klösterliche Leben zurückzog; das von ihm gegr. Kloster Vivarium wurde zu einem namhaften Bildungszentrum; in seinen Institutiones divinarum et saecularium litterarum beschäftigte er sich mit dem Verhältnis zwischen weltlichen und geistlichen Wissenschaften]

sein Apothekerbuch berühmte und etwas später im 14./15. Jh. lebende] Christophorus de Honestis, Hugo Senensis [14./15. Jh.] (28), [der in Forli geborene und in
Bologna und Padua lehrende] Jacobus Foroliviensis [gest. 1413], Christophorus de
Barziziis [bei Bergamo; 14./15. Jh.], Nicolaus Nicolus [aus Florenz – gest. 1412]
(29), Johannes Herculanus [der 1427 auf einen medizinischen Lehrtuhl in Padua berufen wurde] und Antonius Cermisonus [der als Professor in Padua 1441 starb.].

Unter den Franzosen Bernhardus Gordonus [13./14. Jh.] (30), [der Pariser Chi-
rurg] Henricus de Hermondavila [gest. um 1325] (31), Guido de Cauliaco [vor 1300
– 1367/70] (32), [der seit 1382 in Montpellier die ärztliche Kunst ausübende] Vales-
cus de Taranta [aus Portugal], Gerhardus de Sola [Professor und Kanzler der medizinischen Fakultät in Montpellier zu Anfang 14. Jh.], Jacobus de Partibus [gest. um
1465] (33) und Arnaldus Villanovanus /Einer der vorzüglichsten./ (34)

Unter den Engländern Aegidius Corboliensis [ca 12./13. Jh.] (35), [der als „Doctor mirabilis" bekannte und in Oxford lehrende Naturforscher] Rogerus Baco [ca
1215 – 1294] (36), Gilbertus Anglicus [13. Jh.] (37), [der auch unter dem Namen Johannes Anglicus bekannte und um 1300 lebende] Johannes de Gaddesden (38),
[und] Nicolano Hostresham (39).

Unter den Spaniern Petrus Hispanus [1226 -1277] (40).

Unter den Deutschen Petrus Raichspalt [auch Aichspalt, gest. 1320] /[1304 als
Erzbischof] Kurfürst von Mainz/, Andr[eas] Richilus (41), [der Augsburger und
Frankfurter Stadtarzt] Joh[ann] Cuba [15. Jh. n. Chr.], Martin Pollichius [ca 1450
– 1513] (42), [der an der Gründung der Universität in Frankfurt a.d. Oder beteilig-
te] Simon Pistorius [1453 – 1523], ganz besonders [der spätere Meissener Domherr]
Magnus Hundt (43), und Albert Groot [1193 – 1280], oder Albrecht der Große (44)
genannt. – Das rühmlichste, was man daher in dieser langen Periode von den damahligen Ärzten melden kann, besteht in folgendem:

Von Mundinus, aus dem Hause dei Luzzi, oder de Lentiis in Bologna herstam-
mend, haben wir das erste und älteste anatomische Handbuch. Er konnte als Lehrer zu Bologna sich im Jahr 1315 rühmen, zuerst öffentlich zwei weibliche Körper
zergliedert zu haben. Ihm gebührt daher die Ehre, der Wiederhersteller der Anatomie gewesen zu seyn. Sein erstes Buch der Anatomie des Menschen erhielt sich
zweihundert Jahre in beständigem Ansehen, und hat nach Hallers[t] Zeugnis verschiedene Ausgaben erlebt. Ihm folgten im vierzehnten Jahrhundert als berühmte
Anatomen dieser Zeit Johannes de Ketham [Medizinprofessor in Wien um 1460]
mit seinem Fasciculus Medicinae /Venedig 1500 fol./(45), Magnus Hundt [1449 –
1519], der ein opus praeclarum Anatomiae totius corporis humani /Venedig 1502 u.
1533. fol./ wiewohl in barbarischem Latein geschrieben hat. (46) Jacob [Johann]
Peiligk [gest. 1522] und Alexander Achillinus [1463 – 1512] erwarben sich ebenfalls
um die Anatomie des Menschen besondere Verdienste, der erstere durch sein Werk,
genannt Compendiosa capitis physici declaratio principalium corporis humani
partium figuras liquido ostendens. Lips. 1499, (47) und letzterer durch seine Annotationes anatomicas, gedruckt zu Bononien [Bologna] 1520 in 4to. (48)

---

t Mundini Anatomia partium corporis humani. S. Halleri Bibl. Anat. I. [Zürich 1774] p. 146.

Um die Naturlehre machte sich im 13ten Jahrhundert Vincentius aus Beauvais, ein Predigermönch, der sich mit den wichtigsten Gegenständen der Natur beschäftigte,[u] verdient. Er war Lehrer der königlichen Kinder Ludwigs [IX.] des Heiligen, und starb im Jahr 1264. (49)

Als einer der größten Physiker und Naturhistoriker trat aber um eben diese Zeit Albert Groot oder Albrecht der Große [1206 – 1280], aus Lauingen in Schwaben, gebürtig[v] auf. Er war aus dem Gräflich Bollstädtschen Hause geboren und ein Zeitgenosse des Vincent. Als großer Theologe und Arzt in einer Person zählte man ihn zu den angesehensten Vielschreibern seiner Zeit. Seiner grossen Kenntnisse wegen wurde er für einen Zauberer gehalten. Alle seine Schriften trugen zwar das Gepräge des Aberglaubens seines Zeitalters, indessen enthalten sie doch auch in naturhistorischer Hinsicht manches gute. Man gibt vor, daß er nach seinem Tode eine so große Sammlung von Schriften hinterließ, daß man 24 Bände in 4 [Quarto] damit anfüllen könnte.[x] Als Arzt und Naturforscher sind folgende Schriften von ihm auf unser Zeitalter gekommen: De Animalibus Libri XXVI gedruckt zu Venedig 1495. fol.; De Secretis Mulierum, sehr oft gedruckt; De virtutibus herbarum, lapidarum, animalium et de mirabilibus mundi, gedruckt zu Lyon 1566 und zu Straßburg 1637 in Duodez. (50) Er stand nebenbey im Rufe, geheime Mittel wieder die weibliche Unfruchtbarkeit besessen zu haben.

Es ist sonderbar, daß besonders im dreyzehnten und 14ten Jahrhundert die meisten Lehrer der Arzneykunst auf den ältesten Universitäten gewöhnlich die untereinander so contrastierenden Lehrstühle, als Philosophie, Astrologie, Theologie und Arzneykunst zugleich begleiteten. Besonders war die Astrologie meistens mit dem Lehrstuhl der Arzneykunst, nicht selten auch sogar mit der Poesis, wovon ich in der Geschichte des fünfzehnten Jahrhunderts ein merkwürdiges vaterländisches Beyspiel anführen werde, verbunden. Ich meinestheils suche den Grund davon in der damals allgemein zur Grundlage genommenen arabischen Arzneykunst selbst, welche nach ihren Grundsätzen besonders viel einladendes zur Astrologie, Magie,

---

[u] Man hat von ihm ein hinterlassenes Werk, unter dem Titel Speculum [majus; verfaßt 1247 – 1259], welches vierfach ist: Doctrinale, morale, historicum und naturale. gedr. zu Straßburg durch Joh. Mentellin 1473, und zu Coeln 1494. X Vol. Fol. – zwei Bücher davon handeln von der Anatomie. [Hinter dem Speculum majus verbirgt sich die umfangreichste Enzyklopädie ihrer Zeit, weshalb Vincent auch den Ehrentitel Plinius des Mittelalters erhielt. Der moralische Spiegel wurde Vinzenz allerdings irrtümlich zugeschrieben. Während die Anatomie zum Inhalt des Spec. naturale gehört, spricht der Autor von der Medizin und der Chirurgie im Spec. doctrinale.]

[v] Lauingen gehörte damals zum schwäbischen Kaiser, gegenwärtig aber zum Herzogthume Neuburg; das Bildniß dieses berühmten Mannes ist noch heut zu Tage am Stadtthurme zu Lauingen in bischöflicher Kleidung nebst einer kurzen Anzeige seiner merkwürdigsten Begebenheiten abgezeichnet, auch zeigt man sich allda das Haus noch, wo Albert geboren wurde.

[x] Eine vollständige Biographie und zugleich ein ausführliches Verzeichnis der Schriften dieses berühmten Predigermönchs findet man in Peter Paul Finauers Versuch einer baierischen Gelehrten Geschichte. München gedruckt bey Franz Joseph Theille. 1767. i[n] 8. S. 36 – 65. Seine allda angezeigten Werke sind aber meistens theologischen und philosophischen Inhalts. Sein Geburtsjahr stellt Finauer in Zweifel, ob es 1193 oder 1205 gewesen sey. Im Jahr 1223 trat Albert in den Predigerorden, wurde Bischoff zu Regensburg, und starb zu Coelln 1280.

der Cabala und selbst der Poesis, ihrer mystischen Behandlungsart und ihrer bilderreichen Sprache wegen hatte: So war Arnoldus Bachuone [ca 1235/1240 – 1311], oder de Villanova genannt, aus Villeneuve bey Montpellier gebürtig, (51) einer der ersten Lehrer dieser ältesten Hohen Schule zu Ende des dreyzehnten und zu Anfang des 14 ten Jahrhunderts, ein berühmter Feuerphilosoph (52), Astrolog, Theolog, Alchymist und Arzt zugleich. Man hat eine Menge Schriften von ihm aus allen diesen Fächern,[y] welche <u>Haller</u> in seiner anatomischen Bibliothek [Tom I, 147] angeführt hat.

Um die Bekanntmachung einiger chemischen Medikamente machten sich in diesem Zeitalter unter den lateinisch barbarischen Ärzten unter den Italienern Wilhelmus de Saliceto (53), unter den Franzosen der oben genannte Arnoldus Villanovanus, unter den Engländern Rogerius Baco (54) und Gilbertus Anglicus (55) verdient.

Der einzige, der in dieser langen und im Verhältnis gegen die große Anzahl von Schriften doch immer sehr unfruchtbaren arabischen Periode bis zum Ausgange des 14ten Jahrhunderts von den Grundsätzen der salernitanischen Ärzte abgewichen ist, und sich gegen die Meinungen dieser Arabisten auflehnte, war Gariopontus. (56) Er zeichnete sich in seinen Werken de Dynamidiis (57) als Methodiker vor seinen übrigen Zeitgenossen aus. Dies beweisen seine Meinungen über die Wirkungen einfacher Medikamente, indem er gegen die damals herrschenden Vorurtheile behauptete, daß man nicht bloß auf die Farbe und Figur, sondern auch auf den Geschmack derselben vorzüglich Rücksicht zu nehmen habe. (58)

Dies war also die Übersicht der arabischen Periode, auf welche nun im folgenden Abschnitte die Wiederherstellung der griechischen Arzneykunst im fünfzehnten Jahrhundert zu den wichtigsten Ereignissen gehört.

---

[y] <u>die wichtigsten sind</u> 1) Speculum Medicinae nach Mundinus mit einem anatomischen Kapitel versehen. 2) Regimen Sanitatis, gedr. zu Frankfurt 1582. 8. <u>Praktische</u>: Regulae generales curationis morborum. Breviarium practicae a capite ad pedes. <u>Alchemische</u>: Rosarium [Rosengarten] Arnaldi – flos florum – Epistola chemica ad Regem Neapolitanum etc. <u>Theologischen Inhaltes</u> de Spurcitiis [Unflätigkeiten] pseudoreligiosorum.

16ter Abschnitt

Wiederherstellung der griechischen Medizin im fünfzehnten Jahrhundert.

Die Ausbreitung der Wissenschaften, die Aufklärung ganzer Völker hing von jeher von dem glücklichen Zufalle politischer Reformen großer Staaten ab. Dies lehrt uns die allgemeine Geschichte der Menschheit durch alle Jahrhunderte. Wir hatten Gelegenheit in der medizinischen Litterairgeschichte der ältesten Völker, diese Bemerkung an jeder Stelle zu machen, und wir finden sie auch wieder in dem für die Arzneykunde so wichtigen fünfzehnten Jahrhundert bestättigt.

Verschiedene günstige Umstände trafen zusammen, wodurch in diesem Jahrhunderte eine allgemeine Revolution in der Arzneywissenschaft bewirkt wurde: die wichtigsten unter diesen sind ohnstreitig die Invasion der Türken nach Griechenland; der gänzliche Untergang des morgenländischen Reiches nach der ersten Hälfte dieses Jahrhunderts, in dem die Türken dem ganzen orientalischen Kaiserthum ein Ende machten, und die griechischen Gelehrten zwangen, sich mit ihren gesammelten Kenntnissen nach Italien zu flüchten, da sie selbst in Konstantinopel nicht mehr sicher waren, führte den glücklichen Augenblick herbey, der im stande war, den bis daher bestandenen arabischen Grundsätzen den Rest zu geben, und von nun an durch diese Völkerwanderung von dem Orient nach Occident, neues Licht allda zu verbreiten. (1)

Viele große Höfe, unter diesen besonders der Mediceische Hof (2), Alphonsus [I.], König von Neapel [1416 – 1458], Mathias Corvinus, [der berühmteste Renaissance -] König in Ungarn [1458 – 1490], und Ludwig der eilfte König in Frankreich [1461 – 1483] unterhielten untereinander den so rühmlichen Wetteifer, griechische Gelehrte in ihre Lande zu ziehen, (2) welche die freyen Künste und schönen Wissenschaften nicht nur herstellen, sondern die in ganz Occident noch fremde griechische Sprache einführen, die lateinische verbessern, und überhaupt dem eingeschläferten und einförmigen Studium der Philosophie eine andere Richtung geben sollten: Man fing zugleich in diesen Ländern von diesem Zeitpunkte an, gegen den bis daher unumschränkt geherrschten gothischen Geschmack gleichgültiger und für den Griechischen empfänglicher zu werden.

Das zweite große Vehikel, wodurch die Wissenschaften allmählig, und im besondern die Arzneykunst mehr ausgebildet und verbreitet wurden, ist ohnstreitig, die in der ersten Hälfte des 15ten Jahrhunderts erfundene Buchdruckerkunst, die größte Wohlthat, welche jehmahls dem menschlichen Geschlechte zutheil wurde:

[Johann] Mentelin [gest. 1478] und [Johann] Guttenberg [ca 1400 – 14628] in Straßburg, [Johann] Fust [ca 1400 – 1466] und [Peter] Scheffer [auch Schöffer, ca 1425 –
1502/03] zu Mainz muß die Geschichte mit Ehrfurcht nennen, da durch diese Männer die Litteratur den ersten großen elektrischen Stoß erhielt, wodurch neues Leben, und Liebe für die Wissenschaften sich in ganz Deutschland verbreitete.

Guttenberg hatte schon im Jahre 1439, [Johann Daniel] <u>Schoepflins</u> [1694 – 1771]
Nachricht zufolge, eine eigene Buchdruckerpresse. Peter Scheffer aus Gernsheim,
Fusts Bediener [und Schwiegersohn] verband sich mit dem bald nach Mainz gezogenen Guttenberg und Joh[ann] Meydenbach (4), um bey der Nachwelt sich als Erfinder der Schriftgießerei im Jahre 1450 zu verewigen. Scheffer war zugleich der Erfinder der ersten Holzschnitte, und im Jahre 1491 stößt uns schon eine der ältesten
für die Arzneykunst merkwürdigen Incunabeln (5) an einem naturhistorischen
Werke auf, welches [Stephan] Arndes [gest. 1519], Bürgermeister von Lübeck besorgte und Abbildungen von Pflanzen, in Holz geschnitten liefert.[a]

Zu den Erstlingen anatomischer Holzschnitte dieser Zeiten rechnet man ferners
auch das Werk des Johannes Ketham, welches 1491, zu Venedig in folio erschien, (6)
und dieses des Magnus Hundt [1449 – 1519] aus Magdeburg, Professor zu Leipzig.[b]
Noch früher als diese Schriftsteller gab schon der oben erwähnte Joh. Meydenbach
in seinen Tractata de animalibus et lapidibus eine Abbildung eines menschlichen
Skeletes auf Holzschnitten heraus. (7)

Der dritte Grund zur Beförderung aller Wissenschaften, wodurch das fünfzehnte Jahrhundert sich vor allen vorhergehenden auszeichnet, lag in der Stiftung mehrerer Universitäten, welche, wie sich erst ohnlängst an unserer Hohen Schule ein
würdiger Lehrer sehr treffend ausdrückte, immer die zuverläßigsten Plätze sind,
wo eine Mannigfaltigkeit von Ideen in Umlauf gesetzt, und durch diese Concur-
renz auf diesen litterairischen Instituten, ein größerer Vortheil für die Wissenschaften als auf Lyceen (8) eben so, wie auf grossen Messen eine bessere und wohlfeilere
Waare, als auf kleinen Jahrmärkten erzweckt wird.[c]

Ohnerachtet schon im 14ten Jahrhunderte nach Metzgers Bericht (9) mehrere
ihres Alters wegen berühmte Universitäten, wie z.B. zu Prag, Wien, Heydelberg,

[a] Es führt den Titel: Dat Boek der Krude der eddeln Stene und der watere der mynschen. Lübeck
1492. Zu den ersten medizinischen Incunabeln gehören auch noch: das Puch der Natur von Conrad von Meyersberg. gedruckt zu Augsburg 1478 und der doppelte Herbarius mit Holzschnitten
gedr. zu Mainz. 1484. i. 4to.
[b] Das eine führt den Titel: Jo. de Ketham fascicul[us] medicinae, das andere: M. Hundt antropo-
logium, de hominis dignitate, natura et proprietatibus. 4. Lips. 1501. [Nach Sprengel II 1793, 528
eine „scholastische Compilation mit astrologischen Grillen vermischt"]
[c] S. Herrn Geistl. Rath [Anton] Michels [1753 – 1813] Akademische Rede über die Wichtigkeit
einer Universität. Landshut 1802.

Coeln, Erfurt und Krakau gestiftet wurden,[d] so zeichnete sich doch das fünfzehnte Jahrhundert dadurch vortheilhaft vor dem vorhergehenden aus, daß die medizinischen Lehrer der neun in diesem Jahrhundert gestifteten Hohen Schulen zu Würzburg, Leipzig, Rostock, Greifswald, Trier, Basel, Ingolstadt, Tübingen, Mainz, Kopenhagen und Upsala[e] meistens in den italienischen Schulen zu einem Zeitpunkte gebildet wurden, wo bereits seit dem Jahre 1315 Mundinus, der Wiederhersteller der Anatomie, die Zergliederung menschlicher Leichen eingeführt, (10) und Giulielmus de Cauliaco (11), Leibwundarzt des Pabstes, die gänzlich bis daher vernachlässigte Chirurgie zu seinem vorzüglichsten Augenmerke genommen hatte. Bedenkt man noch hierbey, daß Henricus ab Hermondavilla schon im 14.ten Jahrhundert die Anatomie des Menschen in dreyzehn abgebildeten Figuren seinen Schülern demonstrierte, (12) so läßt sich hieraus mit aller Wahrscheinlichkeit folgern, daß die ersten medizinischen Lehrer der Universitäten des 15ten Jahrhunderts nicht nur mit allen theoretischen anatomischen Kenntnissen, sondern auch mit praktischen ausgerüstet, da Italien das Land war, in welchem man sich bereits schon im 14ten Jahrhundert mit der Zergliederung menschlicher Leichen allgemein beschäftigte, als Schüler dieser ältesten Lehrer und ihrer Nachfolger nach Deutschland zurückkehrten. Auch erhielt der größte Theil derselben, wie man aus ihren Biographien ersieht, gewöhnlich zu Padua, oder Bologna die medizinische Doktorwürde. Zu den vorzüglichsten Anatomen dieses fünfzehnten Jahrhunderts gehören Nicolaus Massa [gest. 1569] (13), Günther von Andernach [1497 – 1574] (14), Johann Eichmann, oder Dryander genannt (15), Jacob Dubois, oder Sylvius [1478 – 1555] (16) und Alexander Benedetti [1460 – 1525] (17), welche alle durch hinterlassene anatomische Werke sich als Litteratoren berühmt gemacht haben.

---

[d] Die Universität zu Prag ist gestiftet 1347 von Kayser Karl dem IVten, Papst Clemens VI. gab das Privilegium dazu. Wien wurde durch Kaiser Friedrich den IIten 1237 zur Universität erhoben. Der Stiftungsbrief ist von 1365, die päbstliche Bulle aber, wodurch die theologische Fakultät hinzukam von 1384. Die Hohe Schule zu Heydelberg wurde gestiftet 1385 durch Ruprecht, Kurfürst von der Pfalz. Nach Schaab /S. dessen Quatuor Seculorum Syllabum, Rectorum Universit. Heydelberg: Heydelbergae. Ex officina Joannis Wasen. Univers. Typographi 1786. in 4/ ist das Stiftungsjahr 1386. Sie führt den Namen Universitas antiquissima Ruperta Carolina, wiewohl mit Unrecht, da Prag und Wien älter sind. Die Universität zu Coelln fällt ihrer Stiftung nach in das Jahr 1388. Jene zu Erfurt in das Jahr 1392, und diese zu Krakau erhielt ihre Entstehung im J. 1364 durch Casimir den II.ten, und ihre letzte Ausbildung durch Uladislaus Jagello i. J. 1401.
[e] Würzburg erhielt seine Universität i. J. 1406 durch Bischoff Johann den I ten. Leipzig i. J. 1409 durch den Markgraf Friedrich in Meissen, Rostock i. J. 1433, Greifswald i. J. 1456 durch Herzog Wratislav in Pommern, Trier i. J. 1454 durch Churfürst Jacob I., Basel i. J. 1459, Ingolstadt i. J. 1472 durch Herzog Ludwig den Reichen. Sie führt von ihm und seinem Sohne Georg den Namen Ludwig Georgs Universität. – *Seit der glücklichen Epoche aber Ihrer Restauration und zugleich erfolgter Versetzung derselben nach Landshut /im J. 1800 nach Landshut versetzt/ unter Max Joseph dem IV ten, dem Erlauchten Beförderer der Wissenschaften änderte sie ihren Namen, um das Andenken ihres großmüthigen und Erhabenen neuen Stifters zu heiligen durch die Benennung Ludwig Maximilians Universität.* – Tübingen i. J. 1477 durch Graf Eberhard. Mainz i. J. 1484 durch Kurfürst Diether. Kopenhagen i. J. 1498 durch König Christian I. Upsala i. J. 1478 durch den Reichsverweser Steen Sture.

Für die Botanik und Arzneymittellehre finden sich Beförderer an Saladin von Ascoli (18), Symphorianus Champier [1472 – 1535/40] (19), Alphonsus de Herrera (20), Hermolaus Barbarus (21) und Baptista Fiera (22). Als Wiederhersteller der griechischen Medizin in praktischer Hinsicht verdienen folgende Ärzte dieses Jahrhunderts, indem sie von den Arabern gänzlich abgewichen sind, genannt zu werden: Antonius Guainerius (23), Michael Savonarola [gest. nach 1440] (24), Roland Capellutius (25), Antonius Beniveni [ca 1440 – 1502] (26), der als Anatom und Wiederhersteller der griechischen Medizin gleich große Alexander Benedetti (27), und der große Literator Nicolaus Leonicenus [1428 – 1524] (28), zugleich einer der glaubwürdigsten und ältesten Beobachter der Lustseuche.

Um die Chirurgie machten sich besonders verdient Hieronymus aus Braunschweig (29), Hieronymus Bronsvicensis auch sonst genannt, Angelus Bolognini [15./16. Jh.] (30), Jacob Berengar [gest. 1550] (31), Hans Gersdorf (32), ein Deutscher auch Schyl Hans genannt, und Johannes de Vigo [ca 1450 – 1525] (33).[f]

Indessen hatte in diesem fünfzehnten Jahrhundert die arabische Arzneykunst, trotz den vielen Bemühungen so vieler berühmter Männer um die Wiederherstellung der griechischen Medizin hie und da doch auch ihre Anhänger: Zu den ältesten vaterländischen und im strengsten Sinne arabistischen Schriststellern dieser Art gehörte Ortolff ein Baier (34), der nach Finauer im Jahre 1477 zu Nürnberg ein Arzneybuch /vielleicht das älteste in Baiern/ herausgab, nach [Christian Gottlieb] Joechers [1694 – 1758] Bericht aber /S[iehe] dessen gelehrtes Lexicon I. B. S. 389/ (35) die Arzneykunst selbst in Würzburg ausübte. Ich liefere hier einen wörtlichen Auszug aus demselben, wie ich ihn in Finauers bairischen Gelehrten Geschichte fand, *in der dafür beigefügten Note Litt. e/* [statt der zunächst vorgesehenen Anmerkung fügte Leveling die betreffende Passage in den Text ein; vgl. Anm. 36] zum Beweise des sonderbaren Geschmackes, nach welchem es abgefaßt ist. Daß dieses Werk selten vorkommt /spricht H. Finauer S. 75/ ist daraus zu schließen, weil es Joh[ann] Christ[oph] Goetze [1688 – 1733], in den Merkwürdigkeiten der königl. Bibliothek zu Dresden I.B. S.163 anführet. (36)

---

[f] *Ich muß hier des im 14ten und 15ten Jahrhundert bey den Deutschen, selbst auch den Engländern und Franzosen sehr gewöhnlichen Gebrauches, dem zugleich eine Art von gelehrter Charlatanerie zum Grunde lag, erwähnen, nämlich seinen Familiennamen ins lateinische zu übersetzen, oder selben öfters auch ganz wegzulassen, und dafür den Geburtsort zu substituieren: dergleichen Beyspiele haben wir unter andern an Hieronymus Brunsvicensis, Joan. Günterus Andernachensis, der erste von Braunschweig, der andere von Andernach bey Coelln gebürtig. So hieß z.B. der berühmte baierische Geschichtschreiber Aventinus, wie er sich in seinen Werken nennt, ... eigenthlich Thurmaier. Der berühmte Paracelsus, wovon im folgenden mehr, hieß Hochener, aus Einsiedeln in der Schweiz gebürtig, legte sich aber den pompösen Namen, Aureolus Philippus, Theophrastus Paracelsus Bombastus ab Hohenheim, um sich mehr geltend zu machen, bei. An unserer vaterländischen Hohen Schule haben wir rühmliche Beyspiele. Einer der ersten Lehrer allda Nahmens Windsperger nannte sich i. J. 1478 Aeolides oder auch Ventimontanus, der berühmte Leonardus Fuchsius aus Wemdingen hieß Füchslein, und Johannes Agricola Bäuerlein. Alle sind so in das Matrikelbuch eingeschrieben.*

144

Seinen Vortitel hat dieses Buch nicht, sondern am Ende stehet: Nach Christi unsers lieben Herrn Gebieter als man zaehlt tausend vierhundert und sieben und sibenzig Jahr, am Montag nach Mitter Fasten. In des heiligen römischen Reichsstadt Nürnberg ist dieses Arzneybuch mit sondern Fleiß durch Antoni Koburger [gest. 1513] Burger [!] daselbst gedruckt worden. Es ist ein ordentliches Folioformat an weissem und starkem Papier, welches alles mit Stierkopf gezeichnet ist, mit ganz scharfen und zierlichen gotischen Buchstaben gedruckt, und beträgt in allem 85 Blätter. Es ist ohne einer Überschrift, Seitenzahlen, Custodes (37) und Signaturen gedruckt; nur das voranstehende Register hat die Überschrift: Hier hebt sich an das Register des nachfolgenden Arzneybuchs. Dieses Register ist ein Verzeichniß der Überschriften der 3 kleinen Abtheilungen, welche dieses Buch enthält. Hierauf folgt nach zwey ganz leer gelassenen Blättern der Anfang des Werks selbst, und zwar zuerst die Vorrede. Diese, weil sie merkwürdig, und ganz kurz ist, wird man mir erlauben solche ganz herzusetzen.

Vorrede

Der höchst hat geschaffen die erzney von dem erthreich, und der weiß man wirt sie nicht verschmehen. dis stet geschrieben Ecclesiastici an den 38 Capitel, datz erzney edler sey denn andere Kunst. das sieht man wol, wirt ein meister siech, daß ihn sein Kunst nicht gehelffen mag. Darumb gert er erzney daz er seinen gesund behabe. Darumb will ich Ortolff von Bayerland doctor der erzney ein arzbuch machen zedeutsch aus allen ertzpüchern, die ich in Latein je vernam. Und des ersten von den vier elementen. Darnach wie man eines yplichen menschen natur soll erkennen, und wie man den gesuntten lere daz er nicht siech werde und wie man im helfen sol, ob er siech wurde.

Diese ist die ganze Vorrede, aus welcher man die Hauptabtheilungen des ganzen Werkes erführet. Nach der Vorrede fängt gleich das Werk selbst an, und handlet 1.stens von den Elementen, 2.tens von der Erkenntnis der menschlichen Natur, oder nach der dermaligen Redensart von der Physiologie, dann 3.tens von der Erhaltung der Gesundheit, und endlich 4.tens von der Heilungskunst Therapeutik. Das ganze Buch besteht aus lauter übersetzten Stellen und Auszügen, aus dem Hippokrates, Galen, Avicenna, Serapius, Razis, Almansor und andern solchen alten Vätern der Arzneygelehrten, wie fast bey jedem Kapitel angezeigt wird. Nach dem 76 ten Blatt ist wieder eines leer gelassen, und hierauf folget auf den 18 ten letztern Blättern eine kurze Botanik nach alphatischer [!] Ordnung der lateinischen Namen der Kräuter und Gewächse unter der Überschrift: Von den Kreutern in einer gemeine. (38)

Ich will noch ein Beyspiel von dem Vortrag unsers alten Arztes geben. Auf der ersten Seite des 11 ten Blattes fängt sich ein neuer Absatz mit dieser Überschrift an:

Meister Israis Puche.

Isari Kunig Salomonis sun in arabia macht ein puch von dem Harn, daß Gott ehe pessers geschuff, das vernam ein meister, der hieß Constantinus, ein munich von dem perg Cassin genant und precht es von kriechischer in lateinisch zungen. Nun will ich meister Ortolff in dem namen des himlischen Vaters das puch in deutsche zungen machen und bringen durch meiner sel willen und des ersten wie sich das wir essen und trinkent in die Natur des Harns verwandelt.

Hierauf folgt auf 5 Blättern solche Abhandlung vom Harn.

4) *Dieser fleissige Grienwaldt ein mehrers von dem ich den unten sagen werde, [!] hatte ein lateinisches Verzeichniß von gelehrten Medicos in Bayern herausgegeben unter dem Titel: Album Bavariae jatricae seu catalogus celebriorum aliquot Medicorum, quibus in Bavaria scriptis Medicinam exornarunt, ab anno 1450 quo Boica scola fundata quidem aut primum an 1472 publicata fuit, in hodiernam usque lucem quantam pro hac vide fieri potuit, continuatus, additis ubivis ferme notata dignioribus, studio et labore Franc. Jos. Grienwaldt Titl. L.L. et Med. Doct. Monachii 1739 in 8 vo. pag. 148 kommt bey Auswertigen sehr selten vor. Im Vorbeygehen muß ich erwehnen, daß der Herr Bibliothekär Oefele die Geschichte der Bayerischen Arzneygelehrten dergestalten ausgearbeitet hat, daß es stündlich könnte unter die Presse gelegt werden. Diejenigen, welche diesen großen Gelehrten kennen, werden leicht begreifen, wie vollständig auch dieses Werk seyn werde.*(39)

Die Astrologie und Alchemie gehörten noch zu den Lieblingsbeschäftigungen mancher berühmter Ärzte, besonders war (40) dies der Fall auf manchen Universitäten:

Sehr wohl bemerkt der verdienstvolle baierische Geschichtsschreiber, Herr Professor [Lorenz] Westenrieder [1748 – 1829] in München [h], daß der eben so traurige, als kindische Wahn, in der zweiten Hälfte des fünfzehnten Jahrhunderts, daß es vermög der magischen Künste nicht nur möglich, sondern ein ausschließendes Vorrecht gewisser, unter besondern Constellationen, und mit einer besondern geheimen Geisteskraft versehener Menschen sey, insbesondern Umganges mit reinen Geistern zu genießen, abgeschiedene Seelen hervorzurufen, nach Belieben zu verschwinden oder zu erscheinen, alle Gestalten von Menschen und Thieren anzunehmen, die Sprachen aller Völker und Thiere zu verstehen, Krankheiten zu verursachen oder zu heilen, unwiederstehliche Leidenschaften zu erregen, und überhaupt die gewöhnliche Ordnung der belebten und leblosen Natur nach Gefallen zu verändern, eben so herrschend gewesen sey, wie im ersten Jahrhunderte, wo in Griechenland und in Italien der berühmte, und von seinen Zeitgenossen vergötterte Apollonius von Tyana (41), und vor und nach ihm mancher andere, betrogene und betrügende Phantast gelehrt hatte. – Unzählige Menschen, und selbst Männer, welche im Ruf von vieler Gelehrsamkeit und frommer Redlichkeit standen, fährt H. Westenrieder fort, trieben in der zweiten Hälfte des 15ten Jahrhunderts mit den

---

[h] S. dessen Historischen Calender für das Jahr 1800. München bey Jos. Lindauer. in 12. S. 82 und die folgenden

eingebildeten magischen Wissenschaften, mit Weissagungen, Traumauslegungen, Heilungen u. s. w. ein ordentliches Gewerb, und es war kaum ein deutscher Fürst, oder ein auch nur etwas begüterter Edelmann, der sich nicht /so wie sich jeder seine Schalksnarren hielt/ einen oder mehrere Astrologen und Alchymisten in ordentlichem Sold gehalten, und geglaubt haben sollte, durch jene den künftigen Ausgang seiner Unternehmungen erfahren, durch diese sich im Nothfall bereichern zu können.

Da ich mich als Lehrer der medizinischen Litteraergeschichte auf der vaterländischen Hohen Schule, gerne, wo sich mir die Gelegenheit darbiethet, auf vaterländische Beyspiele berufe, so will ich hier zum Belege für die Historische Wahrheit dieser damahls herrschenden Grundsätze die von H. Professor Westenrieder aus der Historia chirurgico – anatomica meines seligen Vaters /Ingolstadt 1791/ entnommene Stelle, welche in einem Codex des 15ten Jahrhunderts in unserm Universitätsarchiv enthalten ist, wörtlich in der hier beygesetzten Note[i] anführen.

---

[i] Item in der Zeyt hat sich begeben, daß der Hochgebohrn Fürst Hertzog Ludwig /der Reiche von Landshut/ loblich gedaechtniss abermal schwach und krank ist worden, auch sich etwa besorgt eines schweren Fluss halben von dem Haubt, und darauf den Doktor /:Erhardt Windsperger:/ besandt viel mit ihm geredet inn Gehaim seiner Krankheit halben und seines Lebens ihm auch befohlen Ertzeney und Radt zu geben fürstl. Gnaden besorget bevahle auch dem doktor seiner gnaden Nativität und Gepurt auss der Kunst der Astronomey zu practiciern. Name auch den doktor auff für seiner gnaden Leibartzt, Rate und Diener, saget Im auch Jerlich von Gnaden zu geben fünfzig Gulden mit sambt den hundert Gulden von der Universitätkammer auff zehen iare, mit Nachlassung der lectur in der Poetry /Poesie/ auf dass der doktor seiner Erzeney mocht ausgewarten. bevalche auch den doktor soliches in gehaym zu halten Umb des Parteyischen Fürnemen willen den maister und doktor von dem newen wege /vermutlich solchen, welche diese Secten zu verachten anfiengen/ bestetigt auch soliches mit fürstlichen Wirden nach laut und Innhalt dieser nachgeschrieben brieffen:

„Ludwig von gottes gnaden Hertzog in nydern und obern baiern etc.

Unser grus zuvor

die häßliche Krankheit /war gleichsam unheilbar, und die angesteckte /und Gethörte Einbildungskraft/ denn in dieser sitzt was die gesunde Vernunft/ schmerzt, das Uebel.

Hochgelerter lieber getrewer wir schiken euch hiemit drew Pücher, hat das ain mit der grien und roten geschrift der Viechtelperger gemacht, und die andern zway zwen Astronomy der Namen wir izt nit wissen haben auch darinen ein Zedel Unsers alters Und an welchen tag wir geborren sint, aber nit aigentlich wissen umb der Stunde, doch lassen wir uns bedeuten an der Vaschang Nacht zwischen ailfen und zehen nach dem allen wisset euch zu richten, und in ewer Kunst darnach sehen. datum Landtzhut am Suntag nach sant Pauly bekerung anno etc. LXXVIII (1478) – dem hochgelehrten Unsern lieben getrewen Rate Erhart Windsperger doktor und ordinarien in der Ertzeney unserer Universitet zu Ingolstadt in sein hant.

Nachschrift. Item wie Jr Unser gepurd durch ewer Kunst findet, wollet uns wissen lassen, auch der andern Kunst davon Ir uns gesagt habet, sunderlich und vleisichlich nachgen als wir euch getrawen, auch wallet uns die Pücher bewaren damit sie nit verloren werden und ob sie euch zu ewrer Kunst nicht dienten so schikt uns die fürderlich wider.

Ein anders medizinisches Vorurtheil, welches besonders dem fünfzehnten Jahrhunderte noch anklebte, war der <u>Glaube</u> an die sogenannten <u>Liebestränke</u>: Sie waren zwar schon bey den Griechen wie uns mehrere Stellen aus dem Theokritus (42) und andern Dichtern bezeugen, unter dem Namen φιλυρα bekannt. Man glaubte dadurch die Neigung einer Person gegen die andere lenken zu können, und unter den Deutschen, noch zu Zeiten der Minnesänger, herrschte dieser Glaube, wie man aus [Johann Jacob] <u>Bodmers</u> [1698 – 1783] Proben der schwäbischen Poesie des 13. Jahrhunderts ersieht. (43) Ganz besonders, allein auch im fünfzehnten Jahrhundert erhielt sich dieser Wahn selbst sogar unter den angesehensten Fürsten. Ein besonderes Geschäft der deutschen Jatroalepten, ich verstehe nemlich darunter die Bader, Bartscherer, Schäfer und Abdecker des fünfzehnten Jahrhunderts, die in manchen Städten noch die einzigen Ärzte gewesen sind, war es, dergleichen Liebestränke, die aus einer Menge lächerlicher Ingredienzen zusammengesetzt waren, zu dieser oben erwähnten Absicht manchem auf Verlangen zu reichen, und wir haben aus dem fünfzehnten Jahrhundert ein eben so merkwürdiges, als rührendes Beyspiel in der vaterländischen Geschichte, an der bekannten unglücklichen <u>Agnes Bernauer</u>, einer Baders Tochter aus Augsburg, der Geliebten Herzog Albrechts, welche dessen Vater Herzog Ernst im Jahre 1435 zu Straubing öffentlich in der Donau deswegen ertränken lies, weil er unter andern Klagpunkten auch diesen bey dem über die schöne Agnes niedergesetzten Gerichte anhängig machte, <u>daß sie seinen Sohn</u> durch beygebrachte Liebestränke zum verliebten Geken gemacht habe.[k]

Beylage. gnediger Her! als man zelt nach Christi gepurt tausent vierhundert und in den zwelften Jare an sant Catharinentag ist gewesen der gros Windt, und zu derselben zeyt hat Euer gnaden Vatter Herzog Heinrich loblicher gedechtnuss Hochzeyt gehabt. Item da man zelt von Christi geburt tausend vierhundert und siebenzehen Jare ist ewer gnaden geporn wordden an der Vaßnacht. Item am freytag unser lieben frauentag in der Haberschnit zwischen sieben und Sechsen ist geporn worden unser lieben sone Hertzog Jorg und wirdet ytz an unser lieben frauentag anno etc. LXXVIII Eis und zwantzig Jare aldt. E.F.G. gehorsamer Cappellan bruder Johans Abbt zu Ratenhasenlach.

Item auf solich bevelch hat der doctor des lesen zu zeyten lassen ansteen, und sich gefliessen mit schwerer Müe für sein fürstl. gnaden gesuntheit gearbeytet, auch der Revolution der geburdten beeder seiner gnedigen Herren Herzog Ludwigs loblicher und selicher gedächtniss auch Herzog georgens gepracticieret, auch aus der Revolution Hertzog Ludwig gebarnet vor der Eclipsis und bedechung payder Sun und Mun In dem LXXVIII. Iare verschinen dan sie bedeuten seiner fürstl. gden ein schwere tetliche Krankhayt auff den winter. wo solichs sein genad nit wird vorkomen mit mer Warnungen als sich aus dem Iudicio Seiner gnaden ain halb Iar zuvor übergeben warlich erfunden hat. Und auf solichs zuvorkumen fuget sich der doctor gen landtzhut mit etlich notwendiger ertzeney aufebarbare, welche artzeney und Iudicium von etlichen Seiner gnaden Reten alsdan veracht wurden, auch insunderhait von ainen alkimisten der sich nenet Magister hainrich von haydlberch der zu Regenspurg in des bischoffs Hoffturn ain lange zeit gefangen gelegen, und durch hertzog Ludwig loblicher gedächtniß vorbetts auff gelassen und zu den zeyten bey seiner fürstl. gnaden am hoffe zu Lantzhut war, derselbig vertreste seine fürstl. gnaden noch zehen Jar zu leben: dadurch des doctors warnung veracht, und der obgenant hochgeporn Fürst Ludwig auff den XVIII tag Januarii LXXVIIII, auch in des genannten doctor Erhart abwesen gestorben. Dem got genad.

[k] S. Agnes Bernauerin. Historisch geschildert von Felix Joseph Lipowsky. Churpfalzbair. General Landesdirektionsrath etc. München bey Joseph Lintner 1800. 8. S. 22 u. 87.

148

Diesem schädlichen und zugleich schändlichen Gewerbe mögen es vielleicht auch die Bader, Barbierer zu verdanken haben, daß sie selbst im fünfzehnten Jahrhundert nicht einmahl in Deutschland <u>zünftig</u> waren, wie Sprengel bezeugt:[l] kein Handwerker nahm einen jungen Menschen in die Lehre, wenn dieser nicht einen Schein brachte, daß er in rechtmäßiger Ehe von ehrlichen Aeltern erzeugt und gebohren, keinem Barbier oder Bader, Schäfer oder Abdecker verwandt seye.

Daher nannte Herzog Ernst Agnes als eine Baders Tochter die <u>unehrliche</u> Dirne, daher auch um ihr Unglück voll zu machen, der stärkere Verdacht, sie müsse sich als eine sachkundige Baders Tochter unerlaubter Mittel, nämlich besonderer Liebestränke um den Herzog Albrecht für sich einzunehmen, zu diesem Endzwecke bedient haben.[m]

Selbst die in Deutschland zu Anfang der 2ten Hälfte des fünfzehnten Jahrhunderts in den Druck gegebene Kalender, sind die zuverläßigste und sprechendste Zeugen dies dazu mahl noch ziemlich herrschenden arabistischen Geschmacks in der Arzneykunst: Man durchgehe nur zu diesem Endzwecke die vielen <u>Aderlaßtafeln</u>, wo die Auswahl der Tage nicht nur dem Einfluß der Gestirne unterworfen ist, sondern auch die sonderbarsten Weissagungen von Krankheiten, welche je nachdem man einen unschicklichen Tag wählt, der Konstellation, ohne die mindeste scientistische Rücksicht untergeordnet werden. So hingen z.B. im 15ten Jahrhundert die Bader und Barbierer zu Nürnberg an den von der Obrigkeit nach den Kalendern approbierten Tagen Aderlaßbinden vor ihre Wohnungen aus. Zu bedauern ist, daß selbst in unseren Tagen noch die wenigsten Kalender von diesem astrologisch medizinischen Unsinn vollends gereinigt sind.

Besonderes Interesse für die Fortschritte der Arzneykunst im fünfzehnten Jahrhundert gewährt dem medizinischen Geschichtsforscher die Wahrnehmung folgender vier neuer, und vorher noch nie bekannter Krankheiten, nämlich des sogenannten <u>englischen Schweisfiebers</u>, des <u>Scharbocks</u>, des <u>Weichselzopfes</u>, /pohlnisch Koltum/ und der <u>Lustseuche</u>.

<u>Der englische Schweis</u> /Sweating Sickness/ (44), wovon <u>Sprengel</u> im zweyten Theile seiner pragmatischen Geschichte [Halle 1793] S. 554 – 56 eine kurze Beschreibung der wesentlichsten Zufälle desselben geliefert hat, erhielt seinen Namen aus dem Lande, aus welchem er kam: Diese <u>Schwitzkrankheit</u> herrschte nämlich das erstemal in England unter der Armee König Heinrich des VIII. (45), im Jahr 1483, und war so heftig, daß sie gewöhnlich in drei Tagen tödete, auch endigte sie sich öfters in 24 Stunden, oder längstens zwei Tagen. Der heftigste Schweis, der in den ersten Stunden der Krankheit verbunden mit einer außerordentlichen Entkräftung hervorkam, war öfters ein zuverläßiger Vorbote des Todes, und wenn in den ersten 24 Stunden nicht gleich Besserung verspürt wurde, und der Kranke nach

---

[l] [Versuch einer pragmatischen Geschichte der Arzneikunde] Theil II. [Halle 1793.] § 75. S. 547 [Es folgt ein wörtliches Zitat aus Sprengel, dessen Quelle wiederum war Johann Carl Wilhelm Möhsen: Geschichte der Wissenschaften in der Mark Brandenburg besonders der Arzneiwissenschaft. Berlin Leipzig 1781. (Nachdruck 1976 Hildesheim New York.) S. 291.]
[m] S. Agnes Bernauerin v. Lipowsky. S. 98.

dieser Zeit nicht einige Tage hindurch schwitzte, so war er gewöhnlich ohne Rettung verlohren. Diese Epidemie herrschte meistens im Sommer und bei neblichter Herbstwitterung, und wurde in England in den Jahren 1485, 1506, 1517, 1528, wo sie auch in Holland und in Deutschland einbrach, und im Jahre 1551, wo sie schier am schrecklichsten wüthete, vorzüglich wahrgenommen. Sie schonte mehr die Kinder, Alte, und dürftige Leute, als das mittlere Alter unter den wohlhabenden – nach dem einstimmigen Zeugnisse aller Schriftsteller, die sich mit der Beschreibung derselben in diesem und dem folgenden Jahrhundert beschäftigten. Wir besitzen solcher Schriften eine Menge, welche erst ohnlängst Herr Geheimer Hofrath [Christian G.] Gruner [1744 – 1815] in Treue unter dem Titel de Scriptoribus sudoris Anglici gesammelt, und in Druck [Jena 1804] gebracht hat.[n]

Der <u>Scharbock</u> /Scorbut/ gehörte ebenfalls unter die jenigen Krankheiten, welche aus manchem Gesichtspunkte betrachtet, zu den fremden Erscheinungen wenigstens für die Bewohner der südlichen Klimate im fünfzehnten Jahrhundert gezählt werden muß. Die Meinungen bewährter medizinischer Geschichtsforscher sind zwar hierin getheilt, wie z.B. eines Gruners (46), Metzgers (47), welche gegen Sprengel dafür halten, daß diese Krankheit den Alten unter mancherlei Namen wie z.B. dem Hippokrates, als magnum Splen (48), auch Volvulus haematites, Paulus [von Aegina] unter der Benennung icterus niger, andern wieder als Stomacace [Mundfäule] oder Scelotirbe (49) bekannt gewesen sey. (50) Indessen wenn man annimmt, daß der Scharbock nicht nur kein specifischer Krankheitsstoff sey, der aus verschiedenen Ursachen entstehen kann, so mögen diese Schriftsteller recht behalten, ohne daß sich deßwegen gegen Sprengels Behauptung mit irgendeinem Grunde etwas einwenden läßt, daß sich die erste und älteste Spur des eigentlichen <u>Seescorbutes</u> bei den Fahrten der Normänner nach Winland [Grönland] i. J. 1002

---

[n] Auch in Schwaben und Baiern herrschte der englische Schweis, worüber wir folgende Schriften besitzen: I) ein kurtzer gegründeter Underricht und erklerung einer geschwinden und ueber scharpfen Seuchten, wozu von vielen, der englisch Schwayß, aber von den alten das pestilenzisch Fieber anzeygung, weß sich der Mensch vorhin oder so er damit verhafft, mit guter und ordentlicher Regierung in Erzneyen, auch samt allen nothwendigen Stücken halten solle, durch Anthonum Berlachs der freyen Kunst und erzney Doktor zu Schwaebischen Hall gedruckt. Anno 1529. in 4to.

II) Joannes Agricola [gest. 1570], sonst Beuerle genannt, gab im J. 1532 (1537?) zu Ingolstadt, als Lehrer der Medizin auf Geheiß der medizinischen Fakultät Verhaltungsregeln bei der gegenwaertig herrschenden Pestilenz der englisch Schwais genannt, in 4to im Druck heraus, und in der Universitätsbibliothek noch aufbewahrt ist.

III) T. Fettich /Arzt zu München/ schrieb ein Werk unter dem Titel, wie sich von der Krankheit der Pestilenz zu enthalten – mit angehängter Ursach des englischen Schweißes. 4. Nürnb. 1531.

Ob aber diese Seuche sich auch über Mähren verbreitet habe, wie Gruner glaubt, /S. die Hartenkeilische Medizinisch Chirurgische Zeitung vom 15ten Aprill 1799/ scheint mir aus folgender Stelle eines mährischen Arztes, und ziemlich gleichzeitigen Schriftstellers nämlich <u>Thomae Jordani</u> [1539 – 1585], Medici, Luis novae in Moravia exortae Descriptio. Francoforti. Apud Wechelum. MDLXXX. fast nicht wahrscheinlich. Es heißt allda, S.54 „sudor Anglicus violentissimo impetu ortus, κατακλυσμοῦ instar multas obiecit regiones, rapidissimo … [?] suam absolvens periodum, <u>nomine solum nobis notus</u> dudum disposuit."

finde, und daß sich seit dieser Zeit keine deutlichen Merkmale deßselben, als im fünfzehnten Jahrhundert gewahr nehmen lassen. Zu dieser Zeit erwachte der Trieb, große und weite Entdeckungs- und Handelsreisen zu unternehmen, mehr als jemahls, was den ersten Seefahrern umso leichter wurde, da sie sich von nun an des vorher noch nicht bekannten, und um diese Zeit bereits erfundenen Kompaßes bedienen konnten.[o]

Besonders merkwürdig sind drey Reisen dieser Art, die eine, welche Peter Quirino, ein venetianischer Kaufmann aus Kandia i. J. 1431 in die nordischen Gewässer unternahm, die andere von Vasco da Gamma's [1469 – 1524] nach Calicut an der östlichen Küste von Africa i. J. 1498, und die dritte von [Jaques] Cartier's [1491 – 1557] Flotille im December des Jahres 1535, als sie sich zu Hochelage, dem jetzigen Montreal, in Canada aufhielt. Bey allen diesen drey Seereisen ergriff das Schiffsvolk gemäß den Nachrichten der ältesten und meisten Reiseschreiber, z.B. eines Forsters[p] der heftigste Scorbut, welcher gewöhnlich aus Mangel an frischen Lebensmitteln, wenn die Seefahrerer durch widrige Winde an eine unfruchtbare Küste verschlagen wurden, und sich blos von geräuchterm gesalzenen Fleisch und verdorbenem Schiffszwieback nähren mußten, entstanden war. (51) Von diesen Zeiten an wurden die südlichen Bewohner des festen Landes und unter ihnen besonders die Ärzte mit den dem Scharbocke gewöhnlichen Zufällen, ihren verschiedenen Graden und Modifikationen eigentlich zum erstenmahl bekannt, und auf selbe aufmerksamer, als sie es vorher waren, gemacht.

Der Weichselzopf /plica polonica pohln. Koltum/ (52) eine ursprünglich Tartarische Krankheit wurde in diesem Jahrhundert, als die Pohlen mit den deutschen Nationen mehr, als vorher unter ihren Königen Jagello [1386 – 1434] und Casimir dem IVten [1446 – 1492] in Handlungsgeschäfte geriethen, auch unter den letztern zum erstenmahl wahrgenommen: Diese Krankheit, welcher die fabelhafte Sage einen mannigfaltigen und ungegründeten Ursprung beigelegt hat, und worüber man die beste Abhandlung in [F. C. de] La Fontaine[q] liest, besteht eigentlich in einer von dem Grinde sehr wesentlich verschiedenen Krankheit der Haare, der besonders die Tartaren, Russen und Pohlen unterworfen sind, und wo dieses Übel endemisch herrscht.

[o] Sprengel pragmatische Gesch. der Arzneikunde. II. Th. [Halle 1793] S. 559 u. d. folgenden.

[p] [Johann Reinhold] Forsters Geschichte der Entdeckungen [und Schifffahrten] im Norden. [Frankfurt 1784] S. 273. [Die weiter oben erwähnte Nachricht von der Wikingerfahrt entstammte ebenfalls Forsters Werk, S. 113; Forster (1729 – 1798), der James Cook 1772 – 1775 auf dessen zweiter Erdumsegelung begleitet hatte und seit 1780 in Halle Naturgeschichte lehrte, gehört zu den frühesten deutschen Forschungsreisenden.]

[q] Mediz. Abhandl. Pohlen betreffend. 8. Breslau 1791. [= Chrirugisch – medicinische Abhandlungen, Polen betreffend. Breslau u. Leipzig 1792. [In der Einschätzung dieses Werkes folgte Leveling zweifellos Sprengels Urteil, wonach diese Schrift an Vollständigkeit und Gründlichkeit alles bis dahin über den Weichselzopf geschriebene übertraf. Vgl. Sprengel 1793 II, 562 sowie dessen Kritische Übersicht des Zustandes der Arzneykunde in dem letzten Jahrzehend. Halle 1801. S. 127]

Die Krankheit besteht darin, daß eine besondere klebrichte Feuchtigkeit aus dem Kopfe schwitzt, wodurch die Haare zusammen kleben und Stricke ausmachen, die oft zu einer ansehnlichen Länge wachsen. Sie scheint vor den übrigen Krankheiten dieser Art von einer innern Schärfe (53) abzuhängen und unterhalten zu werden. Vor dem Ausbruche dieser Feuchtigkeit gehen heftige Schmerzen des Kopfes, des Halses und der Glieder vorher, und wenn der Ausschlag nicht zu Stande kommt, entstehen böse Geschwüre an andern Orten, besonders an den Nägeln, Blindheit, Konvulsionen und Delirien, welche Zufälle aber alle durch den Ausbruch der Feuchtigkeit gehoben werden können, der also hier als kritisch anzusehen ist. Die Krankheit ist erblich und ansteckend, sonst wissen wir nichts gewisses vom Ursprunge und der Natur dieser Schärfe. Man hat die Unreinigkeit als eine Ursache derselben angegeben, aber die daher entstehende Verklebung der Haare, ist sehr von dem wahren <u>Weichselzopfe</u> verschieden. Auch liefert die Kunst kein erprobtes Mittel dagegen. Die ersten Schriftsteller über diese Krankheit, [Giovanni Tommaso] Minadous [gest. 1615][r] und Posthumus[s] geben die Lebensart der gemeinen Polacken als entfernte, und als nächste Ursache dieses häßlichen chronischen Ausschlags eine Verderbnis der Säfte an, welche die überflüssige Ernährung der Haare hervorbringen kann.

Zu den merkwürdigsten neuen Krankheiten am Ende des 15ten Jahrhunderts gehört ohnstreittig die <u>Lustseuche</u>. Dieses verheerende Übel, welches sich über verschiedene Länder Europas verbreitete, wurde nach [Johann Baptist] Fulgosi Zeugnis schon 1492, und namentlich zwey Jahre vor des Königs Karls [VIII., 1483 – 1498] Ankunft, in Italia bemerkt, 1493 in Rom und Auvergne, 1494 im übrigen Italien, 1495 bey der venetianisch – französisch – spanischen Armee, und von nun an in allen Landen war diese Epidemie früher oder später, und besonders außer Italien, durch den gewöhnlichen Weg der Ansteckung vermittelst der Soldaten, Reisenden, fahrenden Weiber, Pilgrimer, u. dgl. mitgetheilt und bekannt geworden.

Über den Ursprung der Lustseuche herrschen unzählich viele Meinungen: Die Nachrichten der ersten Schriftsteller über diese vorher noch nie gekannte Seuche widersprechen einander öfters so offenbar, und sich geradezu so entgegengesetzt, daß es schwer fällt, das wahre von dem falschen zu unterscheiden. Ich führe daher über diesen Gegenstand nur das an, was in historischer Hinsicht hierüber behauptet, und [mit] Zuverläßigkeit vertheidigt werden kann.

Die <u>Marranen</u> (54), die aus Spanien im Monate März 1492 vertrieben wurden und unterwegs häufig an der Pest starben, kamen den 3ten Jul[ius] vor Rom an, schlichen sich heimlich in die Stadt ein, und verbreiteten nach des <u>Infessura</u> (55) Angabe, <u>Pest</u> und <u>Marranenansteckung</u>. Die aufgefangene Pest wurde im August nach Neapel gebracht, und raffte 20 000 Menschen hin. Sie herrschte auch noch im folgenden Jahr 1493, als die Franzosen in Italien ankamen.

[Christopher] <u>Colon</u> [1446 – 1506] kam den 4 ten März 1492 [1493 !] von seiner ersten Entdeckungsreise zurück, aber kein einziger gleichzeitiger Geschichtschrei-

---

[r]   De humani coroporis turpitudinibus [cognoscendis et curandis libri III. fol. Patav. (Padua) 1600]
[s]   Septem ad Sarmatas dialogi. [4. Vicent. 1600]

ber sagt etwas von einer ansteckenden Seuche des Schiffsvolkes, die der italienischen ähnlich war. Die Französische Armee war durch die Lombardey und Hetrurien [Etruskien, heutige Toscana] am Ende des Jahres 1494 in Rom, und den 22. Februar 1495 in Neapel angelangt.

Die Spanische Armee kam im Julius 1495 in Italien an, und nun erfolgte das bekannte erste Treffen bey Fero Novi. Von nun wird die Seuche unter dem schimpflichen Nationalnamen <u>Franzose</u> bekannter und allgemein verbreitet.

Die charakteristischen Zufälle der neuen Lustseuche, z.B. eiternde Blattern an der Haut, Ansteckung durch Beyschlaf, Ausfallen der Haare und Augen, Schanker an der Ruthe u. dgl. waren offenbar aussätziger Art. <u>Janus</u> (56) nennt das Übel von dem aussätzigen Flechtenmaal Sahafati, und Johann de Fogueda ebenfalls Saphati. Und gerade am Ende des fünfzehnten Jahrhunderts nahm die aussätzige Konstitution, der knollige Aussatz, an Allgemeinheit und Stärke ab, wie <u>Sprengel</u> mit Recht bemerkt, dagegen wurden die Folgen des unreinen Beyschlafes weit mehr sichtbar. (57)

Es muß also hier ein ungewöhnlicher Übergang des Aussatzes in ein verwandtes Übel, in die damahlige Lustseuche, denkbar seyn.

Aus diesen historischen Daten lassen sich folgende Resultate gar leicht finden.

1) Die herrschende Pestconstitution konnte ihrer Natur nach Leistenbeulen und Ablagerungen an die Geschlechtstheile machen, aber nie an und vor sich die damalige Seuche durch pathologischen Sprung. So bald aber ein fremdartiger Stoff, der seiner Natur nach, sich, vermittelst des Fiebers an die Geschlechtstheile und Haut absetzen konnte, mit der Pestkonstitution in engere Verbindung trat, so war die Erzeugung einer neuen Krankheit nach historischer und pathologischer Analogie, möglich und wirklich.

2) Dieser fremdartige Stoff war offenbar aussätziger Art, das Venusgift muß also als ein wahres, aber ausgeartetes oder sonst umgewandeltes Aussatzgift gelten. Da nun vorher vom gewöhnlichen Aussatze, bey aller eintretenden Körpermischung und sonstigen Pestkonstitutionen, sich keine solche Epidemie entspann, dergleichen die italienische Lustseuche wirklich war, so muß irgendein gewöhnlicher, aber verwandter Krankheitsstoff zu deren Erzeugung ganz unerwartet mitgewirkt haben.

3) Dieser Stoff kann nicht aus America durch Colon's Schiffvolk nach Italien, als contrebande gebracht worden seyn, da <u>Hensler</u> mit triftigen Gründen erwiesen hat, daß dergleichen damals in Westindien noch nicht vorhanden war. (58) Dieser Stoff kann nicht bey der französischen und spanischen Armee aufgesucht werden, wenn anders nicht <u>ein Sohn vor dem Vater</u> statt haben soll: die Seuche war schon vor ihrer Ankunft da. Dies sagen Augenzeugen, die um diese Zeit lebten, und das häßliche Übel, das von allen bisherigen bekannten Krankheiten mehr oder weniger abwich, in der ersten und zweyten Periode bemerkten. Man muß ihnen wohl so lange historischen Glauben beymessen, bis hinlänglich documentiert ist, daß sie diese neue Lustseuche nicht in der Nähe kannten, oder uns beflissentlich hintergehen wollten.

Es bleibt also nach der historischen Probabilität nichts übrig, als der frühere Marranenzug durch Italien nach Africa und die damals herrschende Pestconstitution. Die letztere allein hat nie eine solche Seuche erzeugt, und ist außer Italien, wohl nicht sogleich eben so vorhanden, geartet und gestaltet gewesen. Was späterhin geschah, gehört nicht hieher. Es bleiben also nur folgende zwey Fälle denkbar. Entweder war die marranische Pest und Ansteckung, wie sie von Fulgosi genannt wird, schon auf der Hinreise, als specifisch ausgebrochen, und, in Italien, wie alle neue Seuchen, besonders gefährlich geworden, oder sie muß sich erst in Italien durch den Zutritt eines fremden Miasma zur herrschenden Pestkonstitution, als solche, gezeigt haben. Das erste läßt sich nicht so geradezu ableugnen, wie es wohl geschehen ist, das andere ist durch historische Zeugnisse schier erwiesen. Mit ihnen [den Marranen] brach die unbekannte Seuche aus, mit ihnen ging sie nach Africa über, nach ihnen wurde sie die Geißel der Italiener, Franzosen und Spanier, und seitdem die gewöhnliche Mitgift des unreinen Beyschlafes. (59)

Die Erscheinung dieser vier neuen Krankheiten kann man nun am Ende des fünfzehnten Jahrhunderts zugleich für die vorzüglichste Veranlaßung zu der Wiederherstellung der griechischen Medizin, sowie auch für den <u>Anfang</u> der Hippokratischen Schule ansehen: Die Ärzte wurden dadurch gleichfalls aus ihrem bisherigen arabistischen Schlummer geweckt, da sie zu begreifen anfingen, daß diese erwähnte neue Krankheiten, besonders der englische Schweis und die Lustseuche nach den Ratschlägen der arabistischen Schriftsteller und der bisherigen Commentatoren der griechischen Arzneykunst, welche nach einer bunten Mischung die Grundsätze der Griechen mit jenen der Araber amalgamierten, behandelt, ohnmöglich zu einer guten und zweckmäßigen Heilart führen könnten. Man fing an einzusehen, daß es rathsamer sey, zur ersten Quelle selbst zurückzugehen – das heißt, sich nach dem Muster des aechten Hippokrates, wie er in der Ursprache geschrieben ist, und seines großen Commentators, des Galens, zu bilden, statt immer dem Abolai /Ebn Sina/ nachzubeten.

Man gewöhnte sich immer mehr und mehr, aus den aechten Schriften des Hippokrates die einfachste und beste Behandlungsart der Krankheiten zu erlernen, und aus Galens Werken schöpften die Ärzte des fünfzehnten Jahrhunderts eine richtigere Beurtheilung der Ursachen der Krankheiten, wozu sie, wenn sie den Vorschlägen der arabistischen Schriftsteller anders blindlings folgen wollten, niemals gelangen konnten.

Das fünfzehnte Jahrhundert bleibt daher in der Geschichte der Medizin, immer eine wichtige Epoche, weil die mannigfaltigen in diesem Abschnitte angeführten theils politischen, theils scientifischen Ereignisse das meiste beytrugen, dem Geschmack an der arabistischen Arzneykunst engere Grenzen zu setzen, gegen die durch Einmischung der arabischen Grundsätze verunstaltete griechische Werke gleichgültiger zu werden, und endlich den Ärzten dieses Jahrhunderts Achtung und Liebe für aechte griechische Werke berühmter Schriftsteller einzuflößen.

Man hielt sich anfangs genau in der Ausübung der Arzneywissenschaft an die sogenannte Articella (60), einem Werke, welches Übersetzungen und Auslegungen des Hhonain, Theophilus, der Aphorismen, des Prognosticons, der Bücher von der Lebensordnung in hitzigen Krankheiten, einiger Bücher von den Epidemien, und der kleinen Kunst des Galens enthielt.[t]

Waren die Ärzte des fünfzehnten Jahrhunderts daher auch nicht an das Selbstdenken gewöhnt, reichte ihnen die geringe Menge an Werken, da die Buchdruckerkunst erst in diesem Jahrhundert ihre Entstehung und almähliche Ausbildung erhielt, gleichwohl nicht hinlänglichen Stoff zum Nachdenken und zur Geistesnahrung dar, so bleibt ihnen doch immer das schätzungswerthe Verdienst, sich nach den damaligen allein existierenden besten griechischen Meistern gebildet zu haben, und auch dies hatte für die Bedürfnisse jenes Zeitalters seinen entschiedenen Werth.

---

[t] Gedruckt zu Venedig. Fol. 1492.

Arzneykunst der ersten Hälfte des sechszehnten Jahrhunderts.

Mit dem Anfang des sechszehnten Jahrhunderts beginnt eine ganz neue für die Arzneykunst äußerst günstige, und für den medizinischen Geschichtsforscher sehr fruchtbare Periode, welche die vorhergehende, in Hinsicht der gelehrten Ausbeute, die sie bey dem sorgfältigen Nachforschen nach den damahligen Ereignissen in der Arzneykunst gewährt, weit übertrifft.

Das allgemeine Studium der großen Muster des alten Griechenlandes zur Wiederherstellung des guten Geschmacks wurde zu Anfang dieses Jahrhunderts unter allen nur einigermaßen gebildeten Ständen herrschend. Die philosophische Geschichte lehrt uns im besondern, wie groß hierinn, zur eintrettenden Reformationszeit die Verdienste eines Erasmus von Rotterdam [1467 – 1536],[a] eines Philipp Melanchthon [1497 – 1560],[b] Ludwig Vives [1492 – 1540] (1) u.a.m. gewesen seyen, allein auch die medizinische Geschichte muß dieser Männer, waren sie auch gleich selbst keine Ärzte, mit Ehrfurcht erwähnen, da sie die Vorgänger waren, die bey den ersten Ärzten des sechszehnten Jahrhunderts den Hang nach den griechischen Mustern, und die Liebe zu dem Sprachstudium, nebst der so lange vernachlässigten Kritik neuerdings belebten.

Die Geschichte nennt uns mehrere gelehrte Ärzte als Übersetzer der griechischen Werke eines Hippokrates, Galens, Dioscurides, Paul Aegineta, Oribasius, Alexander von Tralles, Caelius Aurelianus, aus der Grundsprache ins lateinische, schon in der ersten Hälfte des sechszehnten Jahrhunderts: dahin gehören besonders Guilelmus Copus [1471 – 1532] /Wilhelm Koch aus Basel/ Doktor der Pariser Fakultät, mit seiner Übersetzung des Galens de Loc[is] affectis. 12. Lugd. 1549, de morb[orum] et Symptom[atum] different[iis] et caus[is] 12. Lugd. 1560, und Joh[ann] Winther von Andernach [1505 – 1574], Professor der Medicin und Anatomie in Paris, nebst vielen Übersetzungen griechischer Werke (2), auch noch durch sein großes Werk de medicina veteri et nova, fol. Basel 1571, rühmlichst bekannt. (3) Als vorzüglicher Übersetzer der Hippokratischen Werke, zeichnete sich unter

---

[a] Febris Lutherana. Erasm. epist[olarum] Lib. XX. /fol. Basil. 1558/
[b] Melanchthon. Select[ae] declam[ationes] Vol. IV. p. 706. /8. Servest. 1586/ [Über medizinische Themen sprach Melanchthon in seinen Lehrvorträgen „de anatomia" 1553, „de arte medica seu honore habendo corpori" 1555 u. „de medicinae usu" 1557.]

seinen Zeitgenossen, besonders durch seine Basler Ausgabe des Hippokrates von 1538, Johann Hagenbut, oder Haynpol, / [Janus] Cornarus [1500 – 1558]/ aus, indem selber, was vor ihm noch kein Arzt übernahm, den Hippokratischen Text wesentlich verbesserte, und im Jahr 1545 [!] die erste Ausgabe seiner Übersetzung besorgt hatte. (4) Auch Anut[ius] Foesius [1528 – 1591] (5), Joh[annes] Ruellius [1474 – 1537] (6), Jan[us] Ant[onius] Saracenus [1547 – 1598] (7), Jacob Goupylus (8), und Hieronymus Mercurialis [1530 – 1606] (9) gehören noch zu den besten Übersetzern des Hippokrates und anderer griechischen Werke.

Leonhard Fuchs [1501 – 1566][c] verdient hier ebenfalls, sowohl als Übersetzer und Commentator der besten griechischen Schriftsteller, als auch noch aus einem andern vortheilhaften Gesichtspunkte betrachtet, unter die größten Beförderer der aechten griechischen Arzneykunst seines Zeitalters gezählt zu werden. Sein vorzüglichstes Verdienst bestand darinn, daß er das medizinische Studium der Araber als grundlos und schädlich, nach allen Kräften schilderte, (11) eine reinere Sprache einführte, und die Grundsätze der aeltern griechischen Aerzte in Umlauf zu bringen suchte. Er ist der Verfasser mehrerer Werke[d] so wie auch mancher Commenta-

---

[c] Ausser Jacobi Douglas Specimen Bibliographiae Anatomicae. Lugduni Batavorum. Apud Gisbertum Langsak. 1734. 8. pag. 98, und meines seligen Vaters Historia chirurgico-Anatomica facult. Med. Ingolstadiensis. Ingolstadii 1791. 4. apud Krull, finde ich bey keinem neuern Schriftsteller der Medizingeschichte, weder Sprengel, noch Metzger, die für unsere vaterländische Geschichte gewis immer merkwürdig bleibende Nachricht aufgezeichnet, daß Leonhard Fuchs, dieser berühmte Schriftsteller seiner Zeit fast zwey Jahre öffentlicher Lehrer der Medizin an der Hohen Schule zu Ingolstadt gewesen ist: folgende in der Note zu pag. 10, vorkommende Stelle aus der Schrift des letztern wird daher hier am rechten Orte stehen : „Anno 1519 albo academico hic inscriptus füchslein ex Wemdingen (in Bavaria) ut Füchsel ex Wemdingen semper in fastis autographis Facultatis Medicae occurrit. Anno 1521 Philosophiae et Artium apud nos magister, et anno 1524 prima Martii Medicinae Doctor trigesimus nonus ab Universitate condita creatur Decano et Brabeuta Petro Burckhardo, atque paulo post, dum interim Monachii praxin exercerat, Anno 1526 die 25 Decembris per Serenissimum Bavariae Ducem Wilhelmum in facultate Medica Professor denominabatur. – Error est in Grienwaldii albo Bavariae Jatricae [München 1733] cum Fuchsium anno 1528 ad Professuram denominatum dicit, jam enim anno 1527 ut Decanus in nostris fastis autographis occurrit.“
Ein großer Verlust für die hohe Schule zu Ingolstadt war es, daß Fuchsius, der sich mit noch einem andern medizinischen Lehrer nahmens Vischer /später ebenfalls Professor zu Tübingen/ (10) zur Lutherischen Religion bekannte, dieses Umstandes wegen nicht länger bei seinem Lehramte bleiben konnte, sondern im Jahre 1528, als Leibarzt, in die Dienste des Markgrafen von Anspach tratt, von wo aus er bald [1535] einen Ruf als Lehrer an die Hohe Schule zu Tübingen erhielt, der er auch bis 1566, wo er im 65ten Jahre seines Alters starb, geschätzt als der größte Lehrer seiner Zeit, vorstand. /vide Douglas l.c. pag. 98/
[d] dahin gehören Paradoxorum libri III. fol. Basil. 1535. – Fuchsii institut[iones] med[icinae] /8. Basil. 1594/ Lib. V. – Leonharti Fuchsii scholae Tubingensis Professoris publici de humani corporis fabrica, ex Galeni et Andreae Vesalii libris concinnatae, Epitome, pars prima Tubingen 1551, 8 vo. pars altera, ibid.

rien in den Hippokrates und Galen.[e] Er eiferte besonders gegen den Mißbrauch der Purganzen,[f] die in Wechselfiebern den größten Nachtheil hervorbringen, und unterschied den Aussatz der Griechen sehr richtig von dem Aussatz der Araber, auch bemerkt er, daß man oft müsse die Aderlässe der Abführung vorausschicken, woran die Araber nie gedacht hätten. <u>Sprengel</u> schildert ihn indessen als einen streitsüchtigen Mann[g] wegen den vielen Streitschriften, die Fuchs über den Werth seiner Übersetzungen und Verbesserungen des Hippokrates mit Cornarus, welcher letztere ihn gewöhnlich in seinen Schriften, wahrscheinlich weil er Füchsel hieß, mit dem Namen Vulpecula beehrte, unterhalten hat.

Unter die besten Commentatoren der griechischen Schriftsteller gehören in der ersten Hälfte des sechszehnten Jahrhunderts Prosper Martianus [1577 – 1622] (12), Johann Baptista Montanus [1498 – 1551] (13), Fabius Pacius [1547 – 1614] (14), Franc[iscus] Vallesius [1524 – 1592] (15), Joh[ann] Heurnius [1543 – 1601] (16) etc.

Die ersten Hippokratischen Schulen des sechszehnten Jahrhunderts hatten indessen nicht alle einerley Werth, denn so wie aus Frankreich und Italien unleugbar zwar das Studium der Kritik, der bessere Geschmack und der medizinische Beobachtungsgeist zuerst hervorging, weswegen sich die ältesten oben genannten Ärzte dieses Jahrhunderts den ehrenvollen Titel der Humanisten ihres Zeitalters erwarben, eben so zeichneten sich in der Mitte desselben die spätern Ärzte, vorzüglich in Spanien durch das Unwesen der bis ans höchste getriebenen <u>Scholastik</u> aus, welche in eine für die Fortschritte in der Arzneykunst eben so nachtheilige Verbindung mit dem arabistischen System gebracht wurde. Es war ein Lieblingsgegenstand dieser Ärzte, wie z.B. eines [Luiz de] Mercado [1520 – 1606],[h] Leibarztes Philipps des II-ten, Königs in Spanien [1556 – 1598], sich mit folgenden Fragen zu beschäftigen, ob die Mischung zu den substantiellen Formen gehöre, ob das Temperament als die fünfte Qualität oder vielmehr als die Harmonie und Verbindung der vier ersten Qualitäten anzusehen sey, ob die Anzeige welche vom leidenden Ort hergenommen wird, wichtiger sei, als die Anzeige, die das Wesen der Krankheit selbst hergibt, kurz was dergleichen nach den Grundsätzen einer spitzfindigen scholastischen Dialektik behandelte Gegenstände nur immer in der Arzneykunst darbiethen können, alles dieses wurde von ihnen zum Vortheil für die Araber gegen Galen und seiner Anhänger aufs hartnäckigste vertheidigt.

Peter de la Ramée /Ramus/ [1515 – 1572] Professor [für Philosophie] zu Paris widersetzte sich vor andern diesem methodischen Unsinne am nachdrücklichsten, und der berühmte Arzt Johann Fernelius [1497 – 1558] (17) wurde, indem er die Methode des Ramus in die Arzneykunst einführte, der Reformator derselben am Ende der ersten Hälfte des sechszehnten Jahrhunderts. Fernelius Physiologie[i] ist für die-

---

[e] Commentaria in Hipp[ocratis] Septem aphor[ismorum] libros. 8. Lugd. 1559. – Hippocr[atis] epidem[ion] Lib. VI, a L. Fuchsio latin[itate] donatus. fol. Basil. 1537 – Annotationes in libros Galeni de tuenda valetudine. 8. Tübing. 1541.

[f] Paradoxor[um Medicinae] Lib. II. c. 6.

[g] Pragmat. Gesch. d. Arzneyk. III. Th. [Halle 1794] S. 9.

[h] Lud. Mercati opera [omnia]. fol. Francfurt 1608.

[i] Physiologia. [Ed. Wilhelmus Plantius] fol. Lutet. Paris. 1567.

se Zeiten ein Muster, einer mehr von der Scholastik geläuterten Denkfreyheit, in allen Gegenständen dieses Zweiges der Medizin. Ohne für die Meinungen eines Hippokrates oder Galens und Aristoteles eingenommen zu seyn, widerlegt er die Schriften dieser letztern in allen Stücken, worinn sie seiner Meynung nach irrten, und eben so geht Fernelli in seiner Pathologie und Chirurgie zu weck, indem er seinem eigenen Beobachtungsgeist folgt, ohne sich durch die günstige Meinung von irgendeinem berühmten griechischen Schriftsteller auf Abwege leiten zu lassen. Hie und da stößt man aber doch in seinen Werken auf irgendeine scholastische Erklärung wie z.B. in seiner Physiologie, in welcher er den Pulsadern einen eigenthümlichen Geist zuschreibt, (18) auch beweist dies der Unterschied, den er zwischen dem Temperamento ponderis, und Temp. justitiae festsetzt. (19) Ferners seine Behauptung, daß die Weiber allerdings Saamen und eigene Hoden haben, und daß die Leber allein das Blut bereite: u.s.w.

Sein Werk: De abditis rerum causis. 8. Frcf. 1592 zeugt besonders von einem durchdringenden philosophischen Scharfsinn, wodurch sich Ferneli über alle Ärzte seines Zeitalters erhebt.

Eine wohlthätige Folge der medizinischen Aufklärung der ersten Hälfte des sechszehnten Jahrhunderts war es auch, daß in diesem Zeitraum wieder mehrere Universitäten, nämlich Frankfurt an der Oder /1506/, Wittenberg /1502/, Giesen /1527/, Königsberg /1544/, Strasburg /1538/ und Jena /1548/ durch großmüthige Beförderer der Wissenschaften überhaupt, und insbesondere der Arzneywissenschaft gestiftet wurden. Die medizinische Lehre an diesen hohen Schulen wurde aber von manchen Lehrern ganz nach dem Maaßstabe der arabistischen Arzneykunst, von vielen indessen auch nach dem Muster aechter griechischer Werke behandelt.

Diese Verschiedenheit in den Grundsätzen, nahm man um diese Zeit am auffallendsten unter arabistisch und griechisch gesinnten Ärzten, in dem lange geführten Streite über den Ort der Aderlässe in der Pleuresie gewahr: Nach der Meinung der Araber sollten in Entzündungskrankheiten die Aderlässe nicht an der leidenden Stelle, sondern nur an entfernten Theilen und zwar an entgegengesetzten Gliedern statthaben, und dabei so wenig Blut als möglich gelassen werden. Der rationelle Grund dieser Meynung der arabistischen Parthey der Ärzte beruhte vorzüglich auf der Furcht vor Congestionen (20), aber dieses Vorurtheil für die Revulsion (21) gegen die Derivation (22) bekämpfte zuerst mit glücklichem Erfolge ein mit wahrer griechischer Gelehrsamkeit ausgerüsteter Pariser Arzt, Peter Brissot [1478 – 1522] im Jahre 1514. Dieser gelehrte Zwist dauerte schier bis in das folgende Jahrhundert fort, und gab eine reichhaltige Quelle zu litterarischen Produkten, die für und wieder (!) der Brissottischen Meynung in diesem Zeitraum erschienen sind.

Zu den Schriften jener, die als Gegner der Brissotischen Methode auftraten, gehören die eines Andr[eas] Thurinus (23), Ludw[ig] Panizza [Arzt in Mantua], Caesar Optatus [Arzt zu Venedig], Benedict[us] Victorius [Professor in Padua]. – Mariano Santo von Barletta [1488 – 1565/96](24), Donat[us] Anton von Altomare in Neapel [geb. ca 1520], [der Spanier Nikolaus] Monardes [1493 – 1588] (25), Joh[ann] Argentier [1513 – 1572] (26), Konr[ad] Gessner [1516 – 1565] (27) – Horaz Augenius [1527 – 1603] (28), Winther von Andernach (29) – Thom[as] Erastus

[1524 – 1583] (30), [der venezianische Arzt] Victor Trincavella [1496 – 1568], Joh[ann] Bapt[ista] Sylvaticus [1550 – 1621] (31).

Als Vertheidiger derselben machten sich bekannt: Matthäus Curtius [1475 – 1542] (32), Joh[ann] Manardus [1462 – 1536] (33) – Jerem[ias] Drivere [1504 – 1554] (34), Leonh. Fuchs (35), Hieron[ymus] Cardanus [1501 – 1596] (36), [Gabriel] Faloppia [1523 – 1562] (37), Thadd[äus] Dunus [1523 – 1613, ein Freund Conrad Gesners], Franz Cassani [aus Turin] und Andr[eas] Vesalius (38).

Die Gründe Brissots erhielten endlich doch bei allen folgenden Ärzten das Übergewicht, denn man schränkte die Aderlässe nicht blos allein auf die leidende Stelle nach Brissots Angabe ein, sondern ließ aus derselben in manchen Fällen sogar öfters Blut bis zur Ohnmacht ab, und die arabische Methode wurde nur noch hie und da von einzelnen Ärzten vertheidigt und befolgt.

Von diesem Zeitpunkte an begann nun der Beobachtungsgeist der künftigen Ärzte dieses Jahrhunderts eine andere Richtung zu erhalten: Gut, und im Geiste des Koischen Arztes /Hippokrates/ geschriebene Krankheitsgeschichten, die man sich noch heut zu Tage zu Mustern wählen kann, kamen öfters, als vormals zum Vorschein, die Semiotik überhaupt, und im Besondern das Bestreben, den Grund des Zusammenhangs des Zeichens mit der bezeichneten Sache anzugeben, machten sich die folgenden Ärzte zum angelegentlichsten Geschäfte. Es erschienen auch brauchbarere Compendien, wobey man sich itzt die aeltern Griechen, statt den spätern Arabern und Barbaren mehr als vorhin zum Muster nahm.

Zu den wohlthätigsten Anstalten des sechszehnten Jahrhunderts gehört vorzüglich schon beym Anfange desselben die größere Aufmerksamkeit der Ärzte, welche sie auf den Aussatz, zur Unterscheidung desselben und zur Verminderung seiner Verbreitung mittelst Errichtung zweckmässigerer Aussatzhäuser verwendet haben.

Der Aussatz, eine uralte Krankheit des Morgenlandes, in den mittlern Zeiten auch des Abendlandes, schien eine hartnäckige unvertilgbare Ansteckung zu seyn, und doch ist sie bey aller möglichen Empfänglichkeit der Körper, und bey aller besorglichen Einwirkung der Entstehungsursachen nicht mehr in dem Maaße und in der Allgemeinheit vorhanden, wie ehedem. Sogar bey den angeblichen einzelnen Fällen, die man noch dann und wann will gesehen haben, läßt sich zweifeln, ob es wirklicher oder reiner Aussatz war.

Moses jagte die Aussätzigen aus dem Lager, die spätern Juden zu Christus Zeiten nöthigten dergleichen Unglückliche von ferne zu stehen, vor den Thoren und ohne Verbindung mit andern zu leben, und suchten dadurch die Fortpflanzung wenigstens abzuhalten. Im Mittelalter war er fast allgemeine Krankheit, wie [Philipp Gabriel] Hensler [1733 – 1805][k] trefflich gezeigt hat.

Wir finden schon um das Jahr 630 [n. Chr.], und späterhin Gesetze und Verordnungen gegen die Ehre der Aussätzigen, im achten Jahrhunderte in Deutschland und Frankreich die Errichtung und Einführung der Aussatzhäuser, nach der Zu-

---

[k] Vom abendländischen Aussatze im Mittelalter, nebst einem Beytrage zur Kenntniß und Geschichte des Aussatzes. Hamburg 1790. 8. S. 208.

rückkunft der Kreuzfahrer, im zwölften Jahrhunderte, das Gemeinwerden solcher Kranken, aber auch die Vermehrung der Policeyanstalten [Verwaltungsvorschriften]. Man mied den Umgang der Unglücklichen, ließ deren Körper <u>schon im 14 ten Jahrhundert</u> gerichtlich untersuchen, entzog ihnen nun die bürgerlichen Gerichtsamen, weil man sie für abgestorben ansah, sonderte sie mit förmlicher Leichenprozession von den übrigen Menschen ab, machte milde Stiftungen zu deren Pflege und Aufbewahrung in großen und in kleinen Städten, /die auch noch heut zu Tage fast überall in Deutschland unter dem Namen der sogenannten <u>Leprosen</u>, oder <u>Siech</u> oder auch Blatter <u>häuser</u> existieren,/ zerstörte nach ihrem Ableben die kleine Wohnung, und verbrannte allen Nachlaß, oder schloß sie in größern Städten in die bestimmten Aussatzhäuser auf immer ein, bis der Tod ihren Leiden ein Ende machte. Die Policey [öffentliche Verwaltung] ging noch weiter. In ansehnlichen Städten, sagt <u>Hensler</u>, fehlte es nicht an Lazarethen. Man behielt nirgend einen Aussätzigen, sondern brachte ihn über die Grenze des Gebiets und an seinen Geburtsort. Zu gewissen Zeiten mußte ihnen der Pfarrer des Orts das Nachtmal reichen, wenn sie dessen fähig waren. In die Stadt durften sie nicht kommen, als zu bestimmten Zeiten, z.B. in der Charwoche und um Ostern, in der Woche vor Weynachten.[1] Kein Gastwirth durfte sie bey scharfer Strafe ins Haus lassen oder beherbergen. Wollten sie etwas kaufen, so durften sie es nur mit dem Rocke berühren. Begegnete ihnen jemand außer der Stadt, so mußten sie ihm ausweichen, oder ihm unter den Wind zu kommen suchen, und da stehen bleiben. Sie mußten, wenn sie aufs Land gingen, oder zu erlaubten Zeit in die Stadt kamen, mit einer hölzernen Klapper ein Geklapper machen, damit man ihnen aus dem Wege gehen, oder ihnen in nöthiger Ferne das Allmosen zuwerfen konnte. Bey Wallfahrten mußten sie zwey wollene Hämde, eins auf die Brust, die andere auf den Kopf binden, damit man sie in einiger Entfernung entdecken, und ihnen ausweichen konnte.

Durch solche getroffene Policeyeinrichtungen wurde nun diese erschreckliche und fast 9 Jahrhunderte allgemein geherrschte Seuche mit einem so glücklichen Erfolge ausgerottet, daß nach <u>Henslers</u> Zeugnis schon gegen das Ende des fünfzehnten Jahrhunderts die meisten Spuren des knolligen Aussatzes verschwanden, und im sechzehnten Jahrhundert nur der <u>räudige Aussatz</u> noch übrig blieb. Die Behandlung dieses Aussatzes von den Ärzten des sechzehnten Jahrhunderts wich zum Vortheile für die Kunst sehr wesentlich von der bisher gewöhnlichen ab: Man machte häufige Versuche mit neuen Mitteln, wie z.B. mit der China-Rinde (39), dem Spiesglase [Spießglanz, Antimon(III)-oxid u. -sulfid], dem Quecksilber u.s.w., und es mangelt nicht an guten und belehrenden Schriften über diese Krank-

---

[1] Siehe die <u>Fragmente zur Geschichte der Bader, Barbiere, Hebammen, ehrbaren Frauen und geschwornen Weiber zu Nürnberg.</u> bei Six: wo es heißt: „In der Charwoche, wo die Ausstellung der Reichsinsignien viele Fremde nach Nürnberg lockte, kamen auch viele Sondersiechen. Sie wurden auf öffentliche Kosten gespeist, und erhielten Geschenke an Geld und Kleidern. Am Fest allerheil. und AllerSeelen kamen sie wieder wegen des großen Allmosens; die meisten Bürger theilten 40 – 50 Goldgulden unter sie aus. Es waren oft über 4000 da. 1394 wurde ein eigenes Allmosen für sie gestiftet, samt einem Hause, daher die Sondersiechenschau durch 4 Stadtärzte, 1 geschworene Frau und 3 Gerichtliche.

heit aus diesem Jahrhundert, wie dies die Schriften eines [Guillaume] Rondelet [1507 – 1566], Phil[ipp] Schopffs [16. Jh.; Arzt in Straßburg], [Francois] Valleriola [ca 1504 – 1580], Fernelli (40), [Julian] Paulmier [Palmarius; 1520 – 1588], Amatus Lusitanus [geb. 1511], [Hieronymus] Cardanus [1501 – 1596], M[artin] Ruland's [1532 – 1602], [Jakob] Horst [1537 – 1600], Fabricius von Hilden [1560 – 1634], Marcellus Donatus [16. Jh.] und mehrere andere bezeugen.

Die Lustseuche, welche, wie wir im vorigen Abschnitte hörten, erst im fünfzehnten Jahrhunderte in den Ländern Europas bekannt wurde, verbreitete sich in diesem folgenden sechzehnten Jahrhunderte viel stärker als im vorhergehenden, und nahm gleichfalls die Stelle des immer mehr und mehr verschwindenden Aussatzes ein, aber sie wurde auch besser, als im vorhergehenden [15. Jahrhundert] behandelt: Merkwürdig ist es, daß in dem dritten Decennium desselben sich erst der Tripper als Zufall zur Lustseuche gesellte, da doch in den zwei ersten Decennien die Zufälle derselben mehr Ähnlichkeit mit dem Aussatze hatten, und durch dieses neue Symptom der fürchterliche Grund dieses Übels um etwas vermindert zu werden schien. Man änderte auch den ohnedem der Geschichte nach grundlosen Namen der Franzosenkrankheit, womit bisher die Lustseuche belegt wurde, in die zweckmäßigere Benennung: Venerische Krankheit.

Die meisten Verdienste um die Diagnostik dieser Krankheit, und ihre richtige Behandlung hat zu dieser Zeit ohnstreitig Paracelsus,[m] von dessen Reformation in der Medizin in diesem Abschnitte weiters unten noch ausführlicher wird gehandelt werden.

Die Art, wie sich das Ansteckungsgift fortpflanzt, lernte man durch einige merkwürdige Beobachtungen näher kennen: Daß dieses Gift sogar durch Schröpfköpfe andern Menschen könne mitgetheilt werden, bezeugt durch Beobachtungen [des Wiener Universitätsprofessors Diomedes] Cornarus [geb. 1535] (41), und daß besonders durch Wäsche, öffentliche Bäder, und Instrumente zur Aderlaß und dem Bartscheren, dies lehren uns die Verordnungen, welche man in den Fragmenten zur Geschichte der Bader, Barbierer, Hebammen, ehrbaren Frauen und geschworenen Weibern zu Nürnberg bei Six 1529. antrifft: – Diesen zufolge heißt es „Bei Strafe von 10 Gulden sollen Sie Leute, die an den Franzosen krank sind, in ihren Baedern nicht baden lassen, und die Messer, womit sie solche scheren, oder Eisen womit sie die Ader öffnen, bei andern Menschen nicht mehr gebrauchen," wirklich wurden auch aus Furcht vor der Ansteckung mit der Lustseuche die schon seit 700 Jahren existierende öffentliche Bäder zu Nürnberg im sechzehnten Jahrhundert nicht mehr besucht, und es gab die erste Veranlassung zur nunmehrigen Anlegung besonderer Badstuben in die Häuser der Bürger.[o]

Die Kurart der Lustseuche in diesem Jahrhundert gibt einen vollen Beweis der Fortschritte in der Arzneykunst um diese Zeit. Dies beweist unter andern die Einführung des innern Gebrauchs des Quecksilbers, welches im vorhergehenden Jahr-

m Paracelsus. Chirurgische Bücher und Schriften. Fol. Straßburg. 1618. besonders in dem IIIten und VI. Buche, welches von Franzosen, und französischen Blattern handelt.
o S. die vermischte Beiträge zur Geschichte der Stadt Nürnberg von Waldau. 4.B.

hundert nur von Landärzten und Quacksalbern, welche letztere auch diesem Medikamente diesen Ehrentitel verdanken, höchstens äußerlich angewandt wurde: Joh[ann] de Vigo [ca 1450 – 1525] war einer der ersten Ärzte, der in der Lustseuche den innern Gebrauch des rothen Praecipitats von Quecksilber anrieth, nach ihm, und Peter Andr[eas] Matthiolus [1500 – 1577] (42) gebührt dem von so manchen Schriftstellern öfters zu unglimpflich behandelten und beurtheilten Theophrastus Paracelsus /Philipp Hoechner/ die ausschließliche Ehre unter seinen medizinischen Zeitgenossen einer der größten Beförderer des innern Gebrauches des Quecksilbers, wie man deutlich aus seinen Werken ersieht,[p] gewesen zu seyn. – Auch führte Theophrast überhaupt eine zweckmäßigere Kurmethode, als alle Mitärzte seiner Zeit, in der Behandlung venerischer Krankheiten ein, was ihm zum Nachruhme bey der Nachwelt gereicht. Theophrast eiferte besonders gegen den Mißbrauch des Quaiaks [Guajak] und der gebräuhten Holztränke in dieser Krankheit, weswegen er auch solche Ärzte, die ähnliche Mittel verordnen, Holzdoktoren[q] nennt. Indessen war doch in den zwey ersten Decennien das Quaiak das beliebteste und gewöhnlichste Mittel (43), womit die Ärzte die Lustseuche zu heilen suchten, und ausser diesem wurde auch die Chinawurzel, die Sassaparille [Sarsaparilla; Dornrebe] und der Sassafras [Fenchelholz], sowie das Opium, zum äußern Gebrauch aber das <u>Kalchwasser</u> (44), zuletzt auch innerlich das von <u>Hoechner</u> ausgesandte Universalmittel, das sogenannte aurum vitae, eine Mischung aus Sublimat und Gold häufig angewandt.

Über den Skorbut sind in der frühern Zeit mehrere Abhandlungen von mehr und minder wichtigem innern Gehalte erschienen. Die Beobachtungen betrafen aber häufiger den Landscorbut, als den eigentlichen Seescharbock. Manche Ärzte wollen selben sogar epidemisch herrschend wahrgenohmen haben. Löffelkraut (45), Bachbungen (46), Stahlwasser (47), alter Rheinwein und andere zusammenziehende Arzneyen waren gewöhnlich die Mittel, welche dagegen gebraucht wurden. Doch muß man gestehen, daß die Begriffe von der Entstehung dieses Übels bei vielen über diese Materie zu dieser Zeit schriftstellernden Ärzten eben nicht die besten waren; die mehrere suchten den Grund dieses Landscorbutes entweder in schwarzgallichten Säften und verdorbenen gesalzenen Speisen. Zu den wichtigsten Schriftstellern über diesen Gegenstand gehören nach der ersten Hälfte des 16 Jahrhunderts Joh[ann] Echt [1505 – 1554], Joh[ann] Wyerus [auch Weyer 1515 – 1588];, Rembert Dodoens [Dodonäus; 1517 – 1586], Heinrich Brucäus [1531 – 1593], Balthasar Brunner [1533 – 1604], Salomon Alberti [gest. 1600], Heinrich von Bra [1555 – 1610], [Reinerus] Solenander [1521 – 1596] und der unrichtigste Beobachter unter allen bisher genannten von dieser scorbutischen Constitution nemlich Severinus Eugalenus Arzt zu Dockum in Westfriesland.

Zu fernern in der ersten Hälfte des sechzehnten Jahrhunderts zum Theil ganz neuen, oder wenigstens besser beschriebenen und von den Ärzten behandelten

---

[p] Das III. Buch der großen Wundarznei. [fol. Straßburg 1618] Vorrede. S. 129. – Von den Franzosen. [fol. Straßburg 1618] III.B. S. 179.

[q] Vorrede zum B. der großen Wundarznei [fol. Straßburg 1618. S. 129] – So oft, sagt Paracelsus, muß man in das Holz liegen, bis genug ist zum Kirchhof, oder zum Lazaro unter die Stiegen.

Krankheiten gehören noch I) der Keichhusten, II) manche epidemische Lungen Entzündungen, III) die Fleckfieber /Petechiae/ und IV) die verschiedenen herrschenden Pestconstitutionen, von welchen allen ich das Nöthige so weit es die Grenzen einer skizzierten historischen Darstellung erlaubt, nun in Kürze anführen will.

Der <u>Keichhusten</u> als Epidemie betrachtet gehört zwar nicht zu den neuern Krankheiten des 16. Jahrhunderts, denn man nahm ihn schon in Deutschland in den Jahren 1173 und 1414 bei Kindern und Greisen, die er vorzüglich befiel, gewahr, ja selbst in Hippokrates Schriften geschieht schon Erwähnung dieses epidemischen Kinderhustens.[r] Allein das Verdienst der sorgfältigen Untersuchung desselben gebührt den Ärzten der ersten Hälfte des sechszehnten Jahrhunderts.

Schon im Jahre 1410 beschrieben französische Ärzte diesen Keichhusten, und gaben als Symptomen desselben heftiges Kopfweh, Magen- und Lenden-Schmerzen mit einem starken Fieber, Abscheu vor allem Fleisch, und Wahnsinn an. Das Tragen der Binden um den Kopf erwarb dieser Krankheit a cuculionibus [lat. cucullus Kappe, Mönchskaputze], oder auch der gewöhnliche Gebrauch des Syrupes von der Klatschrose [fr. coquelicot] den Namen coquuelicot [!]. Die Benennung tussis quinta (48), oder wegen der Ähnlichkeit des Tons beim Einathmen mit der Stimme junger Hüner, das <u>Hünerweh</u>, oder auch Maladie des moutons waren ebenfalls in den Jahren 1557, und 1580 wo dieser Keichhusten bey einem [nassen] (49) und kaltem Herbste epidemisch herrschte, sehr gewöhnlich.

Die <u>epidemische Lungenentzündungen</u> bestanden in Volkskrankheiten dieses Jahrhunderts, welche theils mit der damals in einigen Ländern herrschenden Pestconstitution in Verbindung standen, theils hie und da einzeln erschienen sind. Auch sie dienten als Mittel, dem Beobachtungsgeiste eine bessere Richtung zu geben; man nahm selbe meistens in Oberitalien, der Schweitz, und in Holland gewahr. Merkwürdig war besonders die im Jahr 1535 in und um Venedig [!] bösartige Pleuresie, die keine Aderlasse ertragen, sondern Schrepfköpfe und Scarificationen erforderte, und die Nic[olo] Massa [gest. 1569][s] (50) beschrieben hat. Auch in Brescia, und der ganzen Lombardei herrschte diese Epidemie wieder im Jahre 1537. – Eine andere pleuritische Epidemie war jene im Jahre 1564, welche man in Engeland, und den Niederlanden im Frühling, nach einem nassen und warmen Winter erfolgen sah. Sie raffte viele Menschen dahin, und wurde alda, wie in der Schweitz bald mit Aderlassen, wie wohl nicht immer mit glücklichem Erfolge, Sauerhonig /oxymel/ wie z.B. [von] Thadd[äus] Dunus (51), von andern Ärzten wieder mit armenischem Bolus [weiße Tonerde], Theriak (52) und andern Antidots behandelt.

<u>Das Fleckfieber</u> /febris peticularis, puncticularis/ kann zwar nicht zu den neuern Krankheiten des sechszehnten Jahrhunderts gezählt werden, weil man schon Beschreibungen hiervon bey den ältesten Schriftstellern wie z.B. beim Hippokrates (53), Herodot (54), [John] Gadesden [13./14. Jh.] (55), Jacob de Pars [Ende 14. Jh.

---

[r] Lib. VI. epidem. Sect. 7. pag. 290. [Vgl. Fuchs II 280 – 281; das hier beschriebene Krankheitsbild entspricht wohl eher den verschiedenen Verlaufsformen einer Diphtherie.]

[s] de febre pestilent[iali] /4. Venet. 1556/

– 1465] (56) und noch andern ältern findet, indessen gaben sie ihrer epidemischen Verbreitung, und der sorgfältigern Untersuchung derselben wegen in diesem Jahrhundert Veranlassung zu einer Menge von litterarischen Produkten, womit sich die damals lebenden Ärzte beschäftigten. Diese liefern von dem in den Jahren 1505, 1527 und 1528 in Oberitalien, und im Jahre 1557 in Frankreich, besonders in der Gegend von Poitiers, Rochette, Anguleme und Bordeaux epidemisch herrschenden Fleckfieber folgende wesentliche Zufälle: Der Eintritt desselben war gelinder, allein die Zeichen der Bösartigkeit gaben sich durch die grosse darauffolgende Mattigkeit zu erkennen. Schwere des Kopfes, Stumpfheit der Sinne, Wahnsinn, und Röthe der Augen zeigten sich gewöhnlich im Verlaufe dieser Fleckfieber. Der Harn sahe weiß oder trieb aus. Die Excremente stanken, gegen den vierten oder siebenten Tag brachen die Flecken aus, erleichterten aber keineswegs die Zufälle. Der Kranke verfiel entweder in Schlafsucht, oder er blieb schlaflos. Es stellte sich ein Verhaltung des Harns, ohne sonderlichen Dursterei, und endlich kündigten entkräftende Blutstürze den nahen Tod an. Auch in dem Jahre 1587 kamen von Andreas Treviso [geb. 1555] aufgezeichnete Nachrichten einer Epidemie von Fleckfieber in der Lombardei, (57) wozu sich öfters Bubonen und Parotiden – Geschwülste gesellten, vor, deßgleichen eine Beschreibung des epidemischen Fleckfiebers vom Oktavian Roboreto einem Tridentiner, welches im Jahre 1591 zu Trident herrschte. (58)

Die Ordnung führt mich nun auf die Untersuchung der verschiedenen Pestconstitutionen, an welchen das sechzehnte Jahrhundert vor allen andern so reichhaltig gewesen ist, daß viele Chroniken Schreiber fast jedes Jahr dieses Sekulums mit dem Namen eines Pestjahres bezeichnen.

Es ist hier der Ort nicht zu zeigen, in welchen weitem Sinne öfters die alten Ärzte von der Pest gesprochen, und in ihren Schriften davon gehandelt haben, indem es bey einem großen Theile derselben nichts ungewöhnliches war, daß sie fast jeder durch außerordentliche Zufälle sich auszeichnenden epidemischen Krankheit alsobald den Namen Pest geliehen haben. Dieser Gegenstand ist schon vielfältig in mancherley Werken, wohin er geeignet ist, zur Sprache gekommen; Ich halte mich daher blos in den Schranken einer gedrängten historischen Darstellung solcher Pestconstitutionen, die im engern Sinne genommen, eigentlich dahin gehören.

In dieser Hinsicht zeichnen sich nun folgende Jahre, durch die Verheerung, die sie mittelst der Pest unter dem Volke bewirkten, vorzüglich ihrer allgemeinen Verbreitung wegen aus, nämlich das Jahr 1528, 1543, 1564, und noch mehr die Jahre 1574 – 1577. Jene, welche 1528 in Oberitalien herrschte, tödtete die Menschen sehr schnell, was gemeiniglich schon am sechsten Tage erfolgte. Diese von 1574, die mehr im südlichen Frankreich einheimisch war, wirkte ohne übrige äußere Zeichen, mehr durch Schlagflüße [plötzlich eintretende Lähmung mit Bewußtseinsverlust], eine andere zu Freyburg im Brisgau im Jahre 1564 hatte als etwas charakteristisches ein heftiges, ebenfalls schnell tödendes Nasenbluten zum Gefolge, und [Laurent] Joubert [1529 – 1582], ein genauer Beobachter der selben zur nemlichen

Zeit im südlichen Frankreich[w] setzt die Bemerkung hinzu, daß geraume Zeit vorher ein böser Nebel sich verbreitete habe, der selbst die Sonne verdunkelte; auch theilt er die Pest nach ihrem Sitze, und ihren Zufällen in die eintägige, die Humoral-Pest, und in die hektische ein. Die erste hält Joubert für die gefährlichste, weil sie unmittelbar die Lebensgeister angreife. Jene Pest zu Paris vom Jahre 1568 zeichnete sich durch einen wüthenden Kopfschmerz aus; wobey nicht selten Karfunkeln an den Fingerspitzen, an der Spitze der Nase, und an andern ungewöhnlichen Orten erfolgten; merkwürdig ist neben bey die Bemerkung, daß die Gerber und Sailer von dieser Epidemie verschont geblieben sind.

Am heftigsten aber herrschten die Pest Epidemien, wie ich schon erinnerte, in den Jahren 1574, 75, 76,77, die sich in Brabant meistens zur Sommerszeit äußerten, mit gefährlichen halb'dreytägigen Fiebern, im Frühjahre anfingen, und im Sommer gemeiniglich mit dem vierten Tage schon tödlich wurden. Eine beständige Schlafsucht, kalter Schweiß, und vor dem siebenten Tage sich zeigende Blutflüße gehörten zu den zuverläßigsten Vorboten des nahen Todes. Pestflecken und Karfunkeln ohne Verdacht von Pestansteckung waren ebenfalls sehr gewöhnlich, in Loewen starben 500 Menschen an einem Tage.

In Venedig gesellten sich zur Pest in den folgenden Jahren Wurmzufälle, die die Gefahr der Krankheit erhöhten. Eine besondere Neigung zu Rückfällen war ebenfalls diesen Pestepidemien besonders eigen. Die schwarzen Flecken hielt man für gefährlicher, als die Karfunkeln und Bubonen. In Trident fing die Krankheit im Junius an, und war allzeit vom zweiten bis zum siebenten Tage tödlich. Im November waren schon 6000 Menschen gestorben, 1576 ging sie nach Venedig über, wo sie von Junius bis in dem October am heftigsten wüthete. 1577 kam sie nach Vicenza, und allein im Monath September wurden 340 Einwohner hingerafft. Manche, die sehr pletzlich starben, zeigten nicht das geringste Merkmahl der Pest an sich. Nach Palermo verbreitete sich das Übel in eben jenen Jahren von der Afrikanischen Küste aus. Die Meinungen über die Entstehungsursachen der Pestepidemien dieses Jahrhunderts war bey den Ärzten, so wie ihre Behandlung, sehr mannigfaltig verschieden. Die meisten klagten freylich verschiedene, ihrer Gattung nach nicht zu bestimmende gewisse Verderbnisse der Luft an. In Frankreich mußte die Verwesung der Leichname der in jener berühmten Bartholomeusnacht [Nacht zum 24. August 1572] zur größern Ehre Gottes auf Befehl des Königs erschlagenen Hugenotten, die Ursache zur Pest hergegeben haben, hie und da waren auch die Eröffnungen lang verschlossener Keller, oder lang verschlossener und schnell wieder geöffneter Brunnen, wie in Venedig, oder das Verfaulen eines Walfisches wie an den italienischen Küsten für die veranlaßende Ursache der Pest gehalten worden.

Manche Ärzte, und unter diesen besonders der paradoxe Paracelsus hielten sich ganz allein an supralunnarische Einflüsse, und demonstrierten nach den Grundsätzen einer bis zum Eckel weit getriebenen Astrologie, daß die Erscheinung der Pest von gewissen Constellationen abhänge. Dieser letztern Theorie zu folge war

---

[w] Joubert de peste, [quartana et paralysi] /fol. Frct. 1599/ [J. war Mitglied der med. Fak. in Montpellier.]

Saturn, der Kinderfresser wie z.B. Paracelsus behauptete, die wichtigste Ursache der Pest. (59) Mit dem Saturn hängt der Schwefel zusammen und dieser sey die erste materiele Ursache der Pest. Weil es nun dreierlei Schwefel gebe, den Spiesglas [Spießglanz] Schwefel [AntimonIII-sulfid], den Arsenik [Schwefel], [und den] Markasit Schwefel (60), so kann man sich daraus erklären, daß die Pest auch an den drei Stellen des Körpers vorzüglich ihre Wirksamkeit ausübe, nemlich an den Achseln, den Weichen, und den Ohren; dies seyen die drei Stellen, wo der Schweiß ausbricht, und die mit dem Himmel in der wichtigsten Verbindung stehen.[x] u.s.w.

Für die innere Ursache der Pest hielt ein großer Theil der Ärzte gewöhnlich die Fäulnis der Säfte, wodurch zunächst das Herz angegriffen werde, und eben dadurch unterscheide sich die Pest von andern Fiebern. Dieser Meinung waren besonders [Ambroise] Paré [ca 1510 – 1590], Günther von Andernach [1487 – 1574] (61), [Thomas] Jordan [1539 – 1585] (62) und [Alessandro] Massaria [1510 – 1598] (63), welche alle aber von Fernelli (64), [Julian] Paulmier [1520 – 1588] (65) und [Girolamo] Donzellini [gest. 1580/1588] /Eudoxus Philalethes/ gründlich wiederlegt wurden.

Darinn aber vereinigten sich nach dem Geiste dieses Zeitalters alle Schriftsteller, welche in diesem sechszehnten Jahrhundert über die Pest geschrieben haben, daß sie selbe für eine unmittelbare Einwirkung Gottes, so wie ohngefehr die Griechen ehmals alle unheilbare Krankheiten irae Deorum nannten, gehalten haben, andere einzelne bezogen sich, wie ich schon oben von Theophrast bemerkte, auf den Einfluß der Gestirne, und letzterer theilte sogar diese Krankheit possierlich genug in die von ihm so genannte Luft-, Erd- und Feuer – Pest ein. (66)

Es läßt sich leicht denken, daß bey so verschiedenen Begriffen welche die Ärzte von diesen selbst in ihrer Art unterschiedenen Pestconstitutionen hatten, auch die Behandlung derselben sehr wesentlich von einander abweichen mußte, ohnerachtet, was das diätetische Verhalten dabey betrifft, sie in ihren Meynungen vollkommen übereinstimmten. Es wurden daher eine Menge von Praeservativmitteln nebst der zweckmäßigen Verbesserung der Luft vorgeschlagen, wie z.B. die hiera Rufi (67), die Pillen de tribus [Abführmittel], der Theriak und Mithridat (68), der von [Alessandro] Massaria [ca 1510 – 1598] empfohlene Lachenknoblauch /Teucrium scordium/, die Tryphera der Araber (69), dessen Hauptingrediens die Myrobalanen [Salbennuß] sind, gebranntes Horn, angezündetes Schiespulver oder ein Gemisch von Operment (70) und Schwefel, auch Stroh mit Wein genäßt; ohne noch der mancherley Pestessenzen, und Kräuterweine aus Betonik [Bethonien], Wermuth [Absinth] u.s.w. zu erwähnen, an die man sich ebenfalls als Praeservativen gegen die Pest zu halten pflegte.

Übrigens blieben wenig Medikamente in dieser Krankheit unversucht, die aber alle mehr oder minder sich bewährt gezeigt haben. Der größte Theil der Ärzte hielt sich besonders an die damahls gang und gäbe gewesenen luxuriösen Compositionen des Theriaks und Mithridats: Über den Gebrauch des erstern waren aber die Meinungen der italienischen Ärzte z.B. eines [Ercole] Sassonia [1551 – 1607], der

---

[x] Paracelsus de Peste. Lib. I. c. 5 [Straßburg 1688] p.365.

gegen Massaria, [Emilio] Campolongo [1550 – 1604], Fabric[ius] de Aquapendente [1537 – 1619] und [Albertino] Bottoni [gest. 1596] dafür stimmte, getheilt. Die Anwendung der Blasenpflaster fand bey den letztern eher Eingang und Beyfall.[y]

Mehrere Antidota, wie z.B. jenes des [Giovanni] Manardus [1462 – 1536] (71), das aus getrocknetem Enten-, Bocks und Gänseblut mit wilder Raute, Fenchel, Kümmel gemischt, bestand, ferners distillierte Wässer aus unzähligen Pflanzen als aus Angelik [Engelwurzel], Lachenknoblauch, Wegebreit u.s.f. bereitet, und mit Essig versetzt wurden häufig gegen die Pest empfohlen. Auch der Kampfer, und unter den mineralischen Substanzen, der armenische Bolus [weiße Tonerde], der Bezoar (72) und die Edelsteine standen, wie wohl nicht lange, in einigem Rufe erprobter Mittel gegen die Zufälle der Pest. Der geschäftige Paracelsus, von welchem wir in der Folge noch mehr hören werden, ermangelte ebenfalls nicht, das Spiesglas, zu dessen Zubereitung er sich der Spiesglasbutter (73) und des Safrans bediente, um so mehr da er dieses chemische Präparat ohnehin für das größte Arcanum aller Mineralien zur Verlängerung des Lebens hielt, recht dringend gegen die Pest zu empfehlen, fand aber mit dieser Composition wenig Beyfall unter den Ärzten, ja erlebte sogar an dieser seiner Erfindung den Schimpf, daß der Gebrauch dieses Mittels wegen seinen tödlichen Folgen den Ärzten durch ein Arret des Parlaments in Paris vom Jahre 1566 förmlich untersagt ward. Anhängsel und Amulette aus Arsenik, Scorpion-Oehl und Herzsäckchen aus wohlriechenden und giftwidrigen Pflanzen wurden ebenfalls nicht selten gegen die Pest in Vorschlag gebracht.

Die Verschiedenheit der Pestepidemien, wovon einige entzündlicher Beschaffenheit, manche aber entgegengesetzten Ursprungs waren, führte unter den Ärzten dieses Jahrhunderts eine Menge von Streitschriften über die Nothwendigkeit oder Entbehrlichkeit des Aderlasses herbei, in welchen gewöhnlich beyde Partheyen in ihren Meynungen zu vereinigen gewesen wären, wenn sie sich um die Verschiedenheit der behandelten Pestepidemien, in so mancherley Gegenden näher erkundigt hätten, denn jene entzündlicher Art konnten gar wohl mit Aderlässen behandelt werden, während dem andere nervösen oder faulichten Ursprungs selbe gewis keineswegs vertragen, und in dieser Hinsicht hatte jeder Arzt für seinen einzelnen Fall recht.

[Alessandro] Massaria (74) und [Ludovic] Settala [1552 – 1633] nahmen sich besonders gegen [Thomas] Jordan [1539 – 1585] (75), [Nicolo] Massa [gest. 1569] (76), [Thomas] Erastus [1524 – 1583] (77), [Horatius] Augenius [1527 – 1603] (78), Guido Guidi [gest. 1569], Manardus [1462 – 1536] (79) und Paré des Gebrauchs der Aderlässe in der Pest an. (80)

Es ist nun Zeit, daß der beyzubehaltenden chronologischen Ordnung zu folge, nach dem ich vom Zustande der praktischen Arzneykunst überhaupt und von den

---

[y] Herc. Saxonia de phoenigmorum, quae vulgo vesicatoria appelantur, et de Theriacae usu in febribus pestilentibus. 4. Patav. 1591. – Alex. Massarias de abusu medicam[entorum] vesicantium et Theriacae in febribus pestilentibus. 4 Patav. 1591. – Herc. Saxonia de phoenigmis. 4. Venet. 1593. [Alle angeführten und an dem 1591 um den Einsatz von Theriak und Blasenpflaster bei der Pest entbrannten Streit beteiligten Ärzten waren Lehrer der Medizin in Padua.]

meisten in der ersten Hälfte des sechszehnten Jahrhunderts geherrschten Krankheiten nebst der gewöhnlichen Ansicht, aus welcher sie dazumahl betrachtet wurden, gehandelt habe, wie wohl ich vielleicht // (81) eben so gut manche dieser Krankheiten, die sich auf die 2te Hälfte des 16. Jahrhunderts erstreckten,[z] später hätte anführen können,// nun auch die Cultur aller übrigen wissenschaftlichen Zweige der Arzneykunst, in der ersten Hälfte dieses Jahrhunderts, um den Geist dieses Zeitalters daraus näher kennen zu lernen, vollends zur Sprache komme. Ich werde sie daher in einer gedrängten Übersicht alle der Ordnung nach durchgehen.

Die Anatomie hatte in diesem Zeitraume große Beförderer gefunden. Die Geschichte nennt hier als den Ältesten den zu Anfang des sechszehnten Jahrhunderts an der hohen Schule zu Padua gestandenen und im Jahre 1512 zu Pavia gestorbenen berühmten Lehrers Marcus Antonius de la Torre, dessen in Gemeinschaft mit dem großen Zeichner Leonhard da Vinci nach der Natur verfertigte anatomische Abbildungen durch den zu frühzeitigen Tod des Zergliederers leider nicht auf die Nachwelt gekommen sind, sondern in Blättern als ein Kabinetsstück in der Königl. großbrittanischen Bibliothek aufbewahrt werden.

Einer der größten Zergliederer war Andreas Vesalius [1514 – 1564], aus Brüssel gebohren, Lehrer der Anatomie zu Padua, Bologna und zuletzt in Pisa, durch seine Epitome Librorum de corporis humani anatome. Basel 1542. fol. mai[us], noch mehr aber durch die darauf im Jahre 1543, und 1555 ebendaselbst erfolgte Ausgabe seiner Sieben Bücher de corporis humani fabrica, als einer der größten Männer in diesem Fache rühmlichst bekannt. Seine merkwürdige Lebensgeschichte ist, von mehreren Schriftstellern[α] aufgezeichnet worden, wohin ich daher verweise, und vielmehr die Anzeige seiner vorzüglichen Verdienste um die Anatomie mir hier zum Gegenstand nehme:

Vesal bestrebte sich besonders die von Galen in der Beschreibung der Knochen begangenen Fehler zu verbessern. Er bewies, daß in dem Werke des Galen die Beschreibungen der Knochen von den Affen hergenommen seyen, zeigte, daß dem Menschen das Zwischenbackenbein [Zwischenkieferbein] /os incisivum s[eu] intermaxillare/ nicht zukomme. Da der große Zeichner Tizian die Abbildungen zu Vesals anatomischen Werke geliefert hatte, (82) so sah er sich dadurch in den Stand gesetzt, die deutlichsten und genauesten Darstellungen der Gehörknochen, des Zungenbeins, der Nasenhöhlen, des Larynx, der kleinsten Öffnungen im Hirnschädel, besser, als alle seine Vorgänger der Nachwelt zu überliefern. Gleiche Genauigkeit wird man in der Abbildung der größern Muscheln, weniger aber in den

---

[z] dahin gehört z.B. das Fleckfieber, und besonders die Pest: allein die historische Beschreibung solcher Krankheiten soll eigentlich mit der Wahrnehmung ihres ersten Ausbruches beginnen, weswegen ich auch diese Ordnung nach dem Muster anderer Schriftsteller, beybehalten habe.

[α] Von ältern Schriftstellern [Bernhard Siegfried] Albinus [1697 – 1770] in der Ausgabe [Vorrede] zu Vesals Werken [Opera omnia anatomica et chirurgica. II Vol. Leyden 1725]; Adami, und Niceron's Nachrichten [Th. 5. S. 244]. Von neuern: Heinrich Palmatz Leveling: Anatomische Erklärung der Originalfiguren Vesals. Fol. Ingolstadt. bey Attenkover. 1793. in der Vorrede. Sprengels Pragmat. Gesch. d. Arzneyk. III. Th. [Halle 1794] S. 508-509. Metzgers Litterärgesch. d. Medizin. [Königsberg 1792] S. 177-78.

kleinen gewahr. Mindern Werth hat ohnstreittig sowohl die Bearbeitung, als auch die Abzeichnung der Gefäße, welche hie und da vieles fehlerhafte enthält. Auch in der Beschreibung der Kopfnerven vermißt man in Vesals Werken die in andern Theilen ihm sonst eigene Pünktlichkeit, die Geruchsnerven z.B. waren Vesal gar nicht bekannt, und sehr undeutlich erwähnt er des vierten Paares der Nerven. Besser ist Vesal die Lehre von den Eingeweiden, und die Beschreibung des Hirns und seiner Höhlen gerathen. Durch die Nachdrucke, womit er die irrigen Meynungen Galens gegen dessen Vertheidiger meistens mit vollem Rechte behauptete, und [durch] die strenge auf fleißige Zergliederung gegründete Behauptung seiner eigenen Beobachtungen hatte sich Vesal viele Feinde zugezogen, unter welchen besonders sein eigener Lehrer [Jacob] Sylvius [1478 – 1555], und [Johann] Dryander [1500 – 1560], Lehrer der Anatomie zu Marburg, (83) bekannt geworden ist. Vesal starb, nachdem er durch das Inquisitionsgericht wegen einer an einem noch lebenden Menschen beschuldigten Eröffnung zu einer Wallfahrt nach Jerusalem verurtheilt wurde, als er von da wiederkehrend Schiffbruch litt, auf der Insel Zanthe 1564 im 58sten Jahr seines ruhmvollen Lebens.

Auf Vesal folgte [Gabriel] Fallopius [1523 – 1569] Lehrer der Anatomie zu Bologna, dessen observationes anatomicae gedruckt zu Venedig 1561, sowie Expositio in Galeni librum de ossibus. Venedig 1570, zu den berühmtesten Werken dieses Zeitalters gehören.

Er beschäftigte sich besonders mit der Osteogenie, und der genauen Untersuchung der Knochen des Foetus. Die nähere Bestimmung des Organs des Gehörs, mit Ausnahme des Steigbügels, den [Johann Phillip] Ingrassias [1510 – 1580] (84) fand, ferners der Zähne, ihrer Höhlen, Gefäße und Nerven, die Beobachtung des zweifachen Ausbruchs derselben, ist ebenfalls sein Werk. Für die kleinere Myologie hatte Fallopia Verdienste durch die nähere Entdeckung der Hinterhaupt-Muskeln, der Ohren-Muschel-Muskeln, des Aufziehers des obern Augenlides, der meisten Muskeln der Gaumendecke und des Schlundes, so wie er auch in Beschreibung anderer den Vesalius berichtigte. Für die Nervenlehre hat Fallopia eine genaue Bestimmung und Beschreibung der Augennerven, des vierten und fünften Pares, desgleichen des glossopharyngaei geleistet. Von ihm ist auch in der Eingeweide-Lehre die erste Beschreibung der nachgebenden Klappen in den Gedärmen, der geraden Harnröhren in den Nieren, einiger zur weiblichen Scham gehörigen Theile, des Durchganges der Schenkelgefäße aus dem Unterleib, der äußern Theile des Augs u.s.w. Ferners lehrte er den wahren Lauf der Galle in den Zwölffingerdarm, und verwarf die ältere Meynung, daß in der weiblichen Hode [Eierstock] Samen enthalten sey. Wir besitzen zur Erhaltung seines Andenkens noch mehrere nach ihm benannte Theile in der Anatomie, wie z.B. den aquaeductus Fallopii [Canalis facialis], die Tubas Fallopianas [Tuba uterina] und das Ligamentum Fallopii [Ligamentum inguinale]. Selbst die Valvula Coli [Bauhin'sche Klappe] sollte eigentlich nach ihm Fallopiana geheißen werden.

Diese beyde große Zergliede[er] wurden von Bartholomäus Eustachius [ca 1520 – 1574], Professor der Anatomie zu Rom und Leibarzt des Cardinals Borromea (85) noch weit übertroffen. Zu seinen berühmtesten Werken gehören jenes de Anatomicorum controversiis, und sein Examen ossium [in den Opuscula anatomica; Venedig 1564], in welchem letztern er als Vertheidiger des Galens, daß selber wirklich menschliche Leichnahme zergliedert habe, auftritt. Doch fehlt es Eustach in demselben an gründlichen Beweisen, so wie er auch als Gegner Vesals sehr selten das Recht auf seiner Seite hat. Indessen haben wir in der Anatomie schier keinen Theil, mit Ausnahme des absorbirenden Systems aufzuweisen, zu welchem Eustachius, dieser größte Zergliederer seiner Zeit, nicht die wesentlichste Beyträge geliefert hätte. Einen besondern Fleiß verwendete er auf die Abbildungen ganzer Skelette, auf verschiedene instruktive Darstellungen vertikal durchschnittener Schädelknochen, und in der Eingeweidenlehre besonders auf die genauere Untersuchung der Nieren.

Die Lage der Eingeweide im Unterleib und der Lauf der dicken Därme sind auf den Eustachischen Tafeln besonders richtig gezeichnet, und die Nervenlehre enthält mehr Precision und Vollkommenheit, als jede andere seiner Vorgänger. Von seinem Nahmen haben ebenfalls manche Theile, wie z.B. die valvula Eustachii [valvula venae cavae inferioris], und die Tubae Eustachianae [Tuba auditiva] ihre Benennung erhalten. Seine Anatomie in Kupfern [Tabulae anatomicae Barth. Eustachii, Rom 1714] wird für die vollständigste dieser Zeit gehalten.

Eine rühmliche Erwähnung als gute Zergliederer verdienen noch J[ohann] Baptista Cannanus [1515 – 1579] wegen der Muskellehre[β], Carolus Stephanus [Charles Estienne, gest. 1564][γ], besonders aber Joh[ann] Phil[ipp] Ingrassias [1510 – 1580], der Erfinder des Steigbügels im Ohr, und der Saamenbläschen, Lehrer der Anatomie zu Neapel und Palermo, welcher sich durch seine Commentaria in Librum Galeni de ossibus, gedruckt zu Palermo 1604. fol. vorzüglich auszeichnete. Desgleichen Realdus Columbus [gest. 1577], ein Schüler Vesals und Lehrer der Anatomie zu Padua, zu Pisa, und zuletzt zu Rom, bekannt durch seine richtigere Zergliederung der Thiere, und Verfaßer der fünfzehn Bücher de re anatomica gedruckt zu Venedig 1559. fol., und endlich Joh[annes] Valverde (86), ein Spanier, ebenfalls Verfaßer eines nicht unbrauchbaren anatomischen Werkes.[δ]

Nicht so reichhaltig an Beobachtungen als die Anatomie war in der ersten Hälfte des sechszehnten Jahrhunderts die Physiologie. Der Grund hiezu lag ohnstreittig in dem Mangel hinlänglicher Erfahrungen und Beobachtungen aus der vergleichenden Zergliederungskunde, wie Metzger[υ] sehr richtig bemerkt: Das wichtigste was hierinnen noch geliefert wurde, ist wohl die Beobachtung des kleinen Umlaufs des Blutes durch die Lungen: die allererste Spur dieser Behauptung findet man bey [Michael] Serveto, in dem berühmten Werke desselben, Christianismi restitutio,[f] welches sehr selten zu werden anfängt. Servetto, aus Villanuova in Arragonien 1509 gebürtig, Theolog und späterhin auch Arzt zugleich, hatte in dem eben erwähnten

[β] S. Halleri Bibl. anat. I. [Zürich 1774] p.192
[γ] de Dissectione partium Corporis humani [libri III]. Fol. Paris 1545.
[δ] anatomia del corpo umano, composta per M. Giovan. Valverde di Hamusco in Roma. 1560 fol. min[us].
[υ] Litterairgeschichte der Medizin. [Königsberg 1792] S. 184
[f] Genf. [richtig: Wien] gedruckt 1553.

Buche, welches ihm durch die Verfolgung Chauvins [Jean Calvin, 1509 – 1564] des Stifters der reformierten Kirche, der ihn förmlich der Kezerei dieser Schrift wegen anklagte, das unglückliche Schicksal zuzog, zu Genf den 27. Oct. 1553 öffentlich <u>zur größeren Verherrlichung Gottes</u> lebendig verbrannt zu werden, in sehr bestimmten Ausdrücken[g] vom Kreislaufe des Blutes durch die Lungen gesprochen. Sechs Jahre nach der erschienenen Schrift des unglücklichen Servetto trug [Realdus] Columbus [gest. 1577] ebenfalls seine eigene Entdeckung des kleinen Kreislaufes des Blutes, jedoch mit dem Unterschiede vor, daß er, statt wie Servetto vom Geiste in den Arterien zu sprechen, dafür vom Blute selbst spricht.[h]

Andreas Cesalpini [1519 – 1603], aus Arezzo, päbstlicher Leibarzt hat in seinen Werken[i] noch umständlicher, als beyde vorhergehende vom Durchgang des Blutes durch die Lungen gehandelt. Die genaue Beschreibung der Lungen Arterien und ihrer Venen, welche dieser gelehrte Arzt anführt, und die bestimmte Äußerung in seinen Schriften, daß das Blut aus der rechten Herzkammer in die Lungenarterie, und aus derselben vermittelst häufiger Anastomosen durch die Lungenvenen in die linke Herzkammer zurückgehe, beweisen hinlänglich, daß ihm der kleine Kreislauf sehr bekannt gewesen sey; aber auch den großen Kreislauf der Säfte durch den ganzen Körper hat Cesalpinus gekannt. Dies erhellt wenigstens sehr auffallend aus einer Stelle eines andern Werkes von ihm.[k]

Die Naturgeschichte wurde in diesem Jahrhundert durch Conrad Gesner [1516 – 1565] aus Zürich zu einem beträchtlichen Grade der Ausbildung erhoben: Er war der erste, welcher die Geschichte des Thier, Pflanzen und Mineralogisches [! – zu ergänzen: Reichs] in ein System brachte. Nur schade, daß ein zu frühzeitiger Tod[l] ihn an der fernern Bearbeitung der durch seine gelehrte Reisen und Sammlungen

---

[g] Die Stelle in dem Libro V. de Trinitate. [Nürnberg 1791] p. 170 heißt so: „Generatur /spiritus/ ex facta in pulmonibus mixtione inspirati aeris cum elaborato subtili sanguine, quem dexter ventriculus cordissinistro communicat. Fit autem haec communicatio non per parietem cordis medium, ut vulgo creditur, sed magno artificio a dextro cordis ventriculo, longo per pulmonesductu, agitatur sanguis subtilis; a pulmonibus traeparatur, flavus efficitur, et a vena arteriosa in arteriam venosam transfunditur. "

[h] de re anatomica. Lib. VII. [Frankfurt 1593] p.325. [„Ego vero oppositum prorsus sentio – hanc scilicet arteriam venalem factam esse ut sanguinem cum aere a pulmonibus mixtum afferat ad sinistrum cordis vetnriculum. Quod verum est, quam quod verissimum: nam non modo si cadavera inspicis, sed si viva etiam animalia, hanc arteriam in omnibus sanguine refertam invenies, quod nullo pacto eveniret, si ob aerem duntaxat et vapores constructa foret. " zit. n. Metzger 1792, 184-185]

[i] quaest[ionum] peripatet[icarum] Caesalpin[i] Lib. V. c.4. p.528 /fol. Lugd. 1588/

[k] <u>Caesalpin.</u> de plantis [Libri XVI] /4. Florent. 1583/ [Nam] in animalibus /heißt es/ videmus alimentum per venas duci ad cor, tanquam ad officinam caloris insiti, et, adepta inibi ultima perfectione, per arterias in universum corpus distribui, agente spiritu, qui ex eodem alimento in corde gignitur. [Lib. 1, cap. 2. pag. 3; n. Sprengel 1794 III,546]

[l] Geßner starb i. J. 1562 [!] an der Pest.

[m] Hist[oria] animal[ium] Libri V. Basil. 1551 in fol[io] – Nomenclator, als Compendium des vorigen Werkes. Zürich 1560. fol.

berühmt gewordenen naturhistorischen Werke gehindert hat. Von Geßner besitzen wir dessen Historia animalium, und icones animalium et nomenclator.[m]

Es kommen darin Beschreibungen der lebendig gebärenden und eyerlegenden vierfüßigen Thiere und Vögel, Fische, Schlangen u.s.w., mit eingestreuten Bemerkungen über die vergleichende Anatomie vor. Für diese Fächer verdienen auch noch die Werke eines Petr[us] Belon [1517 – 1564], und Wilhelm Rondelet's [1507 – 1566] einer rühmlichen Erwähnung. Der erste wegen seiner Geschichte der Vögel,[n] der letztere wegen seiner Beschreibung der Seefische und Wasserthiere.[o]

Außer Gesner hat für die Mineralogie, besonders für die Metallurgie Georg Agricola [geb. 1494], ausübender Arzt in Joachimsthal, dann in Zwickau, auch in Chemnitz, wo er 1555 starb, das meiste geleistet. Davon zeugen seine Werke de re metallica, in zwölf Büchern[p], de ortu et causis subterraneorum in fünf Büchern [1546], wie auch das Buch de ponderibus et mensuris.

Die Botanik hatte in der ersten Hälfte des sechszehnten Jahrhunderts ihre bessere Bearbeitung theils der damals erst eingeführten förmlichen Errichtung botanischer Gärten, theils den Bemühungen mancher auch in diesem Fache sich ausgezeichneter Ärzte zu verdanken: Schon ums Jahr 1535 wurde zu Padua ein akademischer Garten angelegt. Diesem folgte jener zu Florenz im Jahre 1554 und endlich ähnliche zu Pisa, und zu Leiden, wie auch in Frankreich und dem übrigen Italien; der botanische Unterricht wurde also dadurch sehr befördert. Schon vor Geßner geschäftigten [!] sich verschiedene Phytologen mit der Ausgabe mancher noch gegenwärtig schätzungswerther hieher gehöriger Werke, wie z.B. Euricius Cordus [1486 – 1535][q], Lehrer der Botanik zu Marburg, Otto Brunfels [gest. 1534] Stadtarzt in Bern.[r] Auch Hieronymus Bock [um 1489 – 1554], oder Tragus, schrieb ein sogenanntes New Kreuterbuch, daß zu Strasburg 1546 in fol[io] herauskam, und wozu Gesner in einer neuen Ausgabe vom Jahre 1552 eine besondere Vorrede geliefert hat. Der verdienstvolle Leonhard Fuchs, dessen ich als Arzt und Litterator schon im Anfange dieses Abschnittes rühmlichst erwähnt habe, (87) zeichnete sich ebenfalls durch seine mit mehr als 500 von dem geschickten Künstler Rudolph Speckle verfertigten Abbildungen gezierter Historia stirpium[s] vortheilhaft aus.

Alle diese Werke werden aber von denen, die Geßner noch zur Lebenszeit zum Drucke gebracht hatte, die aber erst nach seinem frühzeitigen Tode der Nachwelt durch andere Schriftsteller bekannt gemacht wurden, weit übertroffen: Sie bestehen in mehr als 1500 Pflanzenabbildungen, welche unter dem Titel: [J. Camerarius (1534 – 1598):] Epitome Malthioli. Francf. 1586. i. 4, und [Kasimir Christoph] Schmiedel [1718 – 1792] in Gesneri opera botan[ica]. Nürnberg 1754-59 in II. Vol. in

---

n [Histoire des Oiseaux] Paris. 1555. fol.

o de piscibus marinis Libri XVIII. Lyon 1554. und aquatil[ium] historiae pars altera. ibid.

p Basil[eae] 1546.

q Botanologicon oder colloquium de herbis. Cölln 1534. 8.

r ein Contrafayt Kreuterbuch – der massen nye gesehen, noch im Truck ausgangen. Strasburg 1532. II. Vol. fol. [lat. Herbarum vivae icones. Straßburg 1537]

s de historia stirpium commentarii insignes. Basil. 1542. fol.

fol. vollends erschienen sind. Nebst diesem hatten Valerius Cordus [1515 – 1544], ein Sohn des Euricius [Cordus],[t] Joh[ann] Ruellius [1474 – 1537][u] und Carl Estienne oder Stephanus [gest. 1564][w] sich ebenfalls um die Botanik Verdienste erworben.

Für die Arzneymittellehre hat die erste Hälfte des sechszehnten Jahrhundert einige nicht unbedeutende Werke mancher der Zeit lebender Schriftsteller aufzuweisen. Gesner z.B. machte mehrere Versuche, um die Heilkräfte der Arzneymittel durch den blosen Geruch zu bestimmen, wie man aus seinen hieher einschlagenden Schriften[x] ersieht. Ferners Antonius Musa Brassavolus [gest. 1555], Professor zu Ferrara, Verfasser mehrerer Schriften[y] die zur Materia medica gehören, untersuchte sogar die Gifte, um ihre Heilkräfte als Medikamente zu bestimmen, und Ulrich von Hutten [1488 – 1523], dieser in Luthers Reformationsepoche so merkwürdig gewordene teutsche Ritter, lieferte uns an seiner eigenen Krankheitsgeschichte eigene gedruckte Nachrichten über die Wirkung des Guaiacholzes in der Lustseuche.[z] (88)

Die Chemie und Pharmacie machten in der ersten Hälfte des sechszehnten Jahrhunderts im Verhältnis gegen andere Wissenschaften sehr unbedeutende Fortschritte, und davon müssen wir die wichtigste Ursache in der Erscheinung eines einzigen Mannes, nemlich des um diese Zeit zwar berühmt gewordenen, aber nach dem unbestechlichen Urtheile der Zeit wenigst nicht in dem nemlichen Grade verdienten Theophrastus Paracelsus und dessen nachtheiligen Einflusse auf den Geist seiner medizinischen Zeitgenossen suchen.

Dieser seltsame Mann, der weder vor noch nach ihm in vieler Hinsicht seinesgleichen hatte, hieß eigentlich Hoechner und wurde zu Einsiedeln im Canton Schwytz im Jahr 1493 geboren, legte sich aber späterhin selbst, um sich geltender zu machen, den pombösern Namen Aureolus Philippus Theophrastus Paracelsus Bombastus ab Hohenheim, wie er sich in allen seinen Schriften nennt, bei. Es ist sicher, daß Theophrast von frühern und spätern Schriftstellern sehr ungleich beurtheilt worden ist. Manche derselben, wie [Gottlieb] Stolle [1673 – 1744] (89), [Jean] Astruc [1684 – 1766] (90), [Johann Georg] Zimmermann [1728 – 1795] (91), [Christoph] Girtanner [1760 – 1800] (92) setzten seine bei aller tadelswürdigen Originalität doch nicht abzuläugnende Verdienste zu sehr herab, da andere hingegen wie [Philipp Gabriel] Hensler [1733 – 1805] (93), und Hemman (94) in ihrem dem Paracelsus ertheilten Lobe schier zu weit gehen. (95)

Ich werde daher von seinen Verdiensten um die Arzneykunst, besonders um die Chemie und Pharmacie, eben so gut, als von dem Nachtheile, den Theophrast über das ganze Gebieth der Arnzeykunst durch die Einmischung seiner Theosophischen

---

[t] Historia plantarum. Auch existiert von Cordus das erste Dispensatorium, wovon zu Nürnberg viele Ausgaben 1535, 1592, 1612 in 8. erschienen sind.

[u] natura et historia stirpium [Libri III]. Paris 1536. [vgl. S. 157]

[w] praedium rusticum. Paris 1554. 8. [vgl. S. 171]

[x] Gesn[eri] Epistolae medicinales. Libri III. Zürich 1577. [Der 4. Band erschien 1584 zu Wittenberg]

[y] Examen Medicamentorum simplicium. Rom 1536. fol.

[z] De Guaiaci medicina et Morbo gallico. Mainz 1519, und 1524. 4. bey Schiffer.

Schwärmereien zu Ende der ersten Hälfte des 16. Jahrhunderts verbreitete, in einer gedrängten Darstellung um so mehr handeln, da es in der geschichtlichen Erzählung des Zustandes der Arzneykunst in der zweyten Hälfte des 16ten Jahrhunderts noch öfters Gelegenheit geben wird, der abentheuerlichen Anwendung der paracelsischen Grundsätze unter seinen spätern Anhängern, wiederholter Malen zu erwähnen:

Theophrastus Paracelsus, *dessen Lebensgeschichte Sprengel[a] unter allen Schriftstellern am ausführlichsten beschrieben hat,* war die halbe Welt durchreist, hatte aus allen Orten und Enden Rezepte und Wundermittel zusammengetragen, und besonders, was zu seiner Zeit sehr selten war, sich in vielen Bergwerken große Kenntnisse in der Behandlung der Metalle gesammelt. Sein vorzüglichstes Verdienst um die Arzneykunde war, daß er einige wirksame, zusammengesetzte Arzneymittel z.B. das Laudanum (96), einige Quecksilber und Spiesglaszubereitungen erfand, daß er den Gebrauch der Merkurialmittel in verschiedenen, besonders in venerischen Krankheiten, wie ich schon an einem andern Orte erinnerte, wo nicht eingeführt, doch erweitert, und allgemeiner gemacht, daß er die vielfältigen Gestalten der <u>Lustseuche</u> angezeigt, manche chirurgische Krankheiten besser behandelt, und besonders viele von andern Ärzten für unheilbar gehaltene Geschwüre geheilt hat. Durch die vielen neuen und auffallenden Wirkungen einiger chemischer Mittel machte Paracelsus erstaunliche Sensation, und sein Ruf wurde so verbreitet, daß aus ganz Europa Schüler und Patienten zu ihm strömten, und daß selbst ein Erasmus Rotterdamus sich entschließen konnte, ihn zu consultieren. Paracelsus hatte seine ganze Lebenszeit in allen Ländern umhergeirrt, und sein wanderndes Leben bis zu seinem Ende fortgesetzt; im Jahre 1527 erhielt er zwar eine Lehrstelle der Chemie und Chirurgie zu Basel, begleitete selbe aber nicht lange, sondern setzte bald seine irrende Lebensweise, wie vormahls fort. Wenn man seine von ihm als Universalmittel zur Erhaltung des Lebens aus gesauerten vegetabilischen Schwefel genauer untersucht, so findet man, daß er weiter nichts, als ein hitziges, dem Hofmannischen Liquor gleiches Mittel ist. (97)

Dieses wenige gute des Paracelsus wog nun freylich bey weitem den Nachtheil nicht auf, den die Arzneywissenschaft durch seine chemischen und theosophischen Schwärmereien erlitt. Paracelsus hatte die Dreistigkeit, nicht allein ein besonderes medizinisches Lehrgebäude nach seinem Gutdünken zu errichten, sondern auch alle griechische und arabische Ärzte ohne Unterschied zu verachten, und als bloße unbedeutende Humoristen zu verspotten.[a] Seine chemische und theosophische

---

[a] Pragmatische Geschichte der Arzneykunde. III. Theil. [Halle 1794] S. 337 u.d.folg.

[a] Dies erhellt besonders aus der Vorrede zu seinem Hauptwerke [Paragranum. Franckfurt 1565], wo es heißt: „Ihr müßt mir nach, ich nicht euch. Ihr mir nach Avicenna, Rhazes, Galen, Mesue mir nach und nicht ich euch. Ihr von Paris, Ihr von Montpellier, Ihr von Schwaben, Ihr von Meissen, Ihr von Kölln, Ihr von Wien, und was an der Donau und dem Rheinstrom liegt, Ihr Inseln im Meer, du Italien, du Dalmatien, du Africa, du Grieche, du Araber, du Israelite, mir nach und nicht ich euch! – Mein ist die Monarchey," u.s.w. [Vgl. Sudhoff 1924 VIII, 56]
Man sieht daraus, daß er nicht unrecht hat, wenn er ebendaselbst von sich sagt, „von der Natur bin ich nicht subtill gesponnen, es ist auch nicht unsere Landesart, die wir unter Tannzapfen aufwachsen."

Schwärmereien bestanden vorzüglich darin, daß er ohne die mindeste Kenntniß des menschlichen Körpers und der Physik, die sämtliche Arzneywissenschaft, der Cabbala (98), der Astrologie und Alchemie unterordnete:

Er nahm im menschlichen Körper drei Elemente an: Salz, Schwefel und Queck-silber. Rother Schwefel sey im Blute und Fleische, gelber im Fette, und in den Knochen, grüner in der Galle. Schwarzer Merkurius herrsche über das Fleisch, ein lichterer über die Lungen, ein minder lichter über die Knochen. Der Puls stehe in einigen Theilen unter dem Einflusse des Jupiters, in andern unter Venus und Mars.

Die Krankheiten kommen von dem bösen Einfluße der Gestirne auf die minera-lischen Bestandtheile des Körpers. Die Pest sey arsenikalisch, das Erysipel vitrio-lisch, andere Krankheiten lägen im Tartarus, u.s.w.

Da er sich überhaupt mehr durch Einbildungskraft als durch die Gesetze der Ver-nunft regieren ließ, so wurde er zu einer Menge von Schwärmereien verleitet. Para-celsus hatte indessen einmahl die seltene Gabe, seinen Unsinn in einer so dunklen und mistischen Sprache vorzutragen, daß man die tiefste Geheimnisse darinn ahn-dete und noch hie und da darinn sucht, so daß es wenigstens ganz unmöglich war, ihn zu widerlegen.

Seine Schule, oder vielmehr eine Menge Betrüger, die sich für Schüler dieses Mannes ausgaben, beredeten leicht die Leichtgläubigen dieser Zeit, vermittelst einer wunderthätigen Tinktur alle Krankheiten heben, das Leben verewigen, und was für die Menschen so viel verführerischen Reitz hat, alle Metalle in Gold ver-wandeln zu können. Je mehr diese Träumereien den Gesetzen der gesunden Ver-nunft und aller Erfahrung widerstritten, desto mehr Beyfall fanden sie –

Paracelsus fing seine Laufbahn damit an, alles niederzureissen, was bisdaher ge-lehrt worden war, alle Hohe Schulen mit der größten Verachtung zu behandeln, sich als den ersten Philosophen und größten Arzt der Welt darzustellen[b] und heilig zu versichern, daß keine Krankheit sey, die er nicht heilen, kein Leben, das er nicht verlängern könnte.

Die paracelsische Theorie der Krankheiten wich darinn wesentlich von der gale-nischen ab, daß in jener die chemischen Prinzipien zur Erklärung einzelner kranker

---

[b] Den größten Beweis eines bis aufs höchste getriebenen Egoismus legte Paracelsus an der Hohen Schule zu Basel ab, allwo er seine Vorlesungen damit eröffnete, daß er, nach Sprengels Bericht im III. Theile der pragmatischen Geschichte der Med. S. 345, die Werke des Ebn Sina und des Galens in seinem Hörsaal öffentlich verbrannte und seine Zuhörer dabei versicherte, „seine Schuhriemen wissen mehr als Avicenna und Galenus, alle Hohe Schulen hätten nicht so viel erfahren als sein Bart, und sein Gauchhaar im Genick sei gelehrter als alle Scribenten." [Vorrede über das Buch Pa-ragranum; Sudhoff 1924 VIII, 65] Von allem diesem aber war niemand lebhafter überzeugt als Pa-racelsus selbst: An seinen Freund Christoph Clauser, einen Arzt in Zürich schrieb der nämliche Paracelsus, „Er könne ihn, den Theophrast, nur sicher mit dem Hippokrates, Galen. Rasi und Marsilius Ficinus vergleichen. Jedes Land bringe einen vorzüglichen Arzt hervor, dessen Grund-sätze grade für das Land angemessen seien, in welchem er gebohren sei. Der Archaeus oder der Genius Griechenlands habe den Hippokrates, der Archaeus oder Genius Arabiens den Rhazes, der Archaeus Italiens den Ficinus, und der Archaeus Deutschlands habe ihn, den Paracelsus her-vorgebracht!! /S. Sprengels pragm. Gesch. d. Arzneyk. III.Th. [Halle 1794] S. [344 u.] 345/

Zustände benutzt, und daß aus dem Aufbrausen der Salze, aus dem Abbrennen des Schwefels und aus der Coagulation des Quecksilbers, wo nicht alle, doch sehr viele Zufälle erklärt wurden. Wenn Paracelsus nicht durch die Erscheinungen der Krankheiten, welchen Bergleute und Hüttenarbeiter unterworfen sind, darauf geführt wurde, so dienten doch diese Krankheiten sehr zur Bestätigung seiner Theorie.

Überhaupt fällt es nach dem einstimmigen Urtheile aller medizinischen Geschichtsschreiber äußerst schwer, die aechten Werke[c] des Paracelsus von den unechten zu unterscheiden, theils weil Paracelsus selbst wenig schrieb, sondern seine meisten Werke seinen öfters sehr untreuen Schülern, über die er sich an mehreren Stellen selbst beklagte, gewöhnlich in die Feder diktierte, theils weil seine Verehrung erst mehr <u>nach</u>, als <u>vor</u> seinem Tode unter seinen medizinischen Zeitgenossen und Anhängern zugenommen und daher oft erst die spätere Ausgabe seiner Werke veranlaßt hat.

Ein eben so großes Hindernis findet man, wenn man sich eine richtige Kenntniß des philosophischen und medizinischen Systems des Paracelsus verschaffen will, denn die verworrene, mystische, mit erdichteten Namen überhäufte Schreibart, die man in allen seinen Werken antrifft, macht es jedem Forscher schier zur Unmöglichkeit, sich eine genaue Kenntniß davon zu erwerben. Ja es ist sogar ein noch nicht gelöstes Problem, ob Paracelsus jemals wirklich ein philosophisches und medizinisches System besessen habe. Will man daher alle seine Werke einer kritischen Prüfung unterwerfen, so muß man offenherzig gestehen, daß viele derselben einen sehr verschiedenen, manche wohl auch gar keinen Werth haben: Seine physiologische Theorie enthält in manchen Stellen, wo er das galenische System, dessen Hauptstütze die Lehre von den Elementar-qualitäten war, angreift und zugleich die fehlerhafte Anwendung des Begriffs von einfacher Krankheit der festen Theile, der Kräfte und der sinnlichen Eigenschaften auf zusammengesetzte kranke Zustände

---

[c] Zu den bekannteren, wahrscheinlich von Paracelsus zur Lebenszeit selbst verfaßten Werken gehören jenes 1) von der Tempestur der Arzney, 2) vom Korrigieren derselbigen, 3) von den verderbten Krankheiten. Nürnberg, durch Friedr. Prygus, 1530. Nach seinem Tode sind erschienen 1) das Buch Paramirum. Mühlhausen 1562. 2) Spitalbuch ebendaselbst 1562. 3) Baderbüchlein. ibidem. 1562. 4) Modus pharmacandi /deutsch/ Cölln 1562. 5) de gradibus, de compositione et dosibus receptorum ac naturalium. Libri VII. Mühlh. 1562. 6) das Buch Meteorum. Cölln 1566. 7) Astronomia et Astrologia. Cölln 1567. /deutsch/ 8) die Verantwortung über etliche Verunglimpfung seiner Mis…[?] 9) von dem Irrgang der Ärzte [Labyrinthus medicorum errantium] 10) Von dem Ursprung der tartarischen Krankheiten. 11) Kurzer Auszug der Krankheitschronik. Coelln 1564. 12) Handbuch der großen Wundarznei.
Theophrasts Werke sind auch alle <u>gesammelt</u> herausgegeben worden: Ich besitze selbst in meiner Büchersammlung folgendes Werk in folio – Aureoli Philippi Theophrasti Bombastus von Hohenheim Paracelsi, des Edlen, Hochgelehrten, fürtrefflichsten, weiterberümbtesten Philosophi und Medici Opera, Bücher und Schriften, so viel deren zu Hand gebracht, und vor wenig Jahren, mit und auß ihren glaubwürdigen eygener Hand geschriebenen Originalien collaminiert, verglichen, verbessert, und durch Joannem Huserm Brisgoicum /einem vorzüglichen Anhänger des Paracelsus/ in zehn underschiedliche Theile, in Truck gegeben. Straßburg. Anno MDCXVI in Verlegung Lazari Zetzners Seligen Erben. – In der Vorrede bemerkt <u>Huserus</u>, daß er meistens Originalhandschriften des Theophrast bey der Ausgabe dieses Werkes zur Hand gehabt habe.

mehr einschränkt, sehr gute Bemerkungen, indessen ist sie zu sehr nach dem Maaßstabe der Metallurgie und Alchymie eingerichtet. Eben so verhält es sich mit seiner
Krankheitstheorie, in welcher die Lehre von dem Tartarus, in seinem bekannten
Werke von den tartarischen Krankheiten auch das meiste Verdienst hat. Vorzügli-
ches Lob verdient Paracelsus auch besonders darum, daß er die Chemie zur Berei-
tung der Arzneymittel als unentbehrlich behauptete: Er suchte die geringe Wirk-
samkeit aller unkräftigen und ekelhaften Abkochungen der Syrupe, deren sich die
Araber und Arabisten so häufig zu bedienen pflegten, der Tinkturen, Essenzen und
Extrakten, so wie das zwecklose Zusammenmischen mehrerer Ingredienzen nach
Kräften herabzusetzen, wobey er nicht ermangelt, sehr energisch sich gegen solche
Apotheker auszudrücken, indem er sie Sudelköche nennt,[d] die die besten Arcana in
ihren Syrupen ersäufen.

Um die Chirurgie hatte sich Paracelsus, wenn man über die nach seinen Lieblings-
ideen auch hier eingemischten astrologischen Grundsätze hinwegrechnet, ebenfalls
riesige Verdienste erworben. Besonders gilt dies für die pathologische Lehre von
den Wunden und Geschwüren, die erstern mißräth er durch schneidende oder
brennende Werkzeuge, und durch Nähte zu behandeln, und empfiehlt dafür den
von ihm eingeführten Gebrauch eines eigenen Balsams, den er Mumia nannte, dessen Hauptingrediens die Beinwelle /Symphytum offic[inale]/ ist.[e] Auch auf die
Heilkräfte des Magnets, vorzüglich in Blutflüssen und hysterischen Krankheiten
hielt Paracelsus sehr viel, und brachte ihn unter seinen Zeitgenossen zu erst in Anwendung.

So viel also von Theophrastus Paracelsus, dessen Lebensgeschichte Sprengel[f] am
ausführlichsten geschrieben hat, und seiner Theorie. Man ersieht daraus, daß er in
chemischer und pharmazeutischer Hinsicht für den damahligen Geist seines Zeitalters das meiste geleistet hat und daher er es immer in einem vorzüglichen Grade verdient, daß sein Andenken der Nachwelt trotz seinen mannigfaltigen excentrischen
Handlungen <u>ehrenvoll</u> bleibe; daher dieser so berühmt gewordene Reformator der
Medizin in der ersten Hälfte dieses Jahrhunderts würde, hätte er eine bessere Erziehung, und zweckmäßigere Richtung seiner seltenen Geisteskräfte erhalten, mit
Recht zu den großen Männern seines Zeitalters gezählt werden können. Paracelsus
starb ohnerachtet er den Stein der Unsterblichkeit zu besitzen vorgab, im 48. Jahre
seines Alters im Hospital zu St. Stephan zu Salzburg im Jahre 1541, und zwar, trotz
seines unausgesetzten Geschäfts, die Metalle in Gold zu verwandeln, in äußerster
Armuth, dem gewöhnlichen Loose aller Alchemisten.

Ich habe nun noch zum Schluße der historischen Darstellung des Zustandes der
Arzneykunst in der ersten Hälfte des sechszehnten Jahrhunderts die Verbesserungen, welche sich mit der Chirurgie, der Geburtshülfe, und der ersten Bearbeitung

---

[d] S. das Buch Paragranum [III. Tractat – von der Alchimey] p. 220 – Labyrinth[us] medicor[um]
p. 272 [Zit. z.B. n. Paracelsi Opera I. Straßburg 1603]

[e] Buch der großen Wundarzney. Dahin gehört auch das Opus chirurgicum. Von Dr. Adam Bodenstein. Basel 1581. fol.

[f] Sprengel. Pragm. Gesch. der Arzneyk. [Halle 1794] III.Th. S. 337

der Staatsarzneykunde zugetragen haben, anzuzeigen, wovon die folgenden die merkwürdigsten sind.

Die Verbesserung der Chirurgie ging in den vorigen Jahrhunderten nicht gleichen Schrittes mit der almählich erfolgten Ausbildung aller übrigen wissenschaftlichen Zweige der Heilkunst. Nur in der ersten Hälfte des 16. Jahrhunderts erhielt sie merkliche Bereicherungen und Verbesserungen, und zwar durch den schon für seine Verdienste um die Zergliederungslehre erwähnten Vesal, der nach Hallers[g] Zeugnis auch ein guter Wundarzt war, wenn gleich seine Chirurgia magna[h], welche vermuthlich seinem Namen unterschoben worden, hievon eben nicht den besten Beweis liefert.

Ingrassias [1510 – 1580] (99) machte sich um die Behandlung der Geschwülste durch ein einziges Werk[i] besonders verdient. Der als Anatom berühmte und verdiente Fallopius (100) nahm sich in seinem Werke[k] die bessere Bearbeitung der Lehre von den Geschwülsten, den Geschwüren, der Wunden überhaupt, und insbesondere der Kopfwunden zum vorzüglichen Gegenstande, sowie sein Schüler Leonh[ardus] Botallus [geb. 1530] für die Heilung der Schuswunden ein neuer und besserer Schriftsteller, als seine Vorgänger ist.[l] Er sowohl, als Bartholomeus Maggi [1516 – 1552] widersetzten sich besonders der alten Meinung, daß in Schußwunden eine giftige Beschaffenheit zugegen sey, worauf man in der Behandlung Rücksicht zu nehmen habe. (101) Auch [der Pariser Chirurgieprofessor] Johann Tagault [gest. 1545] (102) und Petrus Franco [um 1500 – letztes Drittel 16. Jh.], der Erfinder des Steinschnittes in der Schamgegend und Verfasser eines lehrreichen Werkes über die Brüche[m] gehören unter die wichtigsten Wundärzte ihres Zeitalters. Felix Würtz [ca 1510 – 1590/1596], Verfertiger eines eigenen unter seinem Namen in ältern Dispensatorien enthaltenen Pflasters, und Verfasser eines chirurgischen Werkes,[n] worin er gegen blutige Nähte, Sonden, Wiecken (103) und übereilte Amputationen eifert, und einigermassen Paracelsus, ein ebenfalls nicht ganz verwerflicher Wundarzt, wie ich schon an einer andern Stelle erinnerte, verdienen gleichfalls unter die bessern Wundärzte der ersten Hälfte dieses Jahrhunderts gezählt zu werden.

Die Entbindungskunst wurde erst in diesem Zeitalter einiger Aufmerksamkeit gewürdigt, und einigermassen wissenschaftlich behandelt, wiewohl sie durch die ersten Ausarbeitungen derselben in dieser Periode noch nicht viel gewonnen hat, da die Verbesserung dieses wissenschaftlichen Zweiges erst in eine spätere Zeit-

---

[g] Haller. Bibl[iotheca]. chirurg[ica Tom] I. [Bern Basel 1774] p. 193

[h] [Prosper Borgarucci: Andreae Vesalii Chirugia magna, in septem libros digesta] gedruckt zu Venedig. 1568. 8. [Nach eigener Aussage hatte Borgarucci das Manuskript von Vesals Chirurgie angekauft]

[i] de tumoribus praeter naturam. Tomus I. Neapel 1553. fol.

[k] de ulceribus et tumoribus. Ven. 1563. 4. – de vulneribus in genere, de vulneribus capitis, nasi, oculorum, colli etc. Venet. 1571. fol.

[l] de curandis vulneribus sclopetorum. Lyon 1560. 8.

[m] Traité des hernies, contenant une ample declaration de toutes leurs especes, et autres excellentes parties de la chirurgie, c.a.d. de la pierre, de la cataracte, des yeux et autres maladies. Lyon 1561. 8.

[n] Practica der Wundarzney. Basil. 1576. 8.

periode fällt, wie wir in den folgenden Abschnitten hören werden. Doch verdienen die Werke eines Eucharius Röslin [gest. 1526],[o] eines Walter Hermann Ryff oder Reif [1. Hälfte 16. Jh.][p] und des Jacob Rueff [um 1500 – 1558][q], des ersten Erfinders einer Geburtszange, /jedoch nur zur Ausziehung toder Kinder,/ hier nicht ganz mit Stillschweigen übergangen zu werden.

Für die Staatsarzneykunde, besonders was die gerichtliche Arzneykunst betrifft, kann man in der ersten Hälfte des 16. Jahrhunderts ausser der um das Jahr 1538 zu Mainz in fol[io] herausgekommenen Constitutio criminalis Carolina, welche vielfältig in der Folgezeit aufgelegt worden ist, und das erste Werk dieser Art ist, weiters kein einziges schriftstellerisches Produkt zur systematischen Bearbeitung dieses Gegenstandes aufweisen. Diese von Kaiser Karl dem Vten [1519 – 1556] dem deutschen Reich ertheilte peinliche Halsgerichtsordnung wies zuerst die Ärzte an, wie sie bey gerichtlichen medizinischen Untersuchungen aller hier einschlagenden Gegenstände sich zu benehmen hätten, und man kann in dieser Hinsicht behaupten, daß unter den deutschen Ärzten dadurch vor andern übrigen Nationen zu erst die Idee geweckt wurde, in den folgenden Jahrhunderten diesen bis dahin schier ganz vernachlässigten Zweig einer wissenschaftlichen Bearbeitung gleich den übrigen zu unterziehen, wie man dies Bedürfniß von zweckmäßigen Schriften über diesen Gegenstand wirklich erst von diesem Augenblicke an besser, als bis daher zu empfinden schien.

Es fehlte zwar schon in den ältesten Zeiten nicht an Beyspielen einzelner auf die gerichtliche Arzneykunde Bezug habender Verordnungen. So war z.B. schon bey den Römern die Besichtigung der Leichname, wo Verdacht eines gewaltsamen Todes obwaltete, eingeführt.[r] Sie hatten sogar ihre eigene inspectores ventris bey Fällen von Absterben der Männer, deren Ehefrauen sich für schwanger ausgaben, wie dies das im römischen Rechtscodex enthaltene eigene Gesetz de ventre inspiciendo beweist: Allein es blieb auch bey diesen einzelnen Bruchstücken von Verordnungen, die zur gerichtlichen Arzneykunde gehören, da hingegen erst in der Zeitperiode der ersten Hälfte des XVI. Jahrhunderts durch die erwähnte peinliche Halsgerichtsordnung Kaiser Karl des Vten der erste Grund zu einer gerichtlichen Arzneywissenschaft gelegt, und in der Folgezeit noch vollkomner ausgebildet worden ist.

Zu den Fortschritten in der Arzneywissenschaft, welche der ersten Hälfte des XVI. Jahrhunderts zu gehören, können wir noch zum Schlusse der Beschreibung dieser merkwürdigen Epoche die um jene Zeit eingetrettene Verbesserung des Apothekerwesens hinrechnen. Die Apotheker waren in den frühern Zeiten, ja selbst

---

[o] Der schwangern Frawen und Hebammen Rosengarten. Strasb. 1529. 4. [Dieses mit Abbildungen komplizierter Geburtslagen illustrierte Werk gilt als das früheste deutsche geburtshilfliche Lehrbuch.]

[p] Der Frawen Rosengarten von vielfaltigen sorglichen Zufällen und Gebrechen der Mütter und Kinder. Frankfurt. 1545. fol.

[q] De conceptu et generatione hominis Lib[ri] VI. Zürich 1554. 4. – Hebammenbuch, darinn man die Heimlichkeit des weiblichen Geschlechtes erlernen kann. Frft. 1580. 4. /mit Holzstichen/

[r] S. Peter Gerike [1713 – 1750; Prof. in Helmstedt] Programma, quo inspectionem cadaveris in homicido apud Romanos in usu fuisse ostenditus. Helmstad. 1739.

noch im fünfzehnten Jahrhundert, größtentheils nur Medicinalhändler, welche meistens als Kaufleute aus Zuckerbäckern, Lebküchnern und Krämern bestanden, die mit Konfektionen Handel trieben. Sie ließen aus Italien, und aus Frankreich, über Venedig, Brügge und Antwerpen, zu Land aber über Augsburg und Nürnberg ihre Arzneymittel, wozu Zucker genommen wurde, kommen.[s] Ihre Apotheken standen zwar schon im fünfzehnten Jahrhundert in Frankreich unter der Aufsicht der Stadtärzte und der Fakultäten, es existierten zwar in Deutschland, wie z.B. zu Nürnberg schon aus dem 12ten, 13ten und 14ten Jahrhundert Polizeigesetze, um dem Unfuge der Apotheker zu steuern, welche ihre Waaren für alle Krankheiten anpriesen. Und in dem Werke des Saladin von Asculo[t] (104) findet man schon aus dem 15. Jahrhundert von dem Verfasser eine Anzeige von Büchern, die er den Apothekern zur Anschaffung für die Zubereitung ihrer einfachen und zusammengesetzten Medikamente vorschlägt. Zu Augsburg war selbst schon nach <u>Stettens Nachrichten</u>[u] im Jahre 1285 eine Apotheke. Allein erst im Jahre 1535 erschien das erste förmliche und zugleich älteste Dispensatorium von Valerius Cordus [1515 – 1544] bearbeitet, welches zu Nürnberg vielfältig nemlich in den Jahren 1535, 1592, 1612 in 8. aufgelegt worden ist. Valerius Cordus, dessen Dispensatorium bereits in Sachsen eingeführt war, kam im Jahre 1542 [richtig ist wohl 1535] selbst nach Nürnberg, und übergab dem Rath ein Manuskript, welches dieser nach vorläufiger Prüfung zu drucken befahl (105), und den Apothekern zugleich auftrug, künftig nach der Vorschrift dieses Buches die Arzneien einzurichten.[w]

Zu allem diesem kommt nun noch, daß der Rath zu Lindau in eben diesem Zeitraume, nämlich im Jahre 1538 das erste Beyspiel einer festgesetzten Taxe der Arzneymittel gab.[x]

Der Anfang zur wissenschaftlichen Bearbeitung der Thierarzneykunst wurde endlich ebenfalls in der ersten Hälfte dieses Jahrhunderts gemacht. Sie fand ihren ersten Lobredner an dem schon einmal angeführten Ingrassias[y] und [der römische Tierarzt] Laurentius Rusius [14. Jh.] schrieb sogar ein eigenes Werk über die Roßarzneykunst.[z]

Ich schließe daher die Geschichte des Zustandes der Medizin in der ersten Hälfte des XVI. Jahrhunderts mit der wiederholten und gegründeten Bemerkung, daß uns die Übersicht derselben allenthalben die überzeugendsten Beweise der fruchtbarsten Thätigkeit des Geistes der Ärzte dieses Zeitalters liefert.

---

[s] Versuch einer Geschichte des Apothekerwesens in Nürnberg. 60 S. in 4to.

[t] Compendium aromaticorum. Venet. 1562. [Erstdruck 1488]

[u] Kunst u. Gewerb und Handwerksgeschichte der Reichsstadt Augsburg.

[w] Entwurf einer Geschichte des Kollegiums der Ärzte in der Reichsstadt Nürnberg. S. 40. bei Stiebner.

[x] Sie führt die Aufschrift: des Apotgkers Tax zu Lindaw inen von eynen Ersamen Rath daselbst geben. Ao. 1538.

[y] Quod veterinaria medicina formaliter una eademque cum nobiliore hominis sit. Venet. 1568. 4.

[z] Hippiatria s. Marescallia. [gedruckt] Paris 1531. fol.

Achtzehnter Abschnitt

Arzneykunst der zweyten Hälfte des 16ten Jahrhunderts

Die Prüfung des Zustandes der gesamten Arzneykunst in der zweyten Hälfte dieses Jahrhunderts gewährt dem Geschichtsforscher bey einer näheren Untersuchung nicht so viele erfreuliche Aussichten für diese medizinische Periode, als jene der ersten Hälfte des 16ten Jahrhunderts. Die Wissenschaft machte im Verhältnisse gegen diese letztere sehr geringe Fortschritte: Die wichtigste Ursache hievon liegt ohnstreitig in der um diese Zeit entstandenen großen Ausbreitung und Verfeinerung des Paracelsismus, und dem darauf beruhenden langwierigen Streite, welchen die sogenannte galenistische Parthey der Ärzte gegen die der Paracelsisten führte: Man sorgte mehr für eine reichhaltige Sammlung als für die Ordnung mannigfaltiger medizinischer Gegenstände. Der Mysticismus, wodurch sich die Paracelsische Lehre so sehr auszeichnete, verschaffte diesem System den größten Anhang unter den meisten Ärzten dieser Zeit, besonders aber unter den deutschen.

Der geringere Theil derselben hielt sich zwar ebenfalls an die Arzneymittel und Arkana [Geheimmittel] des Paracelsus, suchte aber doch diese seine Theorie auf das herrschende und nun einmahl nicht mehr zu verdrängende System des Galens so weit möglich anwendbar zu machen, und auf diese Art das paracelsische System wenigstens zu verfeinern.

Es fehlte auch nicht an Gegnern, welche sich bestrebten, das unzuverläßige in allen paracelsischen Grundsätzen, in Hinsicht auf die Ausübung der Arzneywissenschaft lebhaft darzustellen, so klein auch immer die Zahl derselben gegen die in Frankreich und Italien, besonders aber in Deutschland so sehr überhand genommenen Anhänger dieses theosophischen, alchemischen und kabbalistischen Unsinns gewesen ist. Ich werde daher zuerst von diesen Beyträgen zu den Verirrungen des menschlichen Verstandes, wie sie uns die Geschichte der Arzneykunst in der zweyten Hälfte dieses Jahrhunderts angiebt, handeln, dann die Fortschritte der Medizin, was die Beobachtung und Behandlung mancher zu dieser Zeit wichtiger neuer oder besser beschriebener Krankheiten betrifft, und endlich die Anzeige dessen, was die Arzneykunst in Hinsicht der Bearbeitung aller übrigen wissenschaftlichen Zweige gewonnen hat, der in den vorhergehenden Abschnitten beybehaltenen Ordnung gemäß darauf folgen lassen.

Das ganze Gefolge von neuen abentheuerlichen Ideen welche auf der Sympathie der Körper (1), dem Steine der Weisen, den geheimen Kräften, der Kunst wahr zu sagen /Chiromantie/, verstorbene Personen zu citieren /Nekromantie/, aus dem Harne Krankheiten zu prophezeien /Uromantie/, der Behexung, und endlich der Astrologie und Alchemie beruhten, welche schon in der ersten Hälfte dieses Jahrhunderts zu den wichtigsten Beschäftigungen vieler Ärzte gehörten, diese Ideen sage ich, fanden auch bey dem Eintritte der zweyten Hälfte dieses Jahrhunderts an den Paracelsisten im strengern Sinne große Verehrer, und unter diesen besonders an Leonhard Thurneysser zum Thurn, geboren zu Basel 1530, dem Theophrastus Paracelsus an Gesinnungen und Schicksalen ganz ähnlich *so gleich , wie litterarische Zwillingsbrüder nur immer seyn können* (2), der Arzt, Chemist, Nativitätsteller (3), Calendermacher, Buchdrucker und Buchhändler alles in einer Person war.

Der damahls schon ziemlich allgemeine Glaube, daß der Einfluß der Gestirne Leben und Schicksale der Menschen regierte, daß jeder Planet und jede Constellation derselben der ganzen Existenz des darinne erzeugten Wesens eine gewisse Richtung zum Bösen oder Guten geben könne, und daß folglich ein Astrolog nur die Stunde und Minute der Geburt zu wissen brauche, um das Temperament, die Geistesfähigkeiten, die Schicksale, die Krankheiten, die Art des Todes und auch den Tag desselben bestimmen zu können, dieser Glaube sage ich, wurde von Thurneisen in besondern Schutz genommen. Nach vielen Reisen, die er nach den Bergwerken Tyrols, nach Schottland und den orkadischen Inseln, nach Spanien, Afrika, und Kleinasien unternahm, um allda sich Kenntnisse in der Metallurgie und zum Theil auch in der Medizin zu erwerben, von welchen Reisen Thurneisen im Jahre 1568 wieder zurückkam, ward er im Jahre 1570 in die Dienste des [brandenburgischen] Churfürsten Johann Georg [1525 – 1598; Reg. ab 1571] zu Frankfurt an der Oder als Leibarzt aufgenommen. Seine Reputation in der Astrologie war am Hofe zu Berlin so groß, daß fast in keinem angesehenen Hause in Teutschland, Polen, Ungarn, Dänemark, ja selbst in England ein Kind geboren wurde, wo man nicht sogleich einen Boten mit der Bestimmung der Geburtsstunde an ihn absandte: Es kamen oft 8, 10, bis 12 solcher Geburtsstunden auf einmahl bey ihm an, und er wurde zuletzt so überhäuft, daß er sich Gehülfen zu diesem Geschäfte halten mußte. Noch befinden sich viele Bände solcher Anfragen auf der Bibliothek zu Berlin, in denen sogar Briefe von der [englischen] Königin Elisabeth [1558 – 1603] erscheinen. (4) Ausserdem schrieb Thurneisen noch jährlich einen astrologischen Calender, in welchem nicht nur die Natur des Jahres überhaupt, sondern auch die Hauptbegebenheiten und die Tage derselben mit kurzen Worten oder Zeichen angegeben waren. Freylich lieferte er gewöhnlich die Auslegung erst das Jahr darnach, doch findet man auch Beyspiele, daß er sich durch Geld und gute Worte bewegen ließ, dieselbe im voraus mitzutheilen. Sein Calender erhielt sich über 20 Jahre, hatte reissenden Abgang, und verschaffte, nebst andern Charlatanerien dem Verfasser ein Vermögen von einigen 100 000 Gulden. Übrigens war Thurneisers Leben und Glück eben so unstett, als jenes des Paracelsus, er starb auch, wie dieser, nachdem sein litterarischer Kredit allmählig beträchtlich abgenommen hatte, in Armuth und Dürftigkeit zu Kölln am Rhein im Jahre 1595. (5)

Die Werke dieses fanatischen Schriftstellers und Charlatans trugen alle das Gepräge des paracelsischen Unsinns, den noch keiner vor ihm auf einen so hohen Grad gebracht hatte.[a]

Nach den Grundsätzen des rohen Paracelsismus, in welchem sich, nebst Thurneisen, besonders Adam von Bodenstein [1528 – 1577], [Johann] Michael [Schütz, genannt] Toxites [1515 – 1581], und Peter Severin [1542 – 1602] auszeichneten, nahm man in den ersten Jahren der zweyten Hälfte dieses Jahrhunderts als ausgemacht an, daß eben so wie jeder Mensch unter dem Einfluß eines gewissen Gestirns stünde, eben so habe auch jeder andere Körper, Pflanzen, Thiere, sogar ganze Länder und einzelne Häuser, ein jegliches seyn eigenes Gestirn, von dem es regiert würde, und besonders war zwischen den Planeten und Metallen ein genauer Zusammenhang und Sympathie. Sobald man also wußte, von welchen Constellationen und Gestirnen das Unglück und die Krankheiten eines Menschen herrührten, so hatte er weiter nichts nöthig, als sich lauter solcher Speisen, Getränke und Wohnungen zu bedienen, die von den entgegengesetzten Planeten beherrscht wurden.

Dies gab eine ganz neue Diätetik, aber freylich von ganz anderer Art als jene der Griechen. Kam nun ein Tag vor, der durch seine besonders unglückliche Constellation eine schwere Krankheit u. d.gl. fürchten ließ, so begab man sich an einen Ort, der unter einem freundlichen Gestirn stand, oder man nahm solche Nahrungsmittel und Arzneien zu sich, die unter der Protection eines guten Gestirns den Einfluß des bösen zu nichte machten. Aus eben diesem Grund erhoffte man die Verlängerung des Lebens durch Talismane und Amulete. Weil die Metalle mit den Planeten in genauester Verbindung standen, so war es genug, einen Talisman an sich zu tragen, der unter gewissen Constellationen aus passenden Metallen geschmolzen, gegossen und geprägt war, um sich die ganze Kraft und Protection des damit verbundenen Planeten eigen zu machen. Man hatte also nicht nur Talismanne, die die Krankheiten eines Planeten abwendeten, sondern auch Talismanne für alle astralische [d.h. durch die direkte Einwirkung der Gestirne verursachte] Krankheiten, ja auch solche, die durch eine besondere Vermischung verschiedener Metalle und eigene Künste bey Schmelzung derselben die wunderbare Kraft erhielten, den ganzen Einfluß einer unglücklichen Geburtsstunde aufzuheben, und Krankheiten abzuhalten.

In diesem Geschmacke sind nun die meisten Werke der vorzüglichsten Anhänger des Paracelsus, nemlich eines Adam von Bodenstein, eines Michael Toxites, eines Gerard Dorn [16. Jh.] (6), und Peter Severin geschrieben. Sie sind voll von Lobeserhebungen der Lehre des Paracelsus, besonders seiner Alchemie und Kabbala, welche sie für die Grundlage alles menschlichen Wissens halten. Adam von Bodenstein

---

[a] Die vorzüglichsten sind folgende:

1) Quinta essentia./Fol. Leipz. 1574/

2) ΜΕΤΑΛΗ ΧΥΜΙΑ vel magna alchymia. 1583. fol. Berlin.

3) Pison – das erste Theil. Von kalten, warmen, minerischen und metallischen Wassern. Frfrt. an der Oder 1592. fol.

4) Confirmatio concertationis, oder ein Bestetigung desjenigen, was streitig, haderig, oder zänkisch ist. Berlin. 1576.

schrieb ein Onomasticum[b], welches nichts eigenes enthält, als die Äusserung, daß Theophrasts Laudanum kein Opiat, sondern die Quintessenz des Quecksilbers gewesen sey. Er bemerkt anbey, daß es sehr schwer falle, die aechten Schriften des Paracelsus von den unaechten zu unterscheiden. Michael Toxites, Stadtarzt in Hagenau, der Paracelsis Schriften wieder herausgab, hat das wenige verdienstliche in diesem Werke, daß er dem Gebrauch des Spiesglanzes unter den Ärzten mehr Eingang zu verschaffen, und eine Verbindung des galenischen Systems mit dem paracelsischen herzustellen suchte.

Gerard Dorn widmete seine meiste Lebenszeit zu Frankfurt am Main der Suchung des Steins der Weisen, wie man aus seinem eigenen hierüber verfaßten Werke[c] ersieht.

Peter Severin [1542 – 1602], aus Ribe in Jütland, Leibarzt des Königs von Dänemark und Canonikus zu Roskild gehörte zu den berühmtesten Anhängern des paracelsischen Systems unter den aeltern Schriftstellern in der zweyten Hälfte dieses Jahrhunderts. Er machte sich durch seine hinterlassene kurze, aber sehr unvollständige Darstellung des paracelsischen Systems[d] bekannt. Er nennt in der physiologischen Darstellung die Kräfte der Elemente Astra, wie Paracelsus. Die Astra aller irdischen Körper seyen zweifach, sie ahmen entweder den Gestirnen nach und bringen die Mischungen und Verwandlungen der Körper hervor, oder sie entfliehen, ihres Körpers beraubt, in den empyrischen Himmel, wo sie weder hungern noch dursten. (7) Er nimmt eben so, wie Paracelsus vegetabilisches animalisches und mineralisches Quecksilber, Salz und Schwefel als die einzigen Grundstoffe aller Körper an. Die Funktionen jedes Theils des menschlichen Körpers werden durch die mineralischen Geister hervorgebracht, die in ihm ihren Sitz haben: Die künstliche Struktur der Organe war nothwendig, damit die Geister und Astra eine gehörige Matrix hätten.

In der Pathologie behauptet Severin, daß alles in der Natur lebe; die Sterne sind Menschen wie wir. Sie leiden dieselben Krankheiten, und unsere körperliche Leiden sind bloße Abdrücke von dem, was die Sterne empfänden. Also aus der Vergleichung der großen und kleinen Welt können wir nur den Ursprung der Krankheiten, der gewöhnlich astralisch ist, erkennen. Die Wassersucht, der Aussatz, die Gicht und die Epilepsie sind Cardinal-Krankheiten, mit welchen andere mehr verwandt sind; die Steinbeschwerden und die Hämorrhoiden hängen z.B. sehr genau mit der Gicht zusammen. Auch beweißt Severinus /versteht sich nach seiner Art:/ daß eine Universalmedizin wirklich existiere, dazu nimmt er zwei Gründe zu hülfe. Erstens: so wie das Spiesglas [Antimon III-sulfid] alle unedle Metalle, das Gold ausgenommen, verzehre, so müsse es auch alle Unreinigkeiten des Körpers verzehren, und die Lebensquelle, das Herz unverletzt erhalten. Zweytens wisse man ja, daß es Gifte gebe, die allen Menschen ohne Unterschied schaden, folglich müsse es

---

[b] Basil. 1574. 8. [ein Wörterbuch zu den Schriften des Paracelsus]
[c] Lapis metaphysicus aut philosophicus. 8. 1570
[d] Severin. idea medicinae philosophiae. 4. Hag. Com. 1663.

auch Arzneymittel geben, die alle Menschen ohne Unterschied helfen, und alle Krankheiten heilen. (8)

Dies waren nun die vorzüglichsten und zugleich rohesten Anhänger der paracelsischen Theosophie, und des auf den Einflüssen der Astrologie und Kabbala beruhenden Mysticismus, dieser Lehre ihres Vorgängers und Stifters. Man erkennt daraus leicht, wie wenig Vortheil sich die Arzneywissenschaft von solchen Männern für ihre Ausbildung versprechen konnte, und wie unfruchtbar daher der Anfang dieser medizinischen Periode für die Nahrung des Geistes in der Hinsicht gewesen sey. Doch besserten sich um vieles die Aussichten in der Folgezeit dieser zweyten Hälfte des 16. Jahrhunderts, in dem noch vor dem Ende deßselben manche Ärzte, deren Verdienste man deßwegen keineswegs ganz verkennen darf, sich alle Mühe gaben, dem System des Paracelsus, insoweit als die Anwendung mehrerer chemischen Mittel auf den kranken Körper zu den Vorzügen dieses Systems gehörten, auch unter den Galenisten Eingang zu verschaffen: Sie hoben das einzelne gute, welches im paracelsischen System unverkennbar liegt, als z.B. die Verwerfung der Begriffe der Galenisten von den Elementen, und die in vielen langwierigen und schweren Krankheiten nöthige Anwendung chemischer Arzneymittel, aus den selben aus, und suchten dem auf diese Weise verfeinerten paracelsischen System Nutzen und Brauchbarkeit zu verschaffen. Und es ist nicht zu leugnen, daß wenn das paracelsische System allein von diesen, nun im nachfolgenden zu erwähnenden Männern wäre ausgebildet worden, selbes bald eine bessere Gestalt würde erhalten haben. Man würde sich überzeugt haben, daß die Kurmethode und die Arzneimittel des Paracelsus in vieler Rücksicht den Vorzug vor der galenischen verdiene und so hätte man durchgehend den Nutzen aus dieser Schwärmerei gezogen, der sich aus derselben ziehen ließ.

Zu den vorzüglichsten solcher Ärzte gehören Winther von Andernach, dessen ich schon anderswo [s. S. 156] als eines aechten hippokratischen Arztes gedachte, und Martin Ruland der Vater [1532 – 1602], praktischer Arzt zu Lauingen in Schwaben und Leibarzt des Pfalzgrafen Philipp Ludwig (9). Er suchte sich besonders durch die nach ihm noch heut zu tage so genannte aqua benedicta Rulandi in praktischen Ruf zu setzen. Da er meistens gewohnt war, dieses Brechmittel seinen Kranken im Namen Jesu zu reichen, so ertheilte er ihm den Namen aqua benedicta, so wie er, da er ohnehin in allen gefährlichen Fiebern besonders den Gebrauch der Brechmittel empfahl, auch eine aqua terra sancta und ein vinum sublimatum zu seinen geheimsten Mitteln besaß. Übrigens enthalten Rulands Werke[e] zwar eine Sammlung der merkwürdigsten Fälle aus seiner Praxis, aber nicht die geringste befriedigende Erklärung über die Ursachen der Krankheiten, sondern er führt blos die gebrauchten Mittel, die meistens aus Arkana bestehen, bei der Erzählung seiner Fälle an: Zu den wichtigsten und am besten beschriebenen derselben kann man jene über den Abgang des monathlichen Blutes durch den Mund, über die Heilung eines Brandes der Bährmutter mit Kalchwasser (10) und andern dienlichen Mitteln, über den Nutzen des Schwefelöhls (11) in dem Wasserbruch halten. Auf die Auswahl der

---

[e] [Thesaurus] Ruland[inus, hoc est …] curat[iones] empiric[ae] … 8. Budissae [Bautzen] 1679.

Adern hielt Ruland sehr viel, denn er handelt in seinem Werke die Krankheiten in alphabetischer Ordnung ab, in welchen die einzelnen Adern geschlagen werden müssen.

Noch bessere Conciliatoren und Synkretisten, als die vorhergehenden, das heißt solche Ärzte, welche jene Grundsätze aus dem System des Paracelsus, welche annehmungswerth schienen, in die Theorie des Galens hinübertrugen, und beide Schulen also einander zu nähern suchten, waren am Ende dieses Jahrhunderts die beiden Zwinger Vater [Theodor 1533 – 1588] und Sohn [Jacob 1569 – 1610], Michael Döring [gest. 1644; Prof. in Giessen] und Heinrich Peträi [1589 – 1620; Prof. in Marburg]. Als hippokratische Ärzte von geläutertem Geschmack suchten sie allen theosophischen und kabbalistischen Unsinn, welchen die Schriften des Paracelsus und jene seiner Anhänger enthielten, aus der Arzneykunde zu verbannen. Beyde ersten vertheidigten zwar den Gebrauch chemischer Arzneymittel, schränkten aber den Einfluß der physiologischen Chemie, in dem sie die von Paracelsus als Grundstoffe des menschlichen Körpers aufgestellten chemischen Prinzipien, so wie seine ganze Theorie verwarfen, auf die Anwendung in der Arzneykunst beträchtlich und mit nützlichem Erfolge ein. Beyde leisteten daher, sowie Michael Döring und Heinrich Peträi durch ihre hinterlassene Werke[f] in dieser Periode, wo der Paracelsismus fast allgemein verbreitet, und herrschend unter den Ärzten geworden war, für die Verbesserung der Arzneykunst sehr vieles.

Daß die gegen das Ende des sechzehnten Jahrhunderts entstandene Rosenkreutzer Gesellschaft, deren Stiftung sich schon im 14ten Jahrhundert von Christian Rosenkreutz einem Deutschen herschreiben soll, sehr viele Hindernisse zur Verbreitung der besseren Grundsätze der obengenannten Hippokratischen Ärzte veranlaßt habe, indem diese Gesellschaft ebenfalls der theosophischen Schwärmerei des Paracelsus und der Alchymie huldigte, bezeugen die Werke, mehrerer am Ende dieses Jahrhunderts zu dieser Rosenkreutzergesellschaft gehörenden Ärzte wie z.B. eines Julius Sperber [fürstl. anhaltischer Leibarzt], Oswald Croll [1580 – 1609] (12), Henning Scheunemann [16./17. Jh.] (13), Johann Gramman [16./17. Jh.] (14) und Henrich Kunrath (15), wie Sprengel[g] ausführlich bewiesen hat.

Italien hatte im Verhältnis gegen andere Länder die wenigsten Anhänger der paracelsischen Lehre, und unter diesen zeichnete sich nur Leonhard Fioravanti [gest. 1588] (16) und Thomas Bovius (17) aus. Desto zahlreicher aber waren sie in Frankreich, wie man aus den Werken eines Jacob Gohory [16. Jh.] (18), Wilhelm Arragos [1513 – 1610] (19), Roch le Baillif de la Riviere [gest. 1605] (20), Claude Dariot [1533 – 1594] (21), George Penot (22) und Joseph du Chesne [1546 – 1609] (23) ersieht. Letzterer hatte seiner in die Arzneykunst eingeführter spagyrischer Mittel wegen, z.B. der Zubereitung des philosophischen Schwefels, des philosophischen Goldes, und der Antimonnitmittel viele Streitigkeiten mit der Pariser Fakultät, welche zu-

---

[f] Theodori Zwinger. Theatr[um] vit[ae] human[ae] Vol.I. fol. Basil. 1571.

Jacobi Zwinger. principiorum chymicorum examen Hippocr. et Galeni consensum institutum. 8. Basil. 1606.

Döring de medicina et medicis adversus iatromastigas et pseudomedicos Libri II. Giessen 1611.

[g] Pragmat. Geschichte der Arzneykunde. III.Th. [Halle 1794] S. 423-439.

letzt sogar durch ein förmliches Dekret vom 5ten December 1603 den Gebrauch des Spiesglases allen Ärzten unter der schwersten Ahndung untersagt hat. (24)

Ob dieses Verboth gerade zur Ehre der medizinischen Pariser Fakultät gereicht habe, mögte schwer zu vertheidigen seyn. Es bezeugt im Gegenteil, wie wenig man noch damahls das nützliche aus der paracelsischen Lehre in Anwendung zu bringen, und von den unnützen theosophischen und alchemischen Schwärmereien derselben zu unterscheiden verstand.

In England nahmen sich besonders [der Wundarzt] Johann Hoster, und Johann Michelius [aus Antwerpen] des paracelsischen Systems mit Nachdruck an. Auf diese Art hatte also jedes Land schier bis zu dem Ausgang dieser medizinischen Periode des sechszehnten Jahrhunderts mehrere oder wenigere Enthusiasten für die paracelsischen Grundsätze hervorgebracht.

So nachtheilig nun immer die Ausbreitung und Verfeinerung des Paracelsismus während diesem Zeitraume für die Fortschritte der Arzneywissenschaft im allgemeinen war, so söhnt uns doch die Gewahrnehmung mit dieser Epoche einigermassen aus, daß es hie und da an einzelnen sehr thätigen Antagonisten dieser spagyrischen Philosophie und Medizin keineswegs fehlte, welche, den Mangel des Widerstandes nach der geringern Zahl derselben, wenigstens durch den Nachdruck, womit sie die Lehre der Anhänger des Paracelsus bekämpften, wieder ersetzten. Die Zahl dieser wenigen verdienstvollen Männer bestand aus Bernhard Dessenius Cronenburg [1510 – 1574] aus Amsterdam, Thomas Erastus [1524 – 1583], Professor der Medizin zu Heidelberg und dann zu Basel, (25) Heinrich Smetius [1537 – 1614], Leibarzt des Churfürsten von der Pfalz und Professor zu Heidelberg, und Andreas Libavius [1540 – 1616], Arzt und Lehrer am Gymnasium zu Koburg.

Der erstere suchte die Vorzüge der aeltern und rationalen Arzneykunst gegen die Paracelsische zu behaupten.[h] Der wichtigste und berühmteste Gegner des Paracelsus, und seiner Lehre war aber der berühmte Thomas Erastus, einer der gelehrtesten Ärzte seines Zeitalters, dessen Leben und Schicksal besonders an der Hohen Schule zu Heydelberg[i] ihn zu einem der merkwürdigsten Männer dieser Zeit erhoben. Indem Erast die Thorheit der Goldmacherei und den Ungrund eines allgemein wirksamen Heilmittels in seinen Schriften[k] bewies, und den Mißbrauch, den unsinnige Schwärmer von der Scheidekunst machten, darstellte, vergaß er aber auch zugleich nicht, der Wissenschaft der Scheidekunst selbst volle Gerechtigkeit wiederfahren zu lassen. Er tadelt indessen die von den Paracelsisten angenommenen sogenannten verborgenen Sympathien und Antipathien (26), wie auch die Quintessenz oder den sogenannten paracelsischen Balsam (27), dessen Unwirksamkeit er aufs einleuchtendste beweist.

---

[h] Dessen defensio medicinae veteris et rationalis. 4. Colon. 1573.
[i] Eine vollständige Lebensgeschichte des Thomas Erast findet man verfaßt von Franz Gabriel Schönmetzel [1736 – 1785], gewesen öffentlicher Lehrer der Medizin zu Heydelberg, in von Eickn's Neuem Medicinischem Archiv. Mannheim in der Schwan und Götzischen Buchhandlung 1793. 8. Erstes Stück. S. 98-135, samt einem vollständigen Verzeichnisse seiner theologischen, medizinischen und philosophischen Schriften.
[k] S. Disputationes de medicina nova Philippi Paracelsi. Partes quartuos. Basileae 1572-73. 4to.

Gleiche Mühe gab sich Heinrich Smetius die Theorie des Paracelsus zu entkräften, indem er die Lehre von den Krankheiten der Substanz, als die Grundlage der paracelsischen Pathologie verwirft.[1] Endlich setzte sich auch Andreas Libavius, den man indessen nicht ganz von den Grundsätzen der Alchemie freysprechen kann, doch mit allem Ernste den fanatischen Schwärmereien der Paracelsisten entgegen, indem er zuerst die Chemie besser bearbeitete und sie abgesondert von der Theosophie und dem ganzen Gefolge des Aberglaubens vortrug.

Ohnerachtet die Arzneykunst größtentheils in der zweyten Hälfte des 16. Jahrhunderts nach dem Maaßstabe der paracelsischen Theorie, wie wir bereits aus dem vorgetragenen ersehen haben, gebildet wurde, und deßwegen in dieser Periode im Verhältniß gegen die vorhergehende, die Fortschritte zur wissenschaftlichen Ausbildung derselben minder bedeutend sind, so mangelte es doch nicht an manchen hippokratischen Ärzten, die sich bey Gelegenheit neuer, dieser Epoche zugehörender Krankheiten, durch richtige Beschreibungen derselben vor ihren übrigen medizinischen Zeitgenossen ausgezeichnet haben. Es ist daher nothwendig, daß wir diese neue Krankheiten, welche in der 2ten Hälfte des 16. Jahrhunderts herrschten, sowie die vorzüglichen Schriftsteller derselben näher kennen lernen. Dahin muß nun I) der Skorbut, /besonders aber der Landscorbut,/ II) die ungrische Krankheit, III) die so allgemein damals verbreitete und ebenso so gefährliche sogenannte Kriebelkrankheit gerechnet werden, wovon nun nach der angezeigten Ordnung die Rede seyn soll.

Über den Skorbut sind in den Jahren 1567, 1581, 1583, und 1594 viele Abhandlungen von mehr und minder wichtigem inneren Gehalt erschienen. Die Beobachtungen betreffen aber häufiger den Landskorbut, als den eigentlichen See Scharbock. Manche Ärzte wollen selben sogar epidemisch herrschend wahrgenommen haben. Löffelkraut, Bachbungen, Stahlwasser, alter Rheinwein, und andere zusammenziehende Arzneyen waren gewöhnlich die Mittel, welche dagegen gebraucht wurden. (28) Doch muß man gestehen, daß die Begriffe von der Entstehung dieses Übels bey vielen über diese Materie zu dieser Zeit schriftstellenden Ärzten eben nicht die besten waren. Die mehreren suchten den Grund dieses Landskorbuts entweder in Fehlern der Leber, Verstopfung der Milz, oder in schwarzen galligten Säften, und verdorbenen gesalzenen Speisen. Zu den wichtigsten Schriftstellern über diesen Gegenstand gehören nach der ersten Hälfte des 16. Jahrhunderts Johann Echt [1505 – 1554; Leibarzt des Herzogs von Jülich], Johann Wyerus [1515 – 1588], Rembert Dodonäus [1517 – 1586; Prof. in Leyden], Heinrich Brucaeus [1531 – 1593; Professor in Rostock], Balthasar Brunner [1533 – 1604; aus Halle], Salomon Alberti [1540 – 1600], Heinrich von Bra [1555 – 1610], [Reinerus] Solenander [1521 – 1596; Leibarzt des Herzogs von Cleve], und der unrichtigste Beobachter unter allen bishergenannten von dieser skorbutischen Constitution, nemlich Severinus Eugalenus, Arzt zu Dockum in Westfriesland.

Eine besondere Art eines mit heftigen nervösen und bösartigen Zufällen begleiteten Faulfiebers wurde gegen das Jahr 1566 unter dem Namen ungrische Krankheit

---

[1] Smetii. Miscell[anea medica] Lib[er] V. [Frankfurt 1611]

(29) bekannt, vermutlich weil sie in dem Feldzuge Kaisers Maximilian II. [1564 – 1576] gegen die Türken [1565/68] zum ersten mahl herrschte, und unter dem in sumpfigten Gegenden campierenden kaiserlichen Heere sich allgemein verbreitete. Thomas Jordan [1539 – 1585] aus Kolosswar in Siebenbürgen, (30) erster Feldarzt bey der kaiserlichen Armee, gibt folgende wesentliche Zufälle dieser von ihm am genauesten beobachteten ungrischen Krankheit an:[t] heftiger Kopfschmerz, und der beschwerlichste Magenkrampf als die ersten bey dieser Krankheit eintrettenden Symptomen, auf welche wüthende Kolikschmerzen folgten. Mit dem ersten Anfall des Fiebers, wo nach der Kälte die brennenste Hitze folgte, stellte sich zugleich eine Mattigkeit und Niedergeschlagenheit der Kräfte ein, woraus man die Bösartigkeit erkannte. Ein stiller, stummer oder heftiger Wahnsinn wechselte mit Schlafsuchten ab, oder ging in dieselben über. Man sieht aus allen Beschreibungen dieser ungrischen Krankheit womit sich die damaligen Ärzte wie z.B. außer Jordan, Tobias Cober (31), Crato von Kraftheim [1519 – 1586] (32), [Diomedes] Cornarus [geb. um 1535] (33), Ludwig Schmidt (34), [Oswald] Gabelchover [1538 – 1616] (35) in ihren Schriften beschäftigt haben, daß selbe die meiste Ähnlichkeit mit jenen Lagerfiebern /febr. castrensis/ besitzen, über die wir in spätern Zeiten eine Menge von Beobachtungen besitzen.

Von der ungrischen Krankheit ist noch eine andere verschiedene, welche öfters mit der selben verwechselt wurde, und eigentlich Csömör /Tschoemoer/ genannt wird. (36) Ein heftiger Eckel mit großer Mattigkeit und Sodebrennen verbunden, zeichneten sie von der ersten wesentlich aus. Man leitete diese Krankheit besonders von dem Genusse des rohen, an der Sonne gebratenen Fleisches, oder auch von ungesundem Wasser und dem übermässigen Genuss eines sehr starken Weines, nebst dem Liegen auf nassem Boden her, wie Tobias Cober in seinen observat[iones] castrens[es] berichtet.

Ganz neu und schrecklich in ihren Wirkungen war die bereits im Jahre 1556 in Brabant, aber gegen Ende des sechzehnten Jahrhunderts – nemlich in den Jahren 1588 und 1593 – nach Schwenkfelds Zeugniß (37) bey den Bewohnern der schlesischen Gebirge besonders allgemein herrschende Krankheit, die Kromme (38), am gewöhnlichsten aber Kriebelkrankheit (39) genannt.

Sie entstand aus den sogenannten Kornzapfen, den man in Frankreich Vogelsporn heißt, die der Rocken [Roggen] in kalten Jahren annimmt. Man findet diese Kornzapfen in keinem andern Getreide, als in den Rocken, und sie sind auch nichts anders, als die widernatürlicherweise in solchen Zapfen ausgewachsene, und an den Ähren weiter hinaus stehende, dreyzehn bis 14 Linien (40) lange Rocken Knochen. Weil das mit demselben befleckte Rockenbrod in ein wahres Gift verwandelt wird, und genossen den Blutumlauf hemmt, die natürliche Wärme ausläßt, die Empfindlichkeit tödet, so daß die Glieder, und besonders die Füße und die Beine allmelich absterben, tiefschwarz, hart und brüchig wie Glas werden, und von selbst von dem übrigen sonst noch gesunden Leibe abfallen, besonders aber weil sich die Krankheit im Anfange durch ein Kribbeln, und dem Gefühl von Ameisenkriechen

---

t   Thom. Jordan pestis phaenomena. 8. Frcf. 1576.

in den Gliedern zu erkennen gibt, wurde sie von den meisten Ärzten mit dem Namen Kriebelkrankheit belegt.

Ausser den Nachrichten, welche man von den Zufällen dieser auch in Hessen im Jahre 1596 herrschenden Krankheiten, wovon der berühmte Geschichtsforscher [Christoph Gottfried] Gruner [1744 – 1815] vor 10 Jahren erst einen neuen Abdrukke des seltenen Gutachtens der Marburger Fakultät über diese Krankheit[u] bekannt machte, in eben derselben erhält, hat besonders der bairische Arzt von dieser auch in der Schweitz in den Jahren 1709, 16 und 17, besonders in den Cantonen Bern, Lucern und Freyburg herrschenden Krankheit, Herr Lang, der selbe genau beobachtete folgende Beschreibung gegeben:

Bey dem ersten Anfall der Kriebelkrankheit erkalten die äußersten Glieder, die Haut ward blaß, bleyfarb, und gekrunzelt. Die Adern verschwanden. Hierauf folgte eine gänzliche Einschläferung des angegriffenen Gliedes, und bald ein gänzlicher Verlust der Empfindlichkeit. Man konnte auch nach Belieben in diese Glieder stechen und hauen, der Kranke fühlte nicht den geringsten Schmerz, und kein Tropfen Blut loff aus der Wunde, doch blieb die willkürliche Bewegung übrig, obschon sie in etwas erschwert war. Ausser den Füßen und Beinen, oder Händen und Armen, Zehen und Fingern blieben alle Theile unangefochten. Der Kranke verspürte in dem ganzen Leibe fast gar keine Veränderung. Er hatte bey dem überaus heftigen Schmerz, der mit einer unleidlichen und unaussprechlichen Wuth die blos vorher zusammen gezogene und beteubte Glieder überfiel, nur einige fieberische Wallungen. Der Schlaf war freilich sehr gering. Einige verspürten etwas Durst, und hatten einen bittern papigten Mund, andere ein anhaltendes Bluten aus der Nase. Der Harn war fast immer weiß, wie Brunnenwasser, und nur zuweilen sah er etwas trüb aus. Kein Kranker klagte über wahre Kopfschmerzen, alle behielten durch die ganze Krankheit die Eßlust. Allmählig vermehrten sich die Schmerzen in den angegriffenen Gliedern mit den übrigen Zufällen, wenn die Krankheit durch die Mittel nicht zu hemmen war. Das Übel breitete sich aus, ergriff nach den Fingern die Hand, und den Arm. Nach den Zehen den Fuß, und das Bein, bis der kalte Brand sich in die leidende Theile setzte, und dieselben vollends tödete. Endlich erfolgte die völlige Ausderrung, und eine abscheuliche Schwärze, worauf das Glied von dem Leibe sich sonderte, und von selbst abfiel.

Dieser Krankheit, welche am Ende des sechszehnten Jahrhunderte hie und da eine traurige Folge der eingerissenen Hungersnoth war, öfters aber auch von übel ausgebackenem Brod und unreifem Obst herrührte, setzten die damaligen Ärzte gewöhnlich folgende Mittel entgegen: nemlich eine sogenannte Kribel-Latwerge, die aus drastischen Purgiermitteln bestand, dann ferners Bibergeil, Safran, Ingwer, Costus (41), Kümmel und Gewürznelken. Einen Kriebel-Teriak aus Päonien [Pfingstrosen], Mistel, Bibergeil, gebrannten Menschenschädeln, Theriak (42) und

---

[u] Der Titel dieses Originals ist „von einer ungewöhnlichen, und bis anhero unbekanten, giftigen ansteckenden Schwachheit welche der gemeine Mann dieser Ort in Hessen die Kriebelkrankheit, Krümpfsucht, oder ziehende Seuche nennt etc. 4. Marpurg 1597. [De convulsione cereali epidemica, novo morbi genere, facultatis medicae Marburgensis responsum: ... Jena 1793.]

Mithridat (43), und ein Kriebel-Pulver aus Aland [Alant, Helenkraut], Teufels-Abbiß (44), Benedickten-Wurzeln, Lorbeer-Blättern u.s.f. Merkwürdig ist es auch, daß nach dem Zeugniß damaliger französischer und deutscher Wundärzte, welche diese Krankheit behandelt haben, die noch so zeitige Abnahme der abgestorbenen Glieder dem Fortschreitten dieses Übels nicht den geringsten Einhalt thun konnte.

Die Ordnung führt mich nun auf die Untersuchung der wesentlichen Verbesserungen, welche mit den einzelnen zur Arzneywissenschaft gehörigen Zweigen, als der Anatomie, Physiologie, Naturgeschichte, Botanik und Arzneymittellehre, ferners der Chymie und Pharmacie, der ausübenden Arzneywissenschaft und Chirurgie, sowie mit der Staatsarzneykunde, und Thierarzneykunst in dieser zweyten Hälfte des 16. Jahrhunderts vorgenommen worden sind.

Zu den berühmtesten Anatomen dieser Periode rechnen wir den Julius Caesar Aranzi [1530 – 1589], [den päpstlichen Leibarzt] Constantin Varoli [1543 – 1575], Johann Baptist Carcano Leone [1536 – 1606], Volcher Koyter [1534 – 1600] (45), Salomon Alberti [1540 – 1600], Hieronymus Fabricius ab Aquapendente [1537 – 1619; Prof. zu Padua], Guido Guidi [gest. 1569], Felix Plater [1536 – 1614] (46), Kaspar Bauhin [1560 – 1624] (47), Johann Posthius [1537 – 1597; Prof. in Heidelberg], Archangelo Piccolhuomini [gest. 1605; Prof. in Rom] und Andreas du Laurens [gest. 1609; Kanzler der Universität Montpellier, Leibarzt am französischen Hofe und Dekan der Pariser Fakultät].

Caesar Arantius und Constantin Varoli [bd. Prof. zu Bologna] haben beyde das Verdienst um die Anatomie, daß sie die Entdeckungen Vesals sorgfältiger untersuchten, wie dies ihre Werke[w] bezeugen. Varoli hat besonders zuerst die Grundfläche des Gehirns und die Ursprünge der Nerven näher untersucht. Joh. Baptist Carcano Leone, Professor zu Pavia, berichtigte den Vesalius und Faloppia in mehreren Stücken, und zeigte besonders das Fehlerhafte der Anwendung der Resultate aus Sektionen der Thiere, wenn man sie auf den menschlichen Körper anwendet.[x]

Volcher Koyter aus Groeningen beschäftigte sich vorzüglich mit der vergleichenden Anatomie, und ist zugleich ein genauer Beobachter mancher einzelner Theile des menschlichen Körpers.[y] Salomon Alberti (48) aus Naumburg, Professor in Wittenberg, schrieb ein sehr brauchbares anatomisches Handbuch[z] und Hieronymus Fabricius aus Aquapendente, der große Schüler und Nachfolger des Fallopia (49), hat sowohl für die vergleichende Anatomie als auch, was mehrere interessante Entdeckungen die zur Anatomie des Menschen gehören betrifft, seinen Namen bei der Nachkommenschaft durch seine hierauf bezug habende anatomische Schriften[a] verewigt. Guido Guidi lieferte ein Compendium der Anatomie, wobei

---

[w] Arantius de humano foetu cum observationibus. 4. Venet. 1595.

Varolius de nervis opticis epistola. 8. Patav. 1573. – ejusdem Anatomia. 8. Frcf. 1593.

[x] Carcani anatomiae Libri II. 8. Ticin. 1574.

[y] Coiteri externarum et internarum [principalium] corporis humani partium tabula atque anatomicae exercitationes observationesque variae. fol. Norib. 1573.

[z] Alberti historia, plerarumque partium humani corporis. 8. Wittenberg. 1601.

[a] Fabricii opera omnia anatomica. fol. Lips. 1687.

Vesalius Tafeln nachgestochen sind, und die Beschreibung nach diesem Muster eingerichtet ist. (50) Eben so verhält es sich mit den Werken eines Felix Plater[b] und Caspar Bauhin[c], Professor in Basel, welcher letzterer sich nebstdem noch mehrere anatomische Entdeckungen mit Unrecht zugeschrieben hat. Joh. Posthius, ein Schüler des Rondelet (51) und Joubert (52), Leibarzt des Bischoffs von Würzburg und des Kurfüsten von der Pfalz, gab einige Zusätze zu des Columbus Handbuch heraus. (53) Von minderm Werthe sind die Werke eines Piccolhuomini aus Ferrara[d] und Andreas du Laurens aus Arles[e] gegen jene der vorhergenannten Schriftsteller.

In der <u>Physiologie</u> war man in dieser Periode nicht weiter, als in der vorhergehenden des sechzehnten Jahrhunderts gekommen. Man würdigte die ältern Schriften eines Servets, Columbus und Caesalpins, welche, wie wir in der Beschreibung der ersten medizinischen Periode [des 16. Jhs.] hörten [vgl. S. 171], schon ziemlich deutlich vom kleinen Kreislaufe des Blutes durch die Lungen gesprochen hatten, keiner weitern Aufmerksamkeit und nähern Untersuchung, so wichtig auch schon für diese Zeit diese Entdeckungen, denen es aber noch an der Bestättigung durch die Ärzte der gegenwärtigen Periode mangelte, immer an und für sich gewesen sind. Noch wurde ein Harvey geboren, der durch die Stärke und das Gewicht seiner Gründe nicht nur den kleinen Kreislauf des Blutes, sondern auch den großen, seinen medizinischen Zeitgenossen unumstößlich bewiesen hätte. Diese große Entdeckung mit allen ihren Vortheilen, die sie für die Lehre der Physiologie gewährt, indem davon ganz allein eine bessere Bearbeitung derselben abhängt, schien wie wir im nächsten Abschnitte ausführlicher hören werden, der ersten Periode des 17. Jahrhunderts aufbewahrt geblieben zu seyn. Auch muß man gestehen, daß in der gegenwärtigen, die Ausbreitung sowie die Verfeinerung des paracelsischen Systems, durch den Mißbrauch den man von dieser Lehre für die Physiologie machte, – da man, wie ich an mehreren Stellen erwähnte, die Kunst viel zu wenig verstand, das brauchbare dieses Systems beyzubehalten, das schwankende und grundlose hievon aber gänzlich zu verwerfen, – sehr viel zu den großen Lücken beygetragen hat, die man in dem Zustande der Physiologie zu diesem Zeitpunkte gewahr wird. Die zur Mode gewordene chymische Erklärung aller Verrichtungen des menschlichen Körpers, wozu man sich auf die von Paracelsus und seinen Anhängern angegebenen Grundstoffe berief, hatte schier jeden Keim einer gesunden Physiologie bey den meisten Ärzten der 2ten Hälfte des 16. Jahrhunderts, vollends erstickt.

Für die Naturgeschichte überhaupt, und für die Botanik im besonderen wurde in diesem Zeitraum vieles geleistet: Caspar Schwenckfeld [1563 – 1609] aus Greifenberg in Schlesien, ausübender Arzt in Hirschberg und Görlitz hat die Pflanzen und Fossilien Schlesiens, desgleichen den Gebrauch der Gesundbrunnen in der Gegend von Hirschberg näher untersucht. (54) Johann Wigand beschrieb den im

---

[b] De partium corporis humani structura et usu. fol. Basil. 1583.
[c] Institutiones anatomicae. 8. Basil. 1592. – Ej: Theatrum anatomicum. 4. Frcf. 1621.
[d] <u>Piccolhuomini</u> anatomicae praelectiones. fol. Rom. 1586.
[e] <u>Laurentii</u> historia anatomica. 8. Frcf. 1602.

Preussischen gefundenen Bernstein, (55) Marcina Vrzedowa aber die in Polen wachsenden Pflanzen sehr genau für diese Zeit, (56) Ulysses Aldrobrandi oder Aldrovandus [1522 – 1605] gab mehrere zur Zoologie und Mineralogie gehörige Werke heraus, deren Schriften Haller in seiner Bibliotheka botanica [T. II, Zürich 1773.] rühmlichst erwähnt. (57)

Auch die Schriften eines Carl L'Ecluse oder Clusius [1525 – 1609] für die exotische Naturgeschichte des westlichen Europas, (58) des Bernard Palissy [ca 1510 – 1590] für die Mineralogie, (59) des Andreas Caesalpins [ca 1519 – 1603], der zuerst die Verschiedenheit der Geschlechter unter den Pflanzen bestimmte, (60) und endlich des Prosper Alpinus [1553 -1616; Prof. zu Padua], wegen seinen auf einer vierjährigen Reise nach Ägypten von 1580 – 84 angestellten naturhistorischen Beobachtungen (61) gehören unter die wichtigste Produkte dieses Faches gegen das Ende des sechszehnten Jahrhunderts.

Besondere Verdienste um die Botanik erwarben sich auch noch Rembertus Dodoens oder Dodonaeus [1517 – 1585; Botanikprofessor in Leyden], der zuerst die Pflanzen nach besondern Ordnungen unterschieden und beschrieben hat, (62) Jacobus Dalechamp [1513 – 1588][f], Melchior Guilandini [gest. 1589] aus Königsberg, (63) wegen seinen der Botanik zulieb angestellten großen Reisen nach Asien und Afrika, Mathias Lobelius [1538 – 1616][g], [der Augsburger Arzt] Leonhard Rauwolf [1540 – 1596], ebenfalls wegen vielen nach Syrien und Ägypten unternommenen Reisen,[h] Johann Thalius [1542 – 1583], und Jacob Theodor [ca 1520/30 – 1590], genannt Tabernaemontanus, Verfasser eines voluminösen und viele gute Bemerkungen enthaltenen Kräuterbuches.[i] Endlich Fabius Columna, der als Liebhaber der Botanik als Rechtsgelehrter (64) sehr geschätzte botanische Werke hinterlies.[k] Alle diese Schriftsteller übertrafen aber in Hinsicht ihrer großen Verdienste um die Botanik die beyden Brüder Johann Bauhin [1541 – 1613] und Caspar Bauhin [1560 – 1624], beyde aus Lyon gebürtig. Der erstere besonders durch seine reichhaltige Sammlung von Materialien, zu einem großen, aber erst nach seinem Tode herausgekommenen Werke.[l] Caspar Bauhin, den wir schon seiner Verdienste wegen um die Anatomie kennen, (65) widmete seine reifern Jahre erst der Botanik, und hat sich durch seine richtige Ordnung der Pflanzen ebenfalls bei den Beförderern dieser Wissenschaft durch mehrere Werke[m] einen bleibenden Nachruhm erworben.

---

[f] S. dessen Historia generalis plantarum in XVIII Libros digesta. Lyon. 1584. Vol. II. [fol.]

[g] Plantarum s[eu] stirpium Icones. Antwerpen 1581. fol.

[h] Aigentliche Beschreibung der Rais, so er in die Morgenländer vollbracht, in IV Theil. Lawingen. 1583.

[i] Sein Kräuterbuch mit künstlichen Figuren ist zu Frankfurt 1588 – 92 in III Foliobänden gedruckt.

[k] Ecphrasis stirpium. Rom. 1616. II. Vol. [4.] und Phytobasanos. Neapel 1592. 4.

[l] Plantarum historia nova et absolutissima. Yverdun. 1650. III Vol. fol.

[m] Pinax Theatri botanici sive index in Theophrasti, Dioscoridis, Plinii opera. Opus XL. annorum. Basil. 1623. und 1671. 4. – dahin gehört auch sein Phytopynax. Basil. 1596. 4. und catalogus plantarum circa Basileam sponte nascentium. [ebd.] 1622. 8.

Die Bereicherungen, welche die Botanik in diesem Zeitraum erhielt, führten zugleich eine Verbesserung der Arzneymittellehre nach sich, um welche besonders Petrus Andreas Matthiolus [1501 – 1577] aus Siena durch mehrere Schriften[n] sich vorzügliche Verdienste erworben hat. Er lieferte sehr brauchbare und erläuternde Commentarien zu den Werken des Dioscorides, die in mehreren Sprachen übersetzt, und lange Zeit zum bessern Unterricht in diesem wissenschaftlichen Zweige gewählt wurden. Auch [der Nürnberger Arzt] Joachim Caemerer [1534 – 1598] gab einen brauchbaren mit Gesnerschen Abbildungen gezierten Auszug der Werke dieses damals zum Muster aufgestellten Schriftstellers heraus. (66)

Die Chymie und Pharmacie trug, wie wir schon im Anfang dieses Abschnittes hörten, fast in allen Stücken das Gepräge des strengen Paracelsismus, wodurch daher ihre Ausbildung unbedeutend geworden ist. Sie that, so wenig, als in der ersten Hälfte dieses Jahrhunderts merkliche Schritte vorwärts, weil der größte Theil der Ärzte zu den Anhängern der paracelsisch hermetischen Sekte gehörte. Der allgemein geträumte Nutzen der spagyrischen Mittel fand besonders an Joseph du Chesne [1546 – 1609], einem Gascogner von Geburt und Denkungsart, einen der größten Lobredner. Merkwürdig sind in dieser Periode seine mit der Pariser Fakultät darüber geführte Streitigkeiten, welche die Folge hatten, daß durch ein Dekret derselben vom 5 ten December 1603, wie ich schon im vorigen Abschnitte anführte, der Verkauf aller Antimonnitmittel in Frankreich förmlich verbothen ward. [s. S. 188]

Von den Werken des du Chesne verdient nur höchstens jenes, welches für die Pharmacie in dieser Periode erschien,[n] eine rühmliche Erwähnung.

Die Arzneywissenschaft wurde in verschiedenen Ländern auf eine sehr entgegengesetzte Weise behandelt und bearbeitet. In Frankreich hielt man sich mehr in Hinsicht der Beobachtung und Ausübung an die hippokratische Simplicität, in Deutschland erhielt sich der Paracelsismus in fortdauerndem Ansehen während dieser Periode, und in Italien herrschten noch die galenisch – scholastischen Grundsätze. Daraus läßt sich nun leicht urtheilen, daß auch die französischen Ärzte den Vorzug vor allen übrigen verdienen und daß ihre litterarischen Produkte in diesem Fache für diesen Zeitraum vor jenen der übrigen Schriftsteller sich sehr vortheilhaft auszeichnen.

Jacob Houllier [gest. 1562; Arzt in Paris], [Anutius] Foesius [1528 – 1591] und [Johann] de Gorris [Pariser Arzt; 1505 – 1577] waren die ersten Beförderer der hippokratischen Schule, die sich nebst Ludwig Duret [1527 – 1586], einem Schüler des Houllier, und Nicolaus le Pois /Piso/ [um 1527 – 1590] durch gute Commentarien in die Werke des Hippokrates, so wie auch durch gute, und im hippokratischen Sinne abgefaßte Krankheitsgeschichten einer rühmlichen historischen Erwähnung würdig gemacht haben.

---

[n] Discorsi sopra gli sei libri di Dioscoride. Venet. 1548. Eine deutsche Übersetzung davon mit grossen Kupfern ist folgende. – New Kreuterbuch mit den allerschönsten und artlichsten Figuren aller Gewechs etc. Von dem Hochgelehrten und weitberümbten Herrn Dr. Petro Andrea Matthiolo. Prag 1563.

[n] [!] Pharmacopoea dogmaticorum restituta. Paris 1607. 4.

Ausser Frankreich finden wir indessen, was die einzelne Bearbeitung solcher Gegenstände, welche auf die praktische Arzneywissenschaft einen wichtigen Bezug haben, betrifft, manche verdiente Schriftsteller unter andern Nationen, dahin gehört z.B. in gegenwärtiger Periode für die Semiotik Jodocus Lommius [ca 1500 – 1563/64][o] und Prosper Alpinus [1533 – 1616].[p] Zu den guten pracktischen Schriftstellern dieser Zeit gehören ebenfalls Hieronymus Mercurialis [1530 – 1606; Prof. in Padua][q] und Crato von Kraftheim.[r] Als Krankheitsbeobachter mittelst gut entworfener Krankheitsgeschichten, gehören [der Delfter Arzt] Petrus Forestus [1522 – 1597],[s] [Johannes] Schenk von Grafenberg [1530 – 1598],[t] Felix Plater[u] und Severinus Eugalenus [geb. 1535] (67) zu den ausgezeichnetsten Ärzten dieser 2ten Hälfte des 16. Jahrhunderts, und verdienen um so größern Beyfall, da die kleine Anzahl dieser seltnen Männer in einem so widrigen Verhältnisse mit der großen Anzahl paracelsischer Schwärmer in diesem Zeitraume gestanden ist.

Die Ereignisse, welche sich in dieser Periode mit der Chirurgie zugetragen haben, brachten dieser Kunst mehr Vortheil, als jene der pracktischen Arzneywissenschaft, weil der Einfluß der paracelsischen Lehre in der Chirurgie keine so nachtheilige Folgen, wie auf die Arzneywissenschaft hatte.

Frankreich, Italien und Deutschland besaß in dieser Epoche erfahrene, und durch gute Werke sich auszeichnende Wundärzte, deren Verdienste um die Litteratur in dieser Wissenschaft werth sind, daß das Andenken dieser Schriftsteller der Nachwelt erhalten werde:

Unter den Franzosen konnte zwar Ambroise Paré [1510 – 1590], Leibwundarzt und Barbier dreyer Könige mittelst seiner Schriften nicht auf den Namen eines Gelehrten Anspruch machen, doch enthalten seine Werke[w] über Wunden, besonders Schuswunden und Kopfverletzungen mehrere gute Bemerkungen. Jacob Guillemeau [1550 – 1613], ein Schüler Paré's und ein noch besserer Wundarzt als sein Lehrer, gab Beobachtungen über Augenkrankheiten, über Entbindungskunde und andere Gegenstände der Chirurgie heraus.[x] Gute Schriftsteller in der Chirurgie sind

---

[o] observationum medicinalium Libri III. wovon mehrere Ausgaben z.B. Amsterdam 1726. 8. erschienen sind. [Erstdruck Antwerpen 1560; der Brüsseler Arzt Lommius oder Joost van Lom war Leibarzt Philipps II.]

[p] de praesagienda vita et morte aegrotantium. Pad. 1601.

[q] Medicina practica de cognoscendis et curandis omnibus corporis humani affectionibus. Libri V. Frft. 1602. fol.

[r] Consilia et Epistolae medicinales. L[ibri] VII. Frankfurt und Hanau. 8. [Vgl. auch S. 190]

[s] Observation. et curation. medicinal. Libri XXXII. Frft. 1602 – 1607. IV Vol. fol.

[t] Observat[ionum] medicar[um] rarior[um] Libri VII. Lyon 1643. fol. [Nach Sprengel 1793 II-I,165 wohl eines der meist gelesenen Werke der damaligen Zeit, das nach Sprengels Angabe in den Händen der meisten Ärzte um 1800 gewesen ist.]

[u] Praxeos Medicae opus V. Libris adornatum. Basel. 1602 und 1666. 4. [zu Plater vgl. Anm. 46]

[w] Les oeuvres d'Ambroise Paré. 1585 und 1598. Ambr. Paraei opera a Jac. Guillemeau elimata, novis iconibus illustrata et latinitate donata. Paris 1561. 1582. fol.

[x] Oeuvres de M. Guillemeau. Paris 1598 [fol.]

auch noch Dalechamp, den wir schon als Botaniker (68) kennen,[y] der Chymiker Duchesne (69),[z] und Laurent Joubert [1529 – 1582; eines der berühmtesten Mitglieder der med. Fak. in Montpellier im 16. Jh.].[a] Zu den Verdiensten der französischen Wundärzte können wir ferners den besonderen Umstand rechnen, daß für die Entbindungskunde [Francois] Rousset [geb. 1535] der erste war, der den Kayserschnitt an lebendigen Personen mit glücklichem Erfolge unternommen,[b] und diese Operation zuerst in Aufnahme gebracht hat.

Unter den <u>Italienern</u> haben sich um die Behandlung der Kopfwunden Leonhard Fioravanti [gest. 1588] (70) und Franciscus Arcaeus [ca 1493 – nach 1573] (71), beyde aber noch besonders als Erfinder eigener Balsame, welche ihren Namen führen, um die Materia chirurgica verdient gemacht. [Der Venezianer] Andreas della Croce, und Johann Baptist Codronchi [aus Imola] beschäftigten sich ebenfalls mit einer Verbesserung der Lehre von den Wunden. Letzterer ist nebst dem noch durch die Anzeige und vorgeschlagene Behandlung einer seltenen äußerlichen Krankheit[c] vortheilhaft bekannt.

Merkwürdig für die Chirurgie sind in dieser Periode die häufigen Versuche, welche man bei abgeschnittenen Nasen, Ohren, Lippen u. dgl. anstellte, um sie aus den muskulösen Theilen des Armes zu ersetzen. Man vertraute nemlich sehr auf die wunderthätigen Heilkräfte und die Reproduktionskraft der Natur, und wenn gleich diese Heilungsmethode schon dazumahls viele Gegner fand, welche ihren Tadel darüber ausließen, so fand sie doch auch bei mehreren Eingang, und ist selbst in unserm Zeitalter hie und da wieder in Schutz genommen worden. Man hat daher um so weniger Grund, die Möglichkeit solcher Heilungen zu bezweifeln, da zwei berühmte neuere Schriftsteller, [Albrecht von] Haller [1708 – 1777] und [Antoine] Portal [1742 – 1832] die Ausführbarkeit dieser Versuche keineswegs verwerfen. (72)

Em Ende des 16. Jahrhunderts nahm sich Caspar Tagliacotius [1546 -1599], Lehrer der Chirurgie zu Bologna besonders dieser Heilmethode an.[d] Zu den im ganz vorzüglichen Grade berühmtesten chirurgischen Schriftstellern unter den Italienern gehören endlich noch Hieronymus Fabricius von Aquapendente [1537 – 1619][e] und Wilhelm Fabricius von Hilden [1560 – 1634].[f] Letzterer sammelte sich die meisten Verdienste um die nähere Bestimmung des heißen und kalten Brandes, die er [als] der erste unterschied, ferners des Verbrennens und der Schußwunden. Für die

---

[y] Chirurgie francoise avec plusieurs figures d'instruments necessaires pour l'operation manuelle. Lyon 1569. 8.

[z] Traité de la cure generale et particuliere des arquebusades. Lyon 1576.

[a] <u>Joubert</u>. Edition des oeuvres de Gui de Chauliac. Roma 1641.

[b] Traité nouveau de l'hysterotomotokie ou enfentement caesarien. Paris. 1581. [1583 ins Deutsche Übersetzt]

[c] Libellus de morbo novo, prolapsu scilicet mucronatae cartilaginis. Basel. 1603. 4. und Jena 1786 durch [Chr. G.] Gruner. [Nach Sprengel 1794 III, 175 wird hier eine „Verknorpelung" des Mageneingangs beschrieben.]

[d] de curtorum chirurgia per insitionem Libri II. Ven. 1597. fol.

[e] S. dessen Opera chirurgica in II. partes divisa. Ven. 1617 nebst mehreren Ausgaben.

[f] observation[um] chirurgicarum centur. VI. und Epistol[arum] centuria. Frcft. 1646. fol.

Augenkrankheiten leistete Georg Bartisch [1535 – ca 1607][g] manches nützliche, welcher deßwegen hier ebenfalls erwähnt zu werden verdient, da er unter den deutschen Wundärzten zuerst diesen Gegenstand mit glücklichem Erfolge behandelt hat.

Die Staatsarzneykunde finden wir in dieser Periode schon zweckmäßiger und nach einem System bearbeitet als in der vorigen, in welcher, außer Karls des 5ten peinlicher Halsgerichtsordnung, wie wir im vorigen Abschnitte hörten, weiters nichts besonders für dieselbe geleistet wurde; allein in gegenwärtigem Zeitraum entdecken wir schon manche Ärzte, die sich mit gutem Erfolge bemühten, die meisten auf diese Wissenschaft bezug habende Gegenstände in einem zusammenhängenden Systeme vorzutragen, unter welchen Fortunatus Fidelis [1550 – 1630; Prof. in Palermo] der erste diesen Weg betratt.[h] Die Kennzeichen der Jungfrauschaft behandelte Severin Pineau [gest. 1619; Prof. d. Anatomie u. Chirurgie in Paris], oder Pinnaeus in einem eigenen Buche[i], merkwürdige Beobachtungen von simulierten Krankheiten führt Ambrosius Paraeus an. (73) Daß aber auch der Aberglaube in manchen die gerichtliche Arzneykunde betreffenden Schriften hie und da noch bei manchem Arzte Eingang fand, beweißt der in Andreas Libavius [1546 – 1616] Werken[k] neuerdings vertheidigte Volksglauben vom Bluten eines Leichnams, welches in Gegenwart des Mörders am Ermordeten wahrzunehmen seyn soll.

Für eine Wirkung der steigenden Aufklärung in dieser Periode muß man es ebenfalls halten, daß die medizinische Polizey der Aufmerksamkeit der Ärzte sowie der Obrigkeiten nicht ganz entging, wie dies Joachim Strüppe [1530 – 1606] durch seine Vorschriften[l] über Erhaltung der Reinlichkeit der Luft, gesunder Nahrungsmittel, gut bestelltem Medizinalwesen, so wie nicht minder, manche besonders in Frankreich erlassene königliche Gesetze beweisen, kraft welchen die Eröffnung verstorbener Schwangern zur Rettung ihrer Frucht nachdrücklichst befohlen wurde.

Für die Thierarzneywissenschaft lieferte die gegenwärtige Hälfte dieses Jahrhunderts, aber meistes nur in Bezug auf die Erhaltung der Pferde auch einige Schriftsteller unter welchen Franciscus de la Reyna, ein Spanier [Pferdearzt in Zamora], Claudio Corte und [der Bologneser Senator] Carl Ruini [um 1530 – 1598], zween Italiener, und Joh[ann] Heroard [1561 – 1627], ein Franzose sich auszeichnen. (74)

Denen bis dahin angeführten merkwürdigen Ereignissen der letzten Hälfte des 16. Jahrhunderts können wir endlich noch die Stiftung einiger in der Folge berühmt gewordener Universitäten beyzählen, als jene zu Helmstädt /1575/, Altorf /1571/, Gratz /1585/ und Paderborn /1592/, welche mit den ältern und jüngern Instituten

---

[g] ophthalmoduleia oder Augendienst. Dresden, 1583. fol. auch Nürnberg und Sulzbach 1686. 4.
[h] Fortunati Fidelis, medici, de relationibus medicorum Libiri IV. Panorm. 1598. 4.
[i] Sever. Pinaei de integritatis et corruptione virginum notis II. [Leyden 1641]
[k] Libavii Tractatus duo physici – posterior de cruentatione cadaverum iniusta caede factorum praesente, qui occidisse creditur. Frfrt. 1594. 8.
[l] Nützliche Reformation zu guter Gesundheit und christlicher Ordnung. Frft. 1573. 4. [Von Strüppe, Leibarzt bei den pfälzischen Kurfürsten, stammen die Frankfurter Medizinalordnungen von 1573 u. 1579.]
Patris Historia Chirurgico-Anatomica Facult. Med. Ingolstadiens. p.6.

dieser Art die gleiche Tendenz, wenn sie selbe auch nicht immer erreichten, wenigstens gemein hatten, in diesem Zeitraume dem so mächtig sich verbreitenden Paracelsismus, wodurch in dieser Periode die medizinische Wissenschaft öfters so wesentlich an ihren weitern Fortschritten gehindert wurde, nach Kräften entgegenzuarbeiten.

Neunzehnter Abschnitt.

Arzneykunst der ersten Hälfte des 17. Jahrhunderts.

Die wichtigsten Ereignisse und die davon abhangenden Veränderungen, welche sich mit der Arzneywissenschaft mit dem Eintritte des siebenzehnten Jahrhunderts zugetragen haben, hangen theils von den Verdiensten einiger berühmter Litteratoren dieser Zeit, theils von den Umänderungen der Philosophie, größtentheils aber von der in diese Periode fallenden Entdeckung der neuen Lehre des Kreislaufs des Blutes ab. Für die Litteratur haben sich unter den deutschen Ärzten Caspar Hoffmann [1572 – 1648] (1), Professor zu Altorf, Thomas Reinesius [1587 – 1667] (2) und der für die Geschichte der Medizin überhaupt so verdiente Hermann Conring [1606 – 1681] (3) besonders ausgezeichnet. Bessere Übersetzungen der arabischen Schriftsteller wie bisher lieferte der zu früh verstorbene Peter Kirstein [auch Kirsten, 1577 – 1640; Prof. in Uppsala], in Frankreich gaben Veit Patin [Guy Patin, 1601 – 1672] und Renatus Chartier [1572 – 1654] eine sehr gute bearbeitete Sammlung sämtlicher hippokratischen und galenischen Schriften heraus, (4) und so erwachte also besonders in Deutschland wieder Liebe zur Litteratur, womit sich zugleich Philosophie und kritischer Scharfsinn mehr als in den vorhergehenden Zeiten verband. Die bis daher allgemein zum Maaßstabe genommene aristotelische Philosophie verlor allmählig ihr Ansehen, als Lord Roger Baco [1560 – 1626], Baron von Verulam und Renatus des Cartes [1596 – 1650] sich in den ersten Jahren des siebenzehnten Jahrhunderts dem bisherigen Systeme der Peripathetiker (5) mit allem Ernste, und eben so glücklichem Erfolge entgegensetzten: Des Cartes hatte vorzüglich mittelst des physikalischen Theils seines neuen Systems sehr vielen Einfluß auf die Grundsätze der in der Folgezeit entstandenen mechanischen Sekte der Arzneywissenschaft, denn von Descartes ist es bekannt, daß er unter andern der Urheber folgender Meinungen war, als der Schwingungs-Hypothese in der medicinischen Psychologie, (6) der Meinung vom Sitz der Seele in der Zirbeldrüse, und der Herabwürdigung der Thierseelen und der thierischen Erscheinungen bis zum blossen Mechanismus. Fast auf gleiche Weise suchten nach Descartes die Anhänger der mechanischen Sekte unter den Ärzten alle Erscheinungen des menschlichen Körpers eine kurze Zeit nur allein auf eine sinnliche und blos mechanische Art zu erklären.

Auch die Grundsätze des berühmten Philosophen Peter Gassendi [1592 – 1655], des wichtigsten Gegners des Descartes /Cartesius/ welcher ebenfalls als Gegner der peripathetischen Philosophie, (7) ein dem Epicureischen [d.h. dem Atomismus] mehr ähnliches System einführte, und in seinen Werken selbst sogar anatomische und physiologische Streitfragen behandelte, (8) hatte große Einwirkung auf die herrschenden physiologische Meinungen der damahligen ersten Ärzte des siebenzehnten Jahrhunderts.

Diese Umänderungen der Philosophie gewährten der Arzneywissenschaft noch vor der wichtigen Entdeckung des Kreislaufes in physiologischer Hinsicht manche Vortheile: Denn erst durch die bessere Dioptrick des Cartesius wurde man mit den Verrichtungen des Auges nach seinen verschiedenen Theilen mehr und besser als bisher bekannt. (9) Gassendi verbreitete mehr Licht über die wahre Ursache des Staars und gab seinen Zeitgenossen eine vollkommene Theorie des Gehörs.

Alle diese schätzenswerthe Vorarbeiten dieser großen Männer zu einer bessern Bearbeitung der theoretischen Arzneykunst erhielten aber erst ihren ständigen Werth, als im Jahre 1616 der große Harvey zum ersten auftratt, um den Ärzten die größte und wichtigste Entdeckung des Kreislaufes des Blutes, an denen er zwar manche Vorgänger wie z.B. an Servet und Caesalpin hatte, die aber doch nie in dieser Beobachtung zur Überzeugung gelangen konnten, trotz den vielen Gegnern dieser neuen Lehre bekannt zu machen. Wilhelm Harvey [1578 – 1657], aus Folkton in Kentshire gebürtig, verdankte diese seine Entdeckung zuerst der sorgfältigen von Fabricius ab Aquapendente [1537 – 1619], seinem Lehrer erlernten vierjährigen Untersuchung der Vertheilung der Klappen in den Venen des Körpers.

Durch siebenzehn Jahre lang in London ununterbrochen fortgesetzte Beobachtungen wurde Harvey 1619 auf das wahre Resultat des Kreislaufs des Blutes geführt, von welchem Augenblicke er ihn öffentlich lehrte, und erst nach einer abermahligen neunjährigen Prüfung durch sein im Jahre 1628 erschienenes unsterbliches Werk[a] in den Druck gab. (10) Das wichtigste dieses Werkes, von dessen Erscheinen an man mit Recht behaupten kann, daß eine neue glückliche Epoche in der Arzneykunst begann, besteht in folgendem:

Harvey untersucht zuvörderst die Bewegung des Herzens und den Mechanismus desselben. Aus den Sectionen lebender Thiere sucht er zu beweisen, daß bei der sogenannten Systole das Herz wirklich erweitert werde, obgleich die Spitze desselben sich der Grundfläche nähere. Indessen werde bei dieser Annäherung ein Bogen beschrieben, und auf diese Weise erweitere sich die Höhle des Herzens. Die Systole der beiden Herzhöhlen erfolge zu gleicher Zeit, und wechsele mit der Systole der beiden Herzohren ab, welche letztere sich wieder zu gleicher Zeit mit dem ganzen arteriösen Systeme zusammenziehen. Bis dahin hatte man nämlich eine in Rücksicht der Zeit völlig verschiedene Bewegung der Herzohren und der Höhlen angenommen. Harvey zeigt die Irrigkeit dieser Meinung durch die Resultate seiner Sectionen lebender Thiere. Die Bewegung fange deutlich in den Ohren an, und gehe zu den Höhlen über, auch bleibe immer noch einige Bewegung in den Ohren übrig, wenn schon die Höhlen sich zu bewegen aufgehört haben; und die letzte Bewegung beim sterbenden Thiere bemerke man in dem Hohlvenen-Sacke. Den er-

[a] Exercitatio anatomica de motu cordis et sanguinis in Animalibus. Guil. Harvei, Angli, med. regii etc. Frfti. 1628. Wunderbar ist es, daß diese merkwürdige Ausgabe zuerst in Deutschland veranstaltet wurde.

sten Antrieb zur Bewegung erhalte das Herz durch das einströmende Blut, welches durch sein Zittern schon die Vitalität verrathe. Fast alle Thiere haben ein Herz, und selbst die blutlosen Schalen-Thiere seyen von demselben nicht entblößt; und wo ein Herz sei, da finden sich auch Ohren, oder ein demselben ähnliches Organ.

Dann führt er alle Gründe, welche Serveto und andere schon im sechszehnten Jahrhundert für den kleinen Kreislauf gebraucht hatten, weiter aus, um denselben zu beweisen. Diesen Gründen setzt er noch seine neuen zu, daß nämlich beim Aufblasen der Lungen durch die Luftröhre die Luft keineswegs in das Herz übergehe. Auch zeigt er aus den tödlichen Blutungen, welche eine Verletzung der Arterien veranlaßt, daß das Blut wirklich von dem Herzen aus in sie eingetrieben werde.

Die Gründe selbst, worauf Harvey seine neue Lehre baut, sind zuvörderst aus der Ähnlichkeit der Lungen-Gefäße mit den übrigen Gefäßen des Körpers und aus der Anwendung des kleinen Kreislaufs durch die Lungen auf die Circulation durch den ganzen Körper, dann aber aus der Berechnung der Menge des Blutes hergenommen, welches bei der Bewegung des Herzens hinausgetrieben werde. Aus dieser Menge des Blutes und der Zahl der Schläge des Herzens in einem bestimmten Zeitraum, schließt er, daß in sehr kurzer Zeit alles Blut, das im Körper befindlich ist, durch das Herz durchströme, daß also dieser Verlust auf keine Weise ersetzt werden könnte, wenn nicht dasselbe Blut wieder zurück zum Herzen flösse. Wenn nemlich zwei Unzen Blutes in der Aorten-Kammer enthalten sind, so wird bei jeder Systole wenigstens eine halbe Unze in die Aorta getrieben; da nun das Herz zweitausend Schläge in Zeit einer Stunde thut, so beträgt die Menge des in dieser Zeit aus dem Herzen strömenden Blutes 83 Pfund und 4 Unzen. Setzt man die Menge des in den Gefäßen des erwachsenen menschlichen Körpers befindlichen Blutes, außer dem, was zur Ernährung verwandt wird, auf 15 Pfund, so folgt, daß wenigstens weit mehr Blut in einer Stunde durch das Herz getrieben wird, als durch die Leber ersetzt werden kann, oder als im ganzen Körper vorhanden ist. In Zeit von 6 bis 8 Minuten scheint sonach die ganze Blutmasse das Herz zu passieren.

Außer dieser berühmten Berechnung, die von den Gegnern äußerst heftig angefochten, von den Anhängern des Harvey verschiedentlich angegeben, und in der That etwas willkürlich ist, nimmt der große Mann aus der Unterbindung der Blutgefäße die Gründe für seinen Begriff vom Kreislauf her. In den Venen nemlich entstehe, wenn sie gebunden werden, eine Geschwulst zwischen dem Bande und dem äußern Umfang des Körpers, in den Arterien aber zwischen dem Herzen und dem Bande. Diese Erscheinungen beweisen unwidersprechlich, daß das Blut in den Venen sich von den Ästen in die Stämme, und von da ins Herz ergießt, daß dagegen die Arterien es beständig vom Herzen in die Äste führen. Auch auf die kleinsten Arterien erstrecke sich diese Bewegung, denn, wo nur Blut sei, da werde in den Arterien, wie in den Venen, durch die Anfüllung mit Blut jedesmal dieser verschiedene Forttrieb desselben bewirkt. Aus den kleinsten Arterien gehe das Blut in die feinsten Venen des Parenchyma über, und selbst zu diesem Übergange reiche die Kraft des Herzens noch hin. Endlich sucht er zu zeigen, daß die von seinem Lehrer Fabricius entdeckten Klappen der Venen unmöglich einen andern Zweck haben können, als den Rückfluß des Blutes zum Herzen zu befördern, indem sie durchaus nicht nachgeben, und also nicht, wie Fabricius meinte, blos dazu dienen, den Andrang des Blutes von den Stämmen der Venen in ihre Äste zu vermindern.

Diese auf Vernunft und Erfahrung gegründeten neuen physiologische Wahrheiten, welche man dem großen Harvey zu verdanken hat, fanden zwar im Anfang eine Menge Gegner, unter welchen Caspar Hoffmann (11), Gassendi (12), [Jacobus] Primirosius [gest. 1659] (13), [Aemilius] Parisanus [1567 – 1643] (14) und [Eckhard] Leichner [1612 – 1690] (15) die wichtigsten sind, allein sie dienten nur dazu, um diese große Entdeckung nur noch mehr gegen die Einwürfe dieser und anderer Schriftsteller zu bestätigen, wozu eben so viele angesehene Vertheidiger derselben, z.B. Descartes, Johann Walaeus [1604 – 1649; Prof. zu Leyden] und [der Löwener Professor] Fortunatus Plempius [1601 – 1671] nicht wenig beytrugen.

Auch die Theorie des Zeugungsgeschäftes erhielt durch Harvey's Bemühungen[b] eine ganz andere Gestalt, in dem er die Eyertheorie (16) bestätigte, und sich überhaupt für die Epigenesis (17) erklärt.

Dieser wichtigen Entdeckung des Kreislaufes des Blutes von Harvey folgte eine zwar nicht eben so wichtige, indessen doch immer merkwürdige Gewahrnehmung des Sanctorius Sanctorius [1561 – 1636]. Dieser scharfsinnige Mann hatte durch öfters wiederholte, und sorgfältig angestellte statische Experimente wahrgenommen, daß unter allen bey den Menschen sich ereignenden natürlichen Aussonderungen die sogenannte unmerkbare Ausdünstung die wichtigste sey. Weil er nun dafür hielt, daß sowohl der gesunde, als kranke Zustand des Menschen hauptsächlich auf dieser unmerkbaren Ausdünstung und ihrer verschiedenen Beschaffenheit beruhe, so brachte er die von ihm erfundene, und durch eine dreißigjährige Erfahrung bestätigte Medicina Statica zuerst ins Ansehen, und erwarb sich merklich durch die sehr kleine hierüber abgefaßte Abhandlung[c] so große und allgemeine Hochachtung, daß selbst der große Boerhave erklärte, es sey kein einziges medizinisches Lehrbuch zu einem solchen Grade von Vollkommenheit gediehen, als eben dieses. (18)

Indessen so schön, mühsam und lehrreich die Versuche des Sanctorius in seiner Medicina statica auch immer waren, nach welchen von acht Pfund Speise und Trank fünf, oder nach andern in einer kalten Gegend angestellten Versuchen 56 bis 60 Unzen zu verdünsten scheinen, die weder dem Gewicht des Körpers beitraten, noch durch irgend eine sichtbare Wegschaffung /Excretio/ verloren gehen, doch so, daß man den Speichel, den Schweiß, und den Nasenschleim von diesem Gewicht abziehen muß, so beweisen sie uns doch nur allein, daß viel ausgedünstet werde. – Diese Menge aber bei dem ganzen Menschengeschlechte bestimmt anzugeben, vermögen diese Versuche nicht, fürs erste, weil Sanctorius sie in einem heißen Lande unternommen, und dann fürs zweyte, weil er nicht in Rechnung brachte, was durch die admosphärische Luft wieder eingesogen werde.

---

[b] Exercitationes de generatione animalium. London 1651. 4.
[c] Sanctorii von Capo d'Istria, Professor zu Padua und hiernächst praktischer Arzt zu Venedig. De statica medicina Aphorismi. Sect[iones] VII. Venet. 1614.12. [und] 1634.16.

Für die Zergliederungskunst wurde in diesem Zeitraum im ganzen sowie für einzelne Theile derselben sehr vieles geleistet. Zu den berühmtesten Anatomen der ersten Hälfte dieses Jahrhunderts können mit Recht gezählt werden Johann Riolan,[d] der Sohn [1577 – 1657; Prof. in Paris], [der Pariser Wundarzt] Nicolaus Habicot [gest. 1624],[e] Fortunius Licetus [1577 – 1656; Prof. in Padua u. Bologna],[f] [der Straßburger Professor] Johann Rudolf Saltzmann [1574 – 1656],[g] [der neapolitanische Chirurg und Anatom] Aurelius Severinus [1580 – 1656],[h] [die in Padua lehrenden] Johann Vesling [1598 – 1649][i] und Adrian Spiegel [1578 – 1625].[k]

Aus den Werken dieser sämtlicher Schriftsteller ersieht man, daß sie sich um mehrere einzelne besser bearbeitete Zweige der Anatomie, der pathologischen sowohl, als der vergleichenden, und besonders auch um die Zootomie bleibende Verdienste erworben haben.

Einzelne Theile des menschlichen Körpers, unter andern verschiedene Sinnorgane wurden zu dieser Zeit ebenfalls von berühmten Zergliedern näher und besser wie bisher untersucht: z.B. die Organe der Stimme und Sprache von Julius Casserius [1545 – 1616],[l] das Organ des Geruchs von Conrad Schneider [1614 – 1680; Prof. in Wittenberg][m] und das sämmtliche System der resorbierenden Gefäße fand an mehreren Zergliedern Männer, die sich mit diesem bis daher fast gänzlich vernachlässigten und so wichtigem Theile der Zergliederungskunst in diesem Zeitraume mittelst guter Werke, und sehr erläuternden Abbildungen, an denen es in vorigen Zeiten fast durchgehends mangelte, aufs thätigste beschäftigten. Dahin gehören für die genauere Untersuchung der Milchadern im Gekröße die Schriften des Caspar Aselius [1581 – 1626],[n] des Johann Pecquet [um 1622 – 1674] in Hinsicht der bessern Beschreibung der Milchbruströhre[o] /Ductus thoracicus/ bis zu ihrer Insertion in die Schlüsselbeinvene, und die Arbeiten in diesem Fache des berühmten Nürnbergischen Arztes Nicolaus Tulp für die richtigere Beschreibung der Milchgefässe im menschlichen Körper. (19)

Olaus Rudbeck [1629 – 1702], ein Schwede [Prof. in Uppsala] untersuchte die Milchgefäße der Leber in einer eigenen Schrift, als der Entdecker derselben[p] und

---

[d] Anthropographia ex propriis et novis observationibus concinnata. Paris 1649. – Gigantomachie. Paris 1613 und Gigantologie 1618. 8.

[e] Semaine anatomique. Paris 1610 und 1660. 8.

[f] de monstrorum causis, natura et differentiis Libri II. Padua 1614. 4. und Amst. 1665. 4.

[g] Observata anatomica hactenus inedita. 1669. 12. Amst.

[h] Zootomia Democritaea s. anatome totius animal[ium] opificii. Nürnberg. 1645. 4.

[i] Observationes anatom[icae] et Epistolae med[icae]. Kopenhagen 1664. 8. – Syntagma anatomicum. Padua 1647. 4.

[k] De corporis humani fabrica. Libri X. Venet. 1627. 4. – de formato foetu. Padua. 1626. fol.

[l] De vocis auditusque organis historia anatomica. Ferrara 1600 fol. – Pentaestheseion s. de quinque sensibus. Venet. und Frft. 1609. fol.

[m] de osse cribriformi et sensu ac organo adoratus. Wittenberg 1655. 12.

[n] De lactibus s. lacteis venis. Mayland 1627.

[o] Experimenta nova anatomica. Paris 1651. Wie auch von eben demselben die [den Blutkreislauf bestätigende] Schrift de circulatione sanguinis et chyli motu hier bemerkt zu werden verdient.

[p] Ductus hepatici aquosi. – Vasa glandularum serosa. Leiden. 1654. 8.

nannte Sie <u>Wassergefäße</u> und der berühmte [Kopenhagener Professor] Thomas Bartholin [1616 – 1680] leistete für das System der lymphatischen Gefäße noch weit mehr, als alle seine übrige Vorgänger durch eine Menge gelehrter, diesen Gegenstand betreffender Werke, welche Haller angezeigt und nach Verdienst gewürdigt hat.[q] Endlich dürfen wir des verdienstvollen Johann Georg Wirsung's [1600 – 1643], eines Bayers von Geburt, Professor zu Padua und des großen Vesling's Schülers in diesem Zeitraume nicht vergessen, der zu früh für die Wissenschaft starb, und der erste Entdecker des pancreatischen Ganges im Pancreas des menschlichen Körpers ist, welcher von ihm auch den Beinamen Ductus Wirsungianus mit recht erhalten hat, wenn ihm gleich viele seiner medizinischen Zeitgenossen den Ruhm dieser Entdeckung strittig machen wollten.

Moritz Hoffmann [1622 – 1698], Professor zu Altorf hatte zwar vorher [1641 – als Student bei Vesling] diesen Ductum pancreaticum zuerst in einem welschen Hahn entdeckt, allein erst im Jahre 1643 ließ Wirsung seine Erfindung dieses Ganges im Menschen zu Padua in Kupfer stechen, (20) wovon die Original Exemplare äußerst selten sind,[q] ja man behauptet sogar, daß dem in dem nemlichen Jahre noch ermordeten gelehrten Wirsung, eben diese Erfindung aus Eifersucht diesen Meuchelmord zugezogen habe.

Die Naturgeschichte, Botanik, und Arzneymittellehre fanden in der ersten Hälfte des XVII. Jahrhunderts große Beförderer besonders durch mehrere naturhistorische Reisen mancher Ärzte nach fremden Ländern, um für die drey Reiche der Natur die merkwürdigste Produkte derselben allda zu sammeln, und durch ausführliche Beschreibungen in Europa bekannter zu machen. Darauf beziehen sich nun die in Hallers Botanischer Bibliothek ausführlich angezeigten naturhistorische und botanische Werke eines Franciscus Hernandez [1514 – 1587], des spanischen Schriftstellers in Hinsicht der Naturprodukte von Mexico, (21) eines Wilhelm Piso [1611 – 1678] und Georg Marcgraf [1610 – 1644], für Brasilien (22) und Jacob Bontius [1598 – 1631], für die Naturprodukte und Arzneymittel Ostindiens (23). Für die Naturgeschichte Europas, besonders das Thierreich betreffend, zeichnen sich ebenso die Werke des Polen Johann Johnston's vortheilhaft aus, (24) desgleichen die Sammlungen des zu Leiden herausgekommenen Werkes des dänischen Arztes O[laus] Worm [gest. 1654].[r] Der schon als Anatom bekannte Johann Vesling [1598 – 1649] beschäftigte sich ebenfalls mit der Botanik, wie seine auf der Reise nach Egypten gesammelte botanische Beobachtungen[s] beweisen. (25) Auch der preussische Botaniker Johann Loesel [1607 – 1655] erwarb sich wegen seinen Beschreibungen der Floren einzelner Provinzen Verdienste um die Botanik, (26) sowie [der

---

[q]   S. Haller. Bibliotheca anat[omica] I. [Zürich 1774] p.400 [- 408]

[q]   [!] Eines dieser seltenen Original Exemplare besitzt Blumenbach /S. dessen Introductio in historiam litterariam und ein zweytes schenkte mein seliger Vater der hiesigen Universitaets Bibliothek im Jahre 1788. /S. Leveling Patris Historia chirurgico-anatomica Facultatis Medicae Ingolstadiensis. 1791. pag. 23.

[r]   Museum Wormianum. Leyden. 1655. fol.

[s]   De plantis Aegypti observationes. Pad. 1638. 4. – Zur Arzneymittellehre gehört von ihm das Werk: betitelt Opobalsami veteribus cogniti vindiciae. ibid. 1644. 4.

Theologe] M[ichael] Titius wegen der Beschreibung der botanischen Gärten zu Königsberg und zu Oxford, (27) und Joachim Jung [1586 – 1657; Prof. in Helmstedt] als Methodiker, der die Botanik am wissenschaftlichsten behandelte, (28) für dieses Zeitalter einer besondern historischen Erwähnung würdig sind.

Durch die interessanten, oben erwähnten botanische Reisen erhielt auch die <u>Arzneymittellehre</u> manche Bereicherung, wie z.B. durch die Nachrichten eines Bontius vom Thee, den Tamarinden u.s.w., durch Piso vom Zucker und der Ipecacuanha, wie nicht minder durch die litterarische Verdienste in diesem Fache des Simon Pauli [1603 – 1680] (29), und Melchior Sebiz [1578 – 1674] über die beschriebenen Kräfte der Nahrungsmittel, über welche letzterer eigne nicht unbrauchbare Werke hinterließ.[t]

Für die Chymie und Pharmacie ist uns in diesem Zeitalter zuvörderst Daniel Sennert [1572 – 1637], Professor zu Wittenberg, als der erste Schriftsteller merkwürdig, welcher es versuchte, in seinem im Jahre 1611 herausgekommenen Werke[u] die galenischen Grundsätze mit den paracelsischen zu vereinigen, und die schwere Rolle eines Conciliatoren zwischen der galenischen und paracelsischen Parthey zu übernehmen. Als ein vorzüglicher Anhänger der hermetischen Sekte (30) vertheidigte er in seinen bekannt gewordenen spätern Schriften[w] die Wirksamkeit der metallischen Mittel zur Heilung der Krankheiten, gibt den chemischen Principien den Vorzug vor den Elementen der Alten (31), tadelt zugleich die geheimnißreiche, oft ganz widersinnige Sprache der spagyrischen Ärzte (32), ahndet mit Recht an den Schriften des Paracelsus die Vernachlässigung der Diät, der Semiotik, und des genauen Unterschiedes der Krankheit, des Symptoms und der Ursache, gibt aber überall zugleich galenische und hermetische Erklärungen der Krankheiten, und ist nebenbey auch nicht frey von manchen medizinischen Vorurtheilen und Aberglauben des damahligen Geistes seines Zeitalters, z.B. was die Verwandlung der Metalle, die Signaturen (33), und die Wiederauflebung aus der Asche /Palingenesia/ der Pflanzen (34), und selbst die Magie betrifft.

Der zweyte, eben so wie Daniel Sennert merkwürdige Mann, zugleich Stifter eines eigenen nach ihm genannten chemischen Systems, welcher in der ersten Hälfte des siebenzehnten Jahrhunderts Epoche machte, ist Johann Baptista van Helmont [1577 – 1644], ein Brabantscher Edelmann, der sich nach dem Beyspiel des Paracelsus dem Humoralsystem der galenischen Ärzte mit vielem Nachdruck, und wenigstens im Anfang seiner Lehre mit vielem Ansehen, das sich indessen doch bald verlor, entgegensetzte. Er machte sich besonders, da er die galenischen und aristotelischen Grundsätze in der Arzneykunst verwarf, und sich mehr an jene der

---

[t] de alimentorum facultatibus. Libri V. Strasb. 1650. 4. [Melchior Sebiz II. war wie sein gleichnamiger Vater Professor in Straßburg.]

[u] <u>Sennert</u> institutiones medicae. Wittenberg 1611.

[w] <u>Sennert</u> de consensu ac dissensu Galenicorum et Peripateticorum cum chymicis . Opp. Tomi III. Wittenberg 1619. 8., Paris 1633. 4, Lugdun. 1650. fol.

Platoniker und Pneumatiker (35) hielt, durch den von ihm in seinen Schriften[x] so genannten Archaeus, den Helmont für das wichtigste und in der Natur als Mittelding zwischen Seele und Körper zu betrachtende Agens ausgab, bekannt. Alle seine Schriften trugen aber nur zu sehr das Gepräge der Feuerphilosophie, der Mystik, und größtentheils auch der Paradoxie. Sein größtes Verdienst bestand ohnstreittig darin, daß er mit gutem Erfolge die Überbleibsel der galenischen Theorie [der vier Säfte] bestritten, und die unter dem gewählten Namen Archaeus bis daher allgemein verkannte Thätigkeit der lebendigen Kräfte [im Körper] wieder neuerdings geltend gemacht hat. Nebst dem ist van Helmont auch der Erfinder einer den Chymikern noch itzt so wichtigen luftartigen Flüssigkeit, wozu ihm die bis zu seinem Tode unermüdet fortgesetzte chemische Arbeiten Gelegenheit gaben, und welches noch wirklich nach ihm Gas Helmontii genannt wird.

Überhaupt war Helmont glücklicher im Niederreissen, als im Aufbauen, und es scheint, daß ihn das Verhängnis mehr dazu ausersehen habe, die von den ältern Ärzten begangenen Fehler einleuchtend aufzudecken, als er selbst im stande sich befand, bessere Grundsätze in die bisherige Arzneykunst einzuführen. Denn er fügte den platonischen und pneumatischen Grundsätzen seine eigene spiritualistische mit einem so unglücklichen Erfolge hinzu, daß er der Wissenschaft dadurch eher mehr geschadet als genützt hat. Als einen vorzüglichen Grund hievon muß man Helmonts geringe Kenntnisse in der Anatomie ansehen. Er dachte sich den menschlichen Körper als eine Art einer Retorte, in welcher alle chemische Prozesse ausführbar seyen, weswegen sich auch sein System im Anfang zwar einer großen, aber gar nicht lange dauernden Ausbreitung rühmen konnte.

Nicht viel besser erging es dem berühmtesten aller chemischen Theoretiker Franciscus de le Boe Sylvius [1614 – 1672], Lehrer der theoretischen und praktischen Medizin zu Leiden, welcher in die Fußstapfen des Cartesius und van Helmonts trat. Sein chemisches System, welches in einer Abänderung der Cartesianischen und Helmont'schen Vorstellungen bestand, bezog sich vor allem auf die Gährungstoffe oder Fermente. Er nahm im Speichel wie im pancreatischen Safte ein säuerliches Salz und in der Galle ein vorwaltendes Laugensalz mit Oehl und flüchtigem Laugensalze verbunden an, wodurch er im Zwölffingerdarm eine Gährung der Säure mit dem Laugensalze entstehen ließ, um daraus sich die wirksamen Gasarten entbinden zu lassen, welche zur Verdauung mitwirken. Die Galle, behauptete Sylvius, wird in der Leber nicht aus dem Blute abgesondert, sondern sie ist schon vorher in dem selben vorhanden, und mischt sich von neuem demselben bey, um nemlich mit der dem Blute ebenfalls beigemischten Lymphe zum Herzen zu gelangen, und dort die Lebensgährung zu erzeugen. Alle Krankheiten leitete er überhaupt aus sauren oder alkalischen Schärfen, den größten Theil aber derselben vom fehlerhaften Aufbrausen der Galle mit dem pankreatischen Safte her, wie man

---

[x] dahin gehören: Scholarum humoristarum passiva deceptio – Complexionum figmentum – Archaeus faber – Ius duumviratus. In dieser Schrift behauptet Helmont, daß die Seele ihren Sitz in der Magengegend habe. – De Lithiasi – de febribus – Gas aquae – Blas humanum – Inventio tartari in morbis temeraria. Amst[elodami] bey Elzevir 1648. Opera omnia. auch Frft. 1682. 4. II. Vol. [zu deutsch fol. Sulzbach 1683]

an jeder Stelle seiner theoretischen und praktischen Werke ersieht.[y] Sylvius nahm daher im thierischen Körper lauter gährende und chemische Prozesse gewahr, weswegen sein sogenannter Triumviratus Humorum [Triumvirat der Säfte Galle, Blut und Lymphe] und die daraus seiner Meinung nach im Zwölffingerdarme und in der rechten Herzhöhle entstehende natürliche und wiedernatürliche Effervescenz (36), woraus er sowohl den gesunden, als kranken Zustand des Menschen erklären wollte, zwar im Anfang, wie es mit allen Neuerungen zu ergehen pflegt, ungemein großen Beyfall fand, in der Folgezeit aber, besonders nachdem [der französische Anatom] Ludovicus le Vasseur [Vassaeus; 16. Jh.], Johannes Nicolaus Pechlinus [1644 – 1706; Prof. in Kiel] und andere Ärzte das schwankende und unzulängliche dieses Systems deutlich bewiesen haben, eben so geschwind, als es unter den Ärzten am Ende der ersten Hälfte des 17ten Jahrhunderts, Eingang fand, eben so bald wieder in Abnahme gekommen ist.

Zu dieser Periode gehören auch noch die mehr und minder verdienstlichen chemischen Arbeiten z.B. eines Johann Rudolph Glauber [1603 – 1668] um die Zubereitung eines in der Arzneywissenschaft so sehr gebräuchlichen Mittelsalzes aus Vitriolsäure [Schwefelsäure] und mineralischen Alkali, welches in den Pharmacien noch heut zu tage unter diesem Namen beybehalten ist, (37) ferners der thesaurus et armamentarium medico – chymicum des Adrian Mynsicht [gest. 1683],[z] zugleich der Erfinder eines eigen nach ihm genannten Vitriol-Elixiers, (38) wie auch die chemische Erfindungen eines spagyrischen Arztes zu Augsburg, Raimund Minderer [gest. 1621], welcher die Schwefelsäure als ein vorzügliches Heilmittel, selbst in hitzigen Krankheiten anpries, und den essigsauren Ammoniak, Spiritus Mindereri nach ihm genannt, in die Arzneykunst einführte, nebst dem noch manche andere vorher nach galenischen Grundsätzen bereitete Arzneymittel wesentlich verbesserte. (39)

Um die Pharmacie hat sich Johann Christian Schroeder [1599 – 1664], Arzt zu Frankfurt am Main, vorzügliche Verdienste erworben. Er suchte die galenischen Dispensatorien mit chemischen Arzneymitteln zu bereichern, und die Pharmacie zu verbessern. Als Verfasser einer eigenen Pharmacopoe[a] erhielt er lange den Beifall der größten Ärzte, und sein Werk wurde bis gegen das achzehnte Jahrhundert unter die besten und am meisten geschätzten dieser Art gezählt.

Für die praktische Arzneykunst wurde das meiste durch gute in dieser ersten Hälfte des siebenzehnten Jahrhunderts erschienene Beobachtungen geleistet. Die Geschichte epidemischer Constitutionen, welche in Frankreich dazumahl herrschten, beschrieb in aechtem hippokratischem Style Wilhelm de Baillou [1538 – 1616] (40) oder Ballonius,[b] der noch gegenwärtig zu den classischen Schriftstellern in diesem Fache gehört.

---

[y] S. Barchusen. De Medicinae origine et progressu. Diss. XXIII. [1723.] p.492.

[z] [Thesaurus et armamentarium medico – chymicum, selectissimorum pharmacorum conficiendorum ratio, propria laborum experientia confirmata.] Hamburg 1631. 4. [deutsch Stuttgart 1686]

[a] Schroeder pharmacopoea medico-physica [! – chymica]. 4. Ulm. 1641. Auch unter dem Titel. Schroeders Arzneischatz. fol. Nürnberg 1748. noch gegenwärtig sehr verbreitet.

[b] Epidemiorum et Ephemeridum ab Ann[is] 1570 – 79 Lib[ri]. Paris 1640. 4. – Consiliorum medicorum Lib. I. II. III. Paris 1635.36.39. 4. – Paradigmata etc. historiae morborum. Paris 1648. 4.

Als guter Beobachter verdient auch Lazarus Riviere [1589 – 1655], oder Riverius unter den Franzosen empfohlen zu werden. Er trug in Frankreich das meiste dazu bei, daß die chymischen Arzneimittel mehr Eingang fanden, sowie ohnedem sein Name in der Arzneimittellehre durch das bekannte Riverische Tränkchen von ihm, als seinem Erfinder noch heutzutage nicht in Vergessenheit gekommen ist. (41)

Den Einfluß des Blutwassers auf die Entstehung der Krankheiten suchte Carl le Pois [1563 – 1633], sonst Piso genannt, zu dieser Zeit geltend zu machen (42) und unter den sorgfältigen Beschreibern epidemischer Krankheiten verdienen auch unter den französischen Ärzten Renatus Moreau [1587 – 1656] (43), Antonius Gendre und Johann de la Moniere eine besondere Stelle. (44)

Merkwürdig ist ebenfalls Franciscus Citois oder Citesius [1572 – 1652; Leibarzt des Kardinal Richelieu], der erste und beste Beschreiber einer in der Provinz Poitou in Frankreich beobachteten Bleycolik,[c] die unter dem Namen Kolick von Poitou unter den Ärzten unseres Zeitalters noch immer beybehalten worden.

Unter die besten Ärzte der ersten Hälfte des 17. Jahrhunderts muß man den bey Gelegenheit der angezeigten mit der Chymie vorgenommenen Veränderungen schon erwähnten Daniel Sennert, als einen der besten Systematiker dieser Zeit zählen. Schätzenswerth sind auch die Bemühungen für die Anwendung der chymischen Arzneien auf die hippokratische und galenische Lehre der Ärzte Theodor Turquet de Mayerne [1573 – 1655] (45), Johann Johnston's [1603 – 1675] (46), sowie unter die Zahl der guten Beobachter dieses Zeitalters nach ihren gut verfaßten und nützlichen Werken zu urtheilen, besonders Heinrich Smetius [1537 – 1614] (47), Vincentius Baronius (48), [der Frankfurter Arzt] Johann Daniel Horst [1616 – 1685], der große holländische Arzt Niclaas Tulp (49) und [der Utrechter Professor] Isbrand van Diemerbroeck [1609 – 1674] gerechnet zu werden verdienen.

Welchen Einfluß um diese Zeit die mehr in chymischer als praktischer Hinsicht zu rühmenden Verdienste des berühmten Franciscus de le Boe Sylvius [1614 – 1672] auf die praktische Arzneikunst gehabt haben, erhellt aus dem, was ich von diesem berühmten chemischen Reformator im vorhergehenden bey der Darstellung seines eigenen chemischen Systems angeführt habe. (50) Als praktischer Arzt hat ohnstreitig Franciscus de le Boe Sylvius mehr nachtheilig als vortheilhaft auf den litterarischen Zustand dieses Zweiges der Medizin in dieser Epoche gewirkt.

In der Chirurgie wurden mehrere einzelne Gegenstände mittelst zweckmäßiger Schriften gut behandelt: Zum Beispiel die Lehre von den Wunden – besonders Kopfwunden – von Caesar Magatus [1579 – 1647] (51), die Lehre des Verbandes von Johannes de Marque [1569 – 1622] (52), jene von den Fisteln und dem Beinfras von J. Antonius Lambert (53) und Petrus de Marchettis [1589 – 1673] (54). Zu den bessern Chirurgen für das ganze Gebieth der Chirurgie mittelst guter Beobachtungen gehören ferners in diesem Zeitalter die Werke eines Marcus Aurelius Severinus [1580 – 1656; Prof. in Neapel], eines Joseph Covillard [Chirurg in Lyon], und des durch sein Armamentarium chirurgicum [Ulm 1655] berühmt gewordenen Schulthes oder Scultetus [1594 – 1645], Wundarztes zu Ulm, eines Zöglings von [Adrian

---

[c] De novo apud Pictones dolore colico bilioso; Poitou 1616. 12.

van den] Spiegel (55). Die Materia von Nieren und Blasensteinen hat Johann van Bevervyck [1594 – 1647] (56), und eine damals merkwürdig gewordene Geschichte und Cur des preussischen Messerschluckers hat [der Königsberger Professor] Daniel Beckher [1594 – 1655] genau beschrieben. (57)

Für die Entbindungskunde ist in dieser Periode kein einziges Produkt zu finden, welches es aus irgend einem Betrachte verdiente, der Vergessenheit entrissen und der Nachwelt angepriesen zu werden. (58)

Die Staatsarzneykunde hat in diesem Zeitalter zwar nur ein Werk, aber auch in Hinsicht von Vollständigkeit und systematischer Bearbeitung das Beste in seiner Art im Vergleich gegen alles vorhergegangene aufzuweisen. Ich meine nemlich das voluminöse Werk des Paul Zacchias [1584 – 1659], eines gelehrten Römers und päbstlichen Leibarztes.[d] Sowohl der Arzt als besonders der Rechtsgelehrte findet hier eine reichhaltige Sammlung aller in die gerichtliche Arzneykunst einschlagender Fälle. Einzelne zur gerichtlichen Arzneykunst gehörende Bruchstücke müssen hier ebenfalls von manchen Schriftstellern noch angeführt werden, wie z.B. Gassendi's Behauptungen verspäteter Geburten, (59) Thomas Bartholins [1616 – 1680] Abhandlungen über die zweckmäßigste Einrichtung des Hebammenwesens,[e] Melchior Sebitz [1578 – 1674] über die Kennzeichen der Jungfrauschaft, und die Tödlichkeit der Wunden,[f] Johann Anton Lodetti über die Fehler der Apotheker, (60) sowie die Pflichten sämmtlicher Medicinalpersonen [der spätere Mainzer Professor] Ludwig v. Hoernigk [1600 – 1667] in einer eigenen Schrift[g] auseinander gesetzt hat.

Die Thierarzneykunde hat ausserdem was die Zootomie zur Verbesserung derselben beitrug, keinen besonderen Zuwachs in dieser Periode erhalten.

Zur vortheilhaftesten Beurtheilung der Verdienste der in diesem Zeitalter lebenden Ärzte sey indessen endlich noch zum Schluße der wissenschaftlichen Darstellung der litterarischen Fortschritte in der Arzneykunst in dieser ersten Hälfte des siebenzehnten Jahrhunderts die für die geringe Unterstützung der Wissenschaften so wichtige Bemerkung der politischen Begebenheiten hinzugefügt, daß der so verheerende, den Fortgang der Wissenschaften und Künste störende dreyßigjährige Krieg in diese Periode fällt, wodurch außer der Stiftung beider Universitäten, Salzburg [1617] und Rinteln [1621], die Verbesserung schon bestehender, und die Errichtung neuer litterarischen Institute dieser Art sehr wenig der Aufmerksamkeit großer Fürsten gewürdigt worden ist.

---

[d] Seine quaestiones medico legales betragen in 4. [Quartformat] neun Volumina. Rom 1611. und sind zu Frankfurt 1666 und 1668 auch in fol[io] herausgekommen.

[e] Thomas Bartholin de insolitis partus humani viis. Kopenh. 1664. 8. Caput.18 de obstetricum officiis.

[f] Prodromus examinis vulnerum singularum corporis humani partium, quatenus vel lethalia sunt et incurabilia, vel ratione eventus salutaria et sanabilia. Strasb. 1633. 4. [Seine Schrift über die Zeichen einer intakten Jungfräulichkeit trägt den Titel: De notis virginitatis Liber. Leyden 1641. 12. Zu Melchior Sebitz II. vgl. auch S. 206]

[g] Politia medica oder Beschreibung dessen, was die Medici – Apotheker, Materialisten, Wundärzte, Barbierer, Oculisten, Bruch- und Beinschneider, Bader, auch die Kranken selbst zu thun und was sie in acht zu nehmen. Frft. 1638. 4.

Zwanzigster Abschnitt.

Arzneykunst der zweyten Hälfte des siebenzehnten Jahrhunderts.

Den größten Einfluß auf die wissenschaftlichen Fortschritte in allen Zweigen der Arzneykunst hatten auch in dieser gegenwärtigen Epoche, wie in der vorhergehenden, die vortheilhaften Umänderungen, welche sich mit der Philosophie um diese Zeit zugetragen haben. So wie die innhere Beleuchtung derselben fast in jedem Zeitalter der Ausbildung aller übrigen Wissenschaften die Fakel vortrug, eben so konnte sie nicht anders als äußerst vortheilhaft auf die ihr zunächst verwandte Arzneywissenschaft in diesem spätern Zeitraume des siebenzehnten Jahrhunderts bei so vielen neuen Wahrheiten, womit sie uns bekannter machte, wirken.

Den größten Einfluß hatten in dieser Hinsicht auf die Arzneiwissenschaft zu Anfang dieses Zeitraumes die unvergeßlichen litterarischen Arbeiten der großen Philosophen Johann Locke [1632 – 1704], und Isaac Newton [1642 – 1727], der erstere durch die Verbesserung der empirischen Psychologie, als Mittel der reinen [Psychologie] festere Grundsätze zu geben, (1) und der letztere durch die genaue Bestimmung der Attractionsgesetze [Gravitationstheorie] und die ihren großen Erfinder für die Litteratur verewigende Licht- und Farben-Theorie (2), wodurch allmählig die cartesianische Philosophie um ihr bisher behauptetes Ansehen gebracht worden ist.

Auch das, was Gottfried Wilhelm von Leibnitz [1646 – 1716], der zu dieser Zeit lebende große Philosoph der Deutschen, durch seine ausgebreitete philosophische Kenntnisse, z.B. seiner Monadologie (3), seiner Harmonia praestabilita mittelbahr, hie und da auch durch einige neue Beobachtungen medizinischen Inhalts unmittelbahr zur Verbesserung der Arzneiwissenschaft beygetragen hat, verdient hier rühmlichst erwähnt zu werden. So lernten die Deutschen z.B. durch Leibnitz zuerst die Ipecacuanham kennen, (4) und Stahls Meinung vom Einfluß der Seele, wovon am gehörigen Orte ausführlicher wird gehandelt werden, fand an Leibnitz einen ihrer gründlichsten Gegner.

Die größere Verbreitung der Litteratur in dieser Epoche hatte einen ihrer vorzüglichsten Gründe theils in der zu Anfang der zweiten Hälfte des 17ten Jahrhunderts sich ereigneten Stiftung mancher neuer und späterhin sehr berühmt gewordener Universitäten z.B. Duisburg am Rhein /1655/, Kiel im Herzogthum Holstein /1665/, Halle im Herzogthum Magdeburg /1693/ und einer schwedischen zu Lund /1668/, theils erwachte um diese Zeit zum ersten mahl der Trieb, solchen Litterari-

schen Instituten noch die Stiftung besonderer Akademien der Wissenschaften bei-
zufügen, wovon uns die Königliche Societät der Wissenschaften zu London [1645]
das erste und zugleich das älteste Beyspiel giebt. Ihr folgte die [1666 gestiftete] königliche Akademie der Wissenschaften zu Paris, nachdem die Schriften der erstern
vom Jahre 1665 anfangen, erst in dem Jahre 1699 durch die Bekanntmachung ihrer
litterarischen Arbeiten; noch früher fing die in Deutschland als das älteste Institut
dieser Art bekannte und berühmte Kayserlich Leopoldinische Akademie der Naturforscher an, ihre Ephemeriden medizinisch physischen Inhalts – nemlich vom
Jahre 1690 an – bekannt zu machen. Auch fällt in diese Periode die erste Entstehung
von Journalen, Bibliotheken, Magazinen, gelehrten Anzeigen u.s.w., welcher
Zweig der Litteratur besonders bey den Deutschen in den künftigen Zeiten zu
einem Großhandel leider erwachsen ist.

Um der bis daher beobachteten Ordnung in der Darstellung der Fortschritte
aller wissenschaftlichen Zweige durch jedes Zeitalter getreu zu bleiben, mache ich
auch hier den Anfang mit der Anzeige der wesentlichen Vortheile, welche in dieser
Epoche das Studium der Zergliederungskunst für einzelne Theile desselben durch
die Bemühungen vieler Schriftsteller in diesem Fache erhielt, und werde auf gleiche
Weise die Zusätze und Verbesserungen der übrigen Gegenstände darauf folgen lassen.

Die wichtigste Veranlassung zur bessern Bearbeitung der Gefäße-, Eingeweide-
und Drüsenlehre gab zu Anfang dieser zweyten Hälfte des 17. Jahrhunderts die gegen die bis daher einzig bestandene Methode, diese Theile entweder aufzublasen
oder wenn es weit kam mit Wasser einzuspritzen, nun dafür eingetrettene Erfindung, sich zu diesem Endzwecke entweder der Wachsmaterie oder zu feinern Arbeiten des Quecksilbers zu bedienen. [Johannes] van Horne [1621 – 1670] (5), [Jan]
Swammerdam [1637 – 1680] fingen an, die ersten guten auf diese Art bearbeitete
durch Wachsmaterie eingespritzte anatomische Präparate zu liefern. Die um die
Speicheldrüsenlehre und Saamengefäße so verdienten Zergliederer Regner de Graaf
[1641 – 1673] (6) und [Anton] Nuck [1650 – 1692; Prof. in Leyden] waren die ersten
Beförderer der Quecksilbereinspritzungen, in welcher Kunst aber Friedrich Ruysch [1638 – 1731] (7) noch zu einem höhern Grad von Vollkommenheit späterhin
gelangte.

Die Zootomie und die vergleichende Anatomie wurde im zweiten Jahrzehend
dieser Periode durch die Bemühungen eines Swammerdam, [Gerhard] Blasius
[gest. 1682] und [Matthias] Slade [1628 – 1689] zu einem beträchtlichen Grade von
Vollkommenheit gebracht, (8) und es erschienen mehrere berühmt gewordene Werke, welche sich mit diesem wissenschaftlichen Zweige besonders beschäftigten.[a]

Vorzügliche Fortschritte machten aber in der Zergliederungskunst folgende
Theile derselben, als 1) die Lehre von den Speicheldrüsen, 2) das System der absorbierenden Gefäße. Für die erstere verdienen hier vor allen andern die Verdienste

---

[a] z.B. observationes anatomicae selectiores collegii privati Amstelodamensis. p.I. Amst. 1667.
und p. II. 1673. 12.

eines Thomas Wharton [1614 – 1673][b] (9) und Nicolaus Stenson [1638 – 1686] (10) oder Stenonis[c] angeführt zu werden.

Das System der absorbierenden Gefäße fand, was den Milchbrustgang betrifft, einen trefflichen Bearbeiter an Johann van Horne (11), die in den Augenlidern liegenden Talgdrüsen an Heinrich Meibom dem Sohn [1638 – 1700; Prof. in Helmstedt].[d] Die kleinen Speichelgänge entdeckte [der Leipziger Professor] Aug[ustus] Quirinus Rivinus [1652 – 1723],[e] die Schleimdrüsen der dünnen Därme aber, besonders des Duodenum und Ileum, wurden von niemand besser als von dem berühmten Lehrer zu Heidelberg, Johann Conrad Brunner [1653 – 1727], in der Folge von Brunn auf Hammerstein, zugleich einem berühmten und gründlichen Gegner der im vorhergehenden erwähnten Sylviusischen Theorie,[f] und Johann Conrad Peyer [1653 – 1712][g] beschrieben.

Um die genauere Beschreibung der Drüsen der Harnröhre hat sich [der Londoner Wundarzt] Wilhelm Cowper [1666 – 1709],[h] und um das ganze System der einsaugenden Gefäße vorzüglich [der oben bereits erwähnte] Antonius Nuck[i] verdient gemacht.

Zu den klassischen Schriftstellern dieser Zeit über die Geschlechtstheile gehören van Horne,[k] Johann Swammerdam,[l] Carl Drelincourt [1633 – 1697][m] (12) und Regner de Graaf.[n]

Die Struktur der Muskelfibern des Herzens wurde genauer als bisher von [dem Londoner Arzt] Richard Lower [1631 – 1691] untersucht, (13) die Leber von Franciscus Glisson [1597 – 1677], (14) und sämtliche Theile der Anatomie fanden treffli-

---

[b] Adenographia [sive glandularum totius corporis descriptio]. London. 1656. 8.

[c] Observationes anatomicae, quibus varia oris, oculorum et narium vasa describuntur, novique salivae, lacrumarum et muci fontes deteguntur, Leyden. 1662. 12. etc.

[d] Epistola de vasis palpebrarum novis. Helmst[edt] 1668. 4.

[e] Diss. de Dyspepsia. Leipzig 1678.

[f] zu den wichtigsten Werken Brunner's gehören a) de glandulis in duodeno intestino detectis. Heidelb. 1667. 4. b) Experimenta nova circa pancreas. Amst. 1683. 4. [Die nach dem kurfürstl. Leibarzt herrührende Bezeichnung der glandulae duodenales als Brunnersche Drüsen ist noch heute gebräuchlich.]

[g] Exercitatio anat. med. de glandulis intestinorum. Amsterd. 1681. 8. [Die Lymphfollikel im unteren Dünndarmabschnitt – Peyer'sche Plaques – tragen bekanntlich den Namen des Schafhauser Arztes.]

[h] Glandularum quarundam nuper detectarum descriptio. London 1702.

[i] Sialographia [et ductuum aquosorum anatome nova]. Leyden 1695. 8. – Adenographia [curiosa et uteri foeminei anatome nova. ebd.] 1691.

[k] Prodromus observationum suarum [circa] partes genitales in utroque sexu. Leyden 1672. 4.

[l] Miraculum naturae s[ive] de uteri muliebris fabrica. Leyden 1672, 1729. 4.

[m] Varia opera. Haag. 1727. 4.

[n] de virorum organis generationi inservientibus. Leyden 1668. 8. – De mulierum organis generationi inservientibus. Leyden 1672. 8.

che Bearbeiter an Gottfried Bidloo [1649 – 1713],[o] Wilhelm Cowper,[p] und [dem Löwener Professor] Philipp Verheyen [1648 – 1710].[q]

Für die sorgfältige Beschreibung des innern Baues der Eingeweide hat die Geschichte dieses Zeitalters die Werke eines Marcellus Malpighi [1627 – 1694][r] und jene eines der größten Zergliederer, die in dieser Periode jemahls gelebt haben, nemlich eines Friedrich Ruysch [1638 – 1731][s] (15) aufzuweisen.

In der Geschichte des Gehirns und des Nervensystems machte in der zweyten Hälfte des siebenzehnten Jahrhunderts Thomas Willis [1621 – 1675] um so mehr Epoche, da die Arbeiten seiner Vorgänger in diesem Fache, vor allen übrigen Theilen dieser Wissenschaft sehr mangelhaft waren. (16) Er führte eine neue Ordnung der Nervenpaare ein, beschrieb zuerst den Beynerven seines Namens /Nervus spinalis ad par vagum accessorius/ und berichtigte die Hauptnerven der Brust und des Unterleibes. Willis war der Urheber der von [Hermann] Boerhaave [1668 – 1738] angenommenen Hypothese von dem verschiedenen Einfluß des grossen und kleinen Hirns auf die thierischen und Lebensverrichtungen[t] und zugleich ein eifriger Anhänger der Sylviusischen Theorie.

Als Verbesserer dessen, was Willis in der Nervenlehre unvollendet ließ, zeichnet sich Raymond Vieussens [1641 – 1717; Hospitalarzt in Montpellier] aus, der das Hirn in menschlichen Leichnamen durch Sectionen in verschiedener Richtung untersuchte, und sich um die Beschreibung des Intercostalnerven manche Verdienste erwarb;[u] das in der Anatomie des Hirns bekannte Centrum ovale [Zentrum der Marksubstanz] stammt ebenfalls von ihm.

Die Physiologie hatte in diesem Zeitraume zwar einige merkwürdige Fortschritte gemacht, allein ihre Beförderer hingen noch mit zu vielen Enthusiasmen an den chemischen und iathromathematischen Prinzipien. Die berühmten Mechaniker

---

[o] Anatomia Corporis humani. CV [centum et quinque] Tabulis per Ger[ard] de Lairesse ad vivum delineatis demonstrata. Amst. 1685. fol.max. [Dieses anatomische Handbuch des seit 1694 in Leyden Medizin und Chirurgie lehrenden Professor ist bis heute eines der umfangreichsten Werke der Zergliederungskunst.]

[p] Anatomy of human Bodies. Oxford. 1697. fol.max. [Hinter diesem Titel verbirgt sich eine Art „Raubdruck“ der Bidloo'schen Anatomie, die Cowper mit einer Textbearbeitung als sein eigenes Werk neu auflegen ließ.]

[q] Corporis humani anatomia. Brüssel. 1710. II. Vol. 4. [Nach Metzger 1792, 307 lange Zeit das anatomische Handbuch für Anfänger.]

[r] Als Erfinder des nach ihm genannten Malpighischen Schleims ist er ohnehin bekannt genug. Malpighi erklärte sich [bereits nach Meinung des 18. Jahrhunderts irrtümlicherweise] für die glandulöse Struktur der Eingeweide. Zu seinen wichtigsten Werken gehören a) de viscerum structura, Bologna 1666. 4. b) de glandulis conglobatis. London 1689. 4. c) de formatione pulli in ovo. London 1673. 4. etc.

[s] Der Name Ruysch bleibt in der Geschichte der Anatomie ehrwürdig, und sein Thesaurus anatom[icus] Amst. 1724. 4. IV Vol. ist nebst andern kleinen Werken ein stettes Denkmahl eines unermüdeten, auf die gesammte Zergliederungskunst verwandten Fleißes.

[t] Cerebri anatome nervorumque descriptio et usus. London 1664. 4.

[u] Neurographia universalis. Lyon 1685. fol.

Robert Hooke [aus London, 1635 – 1702] und Antonius van Leeuwenhoeck [in Delft, 1632 – 1723] suchten ihre microscopischen Beobachtungen in der Physiologie geltend zu machen, von denen man vielleicht nicht ohne Grund behaupten kann, daß sie zur Erklärung des lebenden gesunden Zustandes des Menschen eine reichhaltige Quelle von Irrthümern der Nachkommenschaft hinterlassen haben. Wer kennt z.B. die Streitigkeiten nicht, wozu die Entdeckung der Leeuwenhoeckschen Saamen-Thierchen für die Theorie des Zeugungsgeschäftes die erste Veranlaßung gaben! (17)

Eben so wichtig war der Irrthum eines Johann Mery [1645 – 1722][v], welcher das Blut bey dem Foetus nicht mehr aus dem rechten Herzohr ins linke, sondern aus diesem in jenes übergehen lassen wollte.

Die herrschendste Theorie in der Physiologie war in diesem Zeitalter jene des Sylvius (18), welche nur an Drelincourt und Brunner die wichtigsten Gegner fand. Besonders entkräftete letzterer durch seine berühmten, an lebenden Thieren angestellten Versuche, indem er die große Magendrüse entweder ganz ausschnitt oder unterband, ohne daß die Verdauung dadurch gestört wurde, und ohne eine Säure im Pancreas selbst wahrgenommen zu haben, die bis dahin im Umlaufe gewesene Ideen einer Evervescenz [Aufkochung; s. Anm. XIX, 36] im Zwölffingerdarme so sehr, daß diese Lieblingstheorie allmählig in ihr voriges Nichts zurückging.

Dafür standen aber in eben dieser Periode Männer auf, welche wie z.B. ein Alfons Borelli [1608 – 1679; Prof. in Pisa], [dessen Schüler] Lorenz Bellini [1643 – 1704], Archibald Pitcarn [1652 – 1713; Prof. in Leyden und Edinburgh], und [der Schotte] Jacob Keil [1673 – 1719] der Lehre der Physiologie eben nicht sehr aufgeholfen haben, daß sie als Iatromathematiker ihrer Zeit die Kräfte des lebendigen menschlichen Körpers mathematisch zu betrachten versuchten. Wie abstechend [unsicher] öfters ihre Resultate waren, ergibt sich schon aus dem einzigen Beyspiel, daß Borelli die Kraft des Herzens auf 180 000 Pfund, Keil hingegen auf acht Unzen schätzte. Daß die sich einander entgegengesetzten anatomischen Entdeckungen eines Malpighi und Ruysch auch in der Physiologie zu entgegengesetzten physiologischen Behauptungen führen mußten, war eine natürliche Folge des anatomischen Scharfblicks beyder Zergliederer, wovon jeder besser als der andere wollte beobachtet haben. Keinem fehlte es übrigens an Anhängern für ihre Meynung. Für Malpighi bekannte sich [der Leipziger Professor] Johannes Bohn [1640 – 1718], und Ruysch fand an [dem Wittenberger Professor und kgl. polnischen Leibarzt Johann] Gottfried Berger [1659 – 1736] einen rüstigen und lichtvollen Vertheidiger.

Die Naturgeschichte erhielt in dieser zweyten Hälfte des siebenzehnten Jahrhunderts durch die Hülfe der Vergrößerungsgläser ansehnliche Verbesserungen; besonders wurde das Thierreich, vorzüglich die Insekten und Würmer einer genauern Untersuchung unterworfen. Johann Swammerdam [1637 – 1686] ging hierinn allen spätern Schriftstellern mit einem belehrenden Beyspiele vor.[x] Auch die natur-

[v] Nouveau Systeme de la circulation du sang par le trou ovale dans le foetus humain. Paris 1700. 12.
[x] Biblia Naturae. Leyden. II Vol. fol. die in mehreren Sprachen, deutsch zu Leipzig 1752, englisch London 1758, und auch im holländischen Texte erschienen ist.

historischen Arbeiten über die Natur des Viperngiftes eines Franciscus Redi [1626 – 1697] (19),[y] über die Eingeweidewürmer, als eingebohrene Bewohner des thierischen Darmkanals, eines [Antonius] Valisneri [1661 – 1730][z] (20) fallen in diesen Zeitraum. Für die Entomologie [Insektenkunde] verdienen zugleich die Abhandlungen über die Conchilien des Martin Lister [1638 – 1711], (21) und für die Erklärung der Verwandlung der Raupen [die Arbeiten] einer berühmten Künstlerin Maria Sibylla Merian [1647 – 1717], verehlichten Graeff[a] genannt zu werden.

In der Botanik machte durch Einführung eines methodischen Studiums [der Geistliche] Johann Wray oder Ray [1628 – 1705] Epoche. Er baute sein botanisches System auf die Charaktere der Blätter und Frucht, statt daß andere Botaniker vor ihm auf die Blume sahen. Seinem Beyspiele folgte Robert Morison [1620 – 1683], Lehrer der Botanik zu Oxford. Mehr auf die Gestalt und Bildung der Blume sah [der Leipziger Professor] [August] Quirinus Rivinus [dt. Bachmann; 1652 – 1723] und Paul Herrmann [1640 – 1695] (22).

Die Phytologie oder Ökonomie der Pflanzen fand zu dieser Zeit treffliche Beförderer an Marcellus Malpighi [1628 – 1694] (23) und Nehemias Grew [um 1641 – 1712] (24). Es erschienen in dieser Periode Beschreibungen mehrerer Botanischer Gärten[b] und allenthalben fühlte man das Bedürfnis einer neuen Methodik für das Studium der Botanik.

Die Arzneimittellehre machte uns in dieser Periode mit zwei ausländischen Gewächsen bekannt, aus welchen sich die Europäer warme Getränke zubereiten lernten, welche die zuverläßigsten Mittel von diesem Augenblick an bis zum Anfange des neunzehnten Jahrhunderts geblieben sind, um den Ärzten eine ebenso reichhaltige Quelle von Krankheiten, als dem merkantilischen Geiste eine nie versiegende Geldgrube zu öffnen. Ich meine nemlich den – Körper und Seele öfters Bankrot machenden Thee und Kaffee. Der Gebrauch des Schnupf- und Rauch-tobacks, sowie der Schokolade war bei den Europäern schon hundert Jahre früher eingeführt, allein die oben erwähnten infundirten Getränke wurden in gegenwärtigem Zeitraume, nemlich der zweyten Hälfte des siebenzehnten Jahrhunderts, mit einer unglaublichen Eilfertigkeit bei den Europäern eingeführt, und die Ärzte dieser Zeit beobachteten gar bald die von nun an zur Tagesordnung gelangten Krankheitsfolgen dieses verführerischen Getränkes, dem besonders *das schöne Geschlecht* unsere Weiber in gewissen Jahren, wenn sie der Liebe entsagt haben, oder besser zu sagen, wenn die Liebe sie selbst verläßt, so gerne huldigen.

Denn von diesem Augenblicke an vertauschten manche Krankheiten ihre Rolle gegeneinander, statt der bisher gewöhnlichen Blasensteine wurden die Gallensteine

---

[y] Osservazione intorno alle Vipere. Flor. 1664. 4.

[z] Considerationi intorno alla generazione de' vermi del corpo umano. Padua 1710. 4.

[a] Wunderbare Verwandlung der Raupen. Nürnberg 1679-83. II. Vol. 4. – Metamorphosis insectorum Surinamensium. Amstel. 1705. fol. max. in 60 Kupfertafeln.

[b] z.B. [Robert Morison] Hortus regius Blesensis. London. 1669. 8. – [Paul] Herrmann Catalogus horti academici Lugd[uni] Batav[iae]. [Leyden] 1687. – [Die nach dem Ort Amboina benannte] Amboinsche Kräutersammlung des Georg Eberhard Rumph [1637 – 1706], und Matth. de St. Joseph Hortus Malabaricus. Amstel[odami] 1676-1693. [in] XII Vol. fol.

häufiger: Schon im siebenten Abschnitte hatte ich bemerkt, daß die Chinesen nach dem Zeugnisse einiger Missionarien weder dem Steine noch der Gicht unterworfen sind, und daß man diese Erscheinung ihrem häufigen Gebrauche des <u>Thees</u> zuschreibt. Auch in Europa brachte die Einführung dieser warmen Getränke, besonders des Thees eine gleiche Wirkung hervor; dafür tratten aber häufiger gastrische, und chronische, besonders Nervenkrankheiten an die Stelle der erstern: [Der Berliner Hofmedicus] Cornelius Bontekoe [1647 – 1685], ein ärztlicher Schriftsteller in der letzten Hälfte des siebenzehnten Jahrhunderts, ging in der Empfehlung des Thees als eines diätetischen Mittels gar so weit, daß er, nachdem ihm die ostindische Compagnie eine artige Summe Geld für diesen der Kaufmannschaft so einträglichen, guten Rath angeboten hatte, keinen Umstand nahm, jedem Menschen zur Erhaltung der Gesundheit die raisonable Portion von 100 Schalen Thee in einer eigenen Abhandlung[c] zum Gebrauch täglich vorzuschlagen.

<u>Die Arzneimittellehre</u> erhielt in der zweyten Hälfte dieses Jahrhunderts dadurch einen bedeutenden Zuwachs, daß man sich von dem wichtigen Gebrauch der Chinarinde, gegen welchen in der vorigen Hälfte dieses Jahrhunderts mehrere Ärzte aus mancherlei Vorurtheilen geeifert hatten, immer mehr und mehr überzeugen lernte. (25) Ebenso erging es am Ende des 17ten Jahrhunderts mit der Ipecacuanha, einem Mittel, welches bisher nur in einzelnen Krankheitsfällen, z.B. in der Ruhr, woher es auch den Namen Ruhrwurzel erhielt, immer angewendet worden ist, späterhin aber als ein anerkanntes nützliches und gelindes Brechmittel, wodurch es sich von allen übrigen einländischen Mitteln von gleicher Wirkung unterscheidet, eingeführt wurde.

Überhaupt wurde die Arzneimittellehre durch die Bemühungen geschickter und scharfsinniger Männer, eines Paul Herrman (26) und [August Quirinus] Rivinus [1652 – 1723], mittelst mehrerer Versuche und Erfahrungen mehr methodisch und kritisch behandelt. Dahin müssen besonders die von [dem aus Schafhausen stammenden württembergischen Leibarzt] Johann Jacob Wepfer [1620 – 1695] über die Wirkungen des Wasserschierlings und anderer Gifte angestellten Beobachtungen, (27) desgleichen die Bemerkungen eines Johann Nicol[aus] Pechlins [1656 – 1706] über die abführenden Arzneimittel gerechnet werden. (28)

---

[c] Tractaat van het excellensste Kruyd Thee, ten dienste van die gene, die Lust hebben, om langer, gesonder, en wyser te leven. Haag. 1678. 12.

Anmerkungen zur Handschrift

I. Abschnitt – Vom Ursprung der Arzneikunst

1   Tubalcain, ein Abkömmling aus dem Stamme Kains gilt als Stammvater aller Metallverarbeiter; vgl. Genesis 4,22.

2   Seit dem 11. Jh. n. Chr. begannen jüdische und christliche Theologen, das vermeintliche Jahr der Schöpfung genauer zu berechnen, wobei sich Unterschiede bis zu 500 Jahren ergaben. Nach einer im 18. Jh. gängigen theologischen Lehrmeinung, der auch Heinrich Schulze in seiner 1728 in Leipzig in Druck geschickten „Historia medicinae" folgte, war die Welt im Jahre 3984 vor Christi Geburt erschaffen worden. Folglich zählte 3983 v. Chr. als erstes Jahr der Welt, als „I. annus mundi conditi." Gleichzeitig rechnete der Jenaer Medizinprofessor Christian Gottfried Gruner (1744 – 1815) in dem von ihm herausgegebenen und sehr beliebten „Almanach für Ärzte und Nichtärzte" (Jena 1782 – 1796) die Erschaffung der Welt 3949 Jahre vom Anfange der christlichen Zeitrechnung zurück. Wie die von Johann Heinrich Schulze seiner „Medizingeschichte" beigefügte „Tabula chronica" verdeutlicht, konnten sich die Gelehrten im christlichen Abendland um 1800 je nach Blickwinkel vier unterschiedlicher Zeitrechnungen bedienen: Erstens der Zählung nach dem Weltalter, zweitens nach der Geburt Christi, eine dritte mit Unsicherheiten behaftete Datierung folgte den Olympiaden, und viertens bot sich das ebenfalls höchst problematische Gründungsdatum der Stadt Rom als historischer Orientierungspunkt an. Der Beginn der mohammedanischen Zeitrechnung ist bekanntlich auf 622 n. Chr. angesetzt.

3   Celsus De medicina, Liber primus, praefatio – Gemeint ist in diesem Zusammenhang wohl der mit folgenden Worten beginnende Absatz: „Ne inter initia quidem ab istis quaestionibus deductam esse medicinam, sed ab experimentis." Darin führt Celsus aus, daß sich die Medizin, auch in ihren Anfängen, nicht von solchen Nachforschungen aus entwickelt habe, die nach einer theoretischen Begründung suchten, sondern von der Erfahrung und der einfachen Beobachtung dessen ausgegangen sei, was den kranken Menschen schade bzw. nütze. Vgl. z.B. Müri 1962, 131.

4   Zur heutigen Einschätzung frühester menschlicher Lebensumstände siehe Mark Nathan Cohen, Health and the Rise of Civilization. New Haven and London 1989. Yale University Press.

5   d.h. eine auf Urkunden und schriftlichen Quellen basierende Beweisführung.

6   Cajus Plinius secundus widmete sich neben seinen politischen Aufgaben und hohen Verwaltungsämtern einer ausgedehnten schriftstellerischen Tätigkeit. Als einziges Werk aus seiner umfangreichen literarischen Produktion blieb die in 37 Bücher geteilte und etwa 79 n. Chr. abgeschlossene Historia naturalis erhalten, eine umfassende Beschreibung der damaligen Welt in all ihren kulturellen, wissenschaftlichen und auch medizinischen Aspekten. Da Plinius mit großer Belesenheit aus einer Fülle von heute verlorenen Schriften schöpfte, ist seine Naturgeschichte nicht nur eine Enzyklopädie des gesamten Wissens des Altertums, sondern zugleich eine Quelle ersten Ranges für die Antike. Die Naturgeschichte des Plinius, die für viele Jahrhunderte das grundlegende Nachschlagewerk bildete und zum Vorbild späterer Enzyklopädien wurde, gehört darüberhinaus zu den frühesten gedruckten Büchern (Editio princeps Venedig 1469). Heinrich von Eppendorf ließ 1543 in Straßburg die erste deutsche Übersetzung erscheinen.

7   Claudius Aelianus – Schüler des Sophisten Pausanias, Oberpriester unter dem römischen Kaiser Septimius Severus, der von 193 – 211 n. Chr. regierte. Aelianus, der sich die griechische Sprache angeeignet hatte, schrieb Erzählungen, Anekdoten und historische Notizen über berühmte Männer und Völker (Varia historia). Hier angesprochen ist seine die Vernunft der Natur im Tierleben widerspiegelnde Schrift über das Wesen der Tiere mit dem Titel: De natura animalium Libri XVII. So schildert Aelian beispielsweise in II, 18 und in VII, 45, wie der Elephant vormache, sich mittels Öl und ölhaltiger Blüten von eingedrungenen Geschoßen zu befreien und die betreffende Wunde zu heilen, ja daß unverletzte Elephanten ihre verwundeten Artgenossen nach Art erfahrener Chirurgen auf sanfte Art von Pfeilspitzen befreiten.

8   Vgl. Aristoteles, Historia animalium, 611 b – 612 b (Gohlke 1949, 387 – 389). Ausgehend von einem in der Tierbeobachtung registrierten geschickten Umgang mit Krankheiten und Verletzungen zog Aristoteles hier den Schluß, daß man im Verhalten der Tiere vieles von dem wiederfinde, was der Mensch auch tue.

9   Der Gedanke, die Natur eines jeden Landes hielte jeweils auch die spezifischen Heilmittel für die einheimischen Krankheiten bereit, blickt auf eine lange Tradition zurück und wurde beispielsweise bereits von Celsus in der Vorrede zum ersten Buch De medicina geäußert. Vgl. Müri 1962, 129. Ein bekanntes Beispiel in der Medizingeschichte war der Glaube an die Heilkraft des aus Südamerika importierten Guajakholzes gegen die Syphilis, der in einem engen Zusammenhang mit der Theorie stand, die Lustseuche sei aus Südamerika eingeführt worden.

10 Jacob Friedrich Reimmann: Versuch einer Einleitung in die Historiam litterariam antediluvianam. Halle 1709.

II. Abschnitt. Ägyptische Arzneykunst

1 Vgl. Genesis 10, 1 – 32.
2 Der Begriff „Archäologie" bezeichnet hier offensichtlich nicht die sich im 18. Jahrhundert herausbildende Wissenschaft, sondern ist verstanden im Sinne einer Theorie von den Anfängen und Ursprüngen historischer Völker, soweit sie aus Bodenfunden, Denkmälern oder überlieferten schriftlichen Quellen erschlossen werden kann.
3 Stadt am oberen Nil, seit 300 v. Chr. Hauptstadt des äthiopischen Reiches.
4 Sais – altägyptische Stadt an dem sog. Rosettearm des westlichen Nildeltas, zunächst Zentrum des 5. unterägyptischen Gaues; als Psammetichus I. (vgl. Anm. 7) im 7. Jh. v. Chr. Alleinherrscher über Ägypten wurde, machte er Sais zur Hauptstadt seines Reiches.
5 Tho(u)t, Gott der Weisheit, der bei dem Totengericht das Ergebnis des Wägeaktes schriftlich festzuhalten hat.
6 Eshmun – phönizischer Gott, je nach Quelle Sohn des Arsippos oder des Kabiren Sydyk; u.a. als Vegetationsdämon verehrt und in Karthago dem Asklepios gleichgesetzt.
7 Psammetichus I., zunächst assyrischer Statthalter in Ägypten, schüttelte um 660 v. Chr. die assyrische Oberherrschaft ab und einte das in viele kleine Fürstentümer zersplitterte Land unter seiner Krone. Während seiner Regierungszeit öffnete sich Ägypten fremden Einflüssen.
8 Bubastis – Stadt in Unterägypten an dem gleichnamigen Mündungsarm des Nils; das Pi-beseth bei Ezechiel 30,17.
9 Der westlichste Mündungsarm des Nildeltas im Altertum
10 d.h. Moses – eine von verschiedenen Kirchenvätern vertretene Meinung; vgl. Sprengel 1792 I, 39-40.
11 Sebestenbaum, eine in Ägypten wachsende Pflaumenart, deren runde kleine Früchte ein beliebtes Mittel gegen Husten waren (Brustbeerlein).
12 Chemmis, als Kultstätte des Pan auch Panopolis genannt, war die Hauptstadt des 9. oberägyptischen Gaues.
13 Serapis (aus Osiris-Apis) – eine aus dem vergöttlichten Apisstier durch den Tod zu Osiris gewordene Göttergestalt und besonders während der alexandrinischen Epoche (Ptolemaios I.) im östlichen Mittelmeerraum verehrte medizinische Gottheit, deren ältestes Heiligtum in Memphis stand. Ikonographisch ist der von Kerberos begleitete Serapis in sitzender Haltung mit einem Getreidemaß auf dem bärtigen Kopf festgelegt.
14 Pastophoren – Schiff- oder Tempelträger; die unterste Priesterkaste, der es oblag, bei den Prozessionen und Kultfeierlichkeiten die Tempelnachbildungen zu tragen oder zu fahren.
15 Gemeint ist hier die Lobrede des Isocrates auf den mythischen ägyptischen König Busiris (Encomium busiridis), der alle Fremden töten ließ und schließlich von Herakles überwunden werden konnte.

16 vgl. Herodot Lib. II, C. 77: „Denn im allgemeinen sind die Ägypter die gesündesten Menschen nächst den Libyern, der Jahreszeiten wegen, wie ich glaube, weil die Jahreszeiten sich nicht verändern. Denn die Veränderlichkeit verursacht den Leuten die meisten Krankheiten, und vornehmlich die Jahreszeiten..." Zit. n. Brandenburg 1976, 51 in der Übers. v. Fr. Lange: Die Geschichten des Herodots. Leipzig 1885.

17 Herodot Lib. I, C. 47

18 Plutarch Moralia, De Iside et Osiride, 353 bzw. Babbitt 1962, 18 u. 19.

19 ebd.; Babbitt 1962, 16 u. 17.

20 Letzteres berichtet Herodot Lib. II, C. 84.

21 Während die 17 Bücher seiner Geographia nahezu vollständig erhalten sind, blieb sein Geschichtswerk bis auf wenige Reste verloren. Ägypten wird zwar insgesamt im 17. Buch der Geographia abgehandelt, doch ist hier die Rede von Strabos Geographia Lib. III, 415. (Quelle zit. n. Sprengel 1821 I, 90.)

22 Enkaustik – Einbrennkunst; eine auch in der antiken Malerei angewendete Technik, bei der mit Wachs gemischte Farben durch Einbrennen mit dem Malgrund (Holz, Marmor, Elfenbein usw.) in einer widerständsfähigen Weise verbunden wurden.

23 Syrmaismus: Der Gebrauch und die Wirkung eines heftigen Purgiermittels; von συρμαίζειν ein heftiges Purgiermittel (einen Ausfeger) brauchen.

24 Vgl. hierzu K. S. Kolta u. R. Rothe: Mumifikation im alten Ägypten mit Auswertung der Röntgenuntersuchungen von Mumien der Staatlichen Sammlung Ägyptischer Kunst in München. Bayer. Ärztebl. 35 (1980) 496 – 502.

25 Herodot Lib. II, C. 85 – 89; vgl. hierzu Brandenburg 1976, 152 – 161.

26 Diodorus Siculus Lib. I, C. 91; vgl. Oldfather 1968 I, 309 – 313.

27 ebd., 313.

III. Abschnitt – Israelitische Arzneykunst

1 Vgl. 2. Moses, Exodus 32 und 15, 25

2 Vgl. 3. Moses, Leviticus 13.

3 Vgl. 4. Moses, Numeri 12, 10 – 16; nach Exodus 15, 20 war Miriam die Schwester Aarons und damit auch Moses.

4 Vgl. 4. Moses, Numeri 16, 41.

5 Vgl. 3. Moses, Leviticus 14, 1 – 57.

6 Vgl. 1. Samuel 5 u. 6

7 Vgl. 1. Samuel 16, 16 – 23.

8 Vgl. 2. Samuel 24, 1 – 25.

9 König von Juda (721 – 693 v. Chr.), der mit ausgeprägter Frömmigkeit für die Einhaltung der religiösen Gesetze sorgte.

10 Die Legende von dem Buche Salomos und dessen Vernichtung durch den frommen König Ezechias fand Leveling bei Sprengel 1792 I, 110.

11 Vgl. 1. Könige 4, 33 bzw. 5, 13.

12 König Israels 783 – 743 v. Chr., dessen Regierungszeit sich durch Wohlstand und Sittenzerfall auszeichnet.

13 Vgl. 1. Könige 13, 4 – 7.

14 Thisbe – biblischer Ort, Heimat des Propheten Elias.

15 Vgl. 1. Könige 17, 17 – 24

16 Vgl. 2. Chron. 21, 12 – 15; 2. Könige 17;

17 Vgl. 2. Könige 4, 29 – 37.

18 Vgl. 2. Könige 5.

19 Vgl. 2. Könige 20.

20 Vgl. 2. Chron. 16, 11 – 13.

21 Vgl. 2. Könige 17.

22 Zedekiah regierte Juda von 598 – 587 v. Chr.

23 Vgl. 2. Könige 25, 1 – 21.

24 Zu den Rechabiten vgl. Jeremiah 35. Der nach Rechab benannte Stamm hielt an der alten traditionellen Lebensweise fest, verzichtete auf eine seßhafte Niederlassung und auf Acker- und Weinbau und führte einen außerordentlich asketischen Lebenswandel.

IV. Abschnitt – Indische Arzneikunst

1 Altgriechischer Name für die indische Stadt Patna

2 Wie aus Sprengel 1792 I, 462 zu dieser Stelle deutlich wird, finden sich die frühesten Quellen zu dem Gesagten bei Strabo (vgl. Anm. II/21), der im 15. Buch seiner Geographia (vgl. H. L. Jones 1967 VII, 99 – 103) von den Γερμανοι spricht, während sie bei dem im 2. Jh. n. Chr. schreibenden Gelehrten und Reisenden Clemens von Alexandrien (Stromata lib. I. p. 305 – Ed. Sylburg. Köln 1688, vgl. Sprengel I 1792, 40) Σαμαναιοι heißen.

3 Gentoo, auch Genteurs oder Gentiles – eine im 18. Jh. geläufige Bezeichnung für die Mitlgieder der untersten Kaste in Indien, die sich selbst damals Poriäer nannten. Der Deutschen Encyclopädie galten 1756 diese „verächtlichsten Einwohnern des Morgenlandes," aus denen sich gewöhnlich die Stallknechte der Europäer rekrutierten, als „ekelhaft(er), diebisch(er), lügnerisch(er) und betrügerisch(er) … Abschaum der Menschheit." Vgl. Deutsche Encyclopädie, Bd. 11, S. 745 – 746.

4 Aqua calcariae, gesättigte Lösung v. Calciumhydroxid [Ca(OH)$_2$] in Wasser. Innere Anwendung als Antacidum, äußerlich zu Umschlägen bei Verbrennungen.

5 Dolichos pruriens (Mucuna pruriens), auch juckende Fasel oder Juckbohne genannt; lange (gr. dolichos) schlingpflanzenartige Hülsenfrucht, deren Brennhaare als hautreizende Mittel Verwendung fanden.

6 scharfer, ätzender Saft der Wolfsmilcharten, der an der Sonne eindickt, früher u.a. als Brech- und Abführmittel verwendet.

7 Daß hier nicht die Cholera asiatica gemeint ist, die seit etwa 1820 in mehreren Seuchenzügen von Indien ausgehend über Europa hereinbrach, sondern eine mildere Form des Brechdurchfalls, zeigt ein Vergleich mit Sprengels Versuch einer pragmatischen Geschichte der Arzneykunde, die Leveling – wie ein Textvergleich unschwer ergibt – als die Hauptquelle für dieses Kapitel über die indische Arzneikunst diente. Während Sprengel vor dem Beginn der pandemischen Seuchenzüge der Cholera asiatica noch den Begriff „Cholera" benutzt hatte (vgl. Sprengel 1792 I, 466), verwendete er – wohl um eben diesen Unterschied deutlich zu machen – in der 1821 erschienenen 3. Auflage nun den Begriff „Gallenruhr" (vgl. Sprengel 1821 I, 135).

8 Jacob Bontius (1598 – 1631) hatte erstmals von einem in Indien endemischen und mit Sensibilitätsstörungen, Gliederzuckungen und Lähmungserscheinungen an den Extremitäten einhergehenden Krankheitsbild berichtet, das von den Eingeborenen Beriberi genannt wurde, was in deren Sprache soviel wie Anschwellung oder Ödem bedeutete. Bevor man dieses Leiden im 20. Jh. als Vitamin B1 Mangel identifizierte, hielt man Ende des 19. Jh. Beriberi auch für eine bakterielle Infektionskrankheit.

9 Bräune – fieberhafte Halsentzündung mit schmerzhafter Mandelschwellung (Angina), entzündungsbedingte Verlegung der oberen Atemwege.

10 Sprengel 1792 I, 462 auf den Leveling hier ganz offensichtlich zurückgreift, verweist hier als Quelle auf Mackintosh, Travels in Europe, Asia and Africa. Vol. 2. London 1782. S. 212.

V. Abschnitt – Arzneikunst der ältesten Griechen

1 Sagenhaftes griechisches Urvolk – der historisch bestimmbare Volksstamm der Pelasger siedelte in Thessalien im Gebiet um Larissa.

2 Melampus – mythische Hirten- und Arztfigur, die laut Herodot den Dionysoskult in Griechenland eingeführt haben soll.

3 Teiresias – blinder Seher und Berater der thebanischen Herrscher, für dessen Verlust des Augenlichtes die antike Mythologie mehrere Erklärungen bereit hält, u.a. als Strafe für das Verraten göttlicher Geheimnisse oder als Rache der Athene, da Teiresias die Göttin nackt im Bade gesehen habe. Bekannt ist die im elften Gesang der Odyssee geschilderte Begegnung des Teiresias mit Odysseus im Hades, dem er Wege zur Versöhnung der Götter weist und seine Heimkehr prophezeit.

4 Orpheus – Sohn des Apollo, mythische Figur der griechischen Antike, die mit ihrem Gesang Tiere und Natur bezauberte; sein Versuch, seine Gattin Eurydike aus der Unterwelt zu befreien, scheiterte bekanntlich.

5 Bacis – griechischer Seher, Wundertäter und von Nymphen inspirierter Orakeldeuter, dem mehrere für die griechische Kriegführung in den Perserkriegen richtungweisende Orakel zugeschrieben wurden.

6 Deukalion – Sohn des Prometheus, der sich nach der Sage bei der von Zeus zur Vernichtung des alten Menschengeschlechtes geschickten großen Flut in einem hölzernen Kasten auf den Berg Parnassos rettete und so zum Stammvater des neuen Menschengeschlechtes wurde.

7 Danaus – phönizischer Königssohn, der in der Vorstellung der frühen Griechen auf der Suche nach seiner von Zeus geraubten Schwester Europa nach Griechenland kam.

8 Vgl. Aelian, De natura animalium VI, 16.

9 Vgl. Evelyn-White 1967, 169.

10 Dioscurides IV, 151. Zit. n. Sprengel I 1821,150.

11 Die Quellwasser des Anigrus, von deren abstoßendem Geruch Strabo im achten Buch seiner Geographica zu berichten weiß, waren in der Antike für ihre aussatzheilende Kraft bekannt. Vgl. H. L. Jones 1967 IV, 61.

12 s. Anm. 9, S. 274 – Diese Textstelle wird zu den nicht eindeutig zuzuordnenden Fragmenten gerechnet. (Scholiast on Homer, Odyssey, IV 232)

13 „Komm, Seliger, Paian, Tityostöter, Lykoreus, Memphite, strahlend von Ruhm, ...“ – so der Beginn des Orphischen Hymnus an Apollo; zit. n. Plaßmann 1928, 49.

14 Vgl. Pindar, Pythien V, Vers 85. (Quelle zit. n. Sprengel I 1821, 166.) Im Gegensatz zu den Olympiaden standen bei den am Fuße des Parnassos stattfindenen Pythien neben den gymnischen Wettkampfkategorien vor allem musische Wettspiele im Vordergrund. Seit dem 6. Jh. v. Chr. fanden die zunächst in einem achtjährigem Rhythmus in Delphi veranstalteten Spiele jeweils im 3. Jahr der Olympiade statt. Vgl. Weiler 1981, 128 – 131.

15 Der Beiname „loxias“ leitet sich wohl nicht von den „schiefen“ Aussprüchen des delphischen Orakels her. Etymologisch wahrscheinlicher ist die Rückführung auf die Hyperboräerin Loxo, die den Apollo in Delphi erzogen haben soll. Bei den mythischen Hyperboräern handelte es sich um die Bewohner eines geheimnisvollen, im fernen Norden zu denkenden Götterlandes, bei denen Apollo jeweils den Winter verbrachte, bis er wieder nach Delphi zurückkehrte.

16 Beiname für Gottheiten, die die Weideplätze und Herden schützten (nomos – gr. Weideplatz; Sitte, Gesetz).

17 Karneios (karnos – gr. Widder) – alter usprünglich vermutlich widdergestaltiger Fruchtbarkeitsgott auf dem Peloponnes, der vom Apollokult absorbiert wurde. Karneen nannten die Spartaner auch ihr Hauptfest zu Ehren des Apollo. Die Medizinhistoriker um 1800 wie z.B. Sprengel leiteten diesen Beinamen des Apollo von dem mythischen Seher Karnos her, einem von Apollo aufgezogenen Sohn des Zeus und der Europe. Vgl. Sprengel 1821 I, 168.

18 Sophokles, Ödipus, Vers 149 u. 150.

19 Zu Diodorus Siculus vgl. S. 53, Anm. g

20 Die wichtigsten Schriften von Lukian in „Die Hauptwerke des Lukian" Hrsg. u. übers. v. Karl Mras. 2. Aufl. München 1980.

21 Ähnlich dem sagenhaften Zug der Argonauten wurde Chiron in das 13. Jahrhundert vor Christus datiert. Vgl. z.B. die Zeittafel bei Sprengel 1821 I, 613.

22 Cephalus – phönizischer Königssohn und Schüler des Chiron.

23 Melanion – nach der Sage ein jagdbesessener Frauenfeind, der durch die List mit den drei goldenen Äpfeln die kühne und von Bären gesäugte Atalanta besiegte. Letztere tötete alle Freier, die ihr im Wettkampf unterlagen.

24 Nestor – König von Pylos, der sich mit einer großen Flotte am Kampf gegen Troja beteiligte.

25 Amphiaraus von Argos, Vater des Alkmäon, Begleiter des Jason auf der Argonautenfahrt sowie einer der sieben gegen Theben ziehenden Epigonen; auf der Flucht aus Theben von der Erde verschlungen, wurde er später als Orakelgott verehrt.

26 Peleus – Vater des Achilles und Teilnehmer an der sagenhaften Jagd auf den kalydonischen Eber, der von Artemis zur Verwüstung des Landes geschickt worden war.

27 Telamon – König von Salamis, Bruder des Peleus und Vater des Ajas.

28 Meleagrus – in der hellenistischen Sagenwelt der Erleger des kalydonischen Ebers (vgl. Anm. 26) und Mitstreiter des Jason im Argonautenzug.

29 Theseus – einer der größten griechischen Sagenhelden, der den Minotauros tötete, die Amazonen besiegte, an der Argonautenfahrt und an der kalydonischen Eberjagd teilnahm, gegen die Kentauren kämpfte, von Herakles aus der Unterwelt befreit wurde, und schließlich von König Lykomedes ins Meer gestürzt wurde.

30 Hippolytus – Sohn des Theseus (vgl. Anm. 29); bei seinem Vater von seiner Stiefmutter Phädra verleumdet, ließ ihn Theseus mit Hilfe Poseidons durch scheu gemachte Rosse zu Tode schleifen.

31 Palamedes – Sohn der Klymene und des Nauplios, wegen angeblichen Verrats vor Troja gesteinigt; mythischer Erfinder des Würfelspiels, der Buchstaben, der Maße und Gewichte.

32 Menestheus – befähigter Stratege und Feldherr, der das athenische Kontingent im Krieg gegen Troja führte; als Theseus (vgl. Anm. 29) in der Unterwelt gefangen war, ließ sich Menetheus mit Hilfe der Dioskuren als attischer Herrscher einsetzen.

33 Diomedes – der König von Argos, der zu den sieben gegen Theben ziehenden Epigonen gehörte, galt als einer der tapfersten Griechen. Homer rühmt die Heldentaten des Diomedes in dem V. Gesang der Ilias.

34 Kastor – in der antiken Mythologie zusammen mit Polydeukes die von Zeus gezeugten Zwillingssöhne der Leda (Dioskuren); beide galten den frühen Griechen als Schutzgötter der Schiffahrt und der Gastfreundschaft.

35 Polydeukes, auch Pollux genannt; vgl. Anm. 34.

36 Machaon – Teilnehmer am trojanischen Krieg, der als legendärer Sohn des Heilgottes Asklepios über ärztliche Kenntnisse verfügte. Auf den von einem Pfeil

des Paris verletzten Machaon bezieht sich der vielzitierte Vers 514-515 aus dem XI. Gesang der Ilias: denn viele andere wiegt auf ein heilender Mann, der die Pfeile herauszieht und auf die Wunden heilsame Arzneien auflegt. Machaon behandelte den durch einen Schuß des Pandaros verwundeten Menelaos (vgl. Ilias IV, 148 – 222), dem verletzten Eurypulus reichte er einen mit Zwiebeln vermischten würzigen Trank (vgl. Ilias XI, 630).

37 Podalirius – der jüngere Bruder des Machaon, mit dem zusammen er sich im trojanischen Krieg um die verwundeten Krieger kümmerte.

38 Antilochus – Sohn des Nestor und Freund des Achilles, der seinen Vater vor Troja unter Einsatz seines Lebens rettete.

39 Jason – thessalischer Königssohn, der als Anführer des sagenhaften Zuges der Argonauten mit Hilfe der Medea das Goldene Vlies von Kolchis in seine Heimat zurückbrachte. Jason fiel dann einem Racheakt der von ihm zurückgewiesenen Medea zum Opfer und wurde von den Trümmern seines Schiffes Argo erschlagen.

40 Der als Schutzgott der Jäger und Hirten verehrte Aristaeus galt in der antiken Mythologie als Erfinder der Bienenzucht.

41 Lapithen – wildes Bergvolk in Thessalien, das in ständiger Auseinandersetzung mit den Kentauren lebte und diese bei der Hochzeit des Königs Peirithoos vernichtete.

42 Vgl. Ilias XI, 642-648 – der dem Ajas zu Hilfe eilende Eurypylos war durch Paris, der durch die Entführung der Helena den trojanischen Krieg ausgelöst hatte, verwundet worden.

43 Nonnos (5. Jh. v. Chr.) – bedeutender griechischer Erzähler, bekannt durch sein Dionysosepos, in dem in 48 Büchern die Geschichte dieses Gottes erzählt wird.

44 Harzsaft des Laserkrautes (lat. Laserpitium), einer mit Asa foetida (Asant) verwandten Ferulaart (Ferula tingitana)

45 Nach der Dardanussage wurde der in der antiken Mythologie als Sohn des Zeus und der Elektra geachtete Stammvater der troischen Könige später zum Begründer der samothrakischen Mysterien. Dardanus wurden auch magische Fähigkeiten zugeeignet. Die Quelle Levelings für die selbst im 18. Jh. bei den Medizinhistorikern eher seltene Berücksichtigung des Dardanus im Zusammenhang mit der Medizin bildete Schulze 1728, 86-87, der berichtete, daß sich Dardanus in seinen – angeblich von Demokrit gefundenen Schriften – auch mit der Wirkung von Arzneimitteln befaßt habe.

46 Galen in der Einleitung zum 1. Kapitel des 1. Buches seiner Gesundheitslehre (De sanitate tuenda Liber primus); vgl. Konrad Koch: Galeni De sanitate tuenda. CMG V 4,2. Leipzig/Berlin 1923. S. IX.

47 Hyginus, Fabulae CCLXXIV. (Über Erfinder und ihre Erfindungen). Vgl. The Myths of Hyginus. Translated and edited by Mary Grant. Lawrence, Kansas 1960. S. 175. Die hier von Leveling zitierten Fabeln sind jedoch nicht der Feder des von Augustus zum Vorsteher der kaiserlichen Palastbibliothek ernannten Hyginus entsprungen, sondern nur unter dessen Namen von einem späteren Schriftsteller überliefert. Von den landwirtschaftlichen, philologischen und historischen Werken des Hyginus sind nur Fragmente überliefert.

48 Heraklitus – unbekannter, in die hellenistische Zeit um das 1. Jh. n. Chr. datierter Mythograph. Als Textstelle verweist Sprengel I 1821, 187 auf De incredibilibus, C. 26.

49 Philoktet – Erbe der vergifteten Pfeile des Herakles, der bei dem Zug gegen Troja wegen eines Schlangenbisses auf der Insel Lemnos zurückgelassen wurde.

50 Telephos – Sohn des Herakles, der von Achilles mit einer Lanze verletzt wurde, aber durch den Rost dieser Waffe wieder Heilung fand.

51 Der im 2. Jh. n. Chr. lebende griechische Schriftsteller Pausanias berichtet in seiner umfassenden, auch die mythologische Vergangenheit miteinschließenden Beschreibung Griechenlands von den Söhnen des Machaon, die teils an verschiedenen Orten ihrem Großvater Aeskulap Tempel errichteten (vgl. S. 76), teils aber selbst in späteren Zeiten verehrt wurden. Vgl. Sprengel 1792 I, 104 – 105.

52 Im Süden von Kos gelegene kleinasiatische Halbinsel mit der Stadt Knidos.

53 Vgl. hierzu auch die hippokratische Schrift De prisca medicina (Über die alte Medizin), in welcher bei der Diskussion über die möglichen Zusammenhänge von Nahrung und Krankheit in mehreren Kapiteln von diesem aus feinem Gerstenmehl zubereiteten Teig die Rede ist.

54 Originaltext ediert bei Quandt 1955, 48. Plassmann 1928, 91 übersetzte: „Denn es schwindet den Menschen durch dich die Schwere des Siechtums; … Die Weltordnung ersehnt dich, Herrin, nur der Hades allein, der Seelenverderber, haßt dich allzeit."

55 Die mythische Chronologie datierte dieses Ereignis in das 16. vorchristliche Jahrhundert.

56 König von Pherä in Thessalien und Teilnehmer an der Argonautenfahrt.

57 Plutarch Moralia, Amatorius 761 (nach der von Stephanus 1572 festgelegten Ordnung)

58 Dies erzählt der um 200 n Chr. schreibende Flavius Philostratos in der Biographie des umherziehenden Sehers und Wundertäters Apollonios von Tyana. Nach Sprengel 1821 I, 177.

59 Kapis – in der Vorstellung der frühen Griechen ein Nachkomme des von Zeus und einer Sterblichen gezeugten Dardanos, des Ahnherrn eines mächtigen Fürstengeschlechts. Über Kapis stammte Anchises, der Vater des Aeneas, von Dardanos ab.

60 Amphaian – musischer Sohn des Zeus und der Antiope, zusammen mit seinem Zwillingsbruder Erbauer der Mauern des von Kadmos gegründeten Theben.

61 Provinz in Mittelgriechenland nördlich der Insel Euböa.

62 Gau am Nordufer des korinthischen Meerbusens mit dem berühmten Delphi.

63 Thrasymedes aus Passos – Bildhauer und Architekt in der 1. Hälfte 4. Jh. v. Chr.; daß Thrasymedes die im folgenden beschriebene Kultstatue des Asklepias geschaffen hat, wird von Pausanias berichtet.

64 Das Sitzen galt als Zeichen größerer Würde; der Hund dürfte entweder ein Symbol der Wachsamkeit und Vorsicht als den Hauptugenden des Arztes gewesen sein oder erinnert möglicherweise an die Wohltaten, die ein Hund dem jungen Äskulap erwiesen hatte. Vgl. Sprengel 1792 I, 116 – 117.

65 Bellerophon – in der antiken Sagenwelt der Sohn des korinthischen Königs Glaukos, der zusammen mit dem geflügelten Pferd Pegasus das feuerspeiende, in Löwen-, Ziegen- und Schlangengestalt erscheinende Monster Chimäre erlegte.

66 Polyklet – bekannter Bildhauer aus Argos, als Zeitgenosse des berühmten athenischen Künstlers Phidias in der 2. Hälfte des 5. Jh. v. Chr. tätig.

67 Pausias, einer der berühmtesten Maler des Altertums und ein Meister der enkaustischen Maltechnik (s. Anm. II, 22), aus der Malschule von Sykion, einer westlich von Korinth gelegenen und für ihr Kunstgewerbe und ihre Malerei weithin berühmten Stadt.

68 Aelian (s. Anm. I, 7) Natura animalium VIII, 12, wo es heißt: „Parias, seu paruas (sic enim vult Apollodorus) igneo colore est, acerrimo oculorum sensu, et largo ore; nihil mordendo nocet, sed mitis est; unde humanissimo deorum Aesculapio ipsum consecrarunt, et ejus ministrum esse praedicarunt, qui ante nos haec investigarunt." Zit n. Abraham Gronovius: Aeliani De Natura animalium. London 1744. S. 462.

69 Nikander – ein wohl im 2. Jh. v. Chr. lebender griechischer Dichter und Schriftsteller, der mit seinen nur in Bruchstücken überlieferten bäuerlichen Gedichten und Metamorphosen Vergil und Ovid zu ähnlichen Werken anregte. Erhalten dagegen sind die in Hexametern verfaßten Werke über „Mittel gegen den Biß giftiger Tiere" (Theriaka pharmaka) und „Mittel gegen Vergiftung" (durch Speisen; Alexipharmaka)

70 In der westlich von Thessaloniki gelegenen Königsstadt Pella gebar Olympias ihren Sohn Alexander (den Großen).

71 Grundsätzlich unterschied man hierbei das trockene Reiben des Leibes – mit den Händen, einer Leinwand oder mit Handschuhen – und das nasse Reiben, zu dem man je nach dem erwünschten Zwecke Wasser, Öle, Salben und die verschiedensten Arzneimittel einsetzte. Sowohl die Dauer der Anwendung als auch die verschiedenen Arten des Reibens (weiches, hartes, mittleres) wurden in der Therapie berücksichtigt, je nach dem tiefen oder oberflächlichen Sitz des Leidens und dem Grad der Stockung der Säfte, deren Umlauf man durch das Reiben zu verbessern hoffte.

72 Die Hinweise aus Xenophon und aus den perihegetischen Reisebeschreibungen des Pausanias entnahm Leveling der Liste der Asklepiaden bei Schulze 1728, 119 u. 120.

73 Plinius schließt mit diesem Bericht das 20. Buch seiner Naturgeschichte ab (vgl. Külb 2343 – 2344). Es handelte sich um eine Zubereitung aus dem früher vielseitig medizinisch verwendeten Feldquendel (Serpyllium, Kriechkraut), der Gummimöhre (Opoponax chironium L.), der harntreibenden und gegen Blähungen verwendeten Bärwurz, aus Kleesamen, Samen von Anis, Fenchel, Kümmel und Eppich (Petersilie) sowie dem Ervenmehl (Linsen). Wie Plinius weiter zu berichten weiß, soll sich der syrische König Antiochus der Große (224 – 187 v. Chr.) dieser Mischung als Antidot gegen alle Gifte bedient haben.

VI. Abschnitt – Arzneikunst der ältesten Römer

1 Bewohner des zentral im Peloponnes gelegenen bergigen Hochlandes, deren Hirtentradition als poetischer Topos bis in unsere Zeit weiterlebt.

2 Griechische, in mystischen Kulten verehrte Gottheiten, derer man beispielsweise mit einem Heiligtum auf der Insel Limnos gedachte, wo sie nach der antiken Mythologie als Gehilfen des Hephaistios, des göttlichen Schmiedes, geachtet wurden.

3 In der mythischen Vorstellung von den sieben Königen, die Rom vom – spekulativen – Gründungdatum im 8. Jh. v. Chr. bis zum Beginn der Republik um 500 v. Chr. regieren, der zweite König Roms, dessen Regierungszeit von den Annalisten in einer fiktiven römischen Chronologie auf die Jahre 715 – 672 v. Chr. veranschlagt wird. Numa gilt als der Begründer aller religiösen Einrichtungen in Rom. Vgl. Alföldi 1977, 122 u. 236.

4 Tarquinius Superbus – gemäß der Romsage der 7. und letzte König der Stadt am Tiber, dessen angebliche Regierungszeit (534 – 510 v. Chr.) Züge einer Tyrannenherrschaft trug.

5 Dritter römischer König, der nach der antiken Mythologie von 672 – 640 v. Chr. regiert haben soll.

6 Leveling korrigierte hier eine zunächst von Sprengel übernommene Datierung – der in der 1. Aufl. seiner Geschichte der Arzneykunde zunächst auf das Jahr 467 v. Chr. datiert hatte, jedoch ab der 1801 erschienenen 2. Auflage von 461 sprach (vgl. Sprengel 1792 I, 429 u. 1823 I, 254) – und folgte der von Schulze in dessen Historia Medicinae 1728, 430 überlieferten Datierung – nämlich 321 nach Gründung Roms, die auch Ackermann 1792, 171 übernommen hatte. Zwar ist die Differenz von 6 Jahren angesichts der unsicheren Datierung der Gründung Roms nicht überraschend, doch nahm auch Sprengel als Referenz für seine Berechnung Livius Lib. IV, C. 25, was für das Einweihungsjahr des Apollotempels eindeutig 321 nach Gründung der Stadt bzw. nach unser heutigen Umrechnung des Livius 433 ante Christum natum entspräche. Wem Sprengel, der die vermeintliche Gründung Roms also 788 v. Chr. ansetzte, folgte, ist nicht ersichtlich. Der offensichtliche Mangel an festen überlieferten Daten zur Frühgeschichte Roms eröffnete der Spekulation ein weites Feld. So hatte zunächst der aus Tauromenion stammende Historiker Timaios (4./3. Jh. v. Chr.) die Gründung der Stadt Rom auf 814/13 v. Chr. gesetzt, während der römische Geschichtsschreiber Fabius Pictor (3. Jh. v. Chr.), der Verfasser der ältesten Geschichte Roms, die Stadtgründung – nach Art der griechischen Chronographen – auf Ol. 8,1 zurückrechnete und damit das Jahr 747 v. Chr. als Gründungsdatum Roms wählte. Während dann Polybios zu Pictors Gründungsdatum noch 4 Jahre addierte, gab der römische Gelehrte Varro (116 – 27 v. Chr.) – umgerechnet in unsere moderne Zeitrechnung – das bis heute allgemein angenommene Gründungsjahr 753 bzw. 754 v. Chr. an. (Zur Festlegung des Gründungsdatums Roms vgl. Alföldi 1977, 119 -131 u. O. Leuze, Die römische Jahrzählung, Tübingen 1909) Indem Leveling einfach

Livius folgte und „ab urbe condita" zählte, entging er diesem annalistischen Problem.

7 Vgl. Livius Historiarum, Epitome lib. XI.

8 Vgl. hierzu Livius Historiarum lib. IV, C. 30, lib. IX, C. 43 u. lib. XXV, C. 1 sowie die römische Geschichte von Cassius Dio, Lib. XL u. XLVII. (Quellenangaben n. Sprengel 1792 I, 430 u. 1821 I, 258 u. 259)

9 Referenz dafür war Ciceros wissenschaftliche Abhandlung De natura deorum Lib. III, C. 63, wo der Autor die bekannte These vertritt, die sogenannten Götter, an welche die ungebildete Menge glaube, „bedeuteten nur die Eigenschaften bestimmter Dinge, nicht aber göttliche Gestalten. Und auf diesem falschen Wege ging man soweit, daß man selbst gefahrbringenden Dingen nicht nur den Namen von Göttern verlieh, sondern ihnen sogar Heiligtümer errichtete. Denn auf dem Palatin sehen wir einen Tempel der Febris ..." Zit. n. Gerlach/Bayer 1978, 419.

10 Vicus longus – die „lange Straße" zwischen den beiden Hügeln Quirinal und Viminal, die heutige Via nazionale.

11 Valerius Maximus, Lib. II. C. 5, 6; vgl. Halm 1865, 76.

12 Vgl. Tacitus, Historiae lib. III, C. 33; zit. n. Sprengel 1821 I, 263).

13 Vgl. Augustinus, De civitate Dei lib. IV., C. 21; zit. n. Sprengel 1821 I, 262.

14 Meditrina (gebildet aus mederi, lat. heilen) bedeutet Heilung – die man sich durch das Kosten des neuen Weines erhoffte.

15 Postul(at)ionen waren die Forderungen der erzürnten Gottheiten.

16 Nach Livius, Historiarum Lib. VII, C. 3, mußte nach einem alten überlieferten Brauch der jeweils ranghöchste Praetor an den Iden des September genannten Nagel auf der rechten, d.h. der zum Tempel der Minerva ausgerichteten Seite des höchsten Jupiterheiligtums einschlagen. Es handelt sich in diesem Falle um eine auf dem sog. Analogiezauber beruhende magische Verfahrensweise.

17 Franciscus Robertellus (1526 – 1567) – namhafter Gelehrter und Poet aus Udine (Friaul), Prof. der schönen Künste, Rhethorik und Moralphilosophie in Lucca, Pisa, Venedig, Bologna und Padua.

18 Paul Manutius (1512 – 1574) – bedeutender venezianischer Gelehrter und ein Sohn des Aldus Manutius (Mitte 15. Jh. – 1515), eines der berühmtesten italienischen Buchdrucker. Aus der Vielzahl seiner Werke ist hier wohl gemeint: Antiquitatum Romanorum libri VI, de Civitate, de Senatu, de Comitiis et de Legibus Romanis.

19 Derichterus – von uns nicht identifizierbar.

20 Johann Friedrich Böckelmann (1633 – 1681; Rechtslehrer in Heidelberg u. Leyden): Medicus Romanus servus LX solidis aestimatus. Leiden 1671.

21 Über das Ansehen und die soziale Stellung der Ärzte in der römischen Gesellschaft hatte sich im 17. und 18. Jahrhundert ein Gelehrtenstreit entwickelt, wobei einerseits der soeben angeführte Joh. Fr. Böckelmann und der Londoner Arzt Richard Mead (1673 – 1754) die These von einem unfreien Ärztestand verfochten, während andererseits Charles Drelincourt (1633 – 1695) und Conyers Middleton den Ärztestand von dem Beigeschmack knechtischer Vergangenheit zu befreien suchten. Vgl. Metzger 1792, 62 – 64 u. Ackermann 1792, 176 – 177.

Daß in diesem wissenschaftlichen Tauziehen in den Augen des um Abgrenzung zum niederen Heilerstand besorgten Leveling (vgl. S. 25) die Argumente eindeutig zugunsten eines vornehmen Ärztestandes sprachen, erklärt sich sicherlich auch aus der Neigung, politischen oder gesellschaftlichen Idealen und Wunschvorstellungen dadurch Nachdruck zu verleihen, daß man sie in der Vergangenheit als verwirklicht darstellte.

22 Vgl. hierzu Plinius, Historia naturalis, Lib. XX, C. 33 – 38; Jones VI, 46 ff bzw. Külb 2274 – 2280.

23 Es dürfte sich bei dem von Plinius mit einem Buch über die Heilkräfte des Kohls erwähnten Chrysippus um einen im 3. vorchristlichen Jahrhundert lebenden Arzt und Schüler des Erasistratos handeln, der weder identisch ist mit dem früher lebenden Chrysippus von Knidus (vgl. Anm. X, 8) noch mit dessen gleichnamigen Sohn, einem Leibarzt des Königs Ptolemäus I. von Ägypten (305 – 283 v. Chr.).

24 Dieuches, griech. Arzt zu Beginn des 4. Jh. v. Chr., der neben einer Schrift über die Bereitung der Nahrungsmittel ebenfalls ein Buch über die Heilkräfte des Kohles verfaßte.

25 S. Plinius, Historia naturalis Lib. XX, C. 33; vgl. Jones VI, 46.

VII. Abschnitt – Chinesische Arzneikunst

1 Gemeint sind die (vor allem konfuzianischen) Klassiker, in heutiger Umschrift jing.

2 In heutiger Umschrift Shu jing, eine Sammlung historischer Dokumente vorgeblich aus ältester Zeit. In der heute erhaltenen Version enthält es Anteile aus der letzten Hälfte des 1. Jahrtausends v. Chr. gemeinsam mit Hinzufügungen aus dem 4. Jh. v. Chr. und auch noch späterer Jahrhunderte.

3 In heutiger Umschrift Yi jing, das „Buch der Wandlungen." Ein in seinen historischen Ursprüngen unklares Wahrsagebuch, das gegen Ende des 1. Jahrtausends v. Chr. von konfuzianischen Gelehrten (unter dem Namen des Konfuzius) erläutert wurde und somit zu einem konfuzianischen Klassiker avancierte.

4 Gemeint sind wohl die Ba Gua ("Acht Trigramme") des legendären Fu Xi.

5 George Staunton: An Authentic Account of An Embassy from the King of Great Britain to the Emperor of China. London 1797.

6 Zu der ethischen Maxime des Konfuzianismus, medizinisches Wissen als notwendige Bildung jedes einzelnen in der Gesellschaft zu verbreiten, siehe Paul U. Unschuld, Medizin und Ethik. Sozialkonflikte im China der Kaiserzeit. Wiesbaden 1975.

7 Dies ist wohl ein fehlerhafter Hinweis auf das chinesische Konzept eines san jiao, einer „dreifachen Wärmequelle" im Organismus.

8 Dieses Urteil über die chinesische Medizin entsprach der von den damaligen Medizinhistorikern vertretenen Einschätzung (vgl. z.B. Metzger 1792, 20 – 21 und Sprengel 1792 I, 447 – 459), der auch Johann Gottfried Herder (1744 – 1803) in seinem philosophischen Hauptwerk mit den Worten beipflichtete: „Ihre Arzneikunst, wie ihr Handel, ist ein feines, betrügerisches Pulsfühlen, welches ihren ganzen Karakter in seiner sinnlichen Feinheit und erfindungslosen Unwissenheit mahlet." (Ideen zur Philosophie der Geschichte der Menschheit. Leipzig 1784 – 1791. III. Theil. S. 13)

9 Der Ursprung der hier vorgebrachten irrigen Ansicht, die chinesischen Ärzte fühlten den Puls mit vier Fingern, ist unklar. Lediglich eine einzige weitere europäische Quelle ist uns bekannt, die ebenfalls von der angeblichen chinesischen Methode berichtet, den Puls mit vier Fingern zu ertasten.

10 Gemeint ist das Mai jue, ein Pulstraktat unklarer Datierung, dessen lateinische Übersetzung 1682 Cleyer in seinem Werk Specimen medicinae Sinicae veröffentlichte.

11 Nach heutiger Umschrift Cun, Guan, Chi.

12 De indiciis morborum ex linguae coloribus et affectionibus.

13 Vgl. Staunton (s. Anm. 5) 1797, Bd. 3, S. 376.

14 Der schwedische Arzt Karl Peter Thunberg bereiste im Dienste der holländisch – ostindischen Handelsgesellschaft 1775 – 1777 Asien und machte als holländischer Gesandtschaftsarzt in Japan die kaiserlichen Hofärzte mit der europäischen Medizin bekannt. Thunberg, 1784 durch einen Ruf als Professor der Medizin und Botanik an die Universität Uppsala ausgezeichnet, wurde vor allem durch seine Schriften über die japanische Flora bekannt. Die von seinen Zeitgenossen vielbeachtete Reisebeschreibung über das wenig bekannte Japan trägt den Titel „Resa uti Europa, Africa, Asia 1770 – 1779" (Uppsala 1788 – 1793).

15 Gemeint ist hier Johannes Jonston (1603 – 1675), Abkömmling einer schottischen, in Polen ansässigen Familie. Seine umfassende „Naturgeschichte" beinhaltet die 5 Bücher „de piscibus et cetis", die 4 Bücher „de exsanguibus aquaticis", 6 Bücher „de avibus", 8 Bücher „de quadrupedibus", sowie 3 Bücher „de insectis" und 2 Bücher „de serpentibus" (Frankfurt 1649 – 1653).

16 Rembertus Dodonaeus (1517 – 1585) – von 1574 bis 1579 Leibarzt der Kaiser Maximilians II. u. Rudolph II., zuletzt Botanikprofessor an der Universität Leyden. Hauptwerk: „Cruydtbook" (Antwerpen 1553), später zusammen mit anderen Werken aufgelegt unter dem Titel „Stirpium historicae pemptades VI" (ebd. 1616).

17 Johann Jakob Woyt (1671 – 1709; – seit 1706 Professor in Königsberg): Thesaurus pharmaceutico – chirurgicus oder gründliche Erklärung der üblichen Kunstwörter, welche in Lesung deutscher medicinischer Bücher vorkommen. (Leipzig 1696)

18 Gemeint sind die Priester des Shintoglaubens.

VIII. Abschnitt – Arzneikunst der Scythen und Kelten

1   Abaris – Sagenhafter, auf den Sonnenstrahlen reitender und zuerst bei Pindar
    und Herodot bezeugter skythischer Wundermann und Erfinder verschiedener
    Zaubersprüche, der für die Griechen aus dem weit im Norden gelegenen Land
    der Hyperboräer stammte, und deshalb auch mit dem Apollokult verknüpft
    wurde. Vgl. Anm. V, 15.
2   Anacharsis – nach der antiken Überlieferung ein im 6. Jh. v. Chr. lebender wei-
    ser Skythenfürst, der mit seinem Freund Toxaris nach Griechenland kam, um
    die dortige Kultur kennenzulernen, und nach der Rückkehr in seine Heimat
    von seinen Landsleuten erschlagen wurde. Der in der griechischen Literatur
    zum kulturdurstigen Barbaren stilisierte Anarchasis galt dem 18. Jahrhundert
    geradezu als Urbild des rechtschaffenen Naturmenschen. Er ist der Held in
    dem von dem Altertumsforscher Jean Jaques Barthélemy (1716 – 1795) verfaßten
    und um 1800 in ganz Europa bekannten Werk „Voyage de jeune Anarchasis en
    Grèce."
3   Toxaris, der mit Anarchasis nach Athen gekommen war, ließ sich nach Lukians
    Erzählung zum Asklepiaden weihen und konnte nach seinem Tode durch eine
    Erscheinung in Athen eine schwere Seuche beenden, wofür ihm die Athener ein
    Denkmal errichteten und seiner jährlich durch das Opfer eines weißen Pferdes
    gedachten. Referenz bei Sprengel 1792 I, 470.
4   Vgl. Plinius, Historia naturalis Lib. XVI, C. 95; Jones IV, 549 – 550.
5   Zu Geschichte und Wesen des Druidentums vgl. Hugo Wiese und Heinrich
    Fricke: Vereinigter Alter Orden der Druiden. Hamburg 1904.

IX. Abschnitt – Arzneikunst der neuern Griechen

1   Alkmäon – Arzt und Naturphilosoph aus Kroton in Unteritalien, der als einer
    der ersten Tiersektionen zur Erforschung des Auges angestellt haben soll. In
    seinem philosophischen Werk fragte Alkmäon, der an eine unsterbliche Seele
    glaubte, nach der Stellung des Menschen in der Welt.
2   Empedokles aus Agrigent (Akragas) auf Sizilien, Arzt und Naturphilosoph,
    der die naturphilosophische Fragestellung der Jonier nach der Entstehung und
    dem Werden des Weltganzen mit der an ein einziges und unwandelbares Seiende
    glaubenden Ontologie des Parmenides zu verbinden suchte und die Welt auf
    dem Boden eines Wechselspiels der vier unveränderlichen Elemente Feuer,
    Luft, Wasser und Erde erklärte.
3   Epicharmus, dessen Herkunft umstritten ist, lebte später als Dichter und Arzt
    in Sizilien und beschäftigte sich auch mit der Tierheilkunde. Seine medizinische
    Schriften sind nicht erhalten. Doch muß Epicharmus über den Kohl eine be-

sondere Abhandlung verfaßt haben, da Plinius sich in seinen Bemerkungen über die wundersamen Heilkräfte des Kohls auf ihn beruft. Vgl. Hist. nat. Lib. XX, C. 34 u. 36; Külb 2278 u. 2279.

4 Über Timäus von Lokri ist nicht viel mehr bekannt, als was bereits Daniel Le Clerc (1729, 95) berichtete, nämlich daß er ein pythagoräischer Arzt gewesen sei. Tatsächlich handelt es sich wohl um eine von Platon in seinem „Timaios" erfundene Person, die während eines Besuches in Athen im pythagoräischen Sinne über die Welt, die Ursubstanzen und über den Menschen spricht.- Celsus überliefert eine von einem Timäus gegen Ignis sacer und Geschwüre angewendete Arzneimischung. Vgl. De medicina Lib. V, C. 22, 7.

5 Demokedes von Kroton (6. Jh. v. Chr.), Arzt bei dem Tyrannen Polykrates und am Hofe des von 521 bis 485 v. Chr. herrschenden Perserkönigs Darius I.; nach Herodot, der uns in seinen Historien (III, 125 – 137) die Lebensgeschichte des Demokedes erzählt, einer der berühmtesten und geschicktesten Ärzte seiner Zeit. Vgl. hierzu Brandenburg 1976, 33 – 43. Das abwechslungsreiche Leben des Demokedes inspirierte in neuerer Zeit Swerr zu seinem historischen Roman „Arzt der Tyrannen" (München 1961).

6 Ikkus von Tarent – berühmter Penthathlonike und einer der bekanntesten antiken Kampfschulleiter (Gymnasiarch), der medizinische Kenntnisse in den Dienst sportlicher Leistungssteigerung stellte. Als vernünftige Lebensweise für Sportler empfahl Ikkus Maßhalten, Enthaltsamkeit und Keuschheit. Zur Verbindung von Gesundheitslehre und Sport in der Geschichte vgl. z. B. Weiler 1981.

7 Von dem Paedotriben (Turn- und Ringkunstlehrer) Herodikus von Selymbrien kennt man die Empfehlung extensiver Spaziergänge, über die im Corpus hippocraticum im VI. Buch der Epidemien, Kap. 18 kritisch geurteilt wird: Herodikus richtete die Fieberkranken durch Spaziergehen und Ringkämpfe zu Grunde, und vielen bekamen die trockenen Bähungen (Umschläge) übel. Vgl. Fuchs II, 267. Als Lehrer des Hippokrates und als Arzt, der großen Wert auf die Diätetik legte, finden sich seine Gedanken möglicherweise in der hippokratischen Schrift De Diaeta wider.

8 Anaxagoras aus Klazomene – ein Freund des griechischen Staatsmannes Perikles. Anaxagoras ist der erste Forscher bzw. Naturphilosoph, von dem bekannt ist, daß er wegen seiner wissenschaftlichen Meinung aus religiösen Gründen gerichtlich (437 v. Chr.) verfolgt wurde. Nach seiner Anschauung entstand die Welt durch die von einem geistigen Bewegungsprinzip ausgelöste und physikalisch vorgestellte Abscheidung der anfangs gleichmäßig vermischten Ursubstanzen.

9 Akron aus Agrigent – ein der Pneumalehre anhängender und für die Diätetik kämpfender Vertreter der sikelischen Ärzteschule (vgl. Anm. 13), der nach einer bei Plutarch überlieferten Erzählung während einer schweren Seuche in Athen durch das Abbrennen von Feuern die seuchenhaltige Luft gereinigt und sich damit große Verdienste erworben habe. Vgl. Plutarch, Moralia – De Iside et Osiride, Cap. 79; Babbitt 1962, 184 – 187.

10 Demokrit aus Abdera in Thrakien, der wie Empedokles (s. Anm. 2) und Anaxogoras (s. Anm. 8) die Welterklärung in einer Synthese aus jonischer Natur-

philosophie und Seinslehre des Parmenides zu finden hoffte. Während Empedokles mit seinen Elementen die nicht zu leugnende Vielheit der sinnlich wahrnehmbaren Welt qualitativ erklärte, vertrat Demokrit mit seinen Atomen, durch deren Aneinanderstoßen die sichtbare Welt entstehe, ein quantitatives Erklärungsmuster.

11 Leukipp – aus Milet, Lehrer des Demokrit (vgl. Anm. 10) und Begründer der Atomismuslehre, gemäß welcher die in der Welt ganz offensichtlich zu beobachtende Bewegung, alles Werden und Vergehen durch das Wechselspiel von Aneinanderstoßen und Zerstreuung kleinster, unteilbarer Teilchen erklärt wurde.

12 d.h. der draußen, außerhalb besonderer Heilstätten ausgeübten Volksmedizin.

13 Philistion aus Lokri (5./4. Jh. v. Chr.), dessen anatomische und physiologische Lehren in Platons „Timaios" Eingang fanden, war ein Anhänger des Empedokles, lebte in Athen und Syrakus, wo er mit seinem Schüler Diokles von Karystos und mit Akron zu den bedeutendsten Vertretern der sog. Sikelischen Ärzteschule zählt. Vgl. Max Wellmann: Die Fragmente der sikelischen Ärzte Akron, Philistion und Diokles von Karystos. Berlin 1901.

14 von Markt zu Mark ziehende Ärzte; später abfällig im Sinne von Marktschreier gebraucht.

15 Alipta (ἀλίπτω – ich salbe) – der Sklave, der seinen Herrn nach dem Bade zu salben hatte, also der Salbknecht oder Salbbader; in späteren Zeiten auch Afterarzt genannt.

Iatraliptica – die Kunst des Heilens durch Salbeneinreibung, womit früher auch immer Leibesübungen verbunden waren; daher Iatralipta – Salbarzt; nach heutigem Sprachgebrauch würde man darunter den Berufsstand der Masseure und Physiotherapeuten verstehen.

X. Abschnitt – Hippokrates und seine Nachfolger

1 Die Datierungen beruhen auf der von Soran aus Ephesus, einem der bedeutendsten im 1./2. Jh. n. Chr. lebenden antiken Ärzte, überlieferten Lebensgeschichte des Hippokrates. Vgl. Vita Hippocratis secundum Soranum bei J. Ilberg, CMG IV, Leipzig u. Berlin 1927, S. 175 – 178; verkürzte Übersetzung bei Müri 1962, 44 – 51. Weitere, gleichwohl auf Soran zurückgehende Hippokratesbiographien verdanken wir Stephan von Byzanz (6. Jh. n. Chr.), einem Hippokrates gewidmeten Lexikonartikel in der Suda genannten byzantinischen Realenzyklopädie (10. Jh. n. Chr.) sowie dem im 12. Jh. lebenden byzantinischen Gelehrten Johannes Tzetzes, der in den sog. „Chiliaden" dem vorbildlichen antiken Arzt ein historisches Kapitel widmete.

2 Verfasser des Buches über die Natur des Menschen (De natura hominis), in dem die humoralpathologische Viersäftelehre entwickelt wurde.

3 Ktesias geriet während des von Kyros 401 v. Chr. gegen Artaxerxes Mnemon geführten Feldzuges in persische Gefangenschaft und nutzte den langjährigen Aufenthalt am persischen Hofe in wissenschaftlicher Hinsicht. Ihren Niederschlag fanden seine medizinischen und kulturellen Beobachtungen in den nur in Bruchstücken überlieferten Werken „Indica" und „Persica".

4 s. Anm. IX, 13.

5 Der von Galen als Anatom und Verfasser einer pharmakologischen Schrift erwähnte Plistonikus, ein Schüler des Pythagoras, gilt als Vertreter der Humoralpathologie. Zu seinen Werken gehört eine Abhandlung über den Nutzen des Wassers.

6 Philotimus – Schüler des Praxagoras und einer der bekanntesten Ärzte im 3. Jh. v. Chr.; neben einer Schrift über Nahrungsmittel war Philotimus laut Galen insbesondere ein Förderer der unter dem Begriff der Gymnastik zusammengefaßten Wissenschaft von der Leibespflege und den Leibesübungen.

7 Eudoxus von Knidus (wohl ca 390 – 338 v. Chr.) – Als Philosoph, Geograph, Astronom und als einer der bedeutendsten Mathematiker aller Zeiten kann Eudoxus zu Recht als ein Universalgelehrter bezeichnet werden, der mit seinen Untersuchungen maßgeblich zum Fortschritt in den genannten Wissenschaften beitrug. Die Medizin, die er wohl nur nebenbei ausübte, hatte er bei Philistion von Lokri (vgl. Anm. IX, 13) erlernt.

8 Chrysippus von Knidos (4. Jh. v. Chr.) – einer der bedeutendsten Ärzte der sog. Knidischen Schule und ein Zeitgenosse des Eudoxus (s. Anm. 7), mit dem zusammen er Ägypten besuchte; lehnte die abführenden Mittel ab und verwarf auch den Aderlaß. Vgl. auch Anm. VI, 23.

9 Wie eingangs erläutert, fehlt in der Handschrift die sog. II. Abteilung, in der sich Leveling in einer vergleichenden Übersicht mit den verschiedenen medizinischen Denkrichtungen auseinandersetzte.

10 zu Demokrit u. Herodikus siehe Anm. IX, 7 u. 10.

11 vgl. Anm. 2.

12 Aussagen zu der hippokratischen Lehre von den kritischen und entscheidenen Tagen finden sich in „Aphorismen" IV (z.B. 36 u. 43), in „Die kritischen Tage" Cap. IX und in „Die Krankheiten" IV, Cap. XV, welch letzteres mit dem Satz beginnt: „An den ungeraden Tagen wird der Mensch aber sowohl gesund, als auch stirbt er an diesen." Vgl. Fuchs I 92 – 106, 255 (Zitat) u. 435.

13 Kein wörtliches Zitat aus den hippokratischen Aphorismen, sondern eine Modifikation des Aphorismus I, 8, der im lat. Original lautet: Cum morbus in vigore fuerit, tunc vel tenuissimo victu uti necesse est. (Wenn die Krankheit auf dem Höhepunkt angelangt ist, dann muß man sich auch der leichtesten Diät bedienen.) Vgl. Hippocratis Aphorismi, Ed. Th. J. v. Almeloveen, Argentorati 1756, S. 9 u. Fuchs I, 69.

14 Dazu zählten z.B. Elleborus (Nießwurz), Peplium (Afterquendel), Colocynthis [Koloquinte], Coccus Gnidius [knidische Beeren oder Kügelchen], Cneorum (Zeiland), Elaterium [Springgurke], Scammonea (Purgierkraut oder -rinde) und Thapsia (ein Doldenblütler; möglicherweise die Königskerze). Zit. n. Schulze 1728, 263.

15 lat. morbus acutus, febres ardentes: Krankheiten, die schnell zur Krise führten; also akut verlaufende, hochfieberhafte Krankheiten.

16 In dem Gehirn ein drüsiges, oder anders ausgedrückt ein etwas absonderndes Organ zu sehen, war die der antiken Vorstellung von der Entstehung des Katarrhes als dem Herabfließen eines scharfen Schleimes aus dem Kopf zugrundeliegende Annahme.

17 Nach der hier von Leveling leicht mißverständlich wiedergegebenen hippokratischen Zeugungstheorie mischte sich der jeweils aus dem ganzen Körper gesammelte männliche und weibliche Samen nach dem Coitus im Uterus. Durch die dort stattfindende Erwärmung und durch den von der Mutter empfangenen Atem werde das Samengemisch aufgeblasen und bildete um sich eine klebrige, hautähnliche Hülle, die einem von der Schale befreiten Ei gleiche. Vgl. die hippokratischen Schriften über den Samen und über die Entstehung des Kindes. Fuchs I, 209 – 240.

18 vgl. Aphorismen I, 14 u. 15.

19 Impetum faciens (der etwas machende Andrang) oder enormon (aus ἐν und ὁρμάειν: innen erregen, antreiben, in Bewegung setzen), also das im Innern Antreibende, die innere Lebenstätigkeit, aus der sich der bei Hippokrates noch nicht nachweisbare spätere Begriff der Lebenskraft ableitete.

20 Erotian – griechischer Arzt und Grammatiker – in der Vorrede zu seinem Hippokratesglossar: Collectio vocabulorum Hippocratis. [Ed. Ernst Nachmanson, Uppsala 1918]

21 Im Vorwort des II. Kommentars zu dem dritten Buch über die epidemischen Krankheiten und in De libris propriis, Cap. VI.

22 Ludovicus Lemosius: Indicis operum magni Hippocratis liber unus. Salamanca 1588.

23 Censura et dispositio operum Hippocratis. Venedig 1583. Drei Jahre zuvor (Venedig 1580) hatte Mercurialis bereits eine zweibändige griechisch – lateinische Folioausgabe der hippokratischen Werke besorgt. Vgl. auch S. 19.

24 Piquer, der seine akademische Laufbahn als Anatomieprofessor in Valencia begann, wurde 1751 zum kgl. Leibarzt und 1752 zum Protomedicus des span. Königreiches ernannt. Leveling zitierte Piquer hier wegen dessen textkritischer, aber nicht zum Abschluß begrachter spanischen Übersetzung des Corpus Hippocraticum (Madrid 1757 – 1771).

25 Vgl. „Chapitre XXX. Des Ecrits d'Hippocrate" in dessen Histoire de la medecine. Haag 1729. S. 237 – 242.

26 Die von Anutius Foesius besorgte, mit kritischen Anmerkungen versehene griech. – lat. Edition (Frankfurt 1595; Genf 1675) der hippokratischen Schriften gilt allgemein als die berühmteste der älteren Werkausgaben des koischen Arztes und diente bis zu der von Emil Littré bearbeiteten Ausgabe (Paris 1839 – 1861) als Grundlage jeder wissenschaftlichen Beschäftigung mit Hippokrates. Vgl. auch S. 19.

27 Haller beschäftigte sich mit dieser Fragestellung eingehend in mehreren Schriften, so in einer erweiterten und ergänzten Edition von Hermann Boerhaaves Methodum studii medici (Amsterdam 1751), im Bd. 1 der Medicae artis princi-

pes (Lausanne 1769) und schließlich in Tom. 1 seiner Bibliotheca medicinae practicae (Basel 1776; S. 31 ff.)

28 Censura librorum Hippocraticorum. Vratisl. 1772. Wenig später sorgte Gruner in Auszügen auch für eine deutsche Übersetzung des Corpus Hippocraticum (Bibliothek der alten Ärzte. 2 Bde. Leipzig 1780/81).

29 Grimm war für die erste kommentierte, deutsche Hippokratesübersetzung (2 Bde. Altenburg 1781) verantwortlich. Zu der Echtheitsfrage der hippokratischen Schriften vgl. Grimms Vorbericht zu dem 1. Teil seiner Übersetzung.

30 Neben Sprengels pragmatischer Geschichte der Arzneykunst vgl. in diesem Zusammenhang vor allem dessen Apologie des Hippokrates, T. 1, Leipzig 1789. S. 71–76.

31 Professor der Medizin und Chirurgie in Ferrara und Bologna, später bekannt geworden durch sein Werk „über die Krankheiten des Herzens" (Bologna 1810; deutsch Halle 1813).

31 Als anerkannte Kriterien für die Sicherung einer Autorenschaft des historischen Hippokrates galten zu jener Zeit (vgl. Sprengel 1792 I, 225–227; Metzger 1792, 36): Abfassung im jonischen oder attischen Dialekt, eine „kunstlose" und „einfache" Sprache „ohne Prahlsucht", der Verzicht auf „spitzfindige Hypothesen" und Theorien, statt dessen realistisch erscheinende und auch ärztliche Mißerfolge nicht verschweigende Krankheitsbeschreibungen, sowie Texte mit einer Betonung diätetischer Lehren und Vorschriften. Besonders zu beachten war die gerade in anatomischer Hinsicht (z.B. Unterscheidung von Venen, Arterien und Nerven) aussagekräftige zeitliche Einordnung von Texten, und nicht zuletzt kam einer bei den ältesten Autoren übereinstimmenden Zuschreibung an Hippokrates ein erhöhter Wahrheitsgehalt zu. Wie ein Vergleich mit anderen Autoren zeigt, legte sich Leveling in der Echtheitsfrage große Zurückhaltung auf. Der im 18. Jh. als Autorität geltende Haller hatte 14 Schriften für rein hippokratisch gehalten – das waren zusätzlich zu den von Leveling aufgeführten: De natura hominis, de locis in homine, de humoribus purgandis, de alimento, de articulis, de fracturis, mochlicus, de officina Chirurgi seu Medici; vgl. Blumenbach 1786, 25–29. Kurt Sprengel hatte den von Leveling zitierten Kreis um die Eidesformel, die Schrift über das Gesetz und das Buch von den Brüchen erweitert. Vgl. Sprengel 1792 I, 228.

32 Als einer der bedeutendsten Ärzte im 4. vorchristlichen Jahrhundert bemühte sich Diokles von Karystos auf Euböa um eine Synthese zwischen hippokratischem Gedankengut, anderen medizinischen Denkrichtungen und der attischen Philosophie. Als Empiriker lehnte er voreilige Theoriebildungen ab und stellte vor allem die Individualität des Patienten in den Vordergrund. Neben Spezialliteratur zu der unten erwähnten Embryonaltheorie und zur gesunden Lebensführung stammt von ihm nicht zuletzt das früheste bekannte Kräuterbuch der griechischen Medizin.

33 Zur Meinung des Hippokrates siehe die Schrift De octimestri partu. Vgl. Fuchs III, 649.

34 Nach Galen, für den die in ihrem Titel nicht mehr überlieferte anatomische Schrift des Diokles das älteste ihm bekannte derartige Werk war. Galen, De anatomicis administrationibus, Lib. II; Vgl. Kühn II, 282.

35 Caelius Aurelianus – ein im 5. Jh. n. Chr. in Rom lebender Arzt aus Sicca in Numidien, dessen Übersetzungen früher griechischer Ärztetexte der heutigen Medizingeschichte als eine wichtige Quelle für die Antike gelten. Caelius verdanken wir beispielsweise unser Wissen über Soran von Ephesus, da sein Schrifttum über die akuten und chronischen Krankheiten eine lateinische Übersetzung des im Original verloren gegangenen legendären Soranwerkes ist.

36 Neben der oben bereits zitierten Historia animalium (s. Anm. I, 8) zählen dazu die Schriften über die Teile, über die Bewegung und über die Fortpflanzung der Tiere.

37 Vgl. Celsus in der Vorrede zu De medicina Liber I; Almeloveen 1730, 7 Zeile 8 – 10.

38 Geboren etwa gegen Ende des 4. Jh. v. Chr. in Chalkedon, wurde Herophilus als Arzt in Alexandrien zu einem der bedeutendsten Anatomen in der Antike; zusammen mit Erasistratos begründete er eine auf Sektionsbefunden an menschlichen Leichen und lebenden (Verbrechern) aufgebaute deskriptive Anatomie. Auf Herophilus, dessen Werke nicht im Original erhalten sind, geht u.a. die exakte Beschreibung und Benennung des Duodenums zurück. Musiktheoretische Axiome fanden Eingang in seine Pulslehre. Mit seiner Aufgeschlossenheit gegenüber neuen Heilmitteln (z.B. Krokodilkot als Augensalbe) kann Herophilus auch als geistiger Vater der sog. empirischen Ärzteschule gelten.

39 Erasistratus aus Iulis auf der Insel Keos – Arzt und Anatom in Alexandrien, jüngerer Zeitgenosse des Herophilus (vgl. Anm. 38); Neben Erkenntnissen in der pathologischen Anatomie, wo er auf Organveränderungen (z. B. Leberverhärtung bei Aszites) hinwies, verdient aus seinem umfangreichen Werk vor allem die erste genaue Beschreibung der Herzklappen eine Erwähnung.

40 Alexandrinischer Anatom, dessen Arbeiten vor allem die weiblichen Genitalien und die drüsigen Organe betreffen.

41 Philoxenus – alexandrinischer Arzt im 1. Jh. n. Chr., nach Celsus einer der geschicktesten Chirurgen seiner Zeit.

42 Sostratus – alexandrinischer Arzt im 1. Jh. v. Chr., der sich in seinen Schriften mit Nabelbrüchen, Geburtshilfe und dem Blasensteinschnitt beschäftigte. In der Zoologie gilt Sostratus als der bedeutendste antike Vertreter nach Aristoteles.

43 Laut Celsus (De medicina Lib. VII, Cap. XIV) beschäftigte sich Gorgias, von dem nichts weiter bekannt ist, vor allem mit den Nabelbrüchen.

44 Nach der auf Celsus und Soran gründenden Überlieferung übte sich Heron geschickt als Geburtshelfer und als Chirurg, wobei er seine besondere Aufmerksamkeit ebenfalls dem Problem des Nabelbruches schenkte.

45 Von Ammonius aus Alexandria ist bekannt, daß er zu große Blasensteine durch Zertrümmerung ausräumte und daher den Beinamen lithotomos (Steinschneider) trug. Vgl. Celsus VII, Cap. XIV, 3.

46 vgl. Anm. 8

47 Der in Antiochia geborene Cleophantus gründete in Alexandrien eine nach ihm benannte Ärzteschule und befaßte sich besonders mit der Diätetik.

48 Philinus aus Kos – alexandrinischer Arzt und Schüler des Herophilus (s. Anm. 38), gilt als Begründer der sog. empirischen Schule.

49 Asclepiades von Bithynien – prominenter griechischer Arzt in Rom und Haupt der sog. methodischen Sekte. Vgl. S. 113 u. Anm. 51.

50 Athenäus aus Attalia in Kleinasien – von der Stoa beeinflußter Arzt, namhaft als Stifter der sog. pneumatischen Ärzteschule im 1. Jh. n. Chr. Fragmente seines umfangreichen Werkes, in denen Athenäus den nach Meinung der Pneumatiker besonders wichtigen diätetischen Fragen nachging sowie den Luft- und Ortseinflüssen auf die Gesundheit nachspürte, sind uns durch Oribasius überliefert.

51 Während die Herophileer in der Erklärung der Krankheiten von einer sehr verfeinerten Humoralpathologie ausgingen und folglich zu komplizierten Arzneimittelmischungen fanden, war in dem System des Erasistratos nicht eine Säfteverderbnis oder ein Säfteüberfluß die Ursache der Krankheiten, sondern eine Verirrung der verschiedenen Säfte und des Pneuma an Stellen im Körper, wo sie eigentlich nicht hinkommen sollten. Beispielsweise führte nach Erasistratos ein fälschlicherweise in die Arterien dringendes und dort das Pneuma trübendes Blut zu Fieber und Entzündungen. Da entleerende Therapien unter dieser Annahme wenig erfolgversprechend schienen, verwarfen die Erasistrateer Aderlaß und Purgantien und setzten auf Fasten und auf das zuvor bereits von Chrysippus (vgl. Anm. 8) propagierte Umwickeln mit Binden.
Die an Asklepiades von Bithynien (s. Anm. 49) anknüpfende und von Themison von Laodikea (vgl. Anm. XI, 25) zur Zeit des Augustus gegründete sog. methodische Schule vertrat eine auf die Korpuskularlehre zurückgehende Theorie, wonach die Lebewesen aus feinsten Grundkörperchen beständen, deren harmonische bzw. gestörte Bewegung Gesundheit oder Krankheit ausmache. Von der Norm abweichende Säftemischungen dieser kleinsten Urstoffe oder ein zu Stockungen und Verstopfungen führendes Mißverhältnis zwischen den als Säfte sichtbaren Grundbausteinen und der Gefäßweite erklärten bei den Methodikern die Krankheiten. Unter Themison wurde dann der Zustand und die Weite dieser Poren und Kanäle – d. h. deren Zusammenziehung oder Erschlaffung – zum Grundpfeiler der Krankheitslehre. Auch in diesem Falle galt es nicht, schlechte Säfte abzuleiten, sondern der Arzt suchte die Beschaffenheit und die Mischung dieser Urstoffe grundsätzlich durch eine passende Auswahl der Nahrung, also diätetisch zu korrigieren. Die Schule erhielt ihren Namen vermutlich von der – eben richtigen – Methode, d.h. das sich bietende Krankheitsbild innerhalb des anerkannten Lehrgebäudes zu verallgemeinern. Nach einer anderen Meinung nannte man diese Ärztesekte die Methodiker, da sie eine charakteristische Intervallbehandlung entwickelt hatten, bei der in einem meist dreitägigen Therapiezyklus abwechselnd einerseits Heilmittel angewendet wurden, andererseits versucht wurde, durch eine bestimmte Lebensordnung die Naturkräfte zu unterstützen.
Die auf Athenäus aus Kilikien (vgl. Anm. 50) zurückgehende pneumatische Schule ergänzte das Dogma von der Mischung der vier Elemente und ihrer Elementarqualitäten (Wärme, Kälte, Feuchtigkeit und Trockenheit) als Ursache von Krankheit und Gesundheit um die Ansicht, daß zusätzlich eine subtile luftartige Materie, das den ganzen Körper durchwaltende Pneuma oder der sog.

Lebensgeist, eine wesentliche Rolle bei allen Lebensvorgängen spiele und damit naturgemäß auch für die meisten Krankheiten verantwortlich sei.

Im Unterschied zu den bisher genannten Lehrmeinungen verzichtete die von Philinos aus Kos (s. Anm. 48) um 250 v. Chr. begründete empirische Schule unter dem Einfluß der skeptischen Philosphie auf alle primär gültigen, d.h. vor jeglicher Erfahrung aufgestellten spekulativen Systeme. Um zu einem gesicherten Wissen zu kommen, schien es den Empirikern erfolgversprechender, auf solche Erklärungsmodelle zu verzichten, und stattdessen von den gemachten Beobachtungen auszugehen und aus den gesammelten Wahrnehmungen vorsichtig die zulässigen Schlüsse abzuleiten. Leitweg des wissenschaftlich abgesicherten Erkennens wurde der aus der skeptischen Philosophie entlehnte sog. „Dreifuß" (eigene Erfahrung, Rückgriff auf fremde Beobachtungen, und Analogieschluß).

52 vgl. Anm. 9.

53 Herakleides von Tarent – nach Galen der bedeutendste Arzt der empirischen Denkrichtung, gemäß deren bevorzugtem Arbeitsfeld er sich mit der Hippokratesexegese befaßte und mehrere Werke über die Zubereitung und die Wirkung der Arzneimittel schrieb, darunter auch eines über die Militärpharmakopö, in dem über Arzneimittelversuche berichtet wird.

54 Dioscurides aus Anazarba in Kilikien – römischer Militärarzt zu Zeiten der Kaiser Claudius und Nero und ein Zeitgenosse des Plinius secundus (vgl. Anm. I, 6). Mit seiner um 78 n. Chr. abgeschlossenen „De Materia medica", in der Kräuter, tierische Produkte und mehr als 600 Pflanzen von medizinischem Nutzen beschrieben sind, schuf Dioskurides das erste maßgebliche antike Buch über die Arzneikunde. Er avancierte damit nicht nur zum bedeutendsten Botaniker und pharmakologischen Spezialisten des Altertums, sondern sein Werk beeinflußte die europäische Medizin über einen langen Zeitraum maßgeblich. Seine Heilkräuterkunde blieb bis zum Ende des Mittelalters an den Universitäten das tonangebende Lehrbuch und diente der botanischen Forschung bis zum 17./18. Jh. als eine unverzichtbare Grundlage.

55 Zu den Behandlungszyklen vgl. Anm. 51.

56 Vgl. Anm. 35

57 Zu Soran vgl. Anm. 35

58 Diese im Manuskript (cgm 4674, Bl. 77) ausgestrichene und nachträglich durch den vorhergehenden Abschnitt, in dem sich Leveling eines moderateren Stils befleißigte, ersetzte Passage spiegelt den fakultätsinternen Methodenstreit Levelings mit Röschlaub wider, der sich in Deutschland zunächst als prominentester Browianer einen Namen gemacht hatte. Vgl. S. 37.

59 Nach der heute geltenden Lehrmeinung ist für Galen der Geschlechtername „Claudius" nicht nachweisbar. Er beruht auf einer wohl in das 15. Jahrhundert zurückgehenden Mißdeutung der Abkürzung „Cl. Galenus", welche jedoch „clarissimus Galenus" bedeutet. Vgl. Sudhoff 1922, 108 u. W. v. Brunn, Darf man Galenos „Claudius" nennen? In: Ciba Zschr. 4 (1936/37) S. 1505.

60 Chartier besorgte die erste griechisch – lateinische Gesamtausgabe der Werke Galens. (Paris 1639 u. 1679)

61 Philippus Pincius hatte 1490 in Venedig erstmals das gewaltige Gesamtwerk Galens in der lateinischen Übersetzung des Diomedes Bonardi ediert. Die beiden ältesten griechischen Gesamtausgaben von Galens Werk sind die 1521 in Venedig verlegte sog. Aldina und eine 1538 in Basel erschienene und von Joachim Camerarius und Leonhardt Fuchs erarbeitete Edition. Unter den lateinischen Werkausgaben am bekanntesten wurde die bei Froben 1562 gedruckte und von Conrad Gesner besorgte 12 bändige Folioausgabe. 22 Bände füllen Galens „Opera" in der heutigen griech. – lat. Standardausgabe, die Karl Gottlob Kühn 1821 – 1833 (Leipzig) erarbeitet hat (Reprint Hildesheim 1964/65). Seit 1947 erscheint eine kritische Gesamtausgabe im Rahmen des Corpus Medicorum Graecorum (CMG).

62 Actuarius (kein Name, sondern ein Hoftitel in der Bedeutung von „Schnellschreiber", Hofrat) – Johannes Sohn des Zacharius. Byzantinischer Arztphilosoph im 14. Jh. n. Chr., der sich vor allem mit der Uroskopie (7 Bücher De urinis) befaßte und in der Harnschau an eine Körper – Harnglas – Analogie glaubte. Vgl. Johann Bleker: Die Geschichte der Nierenkrankheiten. Mannheim 1972. S. 19, 23, 34.

63 Die von dem kaiserlichen Leibarzt Oribasius (4.Jh./5. Jh. n. Chr.) für den römischen Kaiser Julianus Apostata (361 – 363 n. Chr.) verfaßten und auch im Rahmen des CMG herausgegebenen „Collecta medicinalia" stellen eine umfassende Enzyklopädie des gesamten medizinischen Wissens jener Zeit dar. Von den ursprünglich 70 Büchern sind nur 17 überliefert. Zur Edition vgl. Leitner 1973, 54.

64 Aetius aus Amida in Mesopotamien (6. Jh. n. Chr.), Arzt am Hofe zu Byzanz, ist mit seinen 16 Bücher Synopsis medicorum veterum durch ein umfangreiches Sammelwerk ausgewiesen, das zunächst teilweise von dem berühmten Verleger Aldus in Venedig (1534) griechisch herausgegeben wurde. 1542 folgte in Lyon ein Gesamtdruck in Latein. Mit seinen compilatorischen Auszügen aus den Schriften alter Ärzte stellt es eine wichtige Überlieferungsquelle für die Geschichte der Medizin des Altertums dar. Zu den verschiedenen heute verfügbaren Textausgaben s. Leitner 1973, 9 – 10.

65 Alexander von Tralles hinterließ ein großes 12 Bücher umfassendes Opus therapeuticum, dessen früheste griechische Textedition 1548 in Paris erfolgte. Grundlegend für eine Beschäftigung mit diesem Arzt, der einen großen Einfluß auf die weitere Entwicklung der Medizin in Byzanz und im christlichen Mittelalter ausübte, ist die von dem damals noch als Psychiater in München tätigen Theodor Puschmann (1844 – 1899) quellenkritisch kommentierte und ins Deutsche übertragene Werkausgabe des Alexander von Tralles. (2 Bde. Wien 1878/ 79).

66 Paulus von Aegina (7. Jh. n. Chr.) – einer der letzten Vertreter der spätantiken alexandrinischen Ärzteschule; unter seinen vollständig erhaltenen, zumeist kompilatorischen Epitomae medicae Libri VII zeichnet sich besonders das später von Abulkasem (vgl. Anm. XII, 18) wiedergegebene und die Chirurgie betreffende 7. Buch wegen seiner Eigenständigkeit aus. Die Epitome des Paulus von Aegina, der auch als Geburtshelfer weitbekannt war, zählen nicht nur zu

den ersten griechischen Medizintexten, die in das arabische Idiom übersetzt
wurden, sondern waren neben den Schriften des Hippokrates und Galen das erste Werk, welches im Urtext in Druck erschienen ist (Editio princeps gr. Venedig 1528, lat. Straßburg 1542).

67 Der im 7. Jh. n. Chr. lebende Theophilus „Protospatharius" ("Oberst der kaiserlichen Hauptwache") zählt mit seinem Werk De urinis zu den Vätern der
spekulativen Harndiagnostik; vgl. J. Bleker: Die Geschichte der Nierenkrankheiten. Mannheim 1972. S. 17. Seine anatomische Beschreibung des menschlichen Körpers (De corporis humani fabrica; vgl. Leitner 1973, 59 – 60) weist bereits einige Abweichungen von Galen auf.

68 Palladius – ein wohl in das 5./6. Jh. n. Chr. zu datierender medizinischer
Schriftsteller in Alexandrien, dem damaligen Zentrum der spätantiken medizi-
nischen Wissenschaft. Zu seinem den Hippokrates auslegenden Schrifttum vgl.
Leitner 1973, 55.

69 Der umfassend gebildete Konstantin (Mönchsname: Michael) Psellus, der als
einflußreicher Prinzenlehrer am Kaiserhof in Konstantinopel eine glänzende
staatsmännische Karriere durchlief, kümmerte sich vor allem um das Bildungs-
wesen im byzantinischen Reiche. Während seine die Zeit von 976 bis 1078 umfassende Chronographie als originäre Leistung gilt, handelt es sich bei seinen
medizinischen Schriften um Kompilationen nach spätantikem Muster.

70 Der Arzt Simeon Sethus, der im 11. Jh. n. Chr. am byzantinischen Herrscher-
hof ebenfalls ein hohes Amt bekleidete, beschäftigte sich in seinen auf Psellus
(s. Anm. 69) aufbauenden Schriften vor allem mit Ernährungsfragen (De cibari-
orum facultate syntagma. Basel 1538. zuletzt wohl Leipzig 1868) und gilt als
einer der frühesten christlichen Ärzte, die auch zu arabischen Arzneimitteln
griffen.

71 Theophanus Nonus (geb. 940 ?) – Sein 1568 in Straßburg gedrucktes Sammelwerk mit dem Titel „Epitomen praeceptorum artis medicae vel de omnium par-
ticularium morborum curatione" basiert auf den Werken von Oribasius, Aetius, Alexander und Paulus von Aegina.

72 Leveling folgt hier im übrigen der Aufzählung bei Blumenbach 1786, 78-85.

73 Aus dem literarischen Schaffen des spätalexandrinischen Arztes Adamantius
Sophista verdient neben einer nur in Fragmenten überlieferten Schrift zur
Zahnheilkunde vor allem das Werk über die Physiognomik Erwähnung. Vgl.
Leitner 1973, 9.

74 Der zwar in Handschriften als Verfasser von Hippokrates- und Galenkommentaren genannte, aber nicht eindeutig zu identifizierende Johannes Alexandrinus
wurde in früheren Quellen häufig mit dem Johannes Philoponos Grammatikos
(ca 490 – 565 n. Chr.) gleichgesetzt und daher irrtümlicherweise als Mitredak-
teur des mittelalterlichen Kanons der Galenischen Schriften angesehen. Vgl.
Ullmann 1970, 89 – 91; Temkin 1932, 66 – 76.

75 Gedruckt 1491 in Venedig als achter Teil der Articella. Vgl. Ullmann 1970, 91.

XI. Abschnitt – Arzneikunst der neuern Römern

1 De Medicina libri octi (Editio princeps Florenz 1478) – das berühmteste medizinische Werk der römischen Literatur und historiographisch eine Hauptquelle für die ältere Geschichte der Medizin. Die Edition im Rahmen des Corpus Medicorum Latinorum (Leipzig/Berlin 1915) wurde von Friedrich Marx besorgt. Eine auf der Textbearbeitung von Charles Daremberg (Leipzig 1859) beruhende deutsche Übersetzung verdanken wir E. Scheller und W. Friboes (Braunschweig 1906). Die jüngste Textedition mit engl. Übersetzung stammt von W. G. Spencer (3 Vol. London/Cambridge 1935 – 1938). Wie an anderer Stelle bereits bemerkt, benützten wir die von Th. J. v. Almeloveen besorgte und 1730 bei Joh. Arn. Langerak in Lugdunum Batavorum gedruckte Celsusausgabe. Wie ein Vergleich mit Sprengel zeigt, zitierte Leveling nach der von Leon. Targa edierten Quartausgabe (Leiden 1785).

2 Neben dem einzig erhaltenen medizinischen Teil umfaßte die von Celsus geschriebene wissenschaftliche Enzyklopädie noch die Landwirtschaft, das Kriegswesen, die Kunst der Beredsamkeit, die Rechtswissenschaft und die Philosophie.

3 Die Frage, ob Celsus ein Arzt oder ein medizinischer Laie gewesen ist, wird heute allgemein gegen die von Leveling vorgetragene Meinung entschieden. Für Blumenbach (1786, 51) war Celsus ein Anhänger des Asklepiades, Sprengel (1793 II, 9 – 11) rühmte die hohe Sachkenntnis, mit der Celsus von operativen Eingriffen berichtete, und Metzger (1792, 69 – 70) fand folgende salomonische Lösung der Kontroverse: „Wenn … derjenige, der mit Sachkenntnis und treffender Urtheilskraft medicinische Gegenstände abhandelt, ein Arzt ist, so war es Celsus unbezweifelt. Ob er auch Kranke geheilt hat, macht nichts zur Sache."

4 Zu den einzelnen Schulrichtungen innerhalb der antiken Medizin vgl. Anm. X, 51.

5 Siehe Historia naturalis Lib. XXIX, C. 5, wo Plinius die fünf im folgenden genannten und wohl als bekannt vorausgesetzten römischen Ärzte zur Zeit des Augustus als ein Beispiel ärztlicher Habgier erwähnt. Nach Plinius konnten alle diese Ärzte durch ihre fürstlich entlohnte Anstellung am kaiserlichen Hof bzw. durch eine ausgedehnte Praxis ein beträchtliches Vermögen in ihren Händen ansammeln. Vgl. Külb 3191.

6 bei Plinius: Calpetanus.

7 Tallius Bassus (1. Jh. n. Chr.) – ein über Arzneimittel arbeitender römischer Arzt, dessen Werk Dioscurides und Plinius als Quelle diente.

8 Sextius Niger (1. Jh. n. Chr.) – gilt als einer der namhaftesten Pharmakologen des Altertums, aus dessen Schrifttum sowohl Plinius als auch Dioskurides ausgiebig schöpften.

9 Nigidus figulus (ca 100 – 45 v. Chr.) – römischer Senator, Prätor, Freund des Cicero und bekannt als vielseitiger, einem Okkultismus zuneigender Naturforscher. Unter Berufung auf Nigidus erzählt Plinius (Lib. XI, Cap. 34; s. Külb

1299) von einem bestimmten Käfer, der mit seinen Zangen Kindern als Heilmittel an den Hals gehängt werde.

10 Angesprochen ist in diesem Zusammenhang wohl nicht Catos „De agri cultura", das älteste vollständig erhaltene Prosawerk der lateinischen Literatur, sondern das von Cato zusammengestellte Rezeptbuch (Commentarius de domestica medicina) zur medizinischen Behandlung seiner Familienmitglieder und seiner Bediensteten, welches nur in Bruchstücken durch Plinius und Plutarch überliefert ist.

11 Der etwa zwischen 100 u. 95 v. Chr. geborene Lenaeus, Pompei Magni libertus, der seit dem Jahre 77 den Pompeius Magnus (106 – 48 v. Chr.) auf vielen Feldzügen begleitete, dürfte mit seiner von Plinius als Quelle benutzten lateinischen Bearbeitung des arzneikundlichen Erbes des Königs Mithridates VI. der erste römische Autor gewesen sein, der über botanische Pharmakologie schrieb.

12 Ein dem Augustus gewidmetes Werk des Dichters C. Valgius Rufus (geb. um 65 v. Chr.) über Heilkräuter kannte Plinius ebenfalls als Quelle für die pflanzenheilkundlichen Bücher seiner Naturgeschichte (Lib. XX – XXVII; vgl. bes. XXV, 4).

13 Antonius Castor (1. Jh. n. Chr.) – der namhafteste Botaniker seiner Zeit; sein Werk diente Plinius ebenfalls als eine Hauptquelle bei der Abfassung des 20. bis 27. Buches über die Naturgeschichte.

14 Vgl. hierzu die ersten sechs Bücher „De medicina", in denen Celsus über die durch eine richtige Lebensführung und durch Arzneimittel behandelbaren Krankheiten spricht.

15 Scribonius Largus – römischer Arzt im 1. Jh. n. Chr., der 43 n. Chr. Kaiser Claudius auf dem Feldzug nach Britannien begleitete; befreundet mit C. Julius Callistos, der dem Kaiser die medizinischen Schriften des Scribonius überreichte. Erhalten ist eine „Compositiones medicamentarum" betitelte Rezeptsammlung mit einem nach Krankheiten geordneten Arzneimittelverzeichnis. (Deutsche Übersetzung von Wilhelm Schonack: „Die Rezepte des Scr. Largus." Jena 1913).

16 Aemilius Macer (gest. 16 v. Chr.) aus Verona, Dichter in der augusteischen Zeit, Freund des Vergil und des Ovid, verfaßte in didaktischer Absicht Gedichte über die Verwandlung der Menschen in Vögel, über Giftschlangen (die Theriaca) und – nicht unumstritten – über Heilkräuter.

17 Von dem mit seinen Kaltwasserkuren groß herausgekommenen Arzt des Augustus (vgl. S. 116 u. Anm. 22) ist eine Schrift „De herba vettonica" erhalten. Vgl. Leitner 1973, 54.

18 Serenus Sammonicus (ca 3. Jh. n. Chr.) – von ihm stammt das erste medizinische Lehrgedicht in lateinischer Sprache ("Liber medicinalis"), ein Rezeptbuch in 1115 Hexametern, welches 1484 in Rom erstmals gedruckt wurde.

19 Lucius Apulejus (A. Barbarus) – Philosoph aus Madaura; ihm wurde eine im 4./ 5. Jh. n. Chr. von einem unbekannten Verfasser angefertigte Schrift über die Heilkräfte der Pflanzen zugeschrieben.

20 zu Caelius Aurelianus vgl. Anm. X, 35.

21 Vgl. Anm. IX, 15.

22 Der zu den Methodikern gehörende Antonius Musa (1. Jh. v. Chr.) heilte den kranken Kaiser Augustus durch kalte Bäder, was dem Arzt nicht nur Dank in Form einer Bildsäule eintrug, sondern vor allem zu der damaligen Verbreitung der Kaltwasserkuren beim Publikum beitrug. Vgl. Plinius, Hist. nat. Lib. XXIX, Cap. 4 u. Lib. XXV, Cap. 38.

23 Archiater – ein mit besonderen Vorrechten und Besoldungen verbundener Titel für den Ersten unter den Ärzten, der als Oberarzt und Vorgesetzter anderer Ärzte fungierte; dann auch in der Bedeutung von Leibarzt; die vornehmsten unter diesen wiederum nannten sich später Archiatri palatini; Archiatri populares waren die in den größeren römischen Städten von den Bürgern gewählten Stadt- oder Staatsärzte. Exarchiater – ehemaliger Leibarzt bzw. städtischer Archiater; Comites Archiater – „zum Gefolge des Kaisers gehörender Arzt,“ ein den am kaiserlichen Hofe tätigen Ärzten vorbehaltener Titel, innerhalb dessen es wiederum verschiedene Rangordnungen gab; Medici castrenses – die in Militärlagern eingesetzten Ärzte; Periodeuta – umherziehender, reisender Arzt. Nach Le Clerc 1729, 588 – 591 u. Sprengel 1793 II, 159 – 163.

24 zu Asklepiades von Bethynien, dem u. a. die Erfindung der Tracheotomie zugeschrieben wird, vgl. S. 113 – 114.

25 Themison von Laodikea (1. Jh. n. Chr.), angesehenster Schüler des Asklepiades und zusammen mit Thessalos von Tralleis einer der Stammväter der auf die Ansichten des Asklepiades zurückgehenden sog. Methodiker (vgl. Anm. X, 51). Seine Schriften sind nicht erhalten, über die von ihm vertretene Lehre erfahren wir bei Galen und aus den von Caelius Aurelianus überlieferten Werken des Soranus von Ephesus.

26 Thessalus von Tralleis – ein zur Zeit des Kaiser Nero in Rom lebender Arzt, der laut Plinius (Lib. XXIX, Cap. 5) alle seine beruflichen Vorgänger verachtete; einer der Stifter der solidarpathologisch denkenden Methodikerschule, die wie oben erwähnt (vgl. Anm. X, 51), das Krankheitsgeschehen aus drei körperlichen Zuständen, dem status strictus, laxus und medius erklärte. Von seinen Schriften ist nichts erhalten.

27 zu Athenaeus vgl. Anm. X, 50 u. 51

28 Attalus (2. Jh. n. Chr.) – Schüler des Soran und Zeitgenosse Galens; Anhänger der methodischen Schule.

29 Agathinus von Sparta (1. Jh. n. Chr.) wandelte sich von einem ursprünglichen Vertreter der pneumatischen Denkrichtung zum Gründer der eklektischen Schule, die sich um eine Verbindung zwischen Pneumatikern, Empirikern und Methodikern bemühte (vgl. Anm. IX, 51). In seinen größtenteils verloren gegangenen Schriften befaßte er sich mit der Anwendung kalter und warmer Bäder und arbeitete eine Pulslehre aus.

30 Andromachus d. Ältere aus Kreta – Leibarzt des Kaiser Nero und Erfinder eines Universalgegengiftes (vgl. Anm. n) nach dem Vorbild des auf den pontischen König Mithridates VI. zurückgehenden Antidots. Überliefert durch Galen – vgl. Kühn XIV, 32 – 42.

31 Philon von Tarsus – späthellenistischer Arzt, der ähnlich dem zuvor erwähnten Andromachos in Versform für seine Erfindung, das nach ihm benannte Philo-

nium, eine Opium enthaltende und von Galen wegen ihrer Wirksamkeit hoch-gerühmte schmerzstillende Arznei, warb.

32 Zu dem Verfasser der einzigen aus dem Altertum vollständig erhaltenen Arznei-kunde vgl. Anm. X, 54.

33 Der in das 2. bis 4. nachchristliche Jahrhundert einzuordnende Antyllus galt als außergewöhnlich gewandter Operateur, dessen chirurgische Aneurysmabe-handlung als ein Markstein in der operativen Behandlung von Aneurysmen gilt.

34 Aeschrion aus Pergamon – Lehrer des Galen und Vertreter der empirischen Schule.

35 Zu Antonius Musa, der neben verschiedenen Gemüsen u. a. auch den Gebrauch von Endivien und Hundedreck in die Medizin einführte, vgl. Anm. 17 u. 22.

36 Krinas aus Massilien – Zeitgenosse Neros; Propagator einer astrologisch deter-minierten Diät. Vgl. Plinius Lib. XXIX, C. 5.

37 Charmis aus Massilien (1. Jh. n. Chr.) – bekannter Arzt in Rom und Verfechter der früher bereits von Antonius Musa empfohlenen Kaltwasserkuren

38 Zu Cajus Plinius secundus vgl. Anm. I, 6.

39 Vgl. Anm. 18.

40 Vgl. Anm. X, 64.

41 Zu Alexander v. Tralles (6. Jh. n. Chr.) vgl. Anm. X, 65.

42 Marcellus aus Sida in Pamphilien (2. Jh. n. Chr.) – Zeitgenosse Galens, der in der damaligen Manier der Dichterärzte 42 Bücher über die Medizin in Hexame-tern schrieb.

43 Vindician (4. Jh. n. Chr.) aus Afrika, Leibarzt des Kaisers Valentinian I. (364 – 375) und ein Freund des Hl. Augustinus (354 – 430 n. Chr.).

44 Theodor Priscianus (4./5. Jh. n. Chr.) – Schüler des Vindician; Verfasser eines aus 7 Bücher bestehenden Kompendiums der Medizin, welches auch in einer deutschen Übersetzung vorliegt (Theodor Meyer: Th. Priscianus und die römi-sche Medizin. Jena 1909).

45 Sextus Placitus Papyriensis (6. Jh. n. Chr.) – Verfasser einer erstmals im 16. Jh. gedruckten und ebenfalls ins Deutsche übersetzten Schrift über Arzneimittel aus dem Tierreich sowie auch über menschliche Teile, die zu Heilzwecken Ver-wendung fanden (Liber medicinae ex animalibus pecoribus et bestiis).

46 Marcellus aus Bordeaux (geb. 379 n. Chr.) mit dem Beinamen „Empiricus", ho-her Hofbeamter zur Zeit der Kaiser Theodosius I. und Arkadius; ohne ärztliche Ausbildung verfaßte er ein medizinisches Werk über den Gebrauch der Heil- und Zaubermittel, das als umfassende Sammlung der damals gebräuchlichen Volksmittel von großem kulturgeschichtlichem Interesse ist.

47 Zeno von Zypern – Mitglied der medizinischen Schule in Alexandrien und einer der berühmtesten Dogmatiker im 4. Jh. n. Chr.

48 Zu Oribasius vgl. Anm. X, 63.

49 Zu Aetius s. Anm. 40

50 Nemesius (4./5. Jh. n. Chr.) – Bischof von Emesa in Phönicien, Verfasser eines Werkes über die Natur des Menschen mit einer auf den besten antiken Autoren aufbauenden Anatomie und Physiologie. Das im Mittelalter viel beachtete Werk wurde 1819 auch in die deutsche Sprache übersetzt.

51 Jakob Psychrestus (Mitte 5. Jh. n. Chr.) – hochangesehener byzantinischer Arzt.

52 Vgl. Anm. X, 65.

53 Zu Theophilus Protospatharius vgl. Anm. X, 67.

54 Zu Palladius Iatrosophista vgl. Anm. X, 68.

55 Zu Paulus von Aegina vgl. Anm. X, 66.

56 Zu Johannes Actuarius vgl. Anm. X, 62.

XII. Abschnitt: Arabische Arzneykunst

1 Der Kalif aus dem Herrscherhaus der Abbasiden, mit deren Aufstieg zur Macht 750 n. Chr. die glanzvollste Epoche des Islam begann, erhob Bagdad 762 zur Residenz.

2 Ein Leibarzt namens Raschid ist unserer Kenntnis nach in der Literatur nicht überliefert. Möglicherweise meinte Leveling den abbasidischen Kalifen Harun Ar-raschid, der als großer Förderer der Künste und Wissenschaften von 786 – 809 n. Chr. regierte und nach dem das 786 n. Chr. in Bagdad eingerichtete Krankenhaus benannt war. Ar-raschids Edelmut und sein Sinn für Gerechtikeit lebt bis heute in der im 12. Jh. entstandenen Märchensammlung „Tausendund-eine Nacht" fort.

3 Georg Bachtishua (gest. nach 768 n. Chr.), der Leiter der Medizinschule und des Krankenhauses in Gondeshapur, wurde ca 765 n. Chr. von dem Kaifen Al-mansur als Leibarzt nach Bagdad gerufen; zur Familie der Bachtishua vgl. Ull-mann 1970, 108 – 111.

4 Gabriel Bachtishua (gest. 827 n. Chr.), seit dem Jahre 805 Leibarzt Harun Ar-Raschids und der berühmteste Vertreter dieser Ärztefamilie, ist u.a. durch die spektakuläre, geschickt mit Schreck und weiblicher Schamhaftigkeit rechnende Heilung einer Armlähmung bei einer Haremsdame in die Literatur eingegangen. Vgl. Sprengel 1793 II, 265 – 266; eine in Latein übersetzte Vita Gabrielis Bachtishuae findet sich bei J. Freind, Histoire de la Medecine. Leiden 1727. Anhang S. 1 – 15.

5 Hunain Ibn Isaak (808 – 873/877 n. Chr.) – nestorianischer Christ, Philosoph und Hofarzt des Kalifen Al Mutawakkil, der durch seine eifrige Übersetzung-stätigkeit und Bearbeitung von mehr als 100 Schriften griechischer Ärzte trug Hunain maßgeblich zur arabischen Rezeption der hellenistischen Wissenschaft und Medizin bei, weswegen er auch den Beinamen „Erasmus der islamischen Renaissance" erhielt. Nicht nur sein modern anmutendes, auf dem Kollationie-ren von Handschriften beruhendes Übersetzungsverfahren, sondern auch seine Leistungen bei dem Aufbau einer wissenschaftlichen Sprache für das arabische Idiom machen ihn zu der zentralen Figur im 9. Jahrhundert. Hunain schrieb auch einen Kommentar zum hippokratischen Eid; seine in die Theorie der

Humoralpathologie einführende „Einleitung in die Medizin" wurde zu einem beliebten Unterrichtsbuch an den mittelalterlichen Universitäten. Vgl. Ullmann 1970, 115 – 119.

6 Isaac Israelita oder Judaeus (ca 855 – 932/955 n. Chr.) – ein aus Ägypten stammender jüdischer Arzt und Zeitgenosse des Rhazes, Verfasser von Schriften über Diät, Urin und Puls. Sein Buch über „die Fieber" steht im Rufe, eine der wichtigsten arabischen Abhandlungen über dieses Thema zu sein. Ihm wird auch eine Ethik für Ärzte ("Die Führung der Ärzte") zugeschrieben. Seine Abhandlungen waren unter den ersten medizinischen Texten, die im 11. Jh. aus dem Arabischen in die lateinische Sprache übertragen wurden.

7 Hobaisch (gest. 910), ein Neffe Hunains (vgl. Anm. 5), schrieb einen Anhang zu Hunains Einführung in die Medizin in der katechetischen Bearbeitung. Vgl. Ullmann 1970, 118 – 119.

8 Ibn Masawaih oder Mesue d. Ältere (ca 777 – ca 857 n. Chr.) – als Sohn eines Apothekers in Gondhisapur geboren, Schüler des Gabriel Bachtishua (vgl. Anm. 4), auf dessen Empfehlung er zum Krankenhausdirektor in Bagdad und zum Leibarzt der Kalifen in Bagdad und Samarra aufstieg. Er ist der Verfasser der ältesten uns heute aus der arabischen Medizin erhalten gebliebenen Spezialliteratur zur Ophthalmologie, des Buches über „die Fehlerhaftigkeit des Auges." Vgl. Ullmann 1970, 112 ff. u. 203 ff.

9 Johannes Mesue (d. Jüngere) – Pseudepigraph, ein für ein pharmazeutisches Lehrbuch aus dem 11. Jh. konstruierter Autor. Vgl. Ullmann 1970, 304 – 305.

10 Der in das 9. Jh. n. Chr. zu datierende Janus Damascenus – auch Serapion der Ältere genannt – schrieb ein großes Handbuch der Medizin in zwei Bearbeitungen, dessen kürzere Fassung früh in das Lateinische ("Practica") übersetzt wurde und viele Auflagen erlebte.

11 Serapion d. Jüngere – auch bei diesem in arabischen Quellen nicht nachzuweisenden Autor handelt es sich um eine, dem Janus Damascenus (vgl. Anm. 10) beigelegte pseudepigraphische Schrift, die im 11. Jahrhundert entstanden ist und Ende des 13. Jahrhunderts unter dem Titel „Liber de simplicibus medicinis" ins Lateinische übersetzt wurde. 1531 erschien auch eine von Otto Brunfels besorgte Ausgabe. Vgl. Ullmann 1970, 283.

12 Alkindus oder Jacob Ibn Isaak Alkindi (gest. um 873 n. Chr.), der sich am Kalifenhof in Bagdad mit einer reichen, nicht nur die Heilkunde betreffenden schriftstellerischen Tätigkeit auszeichnete, wurde mit seinen medizinischen Werken ausgiebig von Rhazes (vgl. Anm. 13) zitiert. Als vollständig erhalten gelten aus dem medizinischen Werk Alkindis nur die beiden Schriften über zusammengesetzte Heilmittel. Vgl. Ullmann 1970, 123 u. 301.

13 Arrazi bzw. latinisiert Rhazes (ca 850 – 925 n. Chr.) – Leiter der Krankenhäuser in seinem Geburtort Raiy (Persien) und in Bagdad. Gleichwohl Rhazes allgemein als der bedeutendste Arzt während der Blütezeit islamischer Kultur (9./10. Jh. n. Chr.) gilt, scheint ein abschließendes Urteil über dessen wahre Bedeutung als Gelehrter noch auszustehen. Das dem Samanidenherrscher Al Mansur gewidmete, gleichwohl im Original bisher nicht veröffentlichte und nur in lateinischer und hebräischer Übersetzung zugängliche „Kitab al Mansuri" er-

langte vor allem wegen seinem Liber nonus große Berühmtheit. Dieses Buch, das von der speziellen Pathologie handelt, wurde auch von Andreas Vesal paraphrasiert. Rhazes' bedeutendstes Werk aber ist die unter dem Namen „Kitab al-Hawi" geläufige große medizinische Enzyklopädie, deren im 13. Jh. abgeschlossene lateinische Übersetzung als „Liber continens" bekannt wurde. Vgl. Ullmann 1970, 128 – 135.

14 Haly Abbas (gest. 994 n. Chr.) mit dem Beinamen Al Magusi ("der Magier"), persischer Leibarzt am Hof in Bagdad – sein Ruhm gründet sich auf das im wesentlichen an Galen anknüpfende und im Umfang dem Kanon des Avicenna kaum nachstehende „Kitab al Malaki" (Liber totius medicinae necessarius). Vgl. hierzu Anm. 23.

15 Ibn Sina oder Avicenna (980 – 1037 n. Chr.) – u. a. Leibarzt des Emirs von Buchara, Wesir und nicht nur einer der für die weitere Entwicklung der Medizin entscheidensten Ärzte, sondern auch einer der glänzendsten Vertreter islamischer Gelehrsamkeit, dessen reiche literarische Produktion darüberhinaus zu einer maßgebenden Quelle der mittelalterlichen Scholastik wurde. Avicennas Bedeutung für die arabische Medizin ist nur vergleichbar mit der Galens für die späte Antike. Sein „Al Qanun," der in einem gewaltigen Bogen das gesamte medizinische Wissen der damaligen Zeit zusammenfaßte, verkörperte den Kulminationspunkt der scholastischen Systematisierung der arabischen Medizin. Als „Canon Medicinae" wurde dessen bis in das 17. Jh. immer wieder gedruckte lateinische Übersetzung auch im Abendland zum wichtigsten medizinischen Werk. Vgl. weiter unten.

16 Der in Cordoba, Sevilla und Marrakesch lebende Ibn Ruschd (1126 – 1198 n. Chr.), allgemein bekannt als Averrhoes, war der größte Arztphilosoph des 12. Jh. Sein an Aristoteles anknüpfendes und heute als Averroismus bezeichnetes philosophisches System bemühte sich um eine Verständigung von Glauben und Vernunft, wurde jedoch sowohl von mohammedanischer Seite als auch von der katholischen Amtskirche verurteilt. Das „Colliget" ist sein bekanntestes medizinisches Werk.

17 Avenzoar (ca 1089/92 – 1162 n. Chr.) aus Andalusien – hochangesehener in Sevilla lebender Arzt in Diensten verschiedener Fürsten. Sein Ansehen gründet sich auf das in seiner lateinischen Übersetzung im 15. u. 16. Jh. häufig neu zum Druck gebrachte „Altaisir", eine Art Regimen zur Therapie und Diätetik. Vgl. Ullmann 1970, 162 – 163.

18 Albucasa, Abul Qasim oder nach seinem Geburtsort Zahera bei Cordova auch lateinisch Alsaharavius genannt (gest. wohl 1013 n. Chr.) – Am berühmtesten in seiner unter dem Titel „Altasrif" erschienenen Zusammenstellung des gesamten medizinischen Wissens ist die 30., abschließende Abhandlung, das herausragendste arabische Zeugnis über die Chirurgie. Das erste Kapitel galt der Kauterisation mit Glüheisen und ätzenden Mitteln, das zweite handelt von verschiedenen operativen Eingriffen, u.a. von der Amputation, aber auch von der Zahnbehandlung, während das dritte Kapitel der Behandlung von Frakturen und Luxationen vorbehalten blieb. Mit seinen detaillierten Operationsbeschreibungen war es für viele anerkannte Wundärzte des lateinischen Mittel-

alters wie Lanfranchi (vgl. Anm. XV, 20), Wilhelm von Saliceto (vgl. Anm. XV, 18) oder Fabricius ab Aquapendente (vgl. S. 192 u. 197) ein nachahmenswertes Vorbild.

19 Vgl. S. 17 u. 22

20 Zum Aderlaßstreit vgl. S. 159.

21 Vgl. Anm. 13; hinzugefügt sei noch, daß dieses sog. „Nonus Rhazis ad Almansorem" noch bis in das 17. Jh. im abendländischen Universitätsunterricht Verwendung fand.

22 Die Vorstellung, das unbekannte Innere Afrikas sei ein geheimnisvoller Ursprungsortes von Krankheiten, war im 18. Jahrhundert sehr geläufig. So schrieb beispielsweise Johann Daniel Metzger zur Herkunft der Pocken: „Wahrscheinlich ist der Geburtsort des Pockengiftes das Innere von Afrika, die Mutter aller argen Krankheitszunder, ..." Vgl. Metzger 1792, 115 – 116. Auch über die Herkunft der Syphilis gingen die Meinungen auseinander. Im Gegensatz zu der etwa von Jean Astruc (s. S. 21), J. Freind 1727 in seiner Histoire de la Medicine (III, S. 65 f.) und Girtanner (Abhandlung über die venerische Krankheit. 3. Bde. Göttingen 1788) vertretenen These vom amerikanischen Ursprung der Lustseuche glaubten Autoren wie Philipp Gabriel Hensler (s. S. 21) und Chr. G. Gruner (Almanach für Ärzte und Nichtärzte, Jena 1792, S. 51) an den „mohrischen Ursprung" dieser Seuche. Vgl. Metzger 1792, S. 158 – 159.

23 „Das königliche Buch" oder „Liber regius", wie es Stephanus von Antiochien in seiner 1127 abgeschlossenen und 1472 gedruckten Übersetzung betitelte, zählt zu den bedeutendsten Werken der arabischen Medizin und muß nach Paul Diepgen als „die klarste Gesamtübersicht über die mittelalterliche Medizin" gelten. Dies könnte auch den Umstand erklären, daß das um 980 verfaßte al – Maliki bis zum Erscheinen von Avicennas Kanon das Lehrbuch der arabischen Medizin war. Vgl. Ullmann 1970, 140 – 145 (mit einer teilweisen Übersetzung der medizinhistorisch interessanten Vorrede). Zu Ali Ibn Al Abbas vgl. auch Anm. 14.

24 Vgl. Anm. 15.

25 Vgl. Anm. 18.

26 Maimonides (1135 -1204 n. Chr.) – ein in Cordoba geborener und von Averroes geschulter jüdischer Arzt und Philosoph, der in seinem „Führer der Unschlüssigen" (Erstdruck Rom 1470; lat. 1520) den Versuch unternahm, aristotelische Ideen mit jüdischen Glaubenssätzen in Einklang zu bringen.

27 Ignis Persicus – von brennenden Schmerzen begleitetes Karbunkel bzw. „Brandbeule" oder „heißer Brand" (Gangrän), welches als brandiges Geschwür das periphere Gewebe zerstört.

28 Spina ventosa – Winddorn, Knochenwurm, „Beinkrebs"; entzündungsbedingte periostale Auftreibungen der Finger- u. Zehenknochen.

29 Bezoar cervinum – im Verdauungstrakt von wildlebenden ziegen- und hirschähnlichen Tieren Persiens und Indiens gebildete Steine, denen eine schweiß- und gifttreibende Wirkung zugeschrieben wurde. Da bei den Arabern die Sage ging, diese haselnußgroßen Steine seien zähe, gummiartige Hirschtränen, die aus den Augen getropft und anschließend erstarrt seien, wurden solche Bezoare auch „Lacrymae cervorum" genannt.

30 Der durch Einschnitt in die Rinde gewonnene Saft der Mannaesche, gebraucht als mildes Laxans.

31 Sennesblätter (folia sennae) – bekannt als Abführmittel.

32 Myrobalane (Glans unguentaria, Salbennuß; terminalia chebula) – mildes Purgiermittel; wegen des hohen Gerbstoffgehalts Verwendung als Adstringens und zum Gerben.

33 Röhren- oder Purgierkassie; in der Volksheilkunde als Abführmittel bekannt.

34 Silgen – Eppich ; Ro(o)b – alte arabische Bezeichnung für einen eingedickten und mit Zucker oder Honig ausgesüssten Fruchtsaft.

35 Confectio, eine aus Pulvern, Gummi, Honig, Sirup und Zucker zubereitete Arznei; der aus den roten (Al)Kermesbeeren ausgepresste Saft wurde mit Zucker eingekocht, woraus dann der berühmte Confectio Alkermes bereitet wurde, dem man eine herzstärkende Wirkung zuschrieb.

36 die aus frisch gebrannter Asche gewonnene Pottasche (Kaliumcarbonat).

37 Iulep (persischer Ausdruck für süßen Trank) war ein süßes, kühles Getränk aus Wasser oder Wein, Johannisbeer-, Berberitzen und Veilchensirup, dem nach Belieben einige Tropfen spiritus sulphur vitrili salis zugegeben wurden.

38 Looch – ein milder süßer, schleimiger Lecksaft gegen Brustleiden.

XIII. Abschnitt – Zustand der Arzneykunst bei den ältesten Christen, bis zum Ende des achten Jahrhunderts.

1 Diese eindeutige Ablehnung jeglicher Form von Exorzismus ist insofern von besonderem Interesse, als Peter Theodors Vater – Heinrich Palmatius von Leveling – im Jahre 1775 als medizinischer Gutachter in einen Fall von Exorzismus verwickelt war. Es handelte sich um den Regensburger Pfarrer Gaßner, der als Wunderheiler mit dem Segen Gottes und der „Kraft des heiligsten Namens Jesus" Kranke und Gebrechliche, bei denen der Teufel als vermeintlicher Urheber des Leidens identifiziert worden war, heilte. Die am 27. August 1775 nach Regensburg entsandte Ingolstädter Expertenkommission, der neben dem Mediziner Leveling ein Theologe, ein Jurist und ein Vertreter der philosophischen Fakultät angehörte, kam nach eingehender Beobachtung des Exorzisten zu dem Urteil, daß bei den Heilungen keine parapsychologischen Fähigkeiten, also weder Magnetismus noch elektrische Kräfte Gaßners im Spiel seien, sondern allein die „wirkende Kraft des heiligsten Namens Jesus" den höllischen Plagegeist als den Urheber des Übels vertrieben habe. Zit. n. -/Red.: Magnetismus, Phanatismus, Elektricismus. Der Hochschullehrer Nr.1, 1988, S. 24. Wie Heinrich P. Levelings Gelehrtenkorrespondenz enthüllt, gaben mehrere seiner wissenschaftlichen Briefpartner ihrer Verwunderung Ausdruck, ihn „unter den Verehrern des Pfarrers Gessner zu finden." Univ. Bibl. München, Cod. ms. 655 Epistolae virorum doctorum an Leveling. Brief Nr. 40 u. 141.

2 Parabolanen – Krankenwärter (etymologisch wohl vom griech. ñαϱαβάλλειν, sich über Gefahren hinwegsetzen); eine im 1./2. nachchristlichen Jahrhundert in Alexandrien entstandene Bezeichnung für – meist geistliche – Ärzte, die sich die Behandlung der besonders gefährlichen ansteckenden Krankheiten zutrauten. Später ein Sammelbegriff für alle ärztlich tätigen Kleriker.

3 Heiliger Edmund – 1227 päpstlicher Kreuzzugsprediger in England, 1234 zum Erzbischof von Canterbury geweiht; mit den 36 Reformgestzen von 1236 bemühte er sich um eine Erneuerung kirchlicher Disziplin und Läuterung in England.

XIV. Abschnitt – Zustand der Arzneykunst unter Karl dem Großen zu Anfang des 9. Jahrhunderts, bis zum Ende des 10. Jahrhunderts.

1 Alkuin – bildungspolitischer Ratgeber Karls des Großen, der neben der Erziehung der Geistlichkeit vor allem um die Ausbildung von Staatsbeamten besorgt war. Alcuins Gedichte und Briefwechsel mit Karl d. Gr. wurden in 2 Bd. (Regensburg 1777 – 1778) von Frobenius herausgegeben: Beati Flacci Albini seu Alcuini opera.

2 Hier unterlief Leveling offensichtlich ein Irrtum, da Karl der Große 814 n. Chr. starb. Gemeint ist wohl, wie aus Sprengel 1793 II, 396 ersichtlich, daß Karl die Errichtung der Kloster- und Kathedralschulen angeordnet hatte, wobei die Pariser Schule zum Ende des 9. Jh. besondere Berühmtheit erlangte.

3 Alcuini Opera, Ed. Frobenius (s. Anm. 1), carmen 228 Vol. II. p. 228.

4 Johann Heumann v. Teutschenbrunn lehrte seit 1740 als Rechtsprofessor an der Universität Altdorf.

XV. Abschnitt – Zustand der Arzneykunst von Entstehung der Salernitanischen Schule im 11. Jahrh. bis zum Ende des 14. Jahrhunderts: Arabistische Periode.

1 Es handelt sich hier nicht um eine wörtliche Wiedergabe, sondern nur um ein sinngemäßes Zitat aus den Statuten der medizinischen Fakultät der Ingolstädter Universität (Art. 16 De punctis baccalariando assignandis). Das ursprünglich im Faszikel B I 4 im Archiv der Universität München aufbewahrte Original der Statuten ging im Zweiten Weltkrieg verloren. Ein Abdruck bei Karl v. Prantl, Geschichte der Ludwig – Maximilians – Universität in Ingolstadt, Landshut,

München, Bd. II, München 1872, S. 38 – 47, mit einer Kommentierung bei Liess 1984, 8 ff. u. 242 – 255. Liess konnte zeigen, daß die 35 Artikel umfassenden Ingolstädter Statuten größtenteils auf die 1389 zusammengestellten Statuten der medizinischen Fakultät in Köln zurückgehen.

2 Textstelle bei Le Clerc nicht auffindbar; vgl. hierzu vor allem Le Clerc 1728, 765 – 820 mit dem kurzen Ausblick auf eine Fortführung seiner im 2. Jh. n. Chr. endenden Medizingeschichte: Essai d'un Plan pour servir à la continuation de l'Historie de la Medecine. Möglicherweise zitierte Leveling hier Freind, Histoire de la Medecine. Leiden 1727. 3. Teil. S. 1-2.

3 Es ist dies eine der wenigen Stellen, in denen Leveling nicht ganz die Meinung Sprengels teilte, der von einer weithin bekannten Ausübung der Heilkunde durch die Mönche in Salerno vor dem 11. Jahrhundert sprach, allerdings die ersten sicheren historischen Zeugnisse einer medizinischen Schule und Lehranstalt ebenfalls im 11. Jahrhundert sah. Vgl. Sprengel 1793 II, 397 – 399.

4 Ein im Mittelalter gebräuchliches, aus Hexameter und Pentameter zusammengesetztes Versmaß, in dem sich Mitte und Schluß reimen.

5 Das Salernitanische Lehrgedicht ist eine ursprünglich in der Mitte des 12. Jahrhunderts niedergeschriebene und ständig erweiterte Sammlung volkstümlicher Lehrverse, die um 1300 in Spanien von Arnold von Villanova (s. Anm. 34) die Fassung erhielt, die der ersten gedruckten Ausgabe zugrundeliegt. Die Herkunft dieses populären Gedichtes schien bereits einigen von Levelings Zeitgenossen problematisch. An der damals allgemein akzeptierten Ansicht, Johannes von Mailand sei der Autor des Regimen Sanitatis Salerni, hatte z. B. Johann Christian Gottlieb Ackermann Zweifel angemeldet. Vgl. Ackermanns Untersuchung zu diesem Thema, die er seiner Edition des Regimen Sanitatis Salernitani (Leipzig 1790) vorausgeschickt hatte. Ebenso Ackermann 1792, 341 und Metzger 1792, 126 – 127.

6 Die Hochschule von Salerno, die im 12. Jh. ihre höchste Blüte erlebte, wurde 1811 geschlossen.

7 Zwar sprechen die historischen Quellen dafür, daß bereits im 12. Jh. in Montpellier eine Medizinschule bestand, die Studierende aus ganz Europa anzog, doch gilt allgemein das Jahr 1220 als eigentliches Gründungsdatum der Universität, da in diesem Jahr die südfranzösische Medizinerschule im Rahmen einer unter kirchlicher Leitung durchgeführten Neugestaltung von Kardinal Konrad ihre ersten Statuten als Hochschule erhielt. Von einer juristischen Fakultät kann erst im 14. Jahrhundert gesprochen werden, und Papst Martin V. gründete 1412 in Montpellier auch die theologische Fakultät. Vgl. Schmid 1896, 387 – 388.

8 Anfänge eines Rechtsunterrichts sind in Bologna am Beginn des 12. Jahrhunderts nachweisbar; etwa seit Beginn des 13. Jahrhunderts bestanden neben einer Artistenschule auch medizinische Studienmöglichkeiten; ein theologisches Studium wurde dagegen erst um 1360 eingerichtet.

9 Als Gründungsdatum der Universität Padua gilt heute das Jahr 1222 oder 1224 n. Chr.

10 Ein auf Metzger 1792, 128 zurückgehender Irrtum. Da nämlich für den Zeitraum in der ersten Hälfte des 13. Jahrhunderts, als der Universität Oxford

(1214) die erste gesetzliche Grundlage geschaffen wurde, kein Herrscher dieses Namens bekannt ist, ist hier wohl der seit 871 regierende angelsächsische König Alfred der Große (849–901 n. Chr.) angesprochen, der nach dem Vorbild Karls des Großen das Schulwesen in seinem Reich förderte.

11 In Neapel hatte Friedrich II. im Jahre 1224 eine autoritär geführte Universität eingerichtet, die von einem durch den König bestimmten Kanzler geführt wurde, deren Lektoren vom König eingesetzt und besoldet wurden, und deren Studenten staatlich geprüft wurden. Diese Staatsuniversität unterschied sich daher wesentlich von dem korporativen Charakter der sich selbst verwaltenden Magisteruniversitäten, wie sie in Bologna oder Paris entstanden waren.

12 Die 1470 erstmals verlegte Articella ("kleine ärztliche Kunst") ist eine vermutlich bereits von einem salernitanischen Arzt zusammengestellte Sammlung von arabisch vermittelten Schriften des Hippokrates, des Galen und anderer Ärzte. So gehörten zu den Bestandteilen der Articella z. B. der Kommentar des Johannes Alexandrinus zu den Epidemienbücher des Hippokrates oder das bekannte Liber Nonus des Ar-Razi. (Vgl. Anm. XII, 13 u. 21; Ullmann 1970, 91 u. 132) Als älteste Sammlung dieser Art wurde sie zum Vorbild weiterer derartiger Ausgaben wie etwa der von dem berühmten italienischen Buchdrucker Aldus Manutius (gest. 1515 n. Chr.) herausgegebenen sog. Aldana oder der von H. Stephanus getroffenen und 1567 in Paris produzierten Auswahl. In der Hochscholastik zu dem grundlegenden medizinischen Lehrbuch an den jungen Universitäten avanciert, blieb die Articella bis in das 16. Jahrhundert an den Universitäten eine der Hauptquellen über die antike Medizin. Selbst im 18. Jh. gab sie das Muster ab, als das wieder erwachte Interesse der Ärzte an den antiken Autoren gebildete Ärzte wie Albrecht von Haller oder Chr. G. Gruner zu Textsammlungen alter Ärzte anregte.

13 zu Rhazes vgl. S. 122 u. Anm. XII, 13; zu Avicenna s. S. 123 u. Anm. XII, 15; zu Mesue vgl. Anm. XII, 9.

14 Bei Gariopont handelt es sich um einen der frühesten nachweisbaren Autorennamen der salernitanischen Ärzteschule. Vgl. auch Anm. 56.

15 Johannes von Mailand – salernitanischer Arzt, je nach Quelle zu Anfang des 12. oder 13. Jahrhunderts, der lange als Verfasser des salernitanischen Lehrgedichtes galt. Vgl. Anm. 5.

16 Gerhard von Cremona (1114–1187 n. Chr.) – Arzt in Toledo und einer der wichtigsten Übersetzer arabischer Werke in die lateinische Sprache. Avicennas „Canon" wurde in der lateinischen Übersetzung des Gerhard v. Cremona zum tonangebenden Lehrbuch an allen Universitäten. Vgl. Anm. XII, 15 u. 23.

17 Thaddäus von Florenz (gest. 1295 n. Chr.) lehrte seit 1260 in Bologna, wo er – so die Überlieferung – wegen seiner hohen Arztrechnungen weitbekannt war.

18 Wilhelm von Saliceto (gest. 1277 n. Chr.) – ein als Chirurg in Bologna und Verona tätiger Klerikerarzt.

19 Simon von Genua (1270–1303 n. Chr.) erwähnt in seinem bedeutenden Werk „Synonyma Medicinae" zum ersten Mal nach jahrhundertelangem Vergessen wieder Celsus.

20 Der aus Mailand stammende und später in Paris als Leibchirurg Philipps des Schönen die Wundarznei ausübende Lanfranchi (gest. 1306 n. Chr.) gilt als einer der bedeutendsten Chirurgen des Mittelalters. Sein kleines Handbuch der Chirurgie ("Chirurgia parva") fand große Verbreitung und wurde von Otto Brunfels 1528 ins Deutsche übersetzt.

21 Peter von Abano (1250 – 1315/20 n. Chr.) – Hochschullehrer in Paris und Padua und päpstlicher Leibarzt; er betonte die Bedeutung der Astrologie für die Medizin; sein Werk mit dem Titel conciliator differentiarum spiegelt die scholastische Methode wieder, Streitfragen einer Beantwortung zuzuführen.

22 Drusianus – bekannter Arzt im 14. Jahrhundert, kommentierte die Ars medica Galens.

23 Sarton (Introduction to the History of Science, Bd. 2, Baltimore 1931, S. 241) nennt einen in der zweiten Hälfte des 11. Jh. lebenden Johannes Platearius als wahrscheinlichen Vater des eher bekannten Matthäus Platearius (gest. 1161), eines Mitglieds der salernitanischen Schule im 12. Jh., der mit dem frühesten Kommentar zu dem sog. kleinen Antidotarium des bei Leveling erwähnten Nicolaus Salernitanus einen praxisgerechten Notfallratgeber schuf. (Vgl. Jetter 1992, 173.) Wie Sprengel 1793 II, 405 u. 531 bereits geltend machte, liegt hier eine wohl auf J. G. Ackermanns Historia scholae salernitanae zurückgehende Verwechslung mit einem im 15. Jh. wirkenden Johann Platearius vor, der wiederum eine Umarbeitung des früheren Werkes von Matthäus Platearius lieferte.

24 Mondino de Luzzi (ca 1270 – 1325) – Arzt, Politiker und seit 1314 auch Professor für Anatomie in seiner Heimatstadt Bologna. Mit seinen 1315 durchgeführten Leichensektionen machte er als einer der ersten die eigene anatomische Beschäftigung nicht nur am Tier, sondern auch am menschlichen Organismus wieder zur Grundlage dieser Wissenschaft. Seine um 1316 abgeschlossene „Anatomie" spiegelt nicht nur eine vertraute Kenntnis mit menschlichen Leichen wider, sondern wurde seit ihrem Erstdruck (Pavia 1478) ein überaus populäres Lehrbuch der Zergliederungskunst. Während der ursprüngliche Text keine Abbildungen enthielt, wurden spätere Ausgaben mit Holzschnitten illustriert. Vgl. Choulant 1924 (1858), 126 – 131.

25 Gentile da Fuligno (gest. 1348) – Profesor der Medizin in Bologna und Padua. Von Gentile gibt es eine Sammlung medizinischer Ratschläge, die sog. „Consilia".

26 Dinus (gest. 1327), ein Verwandter des Taddeo Alderotti, der in Bologna als Begründer der scholastischen Medizin gilt, lehrte an den medizinischen Schulen von Bologna und Siena. Sein Sohn Thomas (gest. 1370), einer der gefragtesten Ärzte seiner Zeit, war freundschaftlich mit Petrarca verbunden.

27 Der wohl um 1319 n. Chr. gestorbene Franz von Piemont lehrte an der medizinischen Fakultät von Neapel und lieferte eines der umfangreichsten praktischen Kompendien seines Jahrhunderts, welches auch einen guten Einblick in die Geburtshilfe jener Zeit erlaubt.

28 Hugo Bentius bzw. Hugo v. Siena – Professor an mehreren italienischen Universitäten – kommentierte Werke von Hippokrates, Galen und Avicenna.

29 Nicolaus Nicolus de Falconiis (gest. 1412) – Verfasser eines der umsichtreichsten, nach arabischen Quellen bearbeiteten mittelalterlichen Kompendiums, das erstmals 1424 in Venedig unter dem Titel „Sermones medicinales VII" zum Druck gebracht wurde.

30 Mit dem 1305 verfaßten „Lilium medicinae" (Practica Gordonii) schrieb der in Montpellier als Professor tätige Bernhard de Gordon ein lange Zeit geschätztes Lehrbuch.

31 Henry de Mondeville (ca Mitte 13. Jh. – nach 1325 n. Chr.) – berühmter chirurgischer Lehrer an den Universitäten Montpellier und Paris, Leibarzt Philipps des Schönen; aufgrund seiner reichen kriegschirurgischen Erfahrung erkannte er als einer der ersten französischen Wundärzte die Vorteile einer nicht eiternden Wundheilung.

32 Guy de Chauliac (vor 1300 – 1367/70 n. Chr.) – Chirurg in Avignon und Leibarzt dreier Päpste. Zusammen mit Lanfranchi und Mondeville, dessen Schüler Chauliac war, steht er für die große mittelalterliche Tradition der französischen Wundarzneikunst, mit der die moderne Chirurgie beginnt. Das um 1363 verfaßte und oft als „Chirurgia magna" bezeichnete chirurgische Hauptwerk Chauliac's, der im Gegensatz zu Mondeville die Wundheilung per secundam intentionem für wünschenswert hielt, erlebte zwischen 1478 und 1683 achtundsechzig Auflagen. Es wird von einer Geschichte der Chirurgie eingeleitet und enthält die berühmte Beschreibung der 1348 in Frankreich wütenden Pest. Guy de Chauliac, der ebenfalls an der Pest erkrankte, sie jedoch überstand, verlegte den Herkunftsort dieser hochinfektiösen Seuche nach Indien und führte den von ihm erlebten Pestausbruch auf eine besondere Konjunktion der Planeten Saturn, Jupiter und Mars zurück. Er beschrieb die beiden bekannten Pestformen, die äußerst rasch zum Tod führende Lungenpest und die weniger gefährliche, von Guy mit Aderlässen und ausleerenden Therapieschemen behandelte Bubonenpest, deren Beulen zudem geschröpft und kauterisiert wurden.

33 Jacques Depars (Ende 14. Jh. – ca 1465) – Leibarzt König Karl's VII. v. Frankreich, Professor an der Pariser Fakultät und deren Vertreter auf dem Konzil in Konstanz (1414/15). Seine Warnung vor dem seiner Meinung nach damals zu exzessiven Badewesen führte zu einem Konflikt mit der Baderzunft, der damit endete, daß Depars Paris verlassen mußte.

34 Arnaldus von Villanova (ca 1235/40 – 1311 n. Chr.) – einer der berühmtesten Vertreter der mittelalterlichen Medizin, hochangesehener Lehrer in Montpellier, der als Leibarzt von Königen und Päpsten konsultiert wurde. Mit seinen alchemistischen Stuiden gilt er als Wegbereiter des Paracelsus. Seine theologischen Ansichten wurden von der Inquisition verurteilt. Vgl. auch Anm. 5.

35 Aegidius oder Gilles de Corbeil bei Paris (12./13. Jh.) – hatte in Salerno bei Matthäus Platearius (vgl. Anm. 23) Medizin studiert und wurde später in Paris Kanonikus an Notre-Dame und Leibarzt des Königs Philipp August (1180 – 1225 n. Chr.); Verfasser von Schriften über Puls und Urin und eines Kommentars zu dem Antidotarium des Nikolaus v. Salerno. Vgl. Sprengel 1793 II, 404 – 406 u. Sudhoff 1922, 187.

36 Roger Bacon (ca 1215 – 1294 n. Chr.), seit 1240 ein Mitglied des Franziskanerordens, suchte mit seinen Forschungen die von der Scholastik eng gezogenen naturwissenschaftlichen Grenzen zu überschreiten. Bacon, der auf dem Gebiet der Optik Untersuchungen anstellte und auch Vorschläge für eine Kalenderreform machte, wurde schließlich – wohl – wegen astrologischer Anschauungen und wegen seinen chemischen Studien der Zauberei beschuldigt und 1278 in Rom festgesetzt. Auch Gebrauch und Zusammensetzung des Schießpulvers war ihm bekannt. J. Freind schrieb ihm 1727 in seiner Histoire de la Medicine (Teil III, S. 12) sogar die Erfindung des „Poudre à Canon" zu.

37 Das von Gilbert aus England im 13. Jh. verfaßte und später auch als „Laurea anglicana" bekannt gewordene „Compendium medicinae" wurde erstmals 1510 im Druck herausgegeben. Nach Sprengel 1793 II, 454 lieferte Gilbert die erste eingehende Beschreibung des Aussatzes im westlichen Abendland.

38 Gaddesden, der vielen als ein mit Geheimmitteln zu Geld gekommener Scharlatan galt, lehrte zunächst an dem für den Medizinunterricht in Oxford zuständigen Merton College und wurde – wie Freind 1727, Teil III, S. 40 berichtete – später der erste englische Arzt am Hofe zu London. Leveling nennt ihn hier wegen seiner „Rosa anglica", einem zu Beginn des 14. Jh. verfaßten Handbuch der praktischen Medizin.

39 Hostresham haben wir nur in der Namensaufzählung der Arabisten bei Le Clerc 1729, 783 gefunden – ohne nähere Angaben.

40 Der aus Portugal stammende und später Petrus Hispanus genannte Petrus Julianus schrieb neben vielen kommentierenden Werken ein (1899 auch ins Deutsche übersetztes) Buch über Augenkrankheiten und mit seinem „Thesaurum pauperum" eines der populärsten Therapiehandbücher seiner Zeit. Petrus Hispanus, der neben seiner leibärztlichen Tätigkeit auch eine klerikale Laufbahn eingeschlagen hatte, gelangte in der katholischen Hierarchie sogar bis auf den Heiligen Stuhl und wurde am 20. September 1276 als Papst Johannes XXI. eingesetzt.

41 Andreas Richilus (2. Hälfte 15. Jh.) – anfangs Leibarzt der Päpste Pius II. u. Paul II., später in den Diensten Kaisers Friedrich III., von dem Richilus auch geadelt wurde.

42 Martin Pollichius – Leibarzt des Mainzer Kurfürsten Friedrichs des Weisen und erster Rektor der 1502 gegr. Universität Wittenberg, wo er einen Lehrstuhl für Medizin und Theologie bekleidete. Bekannt ist seine um 1500 mit dem nachstehend genannten Leipziger Professor Simon Pistorius (1453 – 1523) geführte Kontroverse über die Syphilis, in der er sich gegen astrologische Erklärungsversuche wandte.

43 Magnus Hundt (1449 – 1519) – sein Bekanntheitsgrad gründet sich heute vor allem auf seine arbeitsmedizinische Tätigkeit als Stadtarzt in dem Bergbauzentrum St. Joachimsthal, wo er für die Bergleute einen der frühesten medizinischen Ratgeber verfaßte. Vgl. auch S. 142.

44 Zu dem als „Doctor universalis" des Mittelalters gerühmten und als einzigem mit dem Attribut „Der Große" ausgezeichneten Albertus Magnus siehe im weiteren Verlauf des Textes.

45 Johannes von Kirchheim scheint jedoch nur der Besitzer einer handschriftlichen Fassung dieses von anderen zusammengetragenen anatomischen Werkes gewesen zu sein, das in einer Folioausgabe erstmals 1491 in Venedig unter dem Titel „Fasciculus Medicinae" erschien. Vgl. Carter/Muir 1967, 100 – 102; s. auch S. 142 u. Anm. XVI, 6.

46 Hier unterlief Leveling offenbar ein Fehler, der ganz offensichtlich auf einem flüchtigen Umgang mit Metzgers Text (131 – 132) beruht. Das von Leveling Hundt zugeschriebene Werk kommt tatsächlich dem 1505 auf einer Reise in den Orient ermordeten Gabriel de Zerbis zu. Zerbis war zuvor Mitglied der Fakultät in Padua. Von Hundt ist dagegen nur das Anthropologium de hominis dignitate, natura et proprietatibus (Leipzig 1501) bekannt, dessen letztes Kapitel allerdings einen mit rohen Holzschnitten illustrierten Abriß der Anatomie enthält.

47 Diese mit Holzschnitten illustrierte kurze Anatomie des menschlichen Körpers ist das letzte Kapitel des in der aristotelisch -scholastischen Tradition geschriebenen Werkes mit dem Titel „Philosophiae Naturalis Compendium". Peyligk war Professor der Rechte und Mitglied des Rates in Leipzig. Vgl. Choulant 1858, 132-133.

48 Gemäß lexikalischer Angabe handelt es sich bei diesem Werk um eine auf 18 Blättern dargestellte beschreibende chirurgische Anatomie.

49 Ein Dokument seiner pädagogischen Grundsätze ist die für die kgl. Familie von Vincent von Beauvais verfaßte Anleitung zur Prinzenerziehung: De eruditione seu modo instruendorum filiorum regalium.

50 Zu den verschiedenen Buchformaten vgl. Anhang 2.

51 Im Gegensatz etwa zu Sprengel (1793 II, 494), für den Arnald v. Villanova aus Katalonien stammte, schloß sich Leveling in dem traditionsreichen Streit um den richtigen Geburtsort Arnalds der Meinung Metzgers (1792, 136) an, der offensichtlich an die auf Villani, Antonin von Florenz und Symphorien Champier zurückgehende These von der französischen Abstammung Arnolds von Villanova glaubte. Zu der über Jahrhunderte hinweg kontrovers diskutierten Frage nach dem tatsächlichen Geburtsort Arnalds, der wohl aus der Diözese Valencia stammte und damit Katalane war, vgl. Diepgens Studien zu Arnald von Villanova. In Medizin und Kultur, Gesammelte Aufsätze v. P. Diepgen, Stuttgart 1938. S. 108 – 111.

52 Feuerphilosoph – Chemiker, Alchemist (gewöhnlich abgeleitet aus der Zusammensetzung von dem arab. Artikel „al" und „chemia" – die Scheidekunst). Der Begriff „Feuerphilosoph" steht in Zusammenhang mit einer zweiten, heute meist weniger bekannten etymologischen Deutung des Wortes „Alchemie", nämlich abgeleitet von dem ebenfalls arabischen „alhakim oder alkchim" – der Weise, der Philosoph.

53 vgl. Anm. 18.

54 vgl. Anm. 36.

55 vgl. Anm. 37.

56 Levelings überaus wohlwollendes Urteil über die medizinische Sichtweise des im 10./11. Jh. lebenden Gariopont, dessen Name einem bereits im 9. Jh. zusammengestellten sog. Passionarius (als solchen bezeichnete man im abendländi-

schen Mittelalter Zusammenstellungen pathologischen und therapeutischen Inhalts für den praktischen Bedarf – vgl. Sudhoff 1922,163) untergelegt wurde und 1516 und 1526 unter dem Titel Passionarii Galeni publiziert wurde, weicht interessanterweise erheblich von der skeptischen Kritik der anderen Historiographen ab. Gestützt wiederum auf die wissenschaftlichen Untersuchungen von Reinesius hielten beispielsweise Gottlieb Stolle (1731, 56) und Sprengel Gariopont für einen „unglücklichen Copisten" und „Sudler", der beim Kopieren aus den Werken Priscians, Oribasius, Aetius und Galens zudem all das ausgespart habe, was er in den Werken der alten Schriftsteller nicht verstanden habe. Vgl. Sprengel 1793 II, 402 – 403. Während Blumenbach 1786 in seiner Einführung in die. medizinische Litterärgeschichte Gariopont überhaupt nicht erwähnte und Ackermann 1792, 341 sich jeglichen Urteils über das Werk Gartoponts enthielt, verriet das Werk Garioponts in den Augen Christian Gottfried Gruners das „rauhe Zeitalter zur Genüge." (Gruner: Almanach für Ärzte und Nichtärzte auf das Jahr 1782. Jena 1782. S. 104)

57 Bei diesen bisweilen fälschlich sowohl dem Galen als auch Hippokrates zugeschriebenen sog. Dynamidia handelt es sich um eine Kompilation aus Schriften des Pseudo-Apuleius, Pseudo-Galen, Oribasius, aber auch des Galen und Hippokrates. Vgl. Sudhoff 1922, 162. Auch eine Zuschreibung an Gariopont muß aus heutiger Sicht bezweifelt werden. Leveling, aber auch Sprengel, der im Gegensatz zu Leveling ein äußerst negatives Urteil über Gariopont fällt (vgl. Anm. 53) konnten sich bei der Zuschreibung auf Reinesius berufen, der in seinen variis lectionibus Lib. III Cap. XII versucht hatte, Gariopont als Verfasser dieser Schrift aufzuweisen. Vgl. Stolle 1731, 693.

58 Bei Stolle 1731, 693 ist die nämliche Stelle aus dem Lib I. de Dynamidiis zitiert: „Omnium simplicium qualitas et potentia quatuor modis probatur, visu, tactu, odore et sapore. Visus omnium similitudinem foliorum vel florum, et cuiuslibet materiam et colorem demonstrat. Tactus cuiuscunque rei mollitiem vel duritiem, ponderis seu levitatis aestimationem docet. Odore intelliguntur ea, quae odorata sunt, thermantica, styptica, austera et putrida. Sapore intelliguntur ea, quae sunt amara, dulcia, falsa, acria, acida et lenia."

XVI. Abschnitt – Wiederherstellung der griechischen Medizin im 15. Jahrhundert

1 Leveling folgte hier mit der sogenannten Katastrophentheorie einem bei älteren Geschichtsschreibern der Aufklärung beliebten Erklärungsversuch, den Anstoß zu wissenschaftsgeschichtlichen Entwicklungen in besonderen weltgeschichtlichen Kriegs- bzw. Katastrophenereignissen zu suchen. So hatte beispielsweise Daniel Le Clerc (1729, 782) die These vertreten, die Kreuzzüge hät-

ten die in hohem Rufe stehende arabische Arzneiwissenschaft und damit im 12. Jahrhundert die medizinische Aufklärung, die die Menschen aus der Vormundschaft der Mönche befreite, in das Abendland gebracht. Eine sowohl von Kurt Sprengel als auch Metzger (1792, 124 – 125) zurückgewiesene Hypothese, die in diesem Falle dagegen geltend machten, daß die von religiösen Eiferern angestifteten und sittlich verrohten Heere kaum als Überträger einer feindlichen Kulturleistung denkbar seien, und wohl eher der hohe Ruf der damaligen sarazenischen Medizin selbst der Grund für die Verpflanzung dieser Medizin nach Europa gewesen sei. Vgl. hierzu Diepgen 1938, 28 u. Heischkel 1949, 222.

2 Zu den Wissenschaftsmäzenen des florentinischen Patriziergeschlechts zählte insbesondere Lorenz I. von Medici (1449 – 1492), der die von seinem Großvater gegründete medizeische Biliotheca Laurenziana ausbaute.

3 Nicht vergessen werden darf in dem Reigen der genannten Förderer humanistischer Wissenschaften auch Papst Nikolaus V. (1447 – 1455), der Gründer der vatikanischen Bibliothek.

4 Auch Medinbach oder Medimbach; er zog 1444 mit Gutenberg von Straßburg nach Mainz. Weitere Lebensdaten unbekannt. Vgl. Anm. 7.

5 Inkunabeln oder Wiegendrucke – Bezeichnung für alle Druckwerke, die vom Beginn der Buchdruckerkunst bis zum Anfang des 16. Jh. entstanden sind.

6 Vgl. Anm. XV, 45. Tatsächlich enthält jedoch erst der zweite Druck (Venedig 1493 u. 1494) die früheste graphische Widergabe wirklichkeitsgetreuer medizinischer Fachillustrationen. Vgl. Choulant 1858, 131 – 132 u. Sudhoff 1922, 227. Die erwähnte erste Auflage dieses Werkes wurde 1923 (Mailand) von Karl Sudhoff als Bd. 1 der Monumenta medica erneut herausgegeben.

7 Gemeint sind hier der als „Tractatus de animalibus" betitelte dritte u. der mit „Tractatus de lapidibus" überschriebene sechste Teil des erstmals in Mainz 1486 gedruckten (größeren) Hortus sanitatis. In manchen Ausgaben ist dem ersten, vom Menschen handelnden Kapitel des „Tractatus de animalibus" der Holzschnitt eines menschlichen Skeletts beigefügt. Als möglicher Hersteller dieses Werkes gilt ein Jacob Meydenbach, der jedoch nicht identisch ist mit dem genannten Johann Meydenbach. Vgl. Choulant 1858, 26 – 37.

8 Im 18. Jh. Vorbereitungsschulen auf das Gymnasium oder auf die Universität.

9 Vgl. Metzger 1792, 151 – 152.

10 Zu Mundinus vgl. Anm. XV, 24.

11 Zu Guy de Chauliac vgl. Anm. XV, 32.

12 Vgl. Anm. XV, 31; die von Henry de Mondeville zu Beginn des 14. Jh. benützten und in einer französischen Handschrift von 1304 überlieferten Bildtafeln wurden 1908 von Karl Sudhoff veröffentlicht. (Ein Beitrag zur Geschichte der Anatomie im Mittelalter. Stud. z. Gesch. d. Medizin. Hft. 4. 1908. S. 83 u. Taf. 24.

13 Nicolaus Massa (gest. 1569) aus Venedig – prominenter Anatom und Erstbeschreiber der Prostata, zählte zu den Arabisten; anatomisches Werk: Liber introductorius anatomiae seu dissectionis corporis humani. Venedig 1536 u. 1559. Medizinhistorisch verdient seine „Vita Avicennae" (Venedig 1595) genannt zu werden.

14 Johann Winther (Günther) von Andernach (1505 – 1574) – Professor in Paris und Straßburg; Werk: Institutionum anatomicarum Libri IV. Basel 1536 u. Padua 1558. Vesal zählte zu seinen Schülern.

15 Johann Eichmann, bekannter unter dem Namen Dryander (1500 – 1560) – seit 1535 Professor zu Marburg; befreundet sowohl mit Winther v. Andernach und zunächst auch mit Vesal. Die Herausgabe einer kommentierten und mit Kupferstichen versehenen Ausgabe der „Anatomia partium corporis humani" des Mondinus (Marburg 1541) spiegelt sein großes anatomisches Interesse wieder, das während seiner Ausbildung in Frankreich erwacht war. Dryander beeinflußte auch die hessische Medizinalgesetzgebung. Vgl. Anm. XV, 24.

16 Jacob Dubois, latinisiert als Sylvius bekannt (1478 – 1555) – einer der aufgrund eigener Sektionserfahrungen an Leichen geübtesten Anatomen und Lehrer des Vesal, dessen Kritik an der galenischen Anatomie Dubois jedoch in einer berühmten Schmähschrift (Vesani cuiusdam calumniae in Hippocaratis Galenique rem anatomicam depulsio. Paris 1551) vehement zurückwies und die galenische Anatomie verteidigte.

17 Alexander Benedetti (ca 1460 – 1525 n. Chr.) – ihm ist das um 1490 eingerichtete anatomische Theater in Padua zu verdanken – Werk: Anatomiae seu historiae corporis humani Libri V (Venedig 1493). Vgl. Anm. 26.

18 Saladin von Ascoli, in der Mitte 15. Jh. Leibarzt am Fürstenhof von Tarent – Sein Compendium aromatariorum (Venedig 1490) ist das erste Apothekerbuch im modernen Sinne und Vorbild späterer pharmazeutischer Lehrbücher.

19 Der namhafte Polyhistor und erfolgreiche ärztliche Praktiker Symphorien Champier (vgl. S. 19) wird hier erwähnt mit seinem 1535 in Lyon herausgebrachten „Hortus gallicus, in quo Gallos in Gallia omnium morborum remedia reperire docet."

20 Alphonsus de Herrera: Liber de Agricultura. Toledo 1520.

21 Hermolaus Barbarus – kein Arzt, sondern Dichter u. Literaturhistoriker. In seinen „Drei Castigationes Plinianae" (Rom 1492 u. 1493 u. Cremona 1495) bemühte sich Hermolaus um eine von Fehlern bereinigte Pliniusausgabe.

22 Von Baptista Fiera ist ein Gedicht mit dem Titel „Coena ider de herbarum virtutibus" bekannt.

23 Antonius Guainerius (geb. Ende 14. Jh.) – seit 1412 zunächst Professor in Pavia und Chieri, später Leibarzt an verschiedenen Fürstenhöfen. Bekannt ist seine Schilderung der Pest in Savoyen (1435/36), bei der er sich für den Aderlaß stark machte. Seine „Practica medicinae" wurden 1481 in Pavia gedruckt.

24 M. Savonarola (gest. nach 1440) – von manchen als einer der aufgeklärtesten Gelehrten jener Zeit beurteilt. Sein noch im 16. Jh. vielfach gedrucktes Hauptwerk „Practica Major" ist ein Kompendium der praktischen Medizin.

25 Erwähnt ist hier nicht der Ende d. 12. Jh. in Parma geborene und in Bologna als Wundarzt tätige Roland Capellutius, dessen Bearbeitung der Chirurgie des Roger von Salerno im Mittelalter große Verbreitung fand, sondern ein im 15. Jh. lebender Arzt, dessen genaue Schilderung einer um 1468 grassierenden Pest im 17. Jh. von Hermann Conring unter dem Titel „ De curatione apostematum pesti-

ferorum" (Braunschweig 1640) herausgegeben wurde (Von Pestilenzbeulen und Geschwüren. Braunschweig 1642).

26 Antonius Benivieni (ca 1440 – 1502) – In seinem Buch „Über die verborgenen Ursachen der Krankheiten" (Florenz 1507) ist eine Sammlung seiner eigenen ärztlichen Beobachtungen erhalten, die insbesondere durch die Mitteilung von etwa 20 Obduktionsbefunden besonderen Wert erhält. Da in „De Abditis Causis Morborum" erstmals der Versuch gewagt wurde, Leichenuntersuchungen zur Erklärung der Krankheitsursachen heranzuziehen, muß ihm wegbereitende Bedeutung für die weitere Richtung in Pathologie und pathologischer Anatomie zugesprochen werden. Benivieni und Benedetti sollen als erste Gallensteine beobachtet und beschrieben haben.

27 Vgl. Anm. 17 u. 26.

28 Nicolaus Leonicenus (1428 – 1524) – Medizinprofessor in Padua, Bologna und Ferrara und einer der namhaftesten Ärzte seiner Zeit, der die Aphorismen des Hippokrates übersetzte und kritisch zu Plinius Stellung nahm. Die hier angesprochene Arbeit über die Syphilis ("Libellus de Epidemia, quam vulgo morbum Gallicum vocant." Venedig 1497) ist dem heutigen Leser in dem Bd. 3 der Monumenta Medica (Mailand 1924) zugänglich.

29 Hieronymus aus Braunschweig (etwa 1430 – gest. wohl vor 1510) aus Straßburg; wundärztliche Ausbildung an den chirurgischen Ausbildungszentren jener Zeit, in Bologna, Padua und Paris. Sein „Buch der Chirurgia, Hantwirkung der wuntarzney" (Straßburg 1497) ist die älteste zusammenhängende Darstellung dieses Faches in deutscher Sprache. Lange Zeit galt es auch als erste deutsche Abhandlung über die Behandlung von Schußwunden, doch gebührt diese Ehre einer 1460 verfaßten Schrift des Heinrich von Pfolspeundt (auch Pfalzspeunt). Neben dem Chirurgiebuch, das 1911 von Gustav Klein als Faksimile reproduziert wurde, hinterließ H. Brunschwig auch zwei wichtige Bücher über die Herstellung von Arzneimitteln aus pflanzlichen Stoffen, das 1500 veröffentlichte „Kleine Destillierbuch" und „Die wahre Kunst des Destillierens" (Straßburg 1512). Vgl. Carter/Muir 1967, 113 – 114.

30 Angelus Bolognini – seit 1493 chirurgischer Lehrer an der Universität Bologna; berühmt durch eine gute Abhandlung von den Geschwüren (De cura ulcerum exteriorum).

31 Jacob Berengar (gest. 1550) von Carpi – bekannter Wundarzt und von 1502 bis 1527 Lehrer an der Universität Bologna. Klassisch sein chirurgisches Werk „De fractura calvariae sive cranii liber aureus." Berengar, der nach eigenen Angaben auf über einhundert Sektionen zurückblicken konnte, fand auch als Anatom Anerkennung: 1521 gab er einen Kommentar zur Anatomie des Mundinus heraus und 1563 erschien ebenfalls in Bologna eine eigene Einführung in die Anatomie (Isagogae breves perlucidae et uberrimae in anatomiam corporis humani ad suorum scholasticorum preces in lucem editae).

32 Hans von Gersdorf – Wundarzt zu Straßburg; Autor eines mit eigener Feldzugerfahrung verfaßten Lehrbuches für den Militärwundarzt: Feltbuch der Wundarzney. Straßburg 1517.

33 Johannes de Vigo (ca 1450 – 1525) aus Genua, einer der berühmtesten Chirurgen des 15. Jh. und päpstlicher Leibwundarzt bei Papst Julius II., dessen Pontifikat von 1503 bis 1513 dauerte. Der Ruhm Vigos beruht insbesondere auf seinen neun Büchern „De Practica in chirurgia copiosa" (Rom 1514) und den handbuchartigen „Practica Compendiosa" (Venedig 1520); neben operativen Verfahren wie Amputation, Trepanation und Steinschnitt vertraute Vigo, nach dem auch ein Pflaster benannt war, vor allem der Behandlung mit Salben und Pflaster. Als einer der ersten Schriftsteller befaßte sich Vigo mit der Behandlung der für vergiftet gehaltenen Schußwunden, die deshalb mit dem Glüheisen zu behandeln waren.

34 Ortolff von Bayerlandt – um 1400 in Würzburg; bei dem aus verschiedenen Arzneibüchern des Altertums und des Mittelalters zusammengeschriebenen „Arznybuch" handelte es sich um eine populäre medizinische Schrift, die bis zum Ende des 15. Jh. in mehreren Drucken aufgelegt wurde.

35 Allgemeines Gelehrten-Lexicon. 4 Bde. Leipzig 1750 – 51.

36 Es folgt nun ein nach dem Schriftbild möglicherweise bereits früher verfaßter Exkurs über dieses Buch, welcher im Manuskript von Bl. 119 bis Bl. 120 reicht; die Bl. 121 und 122 fehlen, an Bl. 120 schließt sich sofort Bl. 123 an, mit dem zugleich der neue Bogen 29 beginnt. Der fortlaufende Text springt also im Manuskript von Bl. 118 v. auf Bl. 123. Vgl. Anm. 40.

37 Custodes – die zur Kennzeichnung einer Lage von Blättern dienenden Buchstaben oder Zahlen, um deren Reihenfolge innerhalb einer Handschrift zu sichern. Die im Buchwesen des Mittelalters am häufigsten anzutreffende Lage waren die sog. Quaternien, vier gefaltete und ineinander gesteckte Doppelblätter.

38 Dieser letzte Teil ist ein Abdruck des 10. Buches aus dem in der Mitte des 14. Jahrhunderts von Conrad von Megenberg verfaßten Buch der Natur. Vgl. Choulant 1858, 99.

39 Diese im Original ausgestrichene Passage läßt sich nicht zuordnen.

40 Im Manuskript hier der oben erwähnte (s. Anm. 36) Sprung von Blatt 120 auf 123.

41 Appolonius aus Tyana, Neupythagoräer des 1. Jh. v. Chr., bekannt durch seinen Versuch, das Leben des Pythagoras nachzuleben; der ob seiner Frömmigkeit und seines Lebens als Wundertäter teils für einen Schwindler gehaltene Appolonius schien der Nachwelt gleichwohl bisweilen äußerst verehrungswürdig und wurde beispielsweise von verschiedener Seite sogar über Christus gestellt, ein Umstand den vor allem der griechische Kirchenlehrer und -vater Eusebios (gest. um 340 n. Chr.) verurteilte.

42 Theokritos von Syrakus (3. Jh. v. Chr.) – Dichter an den ptolemäischen Höfen in Alexandrien; gilt als Begründer der griechischen Hirtenpoesie; viele seiner Gedicht drehen sich um die Liebe und um Zauberinnen.

43 Vgl. Bodmers Sammlung der Minnesänger. 2 Bde. Zürich 1758.

44 Die Ätiologie dieses im 15. u. 16. Jh. in England und Frankreich grassierenden, und später noch einmal 1802 in dem schwäbischen Dorfe Röttingen beobachteten Krankheitsbildes mit massiven Schweißausbrüchen, Ausschlägen und kardiopulmonaler Symptomatik ist bis heute nicht eindeutig geklärt. Vgl. hierzu auch August Hirsch 1865 und 1881, 59 – 61.

45 Hier übernahm Leveling offensichtlich einen Daniel Metzger (1792, 155) unterlaufenen historischen Irrtum, der zudem deutlich macht, wie sehr Leveling gerade auch in diesem Kapitel Metzgers Darstellung folgte: Heinrich VIII. war
von 1509 – 1547 König von England. Nach Sprengel 1793 II, 552 herrschte die
Krankheit erstmals im Jahre 1486 in England. Tatsächlich handelte es sich also
um die von Heinrich VII. (1485 – 1509) aufgestellte Armee, mit der dieser in dem
sog. Streit zwischen der roten und der weißen Rose 1485 gegen Richard III. zog.

46 Vgl. dessen Antiquitates morborum. Breslau 1774. Sect. II. C. 5. S. 132

47 Vgl. Metzger 1792, 154 – 155.

48 Das Krankheitsbild der vergrößerten Milz wird in „De affectionibus" Cap. 20
abgehandelt; vgl. Fuchs II, 356 – 357.

49 Scelotyrbe – eine Art Lähmung oder Gehstörung mit unsicherem und wanken-
dem Gang.

50 Von dieser angeblich durch das Trinken von einer bestimmten Quelle ausgelö-
sten Mundinfektion berichtet Plinius in Lib. XXV, C. 6 seiner Naturgeschichte
(vgl. Jones VII, 150 – 151; Külb 2753 – 2754) bei dem in Germanien stehenden
römischen Heere: „Stomacacen medici vocabant et sclerotyrben ea mala." Zur
Therapie wurde nach Plinius ein „Britannica" genanntes Heilkraut verwendet,
bei dem es sich um den Wasser- oder Sauerampfer gehandelt haben dürfte. Vgl.
auch Hirsch 1883, 356.

51 Zu der Zeit, als Leveling sein Manuskript anfertigte, also um 1800, konkurrierten mehrere Hypothesen um den Anspruch der richtigen Skorbutätiologie.
Verschiedene Autoren glaubten an eine miasmatische Entstehung, also an giftige Ausdünstungen aus dem Erdinnern, andere wiederum nahmen an, Skorbut
sei eine kontagiöse, d.h. durch einen infektiösen Stoff von Mensch zu Mensch
übertragbare Krankheit. Eine weitere Gruppe von Ärzten hatte aber auch bereits seit Anfang de 18. Jhts. darauf aufmerksam gemacht, daß der Mangel an
frischen Vegetabilien in der Nahrung eine pathogenetische Rolle spiele. Dabei
vertrat z. B. Thomas Trotter die Theorie, ein solcher Mangel frischer Naturprodukte verursache über eine Entziehung des Sauerstoffs im Körper den Skorbut.
Basierend auf den berühmt gewordenen Untersuchungen des Schiffsarztes James Lind (1716 – 1794) machten dagegen wohl die meisten Ärzte eine durch die
verschiedenen Lebensumstände und Ereignisse bewirkte Erschöpfung der Lebenskraft für den Skorbut verantwortlich und empfahlen daher Landaufenthal-
te, Entspannung und Hoffnung, aber auch frische Nahrungsmittel aus – und
hierauf liegt die Betonung – dem Tierreich. Vgl. hierzu Sprengel 1801 III, 120-
121 u. Hirsch 1883, 378 – 394.

52 Weichselzopf – Plica polonica, im 18. Jh. auch Judenzopf oder Maarenflechte
genannt; ein in den Weichselniederungen und den Donauländern beobachteter
Hautausschlag am Haupt, durch dessen nässende Borken die Kopfhaare ver-
klebten. Vermutlich eine auf mangelhaften hygienischen Verhältnissen beruhende parasitäre Hauterkrankung.

53 Ein im Unterschied zu der alten Humoralpathologie durch die damaligen chemischen Untersuchungsmethoden definierter Begriff zur Beschreibung des
krankhaften Zustandes der Säfte im Körper.

54 Marranen ("Säue") – Bezeichnung für die jüdischen Konvertiten, die sich nach der 1492 vom spanischen König angeordneten Vertreibung der Juden von der iberischen Halbinsel ihren Verbleib in Spanien mit dem Übertritt zum Christentum erkauften. Gleichwohl wurden sie weiterhin argwöhnisch als heimliche Juden betrachtet.

55 Stephanus Infessura (15. Jh.) – als Sekretär des Rates von Rom schrieb er ein von 1294 bis 1494 reichendes „Diarium urbis Romae," das den Medizinhistorikern des 18. Jahrhunderts in einem 1723 in Leipzig produzierten Abdruck als Quellenmaterial zur Verfügung stand. Vgl. Sprengel 1793 II, 573.

56 Vermutlich ist hier Janus Damascenus (vgl. Anm. XII, 10) gemeint, der Leiter des Krankenhauses in Bagdad und Leibarzt Harun Ar Raschids, der sich u.a. in seinen Studien mit den verschiedenen Arten des Aussatzes auseinandersetzte.

57 Vgl. Sprengel 1793 II, 574 – 575. Nach der von Sprengel hier geäußerten und auf Astruc (De morbis venereis. Paris 1740) und Hensler (Vom Aussatz im Mittelalter. Hamburg 1790) zurückgehenden Feststellung verlor sich Anfang des 16. Jh. die zunächst auf die Haut in Form eines „bösartigen" Ausschlags bezogene Form der Syphilis und wandelte sich in eine von dem „Tripper" charakterisierte mildere Ausprägung.

58 Ph. G. Hensler: Über den westindischen Ursprung der Lustseuche. Hamburg 1789. S. 19 f.

59 Zu dieser Darstellung vgl. auch Sprengel 1793 II, 562-577, der ausführlich die Entstehungsproblematik der Lustseuche als einer neuen Krankheit diskutiert, und in einer Abwägung aller Argumente zu einem ähnlichen Urteil wie Leveling gelangte. In der Argumentation Levelings spiegelt sich nicht zuletzt auch dessen eigene medizinische Denkweise wider.

60 Vgl. Anm. XV, 12;

XVII. Abschnitt – Arzneikunst der 1. Hälfte des 16. Jahrhunderts

1 Der in Valencia geborene Johann Ludwig Vives, ein von Erasmus geschulter spanischer Humanist, gehörte zu den gebildetsten Gelehrten seiner Zeit.

2 Darunter ist die erste lateinische Übersetzung von Galens „De anatomicis administrationibus" (1531), Übersetzungen der Werke des Paulus v. Aegina (1532) und des Alexander von Tralles (1549). Vgl. auch Anm. XVI, 14.

3 In „De medicina veteri et novi" machte J. Winther v. A. den Versuch, die galenische Medizin mit den Ansichten des Paracelsus zu verbinden.

4 Die von dem zunächst in Marburg von 1542 – 1546 lehrenden und 1557 an die Universität Jena berufenen Cornarus in jahrelanger Arbeit erstellte und 1544 (Venedig) erschienene Ausgabe war die erste Hippokratesedition, die zur Sicherung einer verläßlichen Textgrundlage auf einem Vergleich verschiedener Handschriften beruhte.

5 Foesius: Hippocratis Opera omnia. Frankfurt 1595. – Diese vollständige und mit einer lateinischen Übersetzung versehene Gesamtausgabe der hippokratischen Werke zählt zu den besten Hippokratesausgaben. Vgl. S. 19.

6 Sein Name verbindet sich mit kommentierten Ausgaben der Werke des Dioscurides und des Actuarius. Die von Ruellius angefertigte Edition des von Scribonius Largus unter dem Titel „Compositiones medicae" verfaßten Dispensatoriums (Paris 1529) galt noch zu Levelings Zeit als die beste Fassung dieser ältesten Arzneiformelsammlung. Vgl. Metzger 1792, 77.

7 Die von dem Genfer Arzt und Professor Jean Antoine Sarrasin verantwortete Folioausgabe der „De medicinali materia Libri" des Dioscurides (Frankfurt 1598) zählt zu den vorbildlichen griechisch-lateinischen Ausgaben dieses Werkes.

8 Der im 16. Jh. lebende Jaques Goupyl produzierte eine gute Ausgabe (Paris 1540) der beiden bekannten Werke des Aretaeus von Kappadozien über die acuten und die chronischen Krankheiten.

9 Zu seinen berümtesten Werken zählen eine griechisch – lateinische Hippokratesausgabe (Venedig 1588) und die „Libri VI de re gymnastica veterum" (Venedig 1573). Vgl. S. 19.

10 Johann Vischer (1524 – 1587) – ein Vetter von Leonhart Fuchs und wie dieser in Wemding geboren, 1553 in Bologna zum Doktor der Medizin promoviert, 1554 – 1555 Professor in Ingolstadt, anschließend als Stadtarzt in Nördlingen und 1562 herzoglicher Leibarzt in Ansbach; 1568 erhielt er nach dem Tode seines Verwandten dessen Lehrstuhl in Tübingen.

11 In seinen berühmt gewordenen „Errata recentiorum medicorum" (Hagenau 1530) lenkte Fuchs 1530 in einem Vergleich mit den griechischen Klassikern die Aufmerksamkeit der Gelehrten auf viele Irrtümer in den Werken arabischer Ärzte. Wenige Jahre später folgte eine umgearbeitete Fassung unter dem informativen Titel: „Paradoxorum medicorum libri tres, in quibus multa a nemine hactenus prodita, Arabum aetatisque nostrae medicorum errata non tandem indicantur, sed et probatissimorum authorum scriptis, firmissimisque rationibus ac argumentis confutantur." Vgl. S. 157, Anm. d

12 Prosper Martianus – Arzt in Rom und Verfasser einer kommentierten Hippokratesübersetzung (Rom 1626).

13 Giovanni B. Monte – Freund Vesals und Professor in Ferrara und Padua, wo er erstmals klinischen Unterricht erteilte und damit wesentlich zur Attraktivität der medizinischen Ausbildung in Padua beitrug, das zu jener Zeit die medizinisch interessierte Jugend aus ganz Europa anzog.

14 F. Pacius – Verfasser von mehreren Galenkommentaren.

15 Als Befürworter einer sog. hippokratischen Medizin legte Francisco Valles, Leibarzt des spanischen Königs Philipp II., mehrere Schriften des Aristoteles, Hippokrates und Galens aus.

16 Jan van Heurne – Schüler des Petrus Ramus und 1581 Professor der Medizin an der Universität Leyden. Er verfaßte eine etwa in den Augen Sprengels noch bis in die ersten Jahrzehnte des 19. Jahrhunderts brauchbare Anleitung zum Studium der Medizin. Auch seine Kommentare zu den Aphorismen des Hippokrates

(Leiden 1609) gehörten nach Meinung Sprengels zu den besten derartigen Schriften. Vgl. Sprengel 1827 III, 344 u. 345.

17 Jean Fernel (1497 – 1558) – seit 1534 Professor an der medizinischen Schule in Paris, Leibarzt Heinrichs II. u. dessen Gemahlin Katharina von Medici.

18 Vgl. Fernels Physiologia, Hrsg. v. Plant (Paris 1567) Lib. I. C. 12. S. 51. Zit. n. Sprengel 1827 III, 354.

19 s. Anm. 18, Lib. 3. C. 4. S. 89. In der Frage der beiden Temperamente geht es um eine von Arnald von Villanova in seiner Fassung des Regimen sanitatis ausgebreitete Anschauung. Er unterschied das sog. Temperamentum ponderis, bei dem die vier Elemente gleichmäßig gemischt sind, von dem „Temperamentum justitiae", das ist die jedem einzelnen Individuum besonders zukommende Gemütsstimmung (z. B. melancholisch, träge, lebhaft, hitzig). Nach Sprengel 1793 II, 497.

20 Congestionen – Andrang der Säfte, insbesondere des Blutes, zu einzelnen Körperteilen und Stellen hin. Aufgabe der ärztlichen Kunst mußte es demnach sein, die durch die anstürmenden Säfte an einem Ort drohende Gefahr dadurch abzuwenden, indem man die Säfte an einen anderen Ort hin zwingt und ableitet. Vgl. Anm. 21 u. 22

21 Revulsion – Ableiten des Blutes oder anderer Säfte durch Aderlässe an Körperstellen, die möglichst weit von dem Ort des eigentlichen bzw. vermuteten Krankheitsgeschehens entfernt sind. Weitere derivatorische Methoden neben dem Aderlaß waren u.a. Blasenziehen, Schröpfen, Zugpflaster, aber auch das Reiben galt als solche.

22 Derivation – Das Ableiten von Blut und Säften in der Nähe des betroffenen Körperteils, z.B. das Aderlassen am Hals bei sog. Schlagflüssen (Apoplex).

23 Andreas Thurinus unterrichtete von 1515 – 1521 Medizin an der Universität Pisa, später war er den Päpsten Clemens VII. u. Paul III. sowie dem französischen Königshaus als Leibarzt verbunden.

24 Mariano Santo – berühmter Lithotom, geb. 1488 in Barletta – nach dem Studium in Neapel und Rom ärztliche Tätigkeiten in Mailand und (seit 1532) in Venedig, gest. zw. 1565 u. 1596 in Rom. Zu seinen Werken zählen das „Compendium in chirurgia" (Rom 1516) und ein berühmtes Buch über den Steinschnitt, den er mit neuen Instrumenten zu verbessern suchte. Er verteidigte die arabische Aderlaßmethode vor allem bei chirurgischen Krankheitsbildern.

25 Monardes gründete 1554 in seiner Heimatstadt Sevilla ein naturhistorisches Museum für Objekte aus dem neu entdeckten Kontinent. Er lieferte auch die erste Beschreibung und Abbildung des von ihm für ein Wundheilmittel gehaltenen Tabaks.

26 Johann Argentier – Inhaber medizinischer Lehrstühle in Pisa, Neapel, Rom, Mantua und schließlich Turin; ein Widersacher Leonhardt Fuchs', der sich insbesondere gegen die theoretischen Grundfesten der galenischen Lehre wandte.

27 Conrad Gesner stützte sein Urteil zugunsten der Revulsion (s. Anm. 21) auf seine während einer sog. pleuritischen Epidemie in der Schweiz gemachte vergleichende Beobachtung, daß bei Anwendung der griechischen Art des Aderlaßes mehr Menschen starben als unter der arabischen Methode, bei der im Falle

einer Pneumonie die Hautvenen am Fuße geschlagen wurden. Vgl. Sprengel III 1827, 181 – 182 u. Bauer 1870, 128.

28 Horaz Augenius – Prof. in Turin und Padua; seine 17 Bücher mit dem Titel „de ratione curandi per sanguinis missionem" (Genf 1575), in der er ebenfalls die Revulsion aus entfernten Körperregionen der Derivationsmethode vorzog, ist die umfassendste Verteidigungsschrift der arabischen Aderlaßmethode. Vgl. Sprengel 1827 III, 182.

29 Obwohl ein Befürworter der alten griechischen Heilkunde, hielt Winther v. Andernach im Hinblick auf den Aderlaß an der arabischen Methode fest. Vgl. Anm. 2 u. 3.

30 Thomas Erastus (1524 – 1583) – kurfürstl. Leibarzt und Professor an der Universität Heidelberg. Von 1581 – 1583 bekleidete er den medizinischen Lehrstuhl in Basel. Erastus ist der wohl bekannteste Gegner des Paracelsus, gegen dessen medizinisches System er in seinen – von Leveling später zitierten – „Disputationes de medicina nova Philippi Paracelsi" (Basel 1572/73) Stellung bezog. Vgl. S. 188.

31 J. B. Sylvaticus (1550 – 1621) lehrte in Pavia und forderte eine zweckdienliche Verbindung der auf die eigene Vernunft und eigene Erfahrungen gestützten Erkenntnisse mit den von den Alten gelehrten Erklärungen. Vgl. Sprengel 1794 III, 31 -32.

32 Matthäus Curtius (1475 – 1542) – Medizinische Lehrstühle in Pisa und Padua, päpstlicher Leibarzt bei Clemens VII u. Cosmo I.; sein Werk über den Aderlaß, in dem er für die von Brissot vertretene Derivation focht, trägt den Titel: De venae sectione tum in aliis affectibus, tum vel maxime in pleuritide. Lyon 1532.

33 Giovanni Manardi (1462 – 1536) – Schüler des Leonicenus (vgl. Anm. XVI, 28) und zunächst Lehrer an der med. Fak. in seiner Vaterstadt Ferrara, 1513 – 1518 Leibarzt der ungarischen Könige, 1526 dann Nachfolger Leonicenos an der Universität Ferrara.

34 Jeremias Drivere oder Thriverius Brachelius (1504 – 1554) – Professor in Löwen; Hauptschrift: De missione sanguinis in pleuritide ac aliis phlegmonis tam externis, quam internis omnibus, cum Brissoto et Fuchsio disceptatio. Löwen. 1532.

35 Zu Fuchs vgl. S. 157. Fuchs gründete sein Argument zugunsten der proximalen Derivation auf eine spezielle Fasertheorie der Venenwände, wonach sich die richtige Aderlaßstelle je nach der Zugrichtung und dem Ausmaß der in Längsrichtung verlaufenden Wandfasern in den vom Krankheitsgeschehen betroffenen Venen richtete. Dies konnte aufgrund der beobachteten Faserlänge immer nur ein sehr nah gelegener Ort sein.

36 Cardanus – Lehrer in Padua (1526) und Mailand (1539), später ein in Rom niedergelassener und gern von Fürsten und Päpsten konsultierter Arzt.

37 Gabriele Faloppia – einer der bedeutendsten Ärzte des 16. Jh. und als berühmter Anatom ein Verehrer des Vesal, lehrte in Ferrara, Pisa und seit 1551 in Padua; vgl. S. 170.

38 zu Vesal vgl. S. 169 – 170.

39 Behandlungsversuche mit der seit Mitte des 16. Jh. in Europa bekannten Chinarinde wurden durch den Portugiesen Roderich von Fonseca (gest. 1622), der bis 1615 in Pisa und anschließend in Padua lehrte, ausgeführt. Vgl. Sprengel 1827 III, 202.

40 Zu Fernel vgl. Anm. 17.

41 Diomedes Cornarus (geb. 1535) – Sohn des Janus Cornarus (vgl. S. 157); 1566 zum Leibarzt Maximilian II. ernannt. Die Rede ist hier von seinen 1599 in Leipzig herausgekommenen „Observationes medicinae praemeditationis" (S. 40, C. 25). Zit. n. Sprengel 1827 III, 210.

42 Matthiolus (1500 – 1577) – geb. in Siena, Leibarzt Kaiser Ferdinand I. u. dessen Sohn, Maximilian II.; Schrift über die Syphilis: Dialogus se inter et Franciscum Aligerum de morbo Gallici curative. Lyon 1536. Berühmt machte ihn jedoch seine kommentierte Übersetzung der Arzneimittelkunde des Dioskurides (Venedig 1554), die vielfach nachgedruckt und in mehrere Sprachen übersetzt wurde.

43 Das seit 1517 in Europa bekannte Guajak hatte vor allem durch die 1519 erschienene und vielgelesene Krankengeschichte Ulrich von Huttens (1488 – 1523) einen großen Verbreitungsgrad erlangt. Auch Vesal zählte zu den Anhängern der Guajaktherapie.

44 Unter dem ebenfalls von Hutten zur Behandlung der Geschüre gerühmten „Aqua calcis vivae" ist eine Mischung aus gebranntem, ungelöschtem Kalk und Regen- bzw. Brunnenwasser zu verstehen.

45 Cochlearia oder Löffelkraut – so benannt nach der Form seiner Blätter; früher wegen seines medizinischen Gebrauchs auch Scharbockskraut oder Scharbocksheil geheißen; diente auch als Bad und Gurgelwasser bei Mundfäule.

46 Bachbungen oder Wasserbungen, auch Bachbohnen genannt (Anagallis aquatica) – zusammen mit Löffelkraut (s. Anm. 45) und Brunnenkresse noch im 18. Jh. ein beliebtes Mittel gegen den Skorbut, deswegen gerne im Frühling unter den Salat gemischt. Weiters diente die als Wasser, Saft und Syrup angebotene Bachbunge innerlich zur Blutreinigung und zur Anregung der Diurese, äußerlich aber auch gegen alle Hautunreinheiten und gegen Stomatitis.

47 Stahlwasser (Aqua chalybeata, fr. eau ferre) – Wasser, in dem mehrmals ein stark glühendes Eisen abgelöscht wurde; durch diesen Prozeß – so die damalige Vorstellung – vermittle das Eisen dem Wasser eine besondere Kraft; medizinisch angewendet meist gegen Diarrhoe.

48 Tussis quinta – nach Pieter van Foreest (1522 – 1597), „quia, sicut quinta essentia est erutu difficilis, ita haec tussis curatu difficillima." Zit. n. Sprengel 1827 III, 227.

49 Als Attribut zu ergänzen, wie ein Vergleich mit Sprengels Pragmatischer Geschichte zeigt, die Leveling für dieses Kapitel als Textgrundlage benützte. Vgl. Sprengel 1827 III, 228.

50 Zu Nicolo Massa (gest. 1569) vgl. Anm. XVI, 13.

51 Der besonders von Thäddaus Dunus (1523 – 1613, vgl. S. 160) empfohlene Sauerhonig war ein aufgekochtes Gemisch aus scharfem Weinessig, Honig und Wasser. Als auflösendes Mittel sollte das Oxymel die nach Dunus Meinung für die Pleuresie verantwortlichen „gallichten verdickten Säfte" wieder zerteilen. Vgl. Sprengel III 1827, 231.

52 Zur Rezeptur des Theriak vgl. S. 118.

53 Gemeint ist hier die Beschreibung eines sommerlichen Fiebers, welches von flohstichartigen Petechien gefolgt war, die am 7. bis 9. Tag auftraten. In den Epidemischen Krankheiten II. Buch 3, 1. Vgl. Fuchs II, 172 – 173.

54 Angesprochen ist hier die Wahrnehmung eines petechienartigen Ausschlages im Rahmen einer akut fieberhaften Erkrankung durch Herodotos, einen zur Zeit Kaiser Trajans (98 – 117 n. Chr.) in Rom lebenden Arzt, der als Schüler des Agathinus (vgl. Anm XI, 29) und Lehrer des Sextus Empiricus der pneumatischen Schule anhing. Vgl. Sprengel 1793 II, 85. Allerdings ist die Zuschreibung des hier angesprochenen diagnostischen Werkes über die akuten und chronischen Krankheiten nicht gesichert.

55 Zu John Gaddesden oder Johannes Anglicus vgl. Anm. XV, 38.

56 zu Jacques Despars vgl. Anm. XV, 33.

57 Andrea Treviso: De caussis, natura, moribus ac curatione pestilentium febrium vulgo dictarum, cum signis seu petechiis, perbrevis tractatio et observatio anni 1587 et 1588. Mailand 1588.

58 Oktavian Roboreto. De peticulari febre, Tridenti a. 1591 publice vagante, deque vesicatoriorum in ea potissimum usu. Trident. 1592. Zit. n. Sprengel 1827 III, 242.

59 Referenz ist das Textwort: „Nun hat Gott den Schulmeister im Himmel gelassen, den Henker, den Saturnum über die pestis, das sein Ruten sey." Paracelsus, De peste cum additionibus. Lib.2. tract.2. C.1. Vgl. Sudhoff 1925 IX, 595.

60 Markasitschwefel – der aus dem Markasit, einem bereits im Altertum bekannten, metallhaltigen Mineral durch Ausschmelzen gewonnene Schwefel, der als Vorstufe zur Herstellung des Vitriols, der Schwefelsäure, diente. Eine eindeutige Identifikation dieses Metalle mit sich führenden Gesteins ist aus heutiger Sicht nicht mehr möglich. Gewöhnlich wurden seit Alters her unter diesem metallartigen Mineral drei Gesteinsarten verstanden, das Gold-, Silber- und Kupfermarkasit.

61 s. auch S. 156.

62 Zu Jordan vgl. Anm. S. 190.

63 Alessandro Massaria (ca 1510 – 1598) – seit 1587 Professor in Padua; seine wissenschaftliche Aufarbeitung der Pestepidemie von 1576 in „De peste libri duo" (Venedig 1579).

64 zu Jean Fernel vgl. Anm. 17.

65 J. Paulmier (1520 – 1588) – Schüler Jean Fernels, dessen wissenschaftlichen Nachlaß er erbte. Arzt am Hotel Dieu in Paris, Leibarzt mehrerer Fürsten und Könige, u. a. bei Heinrich III., der Frankreich von 1574 – 1589 regierte, und Palmarius, wie Paulmier auch genannt wurde, 1585 nobilitierte.

66 Vgl. Paracelsus, De pestilitate, Tract. 1., Opera I, Straßburg 1603, S. 336 f. – Leveling vergaß in diesem Zusammenhang noch die Wasserpest (vgl. auch Sprengel 1794 III, 132). Die Typisierung der Pest erfolgte bei Paracelsus aus dem Blickwinkel der Therapie. So sollte bei der mit Durst, Schlaflosigkeit und Bubonen verbundenen Wasserpest Storchen- und Entenfleisch – also das Fleisch von im Wasser lebenden Tieren aufgelegt werden. Bei der von Kopfschmerzen, Wahnsinn und Brustenge begleiteten sog. Luftpest empfahl Paracelsus in der

Luft lebende Vögel (z.B. Sperling). Gegen die Erdpest (Schlafsucht, Hautblutungen) schienen dementsprechend Maulwürfe und Nattern gut und gegen die von einem heftigen inneren Brennen begleitete Feuerpest empfahl Paracelsus beispielsweise ein mit dem arabischen Ausdruck Tereniabin bezeichnetes zartes Manna, wohl eine Art Waldhonig.

67 Die Hiera des Rufus von Ephesus, dessen Zubereitung sich bei Oribasius (Synopsis ad Eustathium III, 121 u. 122) findet, wurde als Purgiermittel eingesetzt.

68 Mithridaticum – ähnlich dem Theriak (vgl. S. 118) eine als universelles Gegengift (besonders gegen Arsen) benutzte Lattwerge (Leckbrei), komponiert aus über 50 Ingredienzien nach dem Rezept des in ständiger Angst vor Vergiftung lebenden Herrschers Mithridates VI. Vgl. auch Anm. XI, 30.

69 Electuarium Tryphera Saracenica – eine alte Latwerge, welche verdauungsfördernd und belebend wirkte, Körper- und Mundgeruch verbesserte und ihre Beliebtheit nicht zuletzt auch dem Umstand verdankte, daß die Menschen glaubten, mit ihr auch das Aussehen von Gesicht und Körper verschönern zu können. Neben den Myrobalanen weitere Inhaltsstoffe: Cinnamon, Cardamon, Mannstreu, Pfeffer, Mutterzimt, Bienen, Eschensamen, Gewürznelken, Schnabelbohnensamen, Mandeln, Aloeholz, Rhabarber, Fenchel, Minze, Oregano u.a.

70 Operment – gelber Arsenik (Arsenicum flavum) – neben dem in natürlicher mineralischer Form vorliegenden und in der Malerei als Realgar bekannten, sehr wertvollen gelben Arsenik fertigte man auch künstliches Operment durch Schmelzung von 1 Teil Schwefel mit 10 Teilen weißem Arsenik.

71 s. Anm. 33

72 Aus dem Zusammenhang geht hervor, daß hier der sog. Bezoarstein (Bezoar minerale), eine Komposition aus Antimon und spiritus niger gemeint ist. Der sog. Bezoar animale bestand aus getrockneter und pulverisierter Leber und Herz von Vipern.

73 Spießglasbutter oder Butyrum antimonii – ein dem alchemistischen Verfahren entstammendes Gemisch aus Zinnober und Quecksilber.

74 zu Massaria vgl. Anm. 63.

75 zu Jordan s. auch S. 190.

76 zu Massa vgl. Anm. 50.

77 zu Erastus vgl. Anm. 30.

78 zu Augenius vgl. Anm. 28.

79 zu Manardus vgl. Anm. 33.

80 Eine kurze Zusammenfassung dieses wissenschaftlichen Streites mit Angabe der Originalquellen findet sich bei Sprengel 1827 III, 265 – 268.

81 Statt des durch doppelte Schrägstriche markierten Textes hatte Leveling zunächst geschrieben (cgm 4674, Bl. 152): „... vielleicht was die ungarische Krankheit, welche nach Sprengels Bericht zuerst im Jahre 1566 entstand, und die Kriebelkrankheit betrifft, beyde erst zu den unter zweyten Hälfte des sechszehnten Jahrhunderts herrschenden Krankheiten hätte zählen sollen, darüber historischen Tadel verdiene. allen diesen ist es Zeit sage ich, daß (nun auch)...". Der besseren Übersichtlichkeit wegen ausnahmsweise als Anmerkung.

82 Sprengel hatte in diesem Zusammenhang neben Tizian auch bereits Joh. von Calkar erwähnt. Vgl. Sprengel 1794 III, 509.

83 Zu Dryander vgl. Anm. XVI, 15.

84 Zu Ingrassias siehe S. 171.

85 Hl. Borremäus (1538 -1584) – 1560 Kardinal u. Erzbischof von Mailand, 1610 heiliggesprochen.

86 Juan Valverde (Mitte 16. Jh) zählt zu den bedeutendsten Anatomen Spaniens, wo er die Lehren Vesals bekannt machte.

87 Vgl. S. 157.

88 Vgl. Anm. 43 u. 44.

89 Vgl. dessen Anleitung zur Historie der medicinischen Gelahrheit. Jena 1731. S. 170 f. Stolle war Professor für Moral und Geschichte in Jena.

90 Vgl. De morbis venereis. Tom II. Paris 1740. S. 660. Quelle zit. n. Metzger 1792, 196.

91 Von der Erfahrung in der Arzneywissenschaft I. Bd. Zürich 1763. S. 118 u. ff. Zitat: „So sehr ich Henslern verehre, so möchte ich doch keinem Manne von Geist zumuthen, den Augiasstall der Paracelsistischen Schriften auszumisten."

92 Abhandlungen über die venerischen Krankheiten. 3 Bde. Göttingen 1783 – 1789.

93 Vgl. Henslers „Geschichte der Lustseuche." Bd.1. Altona 1783. S. 119.

94 In Medicinisch chirurgische Aufsätze. Berlin 1778 S. 7 – 37. Quelle n. Metzger 1792, 198.

95 Zum historischen Wandel in der Beurteilung des Paracelsus vgl. z.B. Artelt Walter: Wandlungen des Paracelsusbildes in der Medizingeschichte. Nova Acta Paracelsica 8 (1957) 33 – 38.

96 Laudanum – mittelalterlicher Sammelbegriff für Beruhigungsmittel, später eingeschränkt gebraucht im Sinne von Laudanum opiatum, einer Opiumtinkur.

97 Hoffmannstropfen – benannt nach dem Hallenser Kliniker Friedrich Hoffmann (1660 – 1742), eine Mischung aus Äthanol, Äther und schweflicher Säure. Vgl. Rothschuh 1983, 277.

98 Mit Zahlen- und Wortsymbolik operierende jüdische Geheimlehre, die nach der Legende Moses unmittelbar von Gott empfangen habe.

99 vgl. auch S. 171.

100 vgl. S. 170 u. Anm. 37.

101 Maggius, ein päpstlicher Leibarzt nahm zu diesem Thema Stellung in seinem Werk: De vulnerum, bombardarum et sclopetorum globulis illatorum, et de eorum symptomatum curatione tractatus (Bologna 1552).

102 Bekannt vor allem durch seine Bearbeitung der Chirurgie des Guy de Chauliac.

103 Wiecken – aus Charpie bzw. weicher Leinwand in Form eines Kegels oder einer Keule gewickelter Verband, der in den Kanal tiefer Stichwunden oder Geschwüre eingelegt wurde, um zum einen Arzneimittel auf den Wundgrund zu applizieren, zum anderen aber um einen vorzeitigen Wundschluß zu

verhindern und eine Heilung der tiefen Wunde von innen heraus zu ermögli-
chen.

104 vgl. S. 144.

105 Dispensatorium pharmacorum omnium quae in usu potissimum sunt. Nürnberg 1535.

XVIII. Abschnitt – Arzneikunst der zweiten Hälfte des 16. Jahrhunderts

1 Sympathie – gegenseitige Einwirkungsmöglichkeit aufeinander durch vermeintliche Geheimkräfte.

2 Diese nachträglich wieder eliminierte Passage über die litterarischen Zwillings-
bürder war Metzger 1792, 129 entnommen.

3 Nativität stellen – deutscher Ausdruck für „Horoskop stellen" aus dem zur Geburtsstunde des betreffenden Menschen herrschenden Planetenstand.

4 Zum Schicksal der offensichtlich verloren gegangenen Briefe der englischen
Königin vgl. Moehsen 1783, 15 u. 89.

5 Als Grundlage für die auffallend ausführliche Lebensbeschreibung von Thurneysser diente Leveling, aber auch allen anderen Medizinhistorikern um 1800
die bis heute als Quelle zu Thurneysser unentbehrliche biographische Darstellung von dem bereits mehrmals zitierten J. G. W. Moehsen: Beiträge zur Geschichte der Wissenschaften in der Mark Brandenburg. Berlin 1773. S. 55 – 198.

6 Gerhard Dorn – ein Frankfurter Arzt gegen Ende des 16. Jahrhunderts, Verfasser eines 1583 erschienenen „Dictionarium obscuriorum Theophrasti vocabulorum".

7 Vgl. Severins Idea medicinae philosophiae, Den Haag 1663. S. 22 u. 24. Zit. n.
Sprengel 1794 III, 409.

8 ebd., S. 175

9 Philipp Ludwig, Pfalzgraf am Rhein und Herzog zu Neuburg (1547 – 1614) mit
dem Beinamen „der Haushalter", Anhänger der Reformation.

10 Kalchwasser – vgl. Anm. XVII, 44.

11 Schwefelöl – geschwefeltes Leinöl, auch als Schwefelbalsam bekannt.

12 Oswald Croll (1580 – 1609) – Leibarzt des Fürsten Christian v. Anhalt-Bern-
burg; u. a. Verfasser einer Signaturenlehre und der in viele Sprachen übersetzten
Basilia chymia (Frankfurt 1608).

13 Henning Scheunemann (16./17. Jh.) – 1594 in Würzburg promoviert, Arzt in
Bamberg u. Halberstadt; Werke: Hydromantia Paracelsica (Frankfurt 1613) u.
Medicina reformata (ebd. 1617).

14 Johann Gramann (16./17. Jh.) – Arzt in Erfurt, Mitglied der Rosenkreuzersekte.

15 Henrich Kunrath aus Leipzig – Arzt in Hamburg und Dresden, einer der namhaftesten Theosophen seiner Zeit.

16 Leonhard Fioravanti (gest. 1588) – Arzt in Bologna, bekannt durch einen nach ihm benannten Wundbalsam.

17 Genaue Lebensdaten von Thomas Bovius, der n. Sprengel 1794 III, 441 die Vorgänge in der Welt durch das Eingreifen von Engeln erklären wollte, sind nicht überliefert.

18 J. Gohory – Professor der Mathematik in Paris, auch unter dem Pseudonym Leo Suavius bekannt; Werk: Theophrasti Paracelsi philosophiae et medicinae utriusque compendium. Basel 1568.

19 Wilhelm Arragos (1513 – 1610) aus Toulouse – Freund Jacob Zwingers, Leibarzt am französischen Königshof und bei Kaiser Maximilian II.

20 Roch le Baillif (gest. 1605) – Leibarzt bei dem protestantischen und späteren katholischen König Heinrich IV., der Frankreich von 1589 – 1610 regierte und dessen Heirat als Anlaß zu der Bartholomäusnacht gedient hatte. Bekannt ist sein 1558 in Paris publiziertes Werk, in dem er in 300 Aphorismen eine Zusammenfassung der paracelsischen Medizin gibt. Die meisten seiner Schriften sind gegen die Pariser Fakultät gerichtete, kämpferische Apologien der paracelsischen Lehre.

21 Der aus dem Burgund stammende Claude Dariot (1533 – 1594) übersetzte die große Wundarznei des Paracelsus in das Französische.

22 Bernard George Penot – Lebensdaten unbekannt, nach Sprengel 1827 III, 539 hatte Penot in Basel studiert und starb im Alter von 98 Jahren im Hospital zu Yverdon.

23 Joseph du Chesne (1546 – 1609) – ebenfalls Leibarzt des französischen Königs Heinrich IV. Vgl. Anm. 20.

24 Wiedergabe des Dekretes der Pariser Fakultät vom 5. Dezember 1603 bei Sprengel 1827 III, 544 – 545.

25 Zu Erastus vgl. Anm. XVII, 30.

26 d. h. die verborgenen Eigenschaften und Kräfte der Arzneimittel, die Erastus nach herkömmlicher Denkweise als das Resultat aus substantieller Form und Temperatur ansah. Vgl. Sprengel 1827 III, 549.

27 Paracelsischer Balsam oder Quintessenz – zu Salben verarbeitete Destillate mit einer nach Meinung der Paracelsisten besonderen geistigen Kraft, aber auch der Saft eines sog. inneren Salzes, welches nach paracelsischer Schulmeinung gleichsam als Lebensbalsam das Wesen des Körpers barg, und diesen vor der sog. Fäulung bewahrte.

28 Zu den genannten Heilmitteln vgl. Anm. XVII, 45 – 57.

29 Flecktyphus; Erreger: Rickettsien, die von Laus und Floh übertragen werden. Vgl. Ackerknecht 1963, 28 – 39.

30 zu Thomas Jordan vgl. auch S. 167 u. 168.

31 Thomas Kober (gest. um 1625) – seit 1596 sieben Jahre Feldarzt in Diensten der kaiserlichen Truppen, wo er unter Rudolf II. die Türkenkriege mitmachte, später Amtsarzt in Ungarn. Sein hier genanntes Werk: Observationum medicarum castrensium decades tres. Frankfurt 1606.

32 Crato von Kraf(f)theim (1519 – 1585) – ursprünglich Johann Krafft; Freund Melanchthons und während der Studienzeit in Wittenberg Tischgenosse Luthers.

Letzterer soll Johann Krafft auch zum Medizinstudium geraten haben. Als kaiserlicher Leibarzt (1560 – 1583) wurde Krafft von Maximilian II. geadelt und zum Pfalzgrafen ernannt. Seine medizinische Richtung spiegelt sich in verschiedenen Titeln seiner Hauptwerke wieder, z. B. Idea Hippocratica (1554) und Methodus therapeutica ex Galeni et Montani sententia (Basel 1555).

33 Prof. in Wien und Leibarzt Kaiser Maximilian II; vgl. S. 162.

34 Von Ludwig Schmidt, der hier wegen zu Worms gemachter Beobachtungen zitiert wird, sind uns keine näheren Lebensdaten bekannt.

35 Oswald Gabelchover (1538 – 1616) – in Calw Leibarzt der Herzöge zu Württemberg.

36 Csömör/Tschömör – angeblich erstmals beobachtet im Jahre 1598 von dem bereits erwähnten Tobias Kober. Vgl. Anm. 31.

37 Zu Schwenkfeld, einem schlesischen Arzt und theosophischen „Schwärmer" vgl. S. 193; hier sein Werk: Theriotropheum Silesiae in quo quadrupedum, avium, piscium et insectorum natura, vis et usus perstringitur. Leipzig 1603.

38 Kromme – von krumm; wegen der Krämpfe und der schmerzhaften Krümmungen bzw. Kontrakturen der steifen Gliedmaßen. In der Vergangenheit wurden zwei Erscheinungsformen des Ergotismus unterschieden, nämlich eine sog. brandige und eine mit Krämpfen einhergehende Form.

39 Mutterkornvergiftung, Ergotismus

40 Linie – Längenmaß, das je nach Maßeinheiten u. Maßsystem ca 2,5 – 3 Millimeter entspricht.

41 Costuswurzel – eine wohlriechende, lange, daumendicke Wurzel von bitterem Geschmack, der nach der alten Qualitätenlehre eine erwärmende, trocknende, öffnende und zerteilende Wirkung zugeschrieben wurde. Ihre Indikation fand Costus deshalb bei vielen, uns heute sehr heterogen scheinenden Beschwerden wie Kopfweh, Schwindel, Krämpfe, Wassersucht u. a., sofern diese gemäß der damaligen Vorstellung auf eine sog. „kalte Ursache", also etwa auf die z. B. für Grimmen und Leibweh verantwortlich gemachten kalten Winde zurückgeführt wurden.

42 vgl. S. 118.

43 vgl. Anm. XVII, 68.

44 Ein wegen seiner wie abgebissen erscheinenden Wurzel benanntes Kraut. Nach dem alten Volksglauben mißgönnte der Teufel den Menschen diese Wurzel und habe sie daher von unten abgebissen. Anwendung fand der Teufelsabbiß bei Geschwüren und Leiden wie Husten, Brustenge; wegen seiner schweißtreibenden Wirkung wurde er auch bei der Pest und zur Blutreinigung genommen.

45 Zu Volcher Coiter vgl. zuletzt Heinz Goerke: Volcher Coiter (1534 – 1576) – Anatom und Stadtarzt zu Nürnberg. In: Jahrbuch d. Dtsch. Medizinhistorischen Museums 6 (1988) 76 – 80.

46 Felix Plater (1536 – 1614) – einer der erfahrensten Anatomen (1557 in Basel erste anatomische Sektion auf deutschem Boden) und namhaftesten Praktiker im 16. Jh; seit 1560 Lehrstuhlinhaber für praktische Medizin in Basel, seit 1571 dort auch Stadtarzt. Auf seine Initiative hin wurde an der Baseler Universität ein botanischer Garten und ein anatomisches Theater angelegt.

47 Kaspar Bauhin (1560 – 1624), der der Valva ileocoecalis seinen Namen gab (Bauhin'sche Klappe) wurde 1589 in Basel mit der neu eingerichteten Professur für Anatomie und Botanik betraut und rückte nach dem Tode Felix Platers 1614 auf den Lehrstuhl der praktischen Medizin.

48 zu Alberti vgl. auch S. 189.

49 vgl. S. 170 u. 179.

50 De anatome Lib. Venedig 1611. – Der aus Florenz stammende Guido Guidi unterrichtete seit 1542 als Professor in Paris und ab 1547 in Pisa.

51 zu Rondelet vgl. S. 162 u. 173.

52 zu Joubert vgl. S. 165.

53 Titel seines Hauptwerkes: Obeservationes anatomicae in Realdi Columbi Cremonensis anatomiam. Frankfurt 1590. Zu Realdus Columbus vgl. S. 171.

54 Historia stirpium et fossilium Silesiae. Leipzig 1600. – Beschreibung des Hirschberger Warmbades. Görlitz 1607.

55 Historia de succino Prussico. Jena 1590.

56 Herbarium Polonicum. Cracow 1595.

57 Zu den bekanntesten Werken des in Bologna lehrenden Aldrovandi zählen die 1599 in Bologna erschienene „Ornithologia," die sieben Bücher „de insectis" (Frankfurt 1618), zwei Bücher mit dem Titel Dendrologia naturalis (Bologna 1668) und als mineralogisches Werk das „Museum metallicum" (Bologna 1648). Vgl. auch Metzger 1792, 221.

58 Zu den erwähnten Werken des Leydener Professor L'Ecluse gehören die „rariorum per Hispaniam stirpium Libri II" (Antwerpen 1576), die „rariorum per Pannoniam stirpium Libri IV" (ebd. 1583) sowie die ebenfalls in Antwerpen (1605) herausgegebenen „Exoticorum Libri X. "

59 Von dem gelernten Töpfer und Glasmaler Palissy, der durch seine keramischen Arbeiten und durch besonders prächtige Bleiglasuren (sog. Palissyschüsseln) hochberühmt wurde, erschienen 1580 (Paris) die „Discours admirables des eaux et fontaines, des metaux, des fels, des pierres, des terres, du feu, et des metaux. " Vgl. Metzger 1792, 223.

60 Andrea Caesalpinus (ca 1519 – 1603) – Leibarzt Papst Clemens VIII., dessen Pontifikat sich von 1592 – 1605 erstreckte. Caesalpinus lehrte Arzneimittelkunde an der Universität Pisa und später an der Sapienza in Rom. Seine „De plantis Libri XVI" (Florenz 1583), in denen Caesalpinus die in einem engen Zusammenhang mit der Arzneikunde stehende alte, empirische und „natürliche" Pflanzeneinteilung verließ, ist der erste publizierte Versuch, für die Pflanzenwelt ein wissenschaftliches Ordnungssystem zu schaffen, das die Befruchtungsorgane (Samen, Früchte und Blüten) zur Klassifikationsgrundlage machte. Vgl. Carter/Muir 1967, 199 – 200.

61 De plantis Aegypti. Venedig 1592. – Die „Historia naturalis Aegyptiorum" erschien im Druck erst 1735 in Leyden.

62 Hauptwerk: Cruydtboek (Antwerpen 1553), lat. „Historia stirpium" (ebd. 1583). Zu Dodonaeus vgl. auch S. 232, Anm. VII, 16.

63 Guilandini leitete seit 1561 den botanischen Garten in Padua und erhielt dort später eine Professur für Botanik und Medizin.

64 Nach Metzger 1792, 225 wurde der an Epilepsie erkrankte Fabius durch eine erfolgreiche Baldriantherapie zum Kräuterkundigen.

65 Vgl. S. 192 u. Anm. 47.

66 Joachim Camerarius (1534 – 1598) – einer der gebildetsten Ärzte im 16. Jahrhundert mit einer besonderen Vorliebe für die Botanik, auf dessen Veranlassung 1592 in Nürnberg ein Collegium medicum eingerichtet wurde. Angesprochen ist hier eine von ihm besorgte Ausgabe des Matthioluskommentars zum Dioscurides, bei der Camerarius die aus Gesners Nachlaß erworbenen Holzstöcke verwendete: „P. A. Matthioli de plantis Epitome und Hortus medicus et philosophicus.“ Frankfurt 1586. Vgl. Anm. XVII, 42.

67 Der friesische Arzt Severinus Eugalenus (geb. 1535) hatte eine Beschreibung des Skorbuts geliefert, die wegen ihrer detaillierten Schilderung des Krankheitsbildes selbst noch im 18. Jahrhundert als vorbildlich galt: „De scorbuto morbo liber, quo omnia, quae de signis eius diagnosticis dici possunt, continentur animadversa.“ Bremen 1588.

68 vgl. S. 194.

69 vgl. Anm. 23.

70 Fioravanti war einer der wenigen italienischen Anhänger des Paracelsus; vgl. S. 187.

71 Franciscus Arcaeus (um 1493 – nach 1573) galt als einer der geschicktesten spanischen Chirurgen im 16. Jahrhundert; Hauptbestanteil des erwähnten Balsamum Arcaei war ein aus Äthipien stammendes Baumharz, das Gummi Elemi. Die Grundzüge seiner Wundbehandlung (er empfahl die Wundheilung per primam intentionem) publizierte er unter dem Titel „De recta vulnerum curandorum ratione Libri II“ (Antwerpen 1574).

72 Vgl. Haller, Bibliotheca Chirurgia Tom I. Bern 1774. S. 272 – 273 und Portal, Histoire de l'anatomie et de la chirurgie (7 Bde. Paris 1770 – 1773) Bd. 2, S. 165. Zit. n. Metzger 1792, 239. – Antoine Portal lehrte als Anatomieprofessor in Paris, war seit 1774 Mitglied der Akademie der Wissenschaften und betreute seit 1788 Ludwig XVI. als Leibarzt.

73 Zu Paré vgl. S. 196; hier dessen Oeuvres, XXV, Cap. 20 – 24. Zit. n. Metzger 1792, 242.

74 Vgl. hierzu Angela von den Driesch: Geschichte der Tiermedizin. München (1989) S. 59 u. 74 – 75.

XIX. Abschnitt – Arzneikunst der ersten Hälfte des 17. Jahrhunderts.

1 Kaspar Hofmann (1572 – 1648) – in seiner Ausbildung geprägt von Fabricius ab Aquapendente, Felix Plater und Caspar Bauhin; 1606 Pestarzt in Nürnberg, wenig später Professur in Altdorf. Eine von ihm vorbereitete Galenausgabe blieb unvollendet.

2 Thomas Reinesius (1587 – 1667) – Leibarzt am sächsischen Hofe und Bürgermeister in Altenburg.

3 Conring, der an der Universität Helmstedt sowohl Recht als auch Medizin lehrte, wurde nicht nur zum Begründer der Rechtsgeschichte, sondern schrieb mit seiner „Introductio in universam artem medicam" (1651) erstmals auch eine Medizingeschichte unter „pragmatischen" Vorzeichen. Vgl. S. 22.

4 Chartier's 13 Foliobände umfassende, lateinisch – griechische Gesamtausgabe der hippokratischen und galenischen Schriften ("Hippocratis Coi et Claudii Galeni Pergameni archiatron opera" 1639 – 1679) war nicht nur die früheste lateinische Galenausgabe mit dem griechischen Urtext, sondern repräsentiert als erste gemeinsame Ausgabe der hippokratischen und galenischen Schriften einen weiteren Markstein in der medizinischen Editionsgeschichte.

5 D.h. dem Aristotelismus, oder anders ausgedrückt, sie widersetzten sich dem von antiken Autoritätspersonen in gültiger Weise und für immer festgelegten Bücherwissen, da ein solches Festhalten in den Augen der an eine positive Naturforschung glaubenden Ärzte und Philosophen die empirische Methode behinderte.

6 Die sog. Schwingungshypothese war ein Erklärungsversuch für die Entstehung von menschlichen Empfindungen und Vorstellungen, die nach dieser Theorie durch in den Nerven und Sinnesorganen hervorgerufene und auf die Zirbeldrüse fortgeleitete Bewegungen entstünden. Die als Mittelpunkt des Gehirns geltende Epiphyse sollte dadurch in Schwingungen versetzt werden.

7 Vgl. dessen „Exercitationum paradoxicarum adversus Aristotelem libri VII" (1624).

8 Vgl. dessen Abhandlungen De nutritione animalium, de venis lacteis, de pulsu, de respiratione, de circulatione sanguinis. In Tom. III „De philosphia Epicurea" (Lyon 1649) sowie in seinem 1658 erschienenen Gesamtwerk (Opera omnia). Nach Haller, Bibliotheca anatomica, Tom. I, Zürich 1774, S. 395.

9 In seiner „Dioptrik" (Leyden 1637) erkannte Descartes die Funktionsweise der ihre Gestalt ändernden Linse und suchte Erklärungen für eine Reihe interessanter Fragen wie z. B. den zum Nachdenken anregenden Umstand, daß der Mensch trotz zweier Augen nur einen Gegenstand sehe. Vgl. Sprengel 1801 IV, 248.

10 Zu Harvey und seiner Kreisluaftheorie vgl. neuerdings Thomas Fuchs, Die Mechanisierung des Herzens. Frankfurt a. Main 1992.

11 vgl. Anm. 1

12 vgl. S. 200.

13 Zu Primirosius, einem englischen Arzt, dessen Kinderheilkunde „De morbis puerorum" (Rotterdam 1658) ebenfalls einer Erwähnung wert ist, vgl. „Exercitationes et animadversiones in librum de motu cordis et circulatione sanguinis adversus Guilelmum Harvejum" (London 1630).

14 Parisanus (1567 – 1643) aus Rom – Schüler des Fabricius ab Aquapendente und Arzt in Venedig, der seine Gegnerschaft zu Harvey in mehreren Schriften zum Ausdruck brachte.

15 Eckhard Leichner (1612 – 1690) – Theologe und Arzt, 1646 Professur in Erfurt und 1658 dort zum Stadtarzt bestellt. Bereits der Titel seines Buches weist ihn als offenen Gegner Harveys aus: De motu sanguinis exercitatio anti-harveiana (Arnstadt 1645).

16 Basierend auf Beobachtungen des Begattungsaktes bei den Hühnern und auf Untersuchungen des Uterus bei Hirschkühen und Rehgeißen vertrat Harvey die wissenschaftliche Meinung, in dem Ei allein liege die gesamte Potenz zur Entwicklung des Embryo und der männliche Same initiiere diesen Prozeß nur im Sinne eines äußern Reizes.

17 Die Lehre von der Epigenese besagt, daß sich der Embryo allmählich über eine Reihe aufeinanderfolgender Veränderungen aus einer einfachen Anlage entwikkelt.

18 Vgl. Boerhaaves Methodus studii medici, London 1726, S. 406.

19 Es handelt sich hier um den 1632 von Rembrandt bei der Demonstration der Armmuskeln gemalten, bekannten Amsterdamer Anatomen Nicolaas Tulp (1593 – 1674). Daß Tulp hier fälschlicherweise von Leveling für einen Nürnberger gehalten wird, beruht möglicherweise auf der Tatsache, daß die von dem Nürnberger Arzt Philipp Ludwig Wittwer (1752 – 1792) verfaßte Biographie über Tulp 1783 (1785 ?) in Nürnberg erschienen ist.

20 Seine Entdeckung ist auf einem 1643 in Kupfer gestochenen Blatt beschrieben, betitelt mit „Figura ductus cuiusdam cum multiplicibus suis ramulis noviter in pancreate a Jo. Georg. Wirsüng phil. et med. D. in diversis corporibus humanis observati."

21 Hernandez erlebte den Druck seines Werkes nicht. Erst Francisco Ximenes, ein medizinisch interssiertes Mitglied des Augustinerordens publizierte 1516 – vermischt mit eigenen Beobachtungen – den medizinisch interessanten Teil dieses umfangreichen Manuskriptes.

22 W. Piso u. G. Marggraf: Historia naturalis Brasiliae. Amsterdam 1648 – in der verbesserten Neuausgabe 1658 unter dem Titel: De Indiae utriusque re naturali et medica libri quatuordecim.

23 Jacob de Bondt: De medicina Indorum Libri IV. Leiden 1642.

24 Zu dem aus einer schottischen Familie stammenden Polen Johannes Johnston (1603 – 175) vgl. S. 232, Anm. VII, 15.

25 Vgl. auch S. 204.

26 J. Loesel: Plantas in Borussia nascentes. Königsberg 1654.

27 M. Titius: Catalogus plantarum horti Electoralis Regiomontani. Königsberg 1654 u. Catalogus plantarum horti Oxoniensis. 1648 und 1658.

28 Zu seinen Schriften zählen: Doxoscopiae physicae minores. Hamburg 1662 und die Isagoge phytoscopica. Hamburg 1679. Zit. n. Metzger 1792, 272.

29 Pauli war dänischer Leibarzt und lehrte als Professor in Rostock und Kopenhagen. Wie aus Metzger 1792, 272 hervorgeht, handelt es sich bei der hier angesprochenen Schrift um das 1640 in Rostock erschienene „Quadripartitum botanicum."

30 Die sich auf Paracelsus berufenden Chemiker und Ärzte, welche die Pathogenese der Krankheiten aus Salz, Schwefel und Quecksilber erklärten und ihre Heilmittel vor allem dem Mineralreich entlehnten.

31 Die auf Aristoteles zurückgehende peripatetische Schule glaubte bekanntlich an die vier Elemente Feuer, Luft, Wasser und Erde.

32 Spagyrik – ein sich auf Paracelsus berufendes und bis heute als alternative Heilmethode gebräuchliches heilkundliches Verfahren, dessen Kern in einem den Regeln der Alchemie folgenden, die eigentliche Arzneikraft freisetzenden Herstellungsverfahren von Heilmitteln liegt, das auf der Trennung und der erneuten Wiederzusammensetzung von Stoffen beruht.

33 Die in einem engen Zusammenhang mit einer übernatürlichen Schöpfungsordnung stehende sogenannte Signaturenlehre besagt, daß das äußere Erscheinungsbild einer Pflanze, beispielsweise ihre Farbe und ihre Form, einen sichtbaren Hinweis erhalte auf Organe oder Krankheit, zu deren Heilung und Therapie sie von Gott bestimmt worden ist.

34 Palingenesie (griech. Wiedergeburt) – noch bis zur Mitte des 19. Jahrhunderts, als die These sich durchsetzte, daß Lebendes nur wiederum aus Lebendem entstehen könne, wurde in Bezug auf die Entstehung des Lebens die überaus gängige Theorie vertreten, Leben könne auch spontan aus unbelebter Materie entstehen.

35 Vgl. Anm. X, 51.

36 Effervescenz – ein im Innern des Körpers ablaufender, und manchmal von Wärme und Feuer gefolgter Vorgang, den man sich als ein plötzliches Aufsieden oder Aufkochen zwischen gegensätzlichen Salzarten wie saurem und laugenähnlichem Salz vorstellte.

37 Das leicht wasserlösliche Glaubersalz – Natrium sulfuricum (Na_2SO_4) – findet seine medizinische Anwendung als Abführmittel.

38 Adrian van Mynsicht, Leibarzt am mecklenburgischen Herzogshof, entdeckte um 1630 den Brechweinstein.

39 Der im schwäbischen Öttingen geborene R. Minderer hatte 1590 seine medizinische Ausbildung an der Universität Ingolstadt absolviert und trat später als Leibarzt in die Dienste des von 1612 – 1619 regierenden Deutschen Kaisers Matthias und des Herzog Maximilians in Bayern (1597 – 1651). Bei dem Spiritus Minereri handelt es sich um eine 15 %ige wäßrige Ammoniumacetatlösung ($CH_3COO \cdot NH_4$), die früher innerlich als Diureticum eingesetzt wurde, äußerlich in Form von Umschlägen und als Gurgelwasser Anwendung fand.

40 W. de Baillou (1538 – 1616) – ab 1570 Lehrer an der Pariser Fakultät, deren Abkehr von der arabisch beeinflußten Medizin zugunsten einer Hinwendung zur unverfälschten griechischen Tradition er maßgeblich beeinflußte. Seine Ansicht, das Auftreten bestimmter Krankheiten stehe in einem ursächlichen Zusammenhang mit atmosphärischen Einflüssen, machte Ballonius zum Vordenker einer Idee, die später durch Thomas Sydenham ihre weitere Ausarbeitung erfuhr.

41 Riverius brachte vor allem die innere Anwendung metallischer Heilmittel nach Montpellier, wo er als Professor unterrichtete. Zusammensetzung des als Refrigerans bekannten Potio Riverii: Zitronensäure, Natriumbikarbonat u. Wasser.

42 Charles Lepois, für den 1598 von Heinrich II. an der Universität Pont à Mousson (vgl. S. 26) eine medizinische Fakultät eingerichtet wurde, lieferte damit wieder einen wichtigen Beitrag zur zeitgemäßen Weiterentwicklung der Humoralpathologie.

43 Geläufiger ist Moreau als Bearbeiter einer 1625 in Paris erschienenen Edition des Salernitanischen Lehrgedichtes.

44 Lebensdaten der beiden letztgenannten nicht feststellbar. Metzger, dem Leveling hier wieder offensichtlich folgte, nannte sie als Autoren kleinerer, in Lyon 1626 gedruckter Erörterungen, so Gendre mit der Schilderung eines epidemischen Fiebers in den Albaner Bergen und Moniere mit der Beobachtung einer Dysenterie. Beide schenkten dabei den jeweils gebräuchlichen Volksheilmitteln besondere Aufmerksamkeit. Vgl. Metzger 1792, 279.

45 Turquet de Mayerne (1573 – 1655), der als Leibarzt verschiedenen englischen Königen beistand, schrieb 1603 eine „Apologia, in qua videre est, inviolatis Hippocratis et Galeni legibus remedia chymica praeparata tuto observari posse."

46 Zu Johannes Johnston vgl. Anm. VII, 15.

47 Smetius, Mitglied des Lehrkörpers der Heidelberger Universität und zugleich Leibarzt der Heidelberger Pfalzgrafen, setzte es durch, daß Heidelberg 1593 als vierte deutsche Universität – nach Leipzig 1580, Breslau 1587 und Basel 1588 – einen botanischen Garten erhielt. Zu Smetius vgl. Stübler 1926, 67 – 71. – Hier ist die Rede von dem zehnten Buch seiner „Miscellanea medica Libri duodecim" (Frankfurt 1611), welches von seiner 50jährigen Praxiserfahrung erzählt. Vgl. Metzger 1792, 281.

48 Baronius lebte um 1630 in Forli.

49 zu Tulp vgl. S. 204; angesprochen ist hier Tulps „Observationum medicarum."

50 Vgl. S. 207.

51 Magatus (1579 – 1647), Professor in Ferrara, starb an einem Steinschnitt. Seine zwei Bücher „de rara medicatione vulnerum" wurden 1616 in Venedig gedruckt.

52 Nach den biographischen Lexikas Jaques Marque; sein Werk: Traité des bandages de Chirurgie. Paris 1618.

53 Genaue Lebensdaten des in Marseille im 17. Jh. als Chirurg tätigen Antoine Lambert waren von uns nicht feststellbar.

54 Pietro de Marchetti (1589 – 1673), Professor für Anatomie und Chirurgie in Padua; sein Werk: De ulceribus et fistulis urethrae et de spina ventosa. Padua 1664.

55 Adrian van den Spiegel (1578 – 1625) – von 1605 bis zu seinem Tode Professor für Anatomie und Chirurgie in Padua. Vgl. S. 204.

56 Der mit Vesal verwandte van Beverwyck wurde in seiner Heimatstadt Dortrecht mit mehreren öffentlichen Ämtern, darunter auch dem des Bürgermeisters, betraut. 1638 erschien in Leyden sein erwähntes Werk mit dem Titel „De calculo renum et vesicae."

57 „De cultrivoro Prussiaco observatio et curatio singularis." Königsberg 1636; 1643 unter dem narrativen deutschen Titel „Historische Beschreibung des preussischen Messerschluckers, wie er nicht allein durch einen Schnitt des Messers befreyet, glücklich geleitet, sondern nunmehr ein Weib gefreyet und zu

Landsberg in Preussen seine Wohnung genommen, sich auch bis anhero frisch und gesund befindet."

58 Der von Leveling für diese Passage als Vorlage benutzte Metzger hatte in diesem Zusammenhang zumindest noch die in den ersten Jahrzehnten des 17. Jahrhunderts erschienene Schrift der von Ambroise Paré unterwiesenen Louise Bourgeois erwähnt, jedoch kritisch hinzugefügt, „Schriftstellerin" hätte die „brave Frau" besser „nicht werden sollen." Vgl. Metzger 1792, 286.

59 Der bereits mehrfach erwähnte Philosoph Pierre Gassend (1592 – 1655; vgl. S. 200) vertrat in seinen Syntagma philosophicum die Meinung, daß 14-, 18- und 23-Monatsfrüchte möglich seien. Zit. n. Metzger 1792, 288.

60 In Lodettis 1626 in Padua unter dem Titel „Dialogo degli inganni d'alcuni malvaggi speziali" erschienener Schrift bekennt ein schwerkrankerr Apotheker einem Arzt all seine Sünden, die er durch das Anfertigen schlechter Arzneien begangen habe. Zit. n. Metzger 1792, 288 – 289.

XX. Abschnitt – Arzneikunst der 2. Hälfte des 17. Jahrhunderts.

1 Gemeint ist hier der von Locke, dem Begründer der Aufklärung, in seinem 1690 erschienenen Hauptwerk „An essay concerning human understanding" gemachte Versuch, die Existenz angeborener Ideen oder Begriffe zu widerlegen und stattdessen die Entstehung aller Ideen und Vorstellungen aus der Erfahrung zu erklären.

2 Nach der von Newton zur Erklärung des Lichtes aufgestellten und bis zum Beginn des 19. Jahrhunderts allgemein akzeptierten sog. Emissionstheorie besteht Licht aus kleinsten Teilchen, die von den leuchtenden Körpern ausgeschickt werden und beim Auftreffen auf das Auge einen Lichteindruck hervorrufen. In seinen Versuchen über die Natur der Farben konnte Newton bekanntlich zeigen, daß einerseits die Farben aus dem weißen Licht durch Brechung entstehen, andererseits durch die Mischung aller Spektralfarben wieder weißes Licht entsteht. Auch konnte er die Entstehung aller weiteren Farben als Mischungen der Spektralfarben aufzeigen.

3 In seiner Monadenlehre machte Leibniz den in der Philosophie seit langem zur Wesensbestimmung des Seins verwendeten Begriff der Einheit (Monade) zum Kernpunkt seiner Seinslehre. Leibniz galt die als etwas seelenartiges zu verstehende Monade als der „völlig in sich geschlossene Urträger des substantiellen Seins." Gott, die unendliche Monade, habe die endlichen Monaden erschaffen, von denen sich jede entsprechend einer ihr immanenten Teleologie entwickelt. Leibniz leugnete eine Wechselwirkung zwischen den geschaffenen Monaden, doch verläuft ihre Entfaltung stimmig aufeinander passend, da sie von Gott – ähnlich verschiedenen Uhrwerken – in eine vorbestimmte Harmonie, die sog. Harmonia praestabilita gebracht wurden. Vgl. Walter Brugger (Hrsg.): Philosophisches Wörterbuch. 14. Aufl. Freiburg 1976. S. 250 – 251.

4 Leibniz: De novo antidysenterico ex America allato. Frankfurt 1696.

5 J. v. Horne (1621 – 1670) – seit 1653 Ordinarius für Anatomie und Chirurgie in Leyden; Lehrer vieler später selbst namhafter Forscher wie Cornelius Bontekoe, Jan Swammerdam oder Nicolo Stenonis.

6 Nach Regnier de Graaf (1641 – 1673), der bereits als Student in Leyden eine vielbeachtete Abhandlung über die Bauchspeicheldrüse schrieb und sich später intensiv der anatomischen Erforschung der Fortpflanzungsorgane widmete, sind z. B. die das reife Ei enthaltenden Follikel im Ovar (Graaf'sche Follikel) benannt. Sein Prioritätenstreit mit Swammerdam über anatomische Entdeckungen und das Verfahren der Gefäßinjektion erhitzte seinerzeit die wissenschaftlichen Gemüter.

7 Fredrik Ruysch (1638 – 1731) – Stadtarzt und Anatomielehrer bei der Amsterdamer Chirurgengilde, Reformator des Hebammenunterrichts, 1666 Professor für Botanik und für forensische Medizin. Mitglied der bedeutendsten wissenschaftlichen Gesellschaften jener Zeit. Zahlreiche anatomische Erstbeschreibungen, darunter die Entdeckung der Klappen in den Lymphgefäßen, sind sein Verdienst.

8 Die drei genannten Forscher bildeten den Kern der im 17. Jahrhundert große Berühmtheit erlangten anatomischen Privatgesellschaft in Amsterdam, des sog. Collegium anatomicum privatum Amstelodamense.

9 Thomas Wharton (1614 – 1673), nach dem sowohl das gallertige Bindegewebe im Nabelstrang (Wharton'sche Sulze) als auch der Ausführungsgang der Glandula submandibularis (Wharton'scher Gang) benannt sind, war zunächst Professor zu Oxford und lehrte später als Arzt am St. Thomas Hospital im Gresham Collegio in London.

10 Niels Stensen, der sich in seinem letzten Lebensabschnitt verstärkt religiösen Fragen zuwandte und es in der Kirche immerhin bis zur bischöflichen Würde brachte, hat sich nicht nur als Anatom einen unsterblichen Namen gemacht, sondern gehört auch zu den Wegbereitern einer wissenschaftlichen Geologie.

11 Vgl. Anm. 5; „Novus ductus chyliferus, nunc primum delineatus." Leyden 1652.

12 Charles Drelincourt (1633 – 1697) – nach anfänglich militärärztlichem Dienst in Flandern 1658 Arzt am Hofe Ludwig XIV. in Paris, seit 1668 lehrte er in Leyden praktische Medizin und rückte 1670 auf den anatomischen Lehrstuhl.

13 Lower: Tractatum de corde, item de motu et colore sanguinis et chyli in eum transitu. London 1669.

14 S. dessen „Anatomia hepatis" (London 1654); die Capsula fibrosa hepatis am Eingang der grossen Gefäße in die Leber ist noch heute mit seinem Namen verbunden, und die zur Extension der Wirbelsäule dienende sog. Glisson'sche Schlinge geht ebenfalls auf den in Cambridge und London wirkenden Arzt zurück.

15 Vgl. Anm. 7.

16 Der nach Th. Willis, einem bedeutenden Londoner Arzt benannte Arterienkranz an der Basis des Hirnstamms, der sog. „circulus Willisii" zählt zweifellos zu den heute noch geläufigsten anatomischen Strukturen, die mit einem Eigennamen bezeichnet wurden.

17 Leeuwenhoek, der zudem als erster die Kapillargefäße beschrieb und die Erythrozyten erkannte, machte die von ihm beobachteten Spermatozooen, aus denen sich gemäß seiner Anschauung im Uterus der Embryo entwickelte, zum zentralen Kernstück seiner Zeugungstheorie.

18 vgl. S. 207.

19 Der auch als Dichter zu Ruhm gelangte Franciscus Redi (1626 – 1697) war Leibarzt des Großherzogs von Florenz.

20 Antonius Valisneri (1661 – 1730), ein Schüler Malpighis, unterrichtete an der Universität Padua.

21 Synopsis methodica conchyliorum. London 1685. – Martin Lister (1638 – 1711) erhielt 1690 eine Ernennung zum Leibarzt der Königin Anna von England.

22 Der aus Halle gebürtige Paul Hermann (1640 – 1695) erhielt nach seiner Rückkehr von einer achtjährigen Forschungsreise nach Indien, Ceylon und Südafrika ein Lehramt an der Universität Leyden.

23 Marcellus Malpighi (1628 – 1694), der an den Universitäten in Pisa und Bologna unterrichtete, gilt als Begründer der mikroskopischen Anatomie. Sein Name verbindet sich mit der 1661 an der Froschlunge gelungenen Entdeckung des Kapillarkreislaufes und mit der ersten, jedoch nicht richtig interpretierten Beobachtung der Blutkörperchen (1665). Vgl. Anm. 17.

24 Grews Hauptwerk – „The anatomy of plants with an idea of philosophical history of plants" (London 1682) wurde von Kurt Sprengel als „opus absolutum et immortale" in die Wissenschaftgeschichte eingereiht. Grew bemühte sich bereits im 17. Jahrhundert um den Nachweis, daß Pflanzen und Tiere verwandte Strukturen aufweisen.

25 Die Chinarinde wurde zunächst in der ersten Hälfte des 17. Jahrhunderts nach Europa gebracht und in Spanien durch die Gräfin Cinchon bekannt gemacht.

26 Vgl. Anm. 22.

27 Cicutae aquaticae historia et noxae. Basel 1679.

28 De purgantium medicamentorum facultatibus exercitatio. Leyden 1672. – Pechlin unterrichtete in Kiel. Vgl. auch S. 208.

Quellennachweis

I. Archivalien

1. Bayerisches Hauptstaatsarchiv (BHStA)

Gerichtsliteralien (GL)

GL 1482/III. Besetzung der Professuren an der medizinischen Fakultät.
GL 1502. Die ao eingetretenen Universitätsverbesserungen. Akten der Fakultäten, Broschüren, Verbesserungsanträge, Vorlesungsverzeichnisse.

Akten des Innenministerium (MInn)

MInn 23 368. Hohe Schule zu Landshut. Lehrfach der Medizin. Prof. v. Leveling.
MInn 23 583. Fürstl. Geheime Ratsacta. Juridische Fakultät, den Prof. juris Franz Paul Spengel betr.
MInn 23 675/I. Hohe Schule zu Ingolstadt. Organisation – akademische Gesetze. Von 1799 – 1807.
MInn 23 676/I. Hohe Schule zu Landshut. Wahlen des Rektors und der Dekane v. 1776 – 1802.
MInn 35 359 Curatels Act 709. Die Anstellung des Prof. Leveling jun. als Landphysikus betr. 1798.
MInn 44 600. Betr. Dr. Peter Theodor v. Leveling, Landgerichtsarzt zu Göggingen 1813.

2. Bayerische Staatsbibliothek München, Handschriftenabteilung (BSB)

cgm 4669. P. Th. v. Leveling, Anfangsgründe der Chemie nach Erxlebens Lehrbuch zusammengetragen u. erweitert durch Ludwig Rousseaus Vorlesung zu Ingolstadt. 1. Teil. 1786.
cgm 4670. P. TH. v. Leveling, derselben (cgm 4669) 2. Teil. Ingolstadt 1786.
cgm 4671. Erläuterungen über Christoph Jacob Mellins praktische Materia medica nach L. Rousseaus Vorlesung zu Ingolstadt. 1786. Zusammengetragn von P. Th. v. Leveling.
cgm 4672. Erweiterungen über Jacquins chemisches Lehrbuch (und Naturgeschichte) nach seinen Vorlesungen gesammelt von P. Th. v. Leveling. Wien 1787.

cgm 4673. P. Th. v. Leveling, Scripta practica varii argumenti ex optimis authoribus medicis collecta et notata. Wien 1787.

cgm 4674. Dr. v. Leveling d. jüngere. Pragmatische Geschichte der Heilkunst, zu Vorlesungen auf der Hohen Schule zu Landshut bearbeitet. 1803.

3. Archiv der Ludwig-Maximilians-Universität München (UAM)

E II – 184/Fasz.: Die Versetzung des Peter Theodor von Leveling von Heidelberg als Professor der Medizin nach Ingolstadt betr. 1798.

G III/1/1. Ältere Vorlesungskataloge bis 1799.

4. Familienarchiv Armin von Leveling, München.

Fasz. 1. Vorfahren der Familie v. Leveling bis Heinrich P. v. Leveling

Fasz. 2. Heinrich P. v. Leveling als Professor in Ingolstadt.

Fasz. 3. Heinrich Maria . u. Peter Theodor v. Leveling

II. Literaturverzeichnis

Ackermann, Johann Christian Gottlieb: Institutiones Historiae Medicinae. Nürnberg 1792.

Ackerknecht, Erwin H.: Geschichte und Geographie der wichtigsten Krankheiten. Stuttgart 1963.

Alföldi, Andreas: Das frühe Rom und die Latiner. Darmstadt 1977.

Bauer, Josef: Geschichte der Aderlässe. München 1870.

Bley, Fritz: Die Geschichte des Medizinalwesens im kurfürstlichen Trier 1580 – 1794. Trierer Jahrbuch, Beiheft 1. Köln 1940.

Blumenbach, Johann Friedrich: Introductio in Historiam Medicinae Litterariam. Göttingen 1786.

Brandenburg, Dietrich: Medizinisches bei Herodot. Berlin 1976.

Carter, John u. Muir, Percy H.: Bücher die die Welt verändern. Darmstadt 1969.

Choulant, Ludwig: Graphische Incunabeln für Naturgeschichte und Medicin. Leipzig 1858. Nachdruck München 1924.

Clerc, Daniel le: Historie de la Medecine. A la Haye 1729.

Deininger, Heinz Friedrich (Hrsg.): Göggingen. Beiträge zur Geschichte der Stadt. Göggingen 1969.

Diepgen, Paul: Zur Geschichte der Historiographie der Medizin. In: Festschrift für Heinrich Finke. Münster 1925. S. 442 – 465.

derselbe: Zur Geschichte der Historiographie der Medizin. In: Medizin und Kultur. Gesammelte Aufsätze von Paul Diepgen. Hrsg. v. W. Artelt, E. Heischkel u. J. Schuster. Stuttgart 1938. S. 8 – 30.

derselbe: Albrecht Haller und die Geschichte der Medizin. In: Medizin und Kultur. a.a.O. S. 31 – 41.

Dobmann, Franz: Georg Friedrich Freiherr von Zentner als bayerischer Staatsmann in den Jahren 1799-1821. Kallmünz 1962.

Freind, J.: Histoire de la Medecine depuis Galien, jusqu'au Commencement du seizieme siecle. A Leide 1727.

Goerke, Heinz: Die medizinische Fakultät von 1472 bis zur Gegenwart. In: Lätitia Böhm u. Johannes Spörl (Hrsg.): Die Ludwig – Maximilians – Universität in ihren Fakultäten. Bd. 1. Berlin 1972. S. 185 – 280.

Gruner, Christian Gottfried: Almanach für Ärzte und Nichtärzte auf das Jahr 1782 – 1796. Jena 1782 – 1796.

Grunwald, Erhard: Die Anfänge des bayerischen Amtsarztwesens zu Beginn des 19. Jahrhunderts. Lech-Isar-Land 1991. S. 27 – 33.

Häuslmaier, Brigitte: Lebensdaten von Ärzten, deren Namen mit medizinischen, vor allem mit anatomischen Begriffen verbunden werden. Diss. med. Univ. München 1987.

Heischkel, Edith: Die Medizingeschichtschreibung von ihren Anfängen bis zum Beginn des 16. Jahrhunderts. (= Abhdl. z. Gesch. d. Med. u. d. Naturwiss., H. 28). Berlin 1938.

dieselbe: Die Medizinhistoriographie im XVIII. Jahrhundert. Leiden 1931.

dieselbe: Die Geschichte der Medizingeschichtschreibung. In: Walter Artelt: Einführung in die Medizinhistorik. Stuttgart 1949. S. 202 – 237.

Herzog, Theodor: Landshut im 19. Jahrhundert. Landshut 1969.

Hirsch, August: Die großen Krankheiten des Mittelalters. Berlin 1865.

derselbe: Handbuch der Historisch-geographischen Pathologie I. u. II. Abt., 2. vollst. neue Bearb., Stuttgart 1881 u. 1883.

Jetter, Dieter: Geschichte der Medizin. Stuttgart 1992.

Kaiser, Wolfram u. Pichocki, Werner: Anfänge des medizinhistorischen Unterrichts an der Universität Halle. Münch. med. Wschr. 112 (1970) 897 – 904.

Kaiser, Wolfram u. Völker, Arina: Johann Heinrich Schultze (1687 – 1744). Halle 1980.

Leitner, Helmut: Bibliography to the ancient medical authors. Bern 1973.

Leyh, Georg (Hrsg.): Handbuch der Bibliothekswissenschaft. Bd. 1, Schrift und Buch. Wiesbaden 1952.

Liess, Leonore: Geschichte der medizinischen Fakultät in Ingolstadt von 1472 bis 1600. München 1984. (= Bd. 14 der Schriftenreihe der Münchener Vereinigung für Geschichte der Medizin).

Locher, Wolfgang: 100 Jahre Chirurgische Universitätsklinik München an der Nussbaumstraße. München 1991.

derselbe u P. U. Unschuld: Die Medizingeschichte an der Universität München vor der Gründung des Instituts für Geschichte der Medizin im Jahre 1939. In P. U. Unschuld (Hrsg.): 50 Jahre Institut für Geschichte der Medizin der Universität München. München 1989. S. 11 – 42.

Metzger, Johann Daniel: Skizze einer pragmatischen Literärgeschichte der Medicin. Königsberg 1792.

Moehsen, Johann Carl Wilhelm (Hrsg.): Beiträge zur Geschichte der Wissenschaften in der Mark Brandenburg von den ältesten Zeiten an bis Ende des sechszehnten Jahrhunderts. Berlin Leipzig 1783.

derselbe: Geschichte der Wissenschaften in der Mark Brandenburg besonders der Arzneiwissenschaft. Berlin Leipzig 1781. Nachdruck Hildesheim 1976.

Momigliano, Arnaldo: Wege in die alte Welt. Mit einer Einführung von Karl Christ. Berlin 1991.

Müller, Rainer A.: Studium und Studenten an der Medizinischen Fakultät der Universität Ingolstadt im 18. Jahrhundert. Sammelblatt d. Historischen Vereins Ingolstadt 83 (1974) 187 – 217.

Pies, Eike: Willem Piso (1611 – 1678). Düsseldorf 1981.

Prantl, Karl v.: Geschichte der Ludwig – Maximilians – Universität in Ingolstadt, Landshut, München. 2 Bde. München 1872. Nachdruck Aalen 1968.

Rothschuh, Karl E.: Therapia rationalis systematica bei Friedrich Hoffmann (1660 – 1742). In: Perspektiven der Pharmaziegeschichte. Festschrift für Rudolf Schmitz zum 65. Geburtstag. Hrsg. v. Peter Dilg. Graz 1983. S. 269 – 280.

Rückbrod, Konrad: Universität und Kollegium. Baugeschichte und Bautyp. Darmstadt 1977.

Schmid, K. A.: Geschichte der Erziehung vom Anfang an bis auf unsere Zeit. 2. Bd. 1. Abt. Stuttgart 1892.

Schulze, Johann Heinrich: Historia Medicinae a rerum initio ad annum urbis Romae DXXXV deducta. Lipsiae 1728.

Selle, Christian Gottlieb: Medicina Clinica oder Handbuch der medicinischen Praxis. 5. verb. Aufl. Wien 1791.

Sprengel, Kurt Polykarp: Versuch einer pragmatischen Geschichte der Arzneykunde. Theil 1 – 5. Halle 1792. 93. 94. 99. 1803 – Zweite umgearb. Auflage Th.1 u. 2 1800, Th.3 umgearb., Th.4 unverändert 1801, Th.5 neu hinzugekommen. – Dritte umgearb. u. erweit. Auflage Th.1 1821, Th.2 1823, Th.3 1827, Th.4 1827, Th.5 1828.

derselbe: Kritische Übersicht des Zustandes der Arzneykunde in dem letzten Jahrzehend. Halle 1801.

Stoll, Siegfried: Die Landgemeinde im Einflußbereich der benachbarten Industriestadt, dargestellt am Beispiel der Entwicklung Göggingens vom Ende des 18. Jahrhunderts bis zum ersten Weltkrieg. In: Deininger 1969. S. 156 – 278.

Stolle, Gottlieb: Anleitung zur Historie der Medicinischen Gelahrheit. Jena 1731.

Stübler, Eberhard: Geschichte der medizinischen Fakultät der Universität Heidelberg. Heidelberg 1926.

Sturm, Heribert: Unsere Schrift. Einführung in die Entwicklung ihrer Stilformen. Neustadt an der Aisch 1961.

Sudhoff, Karl: Kurzes Handbuch der Geschichte der Medizin. Berlin 1922.

Sudhoff, Karl (Hrsg.): Theophrast von Hohenheim gen. Paracelsus. Sämtliche Werke I. Abtlg: Medizinische und naturwissenschaftliche Schriften, Bd. 1 – 14. München Berlin 1922 – 1933.

Temkin, Owsei: Geschichte des Hippokratismus im ausgehenden Altertum. Kyklos 4 (1932) 1 – 80.

Ullmann, Manfred: Die Medizin im Islam. Leiden Köln 1970.

Unschuld, P. U. u. Locher, W.: Die Medizingeschichte an der Universität München vor der Gründung des Instituts für Geschichte der Medizin im Jahre 1939. In P. U. Unschuld (Hrsg.): 50 Jahre Institut für Geschichte der Medizin der Universität München. München 1989. S. 11 – 42.

Weiler, Ingomar: Der Sport bei den Völkern der Alten Welt. Darmstadt 1981.

F. Zwerger: Graf Morawitzky, ein Förderer des bayerischen Schulwesens. Bayer. Zeitschr. f. Realschulwesen. 18 (1910) 295 – 313.

III. Textausgaben u. Übersetzungen antiker Autoren

Almeloveen, Th. J. ab: Celsi De Medicina Libri Octo. Lugduni Batavorum 1730.

Babbitt, Frank Cole: Plutarchs Moralia. Vol. V. (= The Loeb Classical Library) London and Cambridge (Mass.) 1962.

Dindorf, W. u. Hentze, C.: Homerus Odyssea. II Bde. Leipzig 1928 u. 1930.

Evelyn-White, Hugh G. (Hrsg.): Hesiod. The Homeric Hymns and Homerica. (= The Loeb Classical Library) London and Cambridge (Mass.) 1967.

Fuchs, Robert: Hippokrates. Sämmtliche Werke. Ins Deutsche übersetzt und ausführlich commentiert. 3 Bde. München 1895, 1897 u. 1900.

Gerlach, Wolfgang u. Bayer, Karl (Hrsg.): M. Tullius Cicero. Vom Wesen der Götter. München 1978.

Gohlke, Paul: Aristoteles. Tierkunde. Paderborn 1949.

Graevius, J. Georgius: Caius Suetonius Tranquilius. Amstelodami 1697.

Grant, Mary: The Myths of Hyginus. Lawrence 1960.

Halm, Carolus: Valerii Maximi Factorum et Dictorum Memorabilium Libri IX. Lipsiae 1856.

Homer. Ilias. Textedition Stegemann-Höhne, Übers. v. Hans Rupé. (Tusculum) 2. Aufl. 1961.

Hude, Carolus: Herodoti Historiae. Tom. II. (= Scriptorum Classicorum Bibliotheca Oxoniensis) 3. Aufl. Oxford 1957/58.

Janssonius, Theodorus: Hippocratis Aphorismi. Editio nova. Argentorati 1756.

Jones, Horace Leonard: The Geography of Strabo. 8 Vol. (= The Loeb Classical Library) London and Cambridge (Mass.) 1967.

Jones, W.H.S., Rackham, H., and Eichholz, D.E.: Pliny: Natural History. Vol. X. London and Cambridge (Mass.) 1963 – 1971. (I – V u. IX Rackham, VI u. VII Jones, X Eichholz).

Kühn, Karl Gottlob: Claudii Galeni Opera omnia. 22 Vol. Leipzip 1821-1833.

Külb, Ph.H.: Cajus Plinius Secundus. Naturgeschichte. 38 Bde. Stuttgart 1840–1867

Landmann, Georg Peter (Hrsg.): Thukydides. Geschichte des Peloponnesischen Krieges. 2. überarb. Aufl. Zürich/München 1976.

Livius: Historiarum Libri. Tom. II. Nova editio. Leipzig 1848. Mras, Karl (Hrsg.): Die Hauptwerke des Lukian. 2. Aufl. München 1980.

Müri, Walter (Hrsg.): Der Arzt im Altertum. Griechische u. lateinische Quellenstükke von Hippokrates bis Galen. 3. erw. Aufl. München 1962.

Oldfather, C.H.: Diodorus of Sicily. 12 Vol. (Vol. I u. II) (= The Loeb Classical Library) London and Cambridge (Mass.) 1967/68.

Plaßmann, J. O.: Orpheus. Altgriechische Mysteriengesänge. Jena 1928.

Quandt, Wilhelm: Orphei Hymni. Berlin 1955.

Weiher, Anton (Hrsg.): Homerische Hymnen. 2. Aufl. München 1961.

IV. Nachschlagewerke:

Andresen, Carl; Erbse, Hartmut u. a. (Hrsg.): Lexikon der Antike. Zürich Stuttgart 1965.

Blanchardus, Stephanus: Lexicon medicum renovatum in quo totius artis medicae vocabula usitata breviter et dilucide explicantur. Editio III. Halle Magdeburg 1739.

Börner, Friedrich: Nachrichten von den vornehmsten Lebensumständen und Schriften jetztlebender berühmter Aerzte und Naturforscher in und um Deutschland. Wolfenbüttel 1749.

Bruch, Rüdiger v. u. Müller, Rainer A. (Hrsg.): Historikerlexikon von der Antike bis zum 20. Jahrhundert. München 1991.

Capelli, Adriano: Dizionario di Abbreviature Latine ed Italiane. Mailand 1899.

Choulant, Ludwig: Handbuch der Bücherkunde für die ältere Medicin. Leipzig 1841.

Deutsche Encyclopädie. 23 Bde. Frankfurt 1778-1804.

Großes Universallexikon aller Wissenschaften und Künste. (Verlegt bei Johann Heinrich Zedler). 64 Bde. u. 4 Bde. Supplemente. Leipzig 1732–1750.

Hirsch, August (Hrsg.): Biographisches Lexikon der hervorragenden Ärzte aller Zeiten und Völker. 5 Bde. 3. unveränd. Aufl. München Berlin 1962.

Jöcher's (Christian Gottfried) Allgemeines Gelehrtenlexikon. 4 Theile. Leipzig 1750.

Kestner, C. W.: Medicinisches Gelehrtenlexikon. Jena 1740.

Kraus, Ludwig August: Kritisch–etymologisches medicinisches Lexikon. 2. stark vermehrte Aufl. Göttingen u. Wien 1826. – 3. stark vermehrte u. verbesserte Aufl. Göttingen 1844.

Krüger, Johann Friedrich: Lateinisch – deutsches Handwörterbuch der botanischen Kunstsprache und Pflanzennamen. Quedlinburg u. Leipzig 1833.

Meyer, Otto u. Klauser, Renate (Hrsg.): Clavis Mediaevalis. Kleines Wörterbuch der Mittelalterforschung. Wiesbaden 1962.

Onomatologia Medica Completa oder Medicinisches Lexicon. Hrsg. v. einer Gesellschaft erfahrener Ärzte. Frankfurt u. Leipzig 1756.

Tusculum – Lexikon griechischer und lateinischer Autoren des Altertums und des Mittelalters. 3. neubearb. u. erw. Aufl. Darmstadt 1982.

Ziegler, Konrat; Sontheimer, Walther u. Gärtner, Hans (Hrsg.): Der kleine Pauly. Lexikon der Antike. 5 Bde. Stuttgart München 1964 – 1975.

ANHANG

1. Das ursprüngliche Inhaltsverzeichnis der Handschrift

Erste Abtheilung

Geschichte des Zustandes der Arzneykunst bey den aeltesten und neuesten Völkern

Erster Abschnitt. Vom Ursprung der Medizin
Zweyter Abschnitt. Zustand der Medizin bey den ältesten Völkern
  a) Aegyptische
  b) Israelitische
  c) Indische
  d) älteste Griechische
  e) älteste Römische
  f) Chinesische Scytische und
  g) biblische Arzneykunst
Dritter Abschnitt: Arzneykunst der neuern Griechen
4 ter Abschnitt: Zustand der griechischen Arzneykunst unter Hippokrates und seinen Nachfolgern bis zum Untergang derselben
5 ter Abschnitt: Zustand der Arzneykunst unter den neuesten Römern
  a) Zustand derselben unter Asclepiades von Prusa bis zum Anfange der römischen Kaiser
  b) letzte Periode der römischen Arzneykunst bis zum Verfalle derselben
6 ter Abschnitt: Geschichte der medizinischen Cultur unter den Arabern
7 ter Abschnitt: Verfall der arabischen Arzneykunst
achter Abschnitt: Zustand der Arzneykunst unter den ältesten Christen
  a) Arzneykunst unter den Mönchen
  b) Zustand der Arzneykunst unter Karl dem Großen
  c) Zustand der Arzneykunst zur Zeit der Kreuzzüge
9 ter Abschnitt: Geschichte der Arzneykunst im dreizehnten Jahrhundert
10 ter Abschnitt: Zustand derselben im vierzehnten Jahrhundert
11 ter Abschnitt: Arzneykunst des fünfzehnten Jahrhunderts und Wiederherstellung der griechischen Medizin
12 ter Abschnitt: Geschichte der Arzneykunst der ersten Hälfte des sechszehnten Jahrhunderts

13 ter Abschnitt: Epoche der Arzneykunst unter Paracelsus und seinen Anhängern in der zweyten Hälfte des XVI. Jahrhunderts

14 ter Abschnitt: Verfall der paracelsischen Arzneykunst, und neue medizinisische Periode des 17. Jahrhunderts

15 ter Abschnitt: Anzeige der wichtigsten Veränderungen die sich mit der Cultur der Arzneykunst im 18ten Jahrhundert zugetragen haben.

Zweyte Abtheilung

Geschichte der merkwürdigsten Medizinischen Schulen

1. Abschnitt. Erste dogmatische Schule
2. Abschnitt. Alexandrinische Schule
3. Abschnitt. Empirische Schule
4. Abschnitt. Methodische Schule
5. Abschnitt. Zweige der Methodischen. Die Pneumatische und Eklektische.
6. Abschnitt. Die Galenische Schule
7. Abschnitt. Hippokratische Schule des 16. Jahrhunderts
8. Abschnitt. Schule des Paracelsus.
9. Abschnitt. Chemische Schule des 17. Jahrhunderts.
10. Abschnitt. Iathromathematische Schule.
11. Abschnitt. Empirische Schule der neuern Zeiten.
12. Abschnitt. Dynamische Sekten des 18. Jahrhunderts.

2. Apothekergewichte und Buchformate in der Handschrift

Alte Medizinalgewichte

1 Apothekerpfund = 12 Unzen
1 Unze = 8 Drachmen
1 Drachme = 3 Scrupel
1 Scrupel = 20 Gran
1 Gran = 60,9 bis 65,1 Gramm[1]

Buchformate[2]
(entsprechend der Faltung der Papierbogen)

Folio (fol.) – halbe Bogengröße (21 x 33 cm)
Quartformat (4) – Teilung des Bogens in 4 Blätter (22,5 x 28,5 cm)
Oktav (8) – Teilung des Bogens in 8 Blätter (14,25 x 22,5 cm)
Duodez (12) – Teilung des Bogens in 12 Blätter (7,5 x 13 cm)

---

[1] Entsprechend den unterschiedlichen Maßsystemen; z.B. in Bayern 62,5 gr., in Preußen 60,9 gr.; das am meisten verbreitete Nürnberger Gran entsprach 62,1 gr.
[2] In Klammern die in der Handschrift verwendeten Abkürzungen.

3. ABBILDUNGEN

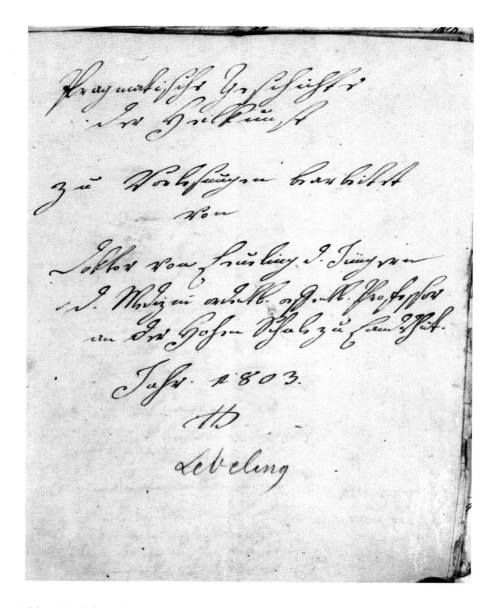

Abb.1 Titelblatt der Handschrift cgm 4674 (Bayer. Staatsbibliothek München, Handschriftenabteilung)

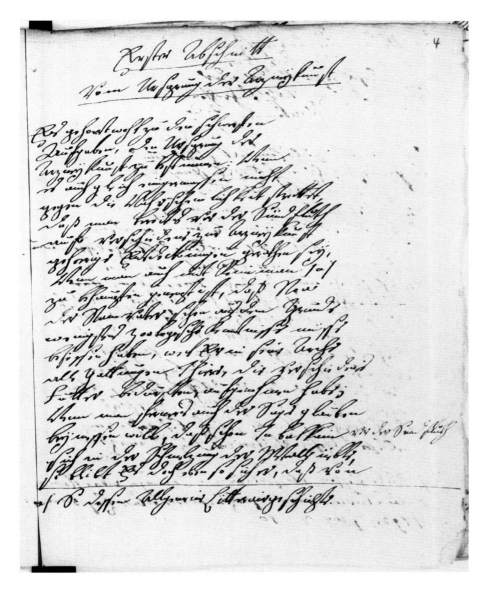

Abb.2 Handschrift cgm 4674, Bl. 4 (Bayer. Staatsbibliothek München, Handschriftenabteilung)

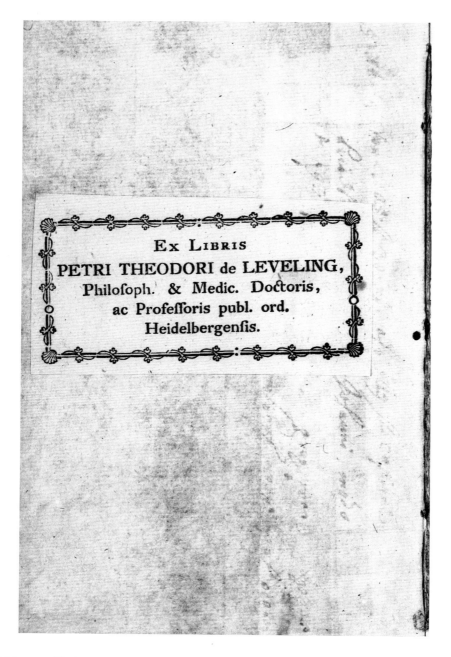

Abb. 3 Exlibris, cgm 4669 (Bayer. Staatsbibliothek München, Handschriftenabteilung)

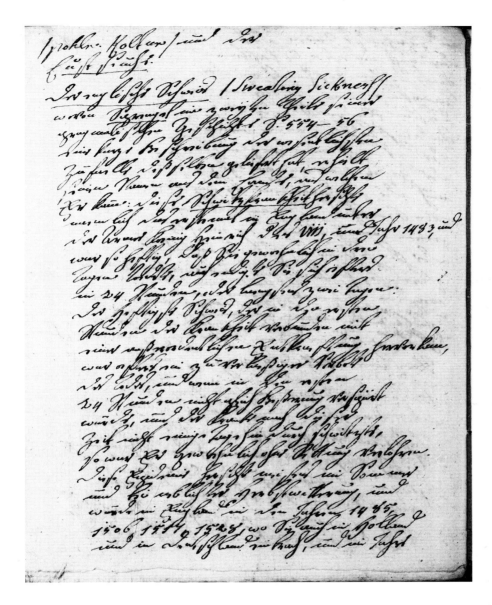

Abb. 4 Handschrift cgm 4674, Bl. 127 v. (Bayer. Staatsbibliothek München, Handschriftenabteilung)

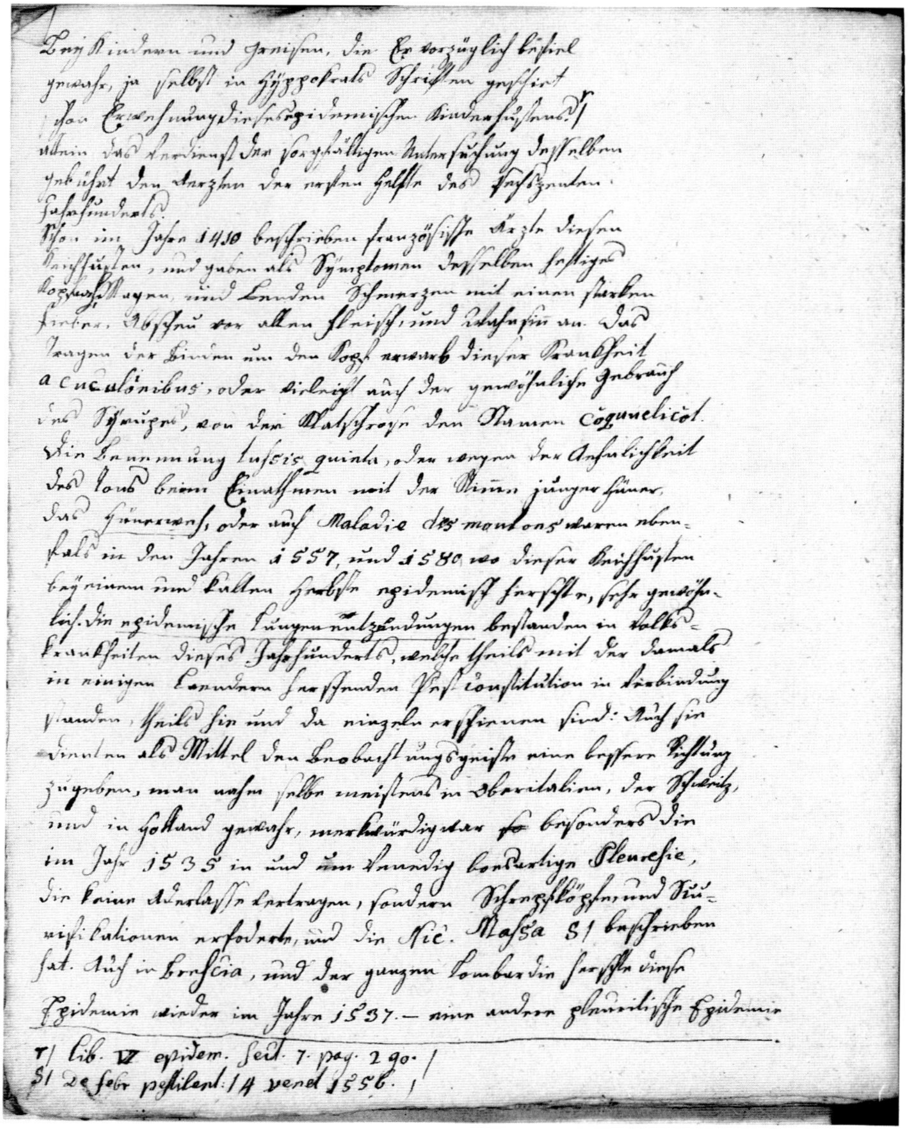

... Kindern und Greisen, ... Er vorzüglich besiel
gewese, ja selbst in hißgesagte Schriften geführt
... Erscheinung ... ...
... ... der sorgfältigen Untersuchung desselben
geübet, den Anfang der ersten Hälfte des Jahrzehnten
befassen wald.

... im Jahre 1430 beschrieben französische Ärzte diesen
Nervenfieber, ... haben als Symptomen desselben heftige
... ... und Genesen ... mit einem starken
Fieber. Messen vor allem fleiß, und Achtsahm an. Das
... der Kinder um das Vieh nannten dieser Krankheit
a cuculionibus, oder vielleicht auf der gewöhnlichen Gebrauch
... Schweine, von den Wachsthum der Thieren cognuelicæl
... ... lues ... quinta, oder ... der ...
... ... jüngere Thiere.
... ... oder auch Maladie des moutons waren nun
fast in den Jahren 1557, und 1580 wo dieser Krankheiten
... ...
... ... bestanden in ...
Krankheiten dieses Jahrhunderts, ... mit der damals
in einigen Ländern herrschenden Pest-constitution in Verbindung
... ... sind. Auch ...
... als Mittel ... ...
... ... in Italien, der Schweiz,
und in Holland ... ...
im Jahr 1535 in und um ... ... Pleuresie,
... ... und ...
... ... und die Nic. Massa S| beschrieben
hat. Auch in Brescia, und der gegen Lombardei herrschte diese
... wieder im Jahre 1537. — eine andere ... ...

†/ lib. VI epidem. sect. 7. pag. 2 90. /
§/ de febr. pestilent./4 vened 1556. /

Abb.5 Handschrift cgm 4674, Bl. 146 v. (Bayer. Staatsbibliothek München, Handschriftenabteilung)

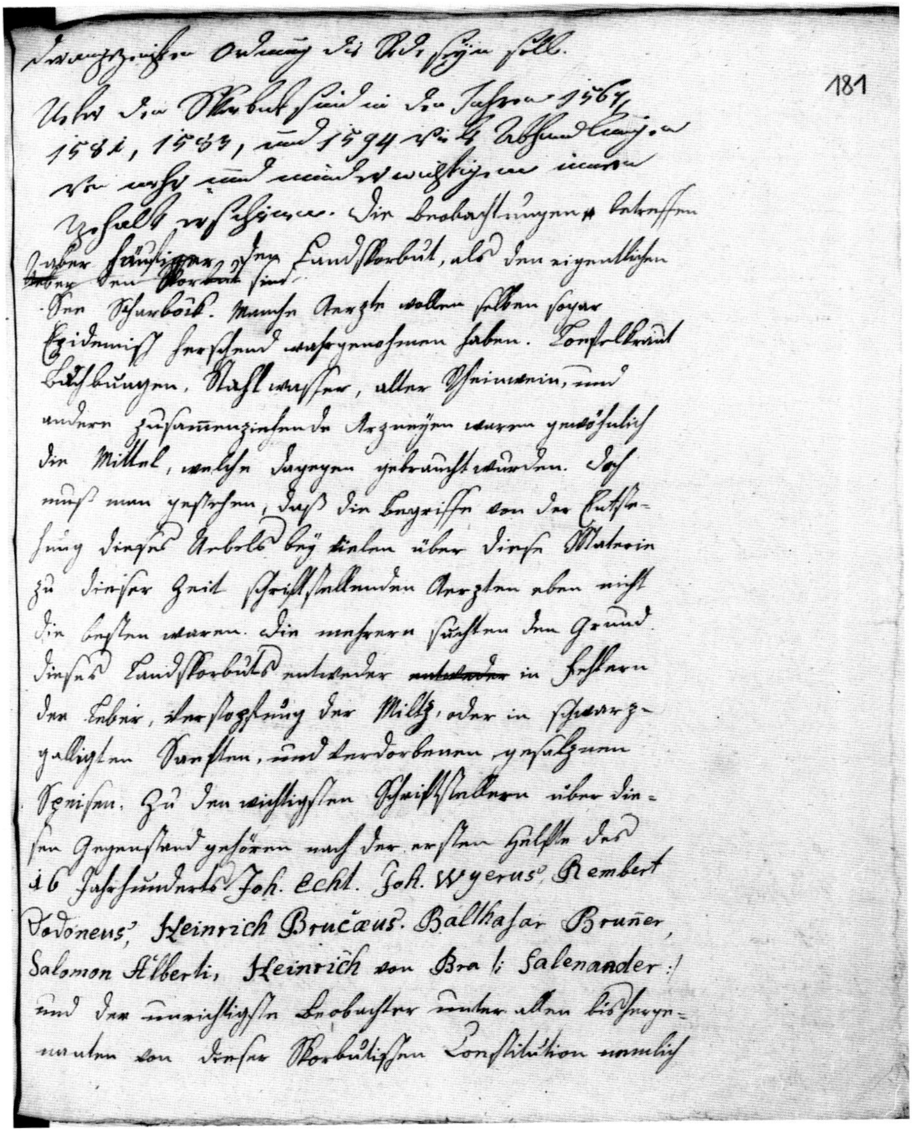
181
Joh. Echt. Joh. Wyerus, Rembert
Dodoneus, Heinrich Brucæus. Balthasar Bruner,
Salomon Alberti, Heinrich von Bra[illegible] Salenander

Abb.6 Handschrift cgm 4674, Bl. 181 (Bayer. Staatsbibliothek München, Handschriftenabteilung)

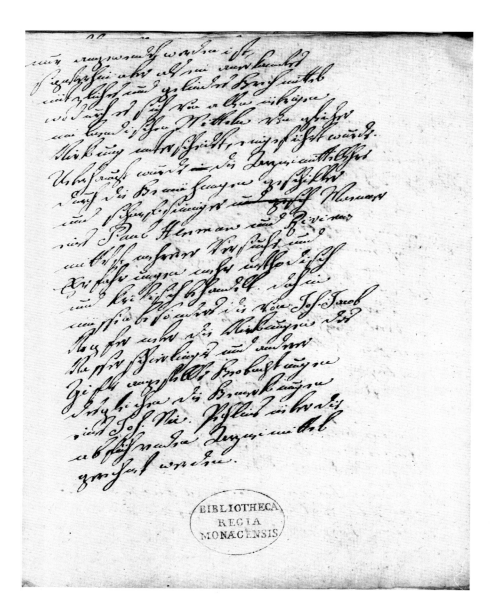

Abb. 7 Handschrift cgm 4674, Bl. 217 v. mit dem Ende der Vorlesung (Bayer. Staatsbibliothek München, Handschriftenabteilung)

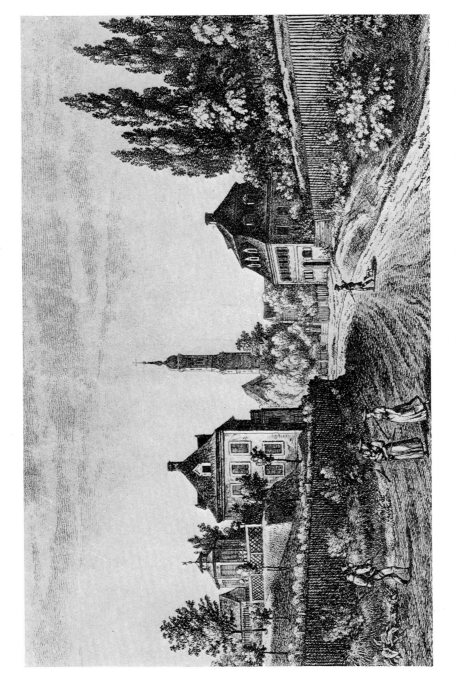

Abb. 8 Göggingen am heutigen Klausenberg um 1816. (Zeichnung v. J. J. Hörmann. Städt. Kunstsammlungen, Augsburg. Nach Deininger 1969).

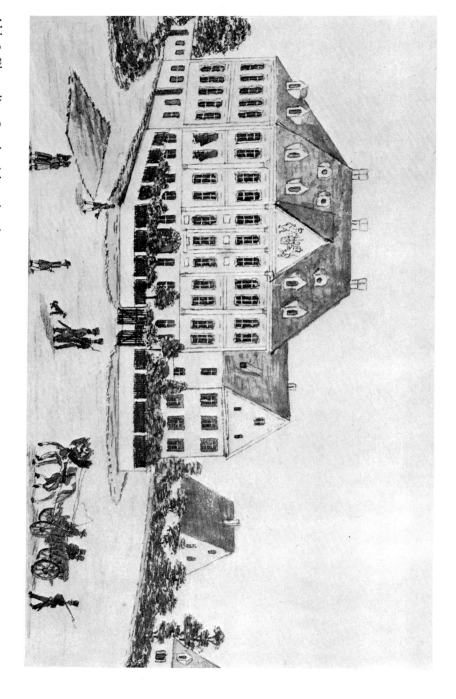

Abb. 9 Ehemaliges Landgerichtsgebäude 1790 von Fürstbischof Clemens Wenzeslaus erbaut als Altersheim für Priester. (Zeichnung von A. Klonke aus dem Jahre 1827. Städt. Kunstsammlungen, Augsburg. Nach Deininger 1969)